临床专科护理技术规范与护理管理

Clinical Nursing Technical Specification and Nursing Management

主编　呼海燕　赵　娜　高　雪　于瑞萍

赖艳芳　林子颜　宋燕红

U0189613

中国海洋大学出版社

·青岛·

图书在版编目（CIP）数据

临床专科护理技术规范与护理管理 / 呼海燕等主编

. —青岛：中国海洋大学出版社，2023.3

ISBN 978-7-5670-3415-0

Ⅰ．①临⋯ Ⅱ．①呼⋯ Ⅲ．①护理学 Ⅳ．①R47

中国国家版本馆CIP数据核字（2023）第040677号

出版发行	中国海洋大学出版社		
社　　址	青岛市香港东路23号	**邮政编码**	266071
出 版 人	刘文菁		
网　　址	http://pub.ouc.edu.cn		
电子信箱	369839221@qq.com		
订购电话	0532-82032573（传真）		
策划编辑	韩玉堂		
责任编辑	韩玉堂	**电　　话**	0532-85902349
印　　制	蓬莱利华印刷有限公司		
版　　次	2023年3月第1版		
印　　次	2023年3月第1次印刷		
成品尺寸	185 mm×260 mm		
印　　张	31		
字　　数	787千		
印　　数	1～1000		
定　　价	238.00元		

发现印装质量问题，请致电15865352991，由印刷厂负责调换。

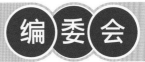

主　编　呼海燕　赵　娜　高　雪　于瑞萍
　　　　赖艳芳　林子颜　宋燕红

副主编　陈秋芬　张万丽　许珍珍　仝　欣
　　　　芦珊珊　王淑青

编　委（按姓氏笔画排序）
　　　　于瑞萍（山东省日照市岚山区人民医院）
　　　　王训文（湖北医药学院附属襄阳市第一人民医院）
　　　　王淑青（山西阳泉市中医医院）
　　　　仝　欣（江苏省常州市武进中医医院）
　　　　许珍珍（山东省莱州市人民医院）
　　　　芦珊珊（山东省济南市中医医院）
　　　　宋燕红（山东省乳山市乳山寨镇卫生院）
　　　　张万丽（山东省莱州市人民医院）
　　　　陈秋芬（山东省滕州市官桥镇卫生院）
　　　　林子颜（山东省烟台毓璜顶医院）
　　　　呼海燕（山东省广饶县人民医院）
　　　　赵　娜（山东省青岛市城阳区人民医院）
　　　　高　雪（北大医疗淄博医院）
　　　　赖艳芳（广东省高州市人民医院）

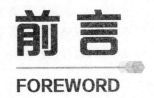

前言
FOREWORD

　　护理学是研究护理现象及其发生发展规律的学科,其主要任务是促进健康、预防疾病、恢复健康、减轻痛苦。随着基础医学与临床医学的不断发展,护理学已经成为医学领域中的重要学科,与之相关的新理论和新技术不断涌现,在扩大护理实践内容的同时,也不断丰富着护理学的内涵。

　　护理工作人员不仅是患者的照顾者,也是向个人、集体、社区进行健康教育的教育者,还是进行个案护理的管理者,更是不断探索与学习护理发展的科研者。因此,我们组织护理学方面的专家编写了《临床专科护理技术规范与护理管理》一书,旨在帮助护理人员规范护理操作,并提高护理管理人员的实践能力。

　　本书首先介绍了护理学基本理论知识;其次着重对重症护理及临床各科室疾病的护理做了详细阐述;最后概述了中医护理和输液护理。本书既可作为临床护士工作实践的参考用书,也对临床实习护士的临床思维培养有很好的借鉴意义。

　　本书在编写过程中,着力体现实用性、针对性、科学性、创新性,力求做到以下两个方面:一是理论知识要求以"必需、够用"为原则,因而将更多的篇幅用于强化护理技术规范,围绕如何提高实践操作能力来编写;二是适应护理专业的现状和发展趋势,在内容上体现先进性和前瞻性,充分反映护理领域的新知识、新技术和新方法。

　　由于编者们的学识水平和工作实践存在局限,书中不足之处在所难免。为了进一步提高本书的质量,诚恳地希望各位读者、专家不吝赐教,提出宝贵意见。

《临床专科护理技术规范与护理管理》编委会

2022 年 12 月

目 录

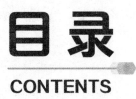

CONTENTS

第 一 章

护理学概述

第一节 护理学的发展史

　　人们把护士比作"无翼天使",象征着护士职业的崇高,护士是以人类的健康为服务目标的科技工作者,犹如天使维护着人们的生命和健康。100多年来,护理学与医学一同发展,经历了自我护理、简单的清洁卫生护理、以疾病为中心的护理、以患者为中心的护理,直至以人的健康为中心的护理的发展历程。通过实践、教育和研究,不断得到了充实和完善,逐渐形成了特有的理论和实践体系,成为一门独立的学科。

　　护理产生于人类生存的需要,护理学的发展与人类的文明和健康息息相关。学习护理学的发展历史,可以使护士了解护理学发展过程中的经验及教训,分析及把握现在,预测未来,更好地满足社会对护理服务的需要,提高人们的健康水平。

一、国外护理学的发展史

　　自有人类以来就有护理,护理是人们谋求生存的本能和需要。因此,可以说护理学是最古老的艺术、最年轻的专业。

(一)人类早期的护理

　　有了人类就有了生老病死,也就逐渐形成医疗和护理的实践活动。在古代,为谋求生存,人类在狩猎、与自然灾害抗争的活动中难免会有疾病、创伤,人们以自我保护式、互助式、经验式、家庭式等爱抚手段与疾病和死亡做斗争,由此积累了丰富的医疗、护理经验。在古埃及,以木乃伊的制作著称于世,尸体防腐、尸体包裹即为绷带包扎术的创始,还有止血、伤口缝合,以及用催吐、灌肠净化身体等护理技术;在社会发展进程中,人类逐渐认识到进熟食可减少胃肠疾病,开始了解饮食与胃肠疾病的关系;将烧热的石块或炒热的沙放在患处以减轻疼痛,这就是最原始而简单的热疗。古罗马十分重视个人卫生和环境卫生,修建公共浴室,修建上、下水道以供应清洁的饮水。印度最早有关医学的记载,见于公元前1600年婆罗门教的经典《吠陀经》,以此作为戒律、道德及医药行为的准则;它还包括治疗各种疾病的论述和要求人们有良好的卫生习惯,如每天刷牙、按时排便、洗涤等,叙述了医药、外科及预防疾病等方面的内容。在人类社会早期,由于科学的落后,医、药、护理活动长期与宗教和迷信活动联系在一起。公元初年基督教兴起,开始了教会1 000多年对医护的影响。教徒们在传播信仰、广建修道院的同时,还开展了医病、济贫等慈善事业,并建立了医院。这些医院最初为收容徒步朝圣者的休息站,后来发展为收治精神病、麻风病等疾病的医院及养老院。一些献身于宗教的妇女,在从事教会工作的同时,还参加对老弱病残的护理,并使护理工作从家庭走向社会。她们当中多数人未受过专门的训练,但工作认真,服务热忱,有奉献精神,受到社会的赞誉和欢迎,这是早期护理工作的雏形,对以后护理事业的发展有良好的影响。

(二)中世纪的护理

中世纪(476—1500),欧洲由于政治、经济、宗教的发展,频繁的战争,疾病的流行,对医院和护士有了迫切需要,这对护理工作的发展起到了一定的促进作用,护理逐渐由"家庭式"迈向了"社会化和组织化的服务",形成了宗教性、民俗性及军队性的护理社团。虽然各国建立了数以百计的大小医院,但条件极差,各种疾病的患者混杂住在一起,因此患者和医护人员的交叉感染率和病死率极高。这些医院大都受宗教控制,担任护理工作的多为修女,她们缺乏护理知识,既得不到任何护理培训的机会,又无足够的护理设备,更谈不上护理管理。因此,当时的护理工作仅仅局限于简单的生活照料。

(三)文艺复兴时期与宗教改革时期的护理

文艺复兴使欧洲各国的政治经济发生了变化,科学的进步带动了医学的迅速发展。在此期间,人们揭开了对疾病的迷信,对疾病的治疗有了新的依据。文艺复兴以后,因慈善事业的发展,护理逐渐摆脱教会的控制,从事护理的人员开始接受部分的工作训练以专门照顾伤病者,类似的组织相继成立,护理开始走向独立职业之旅。发生于1517年的宗教革命,使社会结构发生了变化,妇女地位下降,多数修道院及教会医院被毁或关闭,从事护理工作的修女也受到迫害,纷纷逃离医院,教会支持的护理工作由此停顿,导致护理人员极度匮乏。为了满足需要,一些素质较低的妇女进入护理队伍,她们既无经验,又无适当训练,也缺乏宗教热忱,致使护理质量大大下降,护理的发展进入了历史上的黑暗时期。

(四)南丁格尔的贡献与现代护理的诞生

19世纪中期,由于科学的不断发展,欧洲相继开设了一些护士训练班,护理的质量和地位有了一定的提高。1836年,德国牧师西奥多·弗里德尔建立了世界上第一个较为正规的护士训练班。南丁格尔曾在此接受了3个月的护士训练,现代护理的发展主要是从南丁格尔时代开始的。

1.南丁格尔的事迹

19世纪中叶,南丁格尔首创了科学的护理专业,护理学理论才逐步形成和发展,护理学教育也逐步走上了正轨。国际上称这个时期为"南丁格尔时代",这是护理学发展的一个重要转折点,也是现代护理学的开始。

南丁格尔,英国人,1820年5月12日生于意大利的佛罗伦萨,她家境优裕,受过高等教育,具有较高的文化修养。她乐于关心和照顾受伤的患者,立志要成为一位为患者带来幸福的人。

1854—1856年,英、法等国与俄国爆发了克里米亚战争。战争开始时,英军的医疗救护条件非常低劣,伤员死亡率高达42%。当这些事实经报界披露后,国内舆论哗然。南丁格尔立即写信给当时的英国陆军大臣,表示愿意带护士前往前线救护伤员。获准后,南丁格尔率领38名护士奔赴战地医院。在前线,南丁格尔充分显示了自己各方面的才能。她利用自己的声望和威信进行募捐活动,并用募捐到的3万英镑为医院添置药物和医疗设备,改善伤员的生活环境和营养条件,整顿手术室、食堂和化验室,很快改变了战地医院的面貌,只能收容1 700名伤员的战地医院经她安排竟可收治3 000~4 000名伤员。在这里,她的管理和组织才能得到充分发挥。6个月后,战地医院发生了巨大的变化,伤员死亡率从 42% 迅速下降至 2.2%。这种奇迹般的有目共睹的护理效果震动了全国,同时改变了英国朝野对护士们的评价并提高了妇女的地位,护理工作从此受到社会重视。南丁格尔建立了护士巡视制度,每天夜晚她总是提着风灯巡视病房,一夜巡视的路程在 7 千米以上。许多士兵回英国后,把南丁格尔在战地医院的业绩编成小册子和无数诗歌流传各地。有一首诗在 50 年之后仍在英国士兵们重逢时传诵,诗中称"南丁格尔是伤员的保卫者、守护神,毫不谋私,有一颗纯正的心,南丁格尔小姐是上帝给我们最大的福恩"。南丁格尔终身未婚,毕生致力于护理的改革与发展,将一生贡献给了护理事业。

2.南丁格尔的贡献

(1)为护理的科学化发展奠定了基础。南丁格尔对护理事业的杰出贡献,在于她使护理走向科学的专业化轨道,并成功地使护理从医护合一的历史状态中分离出来。基于她的努力,护理逐渐摆脱了教会的控制及管理而成为一种独立的职业。她认为"护理是一门艺术,需要以组织性、实务性及科学性为基础",她确定了护理学的概念和护士的任务,提出了公共卫生的护理思想,形成并发展了独特的环境学说,开创了护理理论研究的先河。她对护理专业及其理论的精辟论述,形成了护理学知识体系的雏形,奠定了近代护理理论基础,确立了护理专业的社会地位和科学地位,推动护理学成为一门独立的学科。

(2)创办了世界上第一所护士学校。经过克里米亚战场的护理实践,南丁格尔深信护理是科学事业,护士必须经过严格的科学训练,同时还应是具有献身精神、品德高尚、在任何困难条件下都能护理伤病员的有博爱精神的人。1880 年,南丁格尔在伦敦圣托马斯医院用"南丁格尔基金"创建了世界上第一所护士学校——南丁格尔护士训练学校,开创了护理正式教育的新纪元。早年毕业于南丁格尔护士训练学校的学生,后来都成为护理骨干,她们在各地推行护理改革,创建护士学校,弘扬"职业自由,经济独立,精神自立"的南丁格尔精神,使护理工作有了崭新的局面。

(3)著书立说指导护理工作。南丁格尔一生写了大量的笔记、书信、报告和论著等,其中最著名的是《医院札记》和《护理札记》。在《医院札记》中,她阐述了自己对改革医院管理及建筑方面的构思、意见及建议。在《护理札记》中,她阐述了自己的护理思想及对护理的建议。这两本书多年来被视为各国护士必读的经典护理著作,曾被翻译成多种文字。直到今日,她的理念和思想对护理学仍有其指导意义。

(4)创立了一整套护理制度。南丁格尔强调在设立医院时必须先确定相应的政策,采用系统化的护理管理方式,制定医院设备及环境方面的管理要求,从而提高护理工作效率及护理质量。在护理组织机构的设立上,要求每个医院必须设立护理部,并由护理部主任来管理护理工作;要适当授权,以充分发挥每位护理人员的潜能。

(5)其他方面。南丁格尔强调了护理伦理及人道主义观念,要求护士不分信仰、种族、贫富,平等对待每位患者。同时,注重护理人员的训练及资历要求等。

南丁格尔以高尚的品德、渊博的知识和远大的目光投身护理工作,开创了科学的护理事业,提高了护理专业和护理人员的地位,对医院管理、环境卫生、家庭访视、生命统计及红十字会等都有较大贡献,为了纪念南丁格尔,在伦敦圣托马斯医院、印度及佛罗伦萨等地均铸有她的塑像,以供后人景仰。1907 年,为表彰南丁格尔在医疗护理工作中的卓越贡献,英国国王授予她最高国民荣誉勋章,使她成为英国首位获此殊荣的妇女。1912 年,国际护士会(ICN)倡议各国医院和护士学校在每年 5 月 12 日(南丁格尔诞辰日)举行纪念活动,并将 5 月 12 日定为国际护士节,以缅怀和纪念这位伟大的女性,旨在激励广大护士继承和发扬护理事业的光荣传统,以"爱心、耐心、细心、责任心"对待每一位患者,做好护理工作。国际红十字会设立南丁格尔奖章,作为各国优秀护士的最高荣誉奖,每2年颁发1次。我国从1983年开始参加第29届南丁格尔奖评选活动,至2017年已有81位优秀护士获此殊荣。

3.现代护理学的诞生

19世纪以后,现代护理学的诞生与各国经济、文化、教育、宗教、妇女地位及人民生活水平的改善有很大的关系。护理学在世界各地的发展很不平衡,总体来看,西方国家的护理学发展较快,护士的地位相对较高,其他国家的护理学发展相对滞后。现代护理学的发展实际上就是一个向专业化发展的过程,主要表现在以下几个方面。

(1)护理教育体制的建立。自1860年后,欧美许多国家的南丁格尔式的护士学校如雨后春笋般出现,并逐渐完善了护理高等教育体系。以美国为例,1901年约翰霍普金斯大学开设了专门的护理课程;1924年耶鲁大学首先成立护理学院,学生毕业后取得护理学士学位,并于1929年开设硕士学位;1964年加州大学旧金山分校开设了第一个护理博士学位课程。世界其他国家和地区也创建了许多护士学校及护理学院,形成了多层次的护理教育体例。

(2)护理向专业化方向的发展。主要表现在对护理理论的研究及探讨、对护理科研的重视及投入和各种护理专业团体的形成。护理学作为一门为人类健康事业服务的专业,得到了进一步的发展及提高。

(3)护理管理体制的建立。自南丁格尔以后,世界各国都相继应用南丁格尔的护理管理模式,并将管理学的原理及技巧应用到护理管理中,强调了护理管理中的人性管理,并指出护理管理的核心是质量管理,对护理管理者要求更加具体及严格,如美国护理协会对护理管理者有具体的资格及角色要求。

(4)临床护理分科的形成和深化。从1841年开始,特别是第二次世界大战结束以后,由于科学技术的发展及现代治疗手段的进一步提高,护理专业化的趋势越来明显,如目前在美国,除了传统的内、外、妇、儿、急诊等分科,还有重症监护、职业病、社区及家庭等不同分科的护理。

(5)护理专业团队的成立。1899年,国际护士会在英国伦敦正式成立,现总部设在瑞士日内瓦。国际护士会是世界各国自治的护士协会代表组织的国际护士群众团体,到目前已由创立之初的7个成员国扩大到111个会员国,拥有会员140多万人。国际护士会的使命是"代表全世界的护士推进护理专业的发展,影响卫生政策的制定"。

(五)现代护理学的发展

现代护理学的发展过程也是护理学科的建立和护理专业形成的过程。自南丁格尔开办护士学校、创建护理专业以来,护理学科不断变化和发展。从护理学的实践和理论研究来看,护理学的变化和发展可以概括性地分为以下3个阶段。

1.以疾病为中心的护理阶段

以疾病为中心的护理阶段(19世纪60年代至20世纪50年代)出现在现代护理发展的初期,当时医学科学的发展逐渐摆脱了宗教和神学的影响,各种科学学说被揭示和建立。在解释健康与疾病的关系上,人们认为疾病是由于病原体或外伤等外因引起的机体结构改变和功能异常,"没有疾病就是健康",导致医疗行为都围绕着疾病进行,以消除病灶为基本目标,形成了"以疾病为中心"的医学指导思想。受这一思想影响,加之护理还没有形成自己的理论体系,协助医师诊断和治疗疾病成为这一时期护理工作的基本特点。

以疾病为中心的护理特点:①护理已成为一种专门的职业;②护理从属于医疗:护士是医师的助手;护理工作的主要内容是执行医嘱和各项护理技术操作,并对疾病进行护理的长期实践中逐步形成了一套较为规范的疾病护理常规和护理技术操作规程。

2.以患者为中心的护理阶段

以患者为中心的护理阶段为 20 世纪 50～70 年代。随着人类社会的不断进步和发展,20 世纪 40 年代,社会科学中许多有影响的理论和学说相继被提出和确定,如系统论、人的基本需要层次论、人和环境的相互关系学说等,为护理学的进一步发展奠定了理论基础,促进人们重新认识人类健康与心理、精神、社会环境之间的关系。1948 年,世界卫生组织提出了新的健康观,为护理的研究开拓了新的领域。20 世纪 50 年代,"护理程序"和"护理诊断"的提出与运用使护理有了科学的工作方法。护理理论家罗杰斯提出的"人是一个整体"的观点受到人们的关注。1977 年,美国医学家恩格尔提出了"生物-心理-社会"这一新的医学模式。在这些思想的指导下,护理发生了根本性的变革,从"以疾病为中心"转向"以患者为中心"的护理阶段。

以患者为中心的护理特点:①强调护理是一门专业,护理学的知识体系逐步形成;②以患者为中心,对患者实施身、心、社会等方面的整体护理;③护理人员运用护理程序的工作方法解决患者的健康问题,满足患者的健康需要;④护士的工作场所主要还局限在医院内,护理的服务对象主要是患者。

3.以人的健康为中心的护理阶段

以人的健康为中心的护理阶段为 20 世纪 70 年代至今。随着社会的进步,科学技术的发展和人民物质生活水平的提高,人们对健康提出了更高的要求。工业化、城市化、人口老龄化进程加快,使疾病谱发生了很大的变化。过去对人类健康造成极大威胁的急性传染病已得到了较好地控制,而与人的生活方式和行为相关的疾病,如心脑血管疾病、恶性肿瘤、意外伤害等,成为威胁人类健康的主要问题,医疗护理服务局限在医院的现状已不能适应人们的健康需要,人们希望得到更积极、更主动的卫生保健服务。1977 年,世界卫生组织提出了"2000 年人人享有卫生保健"的口号,使"以人的健康为中心"成为广大医护人员特别是护理人员工作的指导思想。

以人的健康为中心的护理特点:①护理学已成为现代科学体系中的一门综合自然、社会、人文科学知识的,为人类健康服务的应用学科;②护理的工作任务由患者转向促进人类健康,工作对象由原来的患者扩大为全人类,工作场所由医院拓展至社区。

二、中国护理学的发展史

(一)中医学与护理

作为四大文明古国之一,中国的医药学为人类的医药发展做出了很大的贡献,其特点是将人看成一个整体,按阴阳、五行、四诊、八纲、脏腑辨别表里、寒热、虚实的证候,采取不同的原则进行针对性的治疗与护理,建立了自己独特的理论体系和治疗方法。中国传统医学长期以来医、药、护不分,强调三分治、七分养,养即为护理。在祖国医学发展史和丰富的医学典籍及历代名传记中,均有护理理论和技术的记载,许多内容对现代护理仍有指导意义。春秋时代名医扁鹊提出"切脉、望色、听声、写形,言病之所在",就是护理观察病情的方法。西汉时期写成的《黄帝内经》是我国现存最早的医学经典著作,其中强调对人的整体观念和疾病预防的思想,记载着疾病与饮食调节、精神因素、自然环境和气候变化的关系,如"五谷为养,五果为助,五禽为益,五菜为充""肾病勿食盐""病热少愈,食肉则复,多食则遗,此其禁也",并提出"扶正祛邪"和"圣人不治已病治未病"的未病先防的观念。东汉末年名医张仲景著有《伤寒杂病论》，发明了猪胆汁灌肠术、人工呼吸和舌下给药法。三国时代外科鼻祖华佗医护兼任，医术高明，创"五禽戏"。晋朝葛洪著《肘后方》。唐代名医孙思邈著有《备急千金要方》，宣传了隔离知识，如传染病患者的衣、巾、枕、镜不宜与人同用，还首创了导尿术。明清时期，瘟疫流行，出现了不少研究传染病防治的医学家，他们在治病用药的同时，十分重视护理，如胡正心提出用蒸汽消毒法处理传染病患者的衣物，还用艾叶燃烧、雄黄酒喷洒消毒空气和环境。中医护理的特点为整体观和辨证施护。中医护理的原则为扶正祛邪；标、本、缓、急；同病异护、异病同护；因时、因地、因人制宜；预防为主，强调治"未病"。中医治疗护理技术有针灸、推拿、按摩、拔火罐、刮痧、气功、太极拳、煎药法、服药法、食疗法等。现代营养学认为，只有全面而合理的膳食营养，即平衡饮食，才能维持人体的健康。最早提出平衡饮食观点的是中国，而且其排列的先后顺序十分科学。

（二）中国近代护理的发展

中国近代护理事业的发展是同国家命运相联系的。在鸦片战争前后，随着西方列强入侵，宗教和西方医学进入中国。1820 年，英国医师在澳门开设诊所。1835 年，英国传教士巴克尔在广州开设了第一所西医医院，两年后，这所医院以短训班的形式开始培训护理人员。1884 年，美国护士兼传教士麦克尼在上海妇孺医院推行现代护理并于 1887 年开设护士培训班。1888 年，美国护士约翰逊女士在福州一所医院里创立了我国第一所正式护士学校。1909 年，中国护理界的群众性学术团体中华护士会在江西牯岭成立（1937 易名为中华护士学会，1964 年改名为中华护理学会）。1920 年，护士会创刊《护士季刊》；同年，中国第一所本科水平的护校在北京协和医学院内建立，学制 4～5 年，5 年制毕业学生被授予学士学位。1922 年中华护士会加入国际护士会，成为国际护士会的第 11 个会员国。1931 年在江西开办了"中央红色护士学校"。在抗战期间，许多医护人员奔赴延安，在解放区设立了医院，护理工作受到党中央的重视和关怀。1934 年，教育部成立医学教育委员会护理教育专业委员会，将护理教育改为高级护士职业教育，招收高中毕业生，护理教育纳入国家正式教育体系。1941 年在延安成立了中华护士学会延安分会，毛泽东同志于 1941 年和 1942 年两次为护士题词"护士工作有很大的政治重要性""尊重护士，爱护护士"。至 1949 年，全国有护士学校 180 多所，护士 3 万人。

（三）中国现代护理的发展

新中国成立后，我国的医疗卫生事业有了长足的发展，护理工作进入了一个新的发展时期，特别是党的十一届三中全会后，改革开放政策进一步推动了护理事业的发展。

1.教育体制逐步健全

1950 年，第一届全国卫生工作会议对护理专业的发展做了统一规划，专业教育定位在中专，学制 3 年，由卫生部制定全国统一的教学计划和大纲，结束了过去医院办护士学校的分散状态。1961 年，北京第二医学院恢复了高等护理教育。1966－1976 年，护理教育受到严重影响，护士学校被迫停办。1970 年后，为解决护士短缺问题，许多医院开办了 2 年制的护士培训班。1976 年后，中国护理教育进入恢复、整顿、加强和发展的阶段。1979 年，卫生部发出《关于加强护理工作的意见》和《关于加强护理教育工作的意见》的通知，统一制定了中专护理教育的教学计划，编写了教材和教学大纲，着手恢复和发展高等护理教育。1980 年，南京医学院率先开办高级护理进修班，学制 3 年，毕业后获大专学历。1983 年，天津医学院率先开设了 5 年制护理本科专业，毕业后获学士学位。1984 年 1 月，教育部联合卫生部在天津召开了全国高等护理专业教育座谈会，决定在医学院校内增设护理专业，培养本科水平的高级护理人才，充实教育、管理等岗位，以提高护理工作质量,促进护理学科发展,尽快缩短与先进国家的差距。这次会议不仅是对高等护理教育的促进,也是我国护理学科发展的转折点。

1985年,全国有11所医学院校设立了护理本科教育。1987年,北京市高等教育自学考试委员会率先组织了护理专业大专水平的自学考试。1992年,北京医科大学护理系开始招收护理硕士研究生,结束了我国不能自主培养护理硕士的历史。2004年,第二军医大学开始招收护理博士生,开始了我国护理博士的教育,形成了中专、大专、本科、硕士生、博士生5个层次的护理教育体系。同时,还注意开展护理学成人学历教育和继续教育。1997年,中华护理学会在无锡召开继续护理学教育座谈会,制定了相应的法规,从而保证了继续护理学教育走向制度化、规范化、标准化,促进了护理人才的培养,推动了护理学科的发展。目前,全国不仅有650多所从事大专、中专护理教育的院校,170多所能够进行本科护理教育的院校,60多所高校招收护理硕士研究生,还培养出一批护理学博士。截至2015年年底,我国注册护士总数达到324.1万,大专及以上护士占比达到62.5%。

2.临床实践不断深化

1950年以来,临床护理工作一直以疾病为中心,护理技术操作常规多围绕完成医疗任务而制定,护士是医师的助手,护理工作处于被动状态。1980年以后,随着改革开放政策的落实,逐渐引进国外有关护理的概念和理论,认识到人的健康受生理、心理、社会、文化等诸多因素的影响,护理人员开始加强基础护理工作,分析、判断患者的需求,探讨如何进行以人为中心的整体护理,开始应用护理程序的方法主动为患者提供护理服务,护理工作的内容和范围不断扩展。护理人员的专业水平日益提高,器官移植、显微外科、大面积烧伤、重症监护、介入治疗、基因治疗等专科护理,中西医结合护理,家庭护理,社区护理等迅猛发展。

3.护理管理日趋成熟

(1)健全了护理指挥系统。为加强对护理工作的领导,国家卫生健康委员会医政医管局下设医疗与护理处,负责管理全国护理工作,制定有关政策法规。各省、市、自治区卫生和计生委在医政处下设专职护理管理干部,负责管辖范围内的护理工作。各级医院健全了护理管理体制,以保证护理质量。

(2)建立了晋升考核制度。1979年,国务院批准卫生部颁发的《卫生技术人员职称及晋升条例(试行)》,明确规定了护理专业人员的技术职称分为"护士""护师""主管护师""副主任护师""主任护师"5级。根据这一条例,各省、市、自治区制定了护士晋升考核的具体内容与办法,使护理人员具有了完整的晋升考试制度。

(3)实施了护士执业资格考试和执业注册制度。1993年3月,卫生部颁发了我国第一个关于护士执业与注册的部长令和《中华人民共和国护士管理办法》。1995年6月,在全国举行首次护士执业资格考试,考试合格获得执业证书,方可申请注册。2008年5月12日起施行《护士条例》,我国护理管理逐步走上了标准化、法制化的管理轨道。

4.护理研究逐渐深入

1990年后,接受高等护理教育培养的学生进入临床、教学和管理岗位,我国的护理研究有了较快的发展。护理科学研究在选题的先进性、设计的合理性、结果的准确性、讨论的逻辑性方面均有较快的发展。一些高等护理教育机构或医院设立了护理研究中心,为开展护理研究提供场所和条件,所进行的研究课题及研究成果对指导临床护理工作起到了积极作用。1993年,中华护理学会第21届理事会在北京召开首届护理科技进步奖颁奖仪式及成果报告会,并宣布"护理科技进步奖评选标准"及每 2 年评奖一次的决定。护理研究走上了一个更高的台阶。

5.学术交流日益繁荣

1950 年以后,中华护士学会积极组织国内的学术交流。特别是 1977 年以来,中华护理学会和各地分会先后恢复学术活动,多次召开护理学术交流会,举办各种不同类型的专题学习班、研讨会等。中华护理学会和各地护理学会成立了学术委员会和各专科护理委员会,以促进学术交流。1954 年创刊的《护理杂志》复刊,1981 年更名为《中华护理杂志》。《护士进修杂志》《实用护理杂志》等几十种护理期刊相继创刊。护理教材、护理专著和科普读物越来越多。1952 年,中华护士学会开始参加国际学术交流,与南斯拉夫等国家和地区进行护理学术交流。1980 年以后,国际学术交流日益增多,中华护理学会及各地护理学会多次举办国际学术会议、研讨会等,并与多个国家开展互访交流和互派讲学,提供相互了解、学习、交流和提高的机会。各医学院校也积极参与国际学术交流,同时选派一批护理骨干和师资出国深造或短期进修,获硕士学位或博士学位后回国工作。1985 年,经卫生部批准,成立了护理中心,以加强对护理工作的领导、监督和指导,进一步取得了世界卫生组织对我国护理学科发展的支持。通过国际交流,开阔了眼界,活跃了学术气氛,增进和发展了我国护理界与世界各国护理界的友谊,促进了我国护理学科的发展。

(四)对中国护理未来发展的展望

1.护理教育高层次化

随着人们对医疗保健需求的增加,使得社会对护理人力资源的水平和教育层次也提出更高的标准。护理人员必须不断学习新知识、新技术来提高自己的能力和水平,护理教育也需依据市场对人才规格的要求,逐步调整护理教育的层次结构。2011 年,国务院学位委员会正式批准护理学为医学门类下属的一级学科,这必将推动我国高等护理教育的科学化、规范化发展,护理学研究生教育将进入规模与质量并进的快速发展轨道。因此,护理教育将向高层次方向发展,高等护理教育将成为教育的主流,大专、本科、硕士、博士及博士后的护理教育将不断地完善和提高。

2.护理实践专科化

临床高科技医疗设备、先进治疗方法的不断更新,以及我国对优质护理服务工程的开展与深化,都对临床护士的专业素质提出了更高的要求。培养高素质的专科护理人才,处理复杂疑难的患者,为患者提供全面及连续性的护理,也是与国际护理学科接轨的重要策略。"十二五"期间实施了专科护理岗位护士的规范化培训工作,至 2015 年为全国培养了 2.5 万名临床专科护士。

3.护理管理标准化

护理管理的宗旨是以优质护理服务为患者提供全面、全程、专业、人性化的护理。通过完善护理质量标准、规范,以促进护理质量的持续改进,提高临床护理服务水平。目前,西方发达国家实施护理质量标准化管理,质量标准包含了护理工作的全部内容,是所有提供护理服务机构的护理质量管理依据。如美国、加拿大护理界制定了相应的护理质量标准指南。我国首次颁布的《临床护理实践指南(2011 版)》,是我国护理走向标准化的起步。该指南明确了临床护理的技术要点,突出对患者的专业评估、病情观察、人文关怀和健康指导,将有效地指导临床护士科学、规范地从事专业实践活动,为患者提供安全、优质的整体护理。此外,随着我国法制化建设的推进,医疗护理的相关法律、法规将不断完善,护理的标准化管理将会逐步取代经验管理。

4.护理工作国际化

护理工作国际化主要是指专业目标国际化、专业标准国际化、职能范围国际化、教育国际化、管理国际化、人才流动国际化。随着全球经济一体化进程的加快,护理领域国际化交流与合作日益深化,跨国护理援助和护理合作增多,知识和人才交流日趋频繁。由于世界性护理人才资源匮乏,使中国的护士有机会迈出国门,进入国际市场就业。2013 年 5 月 8 日,国际护士会恢复中华护理学会的国际护士会会员资格,标志着中国的护理事业真正迈向了国际舞台。面对这种国际化发展趋势,21 世纪的护理人才应该是具有国际意识、国际交往能力、国际竞争能力和相应知识与技能的高素质人才。

5.护理模式特色化

随着护理学科的发展,未来护理人员所采取的护理模式将是以个案为中心的整体性护理。运用护理程序,尊重护理对象的个人自主权益,做到个别性、连续性、整体性的护理服务,强调护理诊断,并以此统一护理专业间的沟通。在我国,将中医护理的理论融入现代护理理论中,创建具有中国特色的护理理论和技术方法已成为一个重要的课题和研究方向。

（高　雪）

第二节　护理学的定义、特性与研究方法

一、护理学的定义

护理学是以自然科学与社会科学理论为基础,研究有关维护、促进、恢复人类健康的护理理论、知识、技能及其发展规律的综合性、应用性学科。护理学运用了多方面的自然科学理论,如数学、化学、生物学、解剖学和生理学等,同时也综合了大量的社会、人文科学知识,如社会学、心理学、护理美学、行为学和护理伦理学等。护理学的内容及范围涉及影响人类健康的生物、社会心理、文化及精神等方面的因素。

二、护理学的特性

（一）科学性

护理学不仅应用了自然科学、社会科学、人文科学理论知识作为基础,而且自身的理论知识体系也有很强的科学性。护理学有专门的护理专业技术操作,同时有伦理准则和道德规范指导护理专业技术操作。

（二）社会性

护理工作面向社会,给社会带来很多效益。社会的进步和改革又影响护理学的发展。

（三）艺术性

护理的对象是人,人兼有自然属性和社会属性。护理学既要研究人的生物属性和结构,又要关注人的心理和社会属性。对于人的生理、心理和社会活动的整体本质的理解,需要从科学和艺术结合的角度去研究。正如南丁格尔指出的:"人是各种各样的,由于社会地位、职业、民族、信仰、生活习惯、文化程度的不同,所患的疾病与病情也不同,要使千差万别的人都能达到治疗和康复所需要的最佳身心状态,其本身就是一项最精细的艺术。"

（四）服务性

护理是一种服务,护理为人类和社会提供不可缺少的健康服务,是帮助人的一种方式,而不

是有形的商品。因此,护理学是一门服务性很强的综合性应用科学,也属于生命科学的范畴。

三、护理学的研究对象与方法

(一)研究对象

随着单纯的生物医学模式向生物-心理-社会医学模式的转变,护理理念发生了根本的变化,护理学的研究对象也由单纯的患者发展到全体的人类,既包括现存健康问题的人、潜在健康问题的人和健康人群,也包括由人组成的家庭、社区和社会。护理的最终目标是提高整个人群的健康水平。

(二)研究方法

护理活动是一项涉及数理化、生物学、医学、工程技术学等自然科学,又涉及心理学、伦理学、社会学等人文社会科学的多学科的综合性实践活动,这既决定了护理研究范围和研究对象的广泛性,也决定了护理研究方法的多样性。护理学研究的类型可以分为两类。

1.实验性研究

实验性研究是按护理研究目的,合理地控制或创造一定条件,并采用人为干预措施,观察研究对象的变化和结果,从而验证假设,探讨护理现象因果关系的一种研究方法。实验性研究以患者为研究对象时,知情同意和保证不损害患者的权益是必须注意的原则。

实验性研究的结果科学客观,有说服力。但是,由于护理研究的问题较难控制各种混杂因素,受到护理实际工作的许多限制;同时由于护理科研起步较晚,护理现象的要素及因素间的联系规律尚未完全清楚,因此实验性研究在护理研究中的应用受到很大的限制。在实际的实验性研究工作中,由于试验条件的限制,不能满足随机分组的原则,或缺少其他 1 个或 2 个实验性研究的特征,因此将这种实验性研究称为类实验性研究,也有人称为半实验性研究。

2.非实验性研究

非实验性研究是不施加任何影响和处理因素的研究,是实验性研究的重要基础,在护理研究中发挥重要作用。常用的非实验性研究如下。

(1)描述性研究:是通过有目的的调查、观察等方法描述护理现象的状态,从中发现规律或找出影响因素的研究。

(2)相关性研究:是在描述性研究的基础上,探索各个变量之间的关系的研究。

(3)比较性研究:是对已经存在差异的两组人群或现象进行比较,从而发现引起差异原因的研究。根据研究目的又可以将比较性研究分为回顾性研究和前瞻性研究两种,前者是探究造成目前差异原因的研究,后者是观察不同研究对象持续若干时间以后的情况变化。

(4)个案研究:是在护理实践中,通过对特殊的患者进行深入的观察和研究,从而总结经验的研究方法。

(陈秋芬)

第三节 护理学的任务、范畴与工作方式

一、护理学的任务

随着社会的发展和人类生活水平的提高,护理学的任务和目标已发生了深刻的变化。1965 年 6 月修订的《护士伦理国际法》中规定:护士的权利与义务是保护生命,减轻痛苦,促进健康;护士的唯一任务是帮助患者恢复健康,帮助健康人提高健康水平。护理学的最终目标是通过护理工作,保护全人类的健康,提高整个人类社会健康水平。因此,护理学的任务和目标可概括为以下 4 个方面。

(一)促进健康

促进健康就是帮助个体、家庭和社区发展维持和增强自身健康。这类护理实践活动包括:教育人们对自己的健康负责、形成健康的生活方式、解释改善营养和加强锻炼的意义、鼓励戒烟、预防药物成瘾、预防意外伤害和提供信息以帮助人们利用健康资源等。

(二)预防疾病

预防疾病的目标是通过预防疾病使人们达到最佳的健康状态。预防疾病的护理实践活动包括:开展妇幼保健的健康教育、增强免疫力、预防各种传染病、提供疾病自我监测的技术、评估社区的保健设施等。

(三)恢复健康

恢复健康的护理实践活动是护理人员的传统职责,帮助的是患病的人,使之尽快恢复健康,减少伤残水平,最大限度地恢复功能。这类护理实践活动包括:为患者提供直接护理,如执行药物治疗、生活护理等;进行护理评估,如测血压、留取标本做各类化验检查等;和其他卫生保健专业人员共同研讨患者的问题;教育患者如何进行康复活动;帮助疾病康复期的患者达到最佳功能水平。

(四)减轻痛苦

减轻痛苦的护理实践活动涉及对各种疾病患者、各年龄段临终者的安慰和照顾,包括帮助患者尽可能舒适地带病生活,提供支持以帮助人们应对功能减退、丧失,直至安宁的死亡。护理人员可以在医院、患者家中和其他卫生保健机构(如临终关怀中心)开展这些护理实践活动。

二、护理学的范畴

(一)护理学的理论范畴

随着护理学的研究对象从研究单纯的生物人向研究整体人、社会人方向转变,护理的专业知识结构也发生了变化,在现有的护理学专业知识基础上,还研究发展自己的理论框架、概念模式,吸收其他学科的理论,如社会学、心理学、伦理学、美学、教育学和管理学等,以构成自己的专业知识体系,更大范围地充实和促进护理学科的发展。

(二)护理学的实践范畴

1.临床护理

临床护理的服务对象是患者,工作内容包括基础护理和专科护理。

（1）基础护理：是临床各专科护理的基础，是应用护理学基本理论、基础知识和基本技术来满足患者的基本生活、心理、治疗和康复的需要，如饮食护理、排泄护理、病情观察、临终关怀等。

（2）专科护理：是以护理学及相关学科理论为基础，结合各专科患者的特点及诊疗要求，对患者实施身心整体护理，如消化内科患者的护理、急救护理等。

2.社区护理

社区护理的服务对象是社区所有人口，包括患病的人和健康的人，包括个人、家庭和社区。它以临床护理的理论、技能为基础，对社区所有成员进行疾病预防、妇幼保健、健康教育、家庭护理等工作，以帮助人们建立良好的生活方式，促进全民健康水平的提高。

3.护理教育

护理教育是我国现阶段发展最快的实践领域，也是护理学最高层次人才会聚的领域。目前，我国护理教育体系由3个部分组成。①基础护理学教育：包括中专、大专、本科；②毕业后护理学教育：包括岗位培训和研究生教育；③继续护理学教育：主要是为从事护理工作的在职人员提供学习新理论、新知识、新技术、新方法为目的的终身性教育。

4.护理管理

护理管理是运用现代管理学的理论和方法对护理工作的各要素——人、财、物、时间、信息进行组织、计划、应用、调控等，最终达到降低成本消耗，提高质量效益的目标。系统化管理以确保护理工作正确、及时、安全、有效地开展，为患者提供完善、优质的服务。

5.护理科研

护理学的发展依赖于护理科研。护理科研指用观察、调查分析等多学科研究方法揭示护理研究对象性质、护理学发展规律，创造新的护理学知识、护理学方法和技术，最终实现提高护理学学科的科学性和应用水平的目的。

三、护理工作方式

护理工作方式是一种为了满足护理对象的护理要求，提高护理工作质量和效率，根据护理人员的工作能力和数量设计出来的不同结构的工作分配方式。在不同的历史时期，不同的社会文化背景下，受不同护理理念的影响及工作环境、工作条件等的限制，相继出现了各种不同的护理工作方式。护理工作方式体现了不同历史时期的医学模式及当时人们对健康的认识，主要有以下5种护理工作方式。

（一）个案护理

个案护理是一位护士护理一位患者，即由专人负责实施个体化护理。

护理特点：专人负责实施个体化护理；责任明确，能掌握患者的全面情况；适用于危重患者、特殊患者及临床教学的需要，但消耗人力。

（二）功能制护理

功能制护理是一种以疾病为中心的护理模式，以完成各项医嘱和常规的基础护理为主要工作内容，将日常工作任务根据工作性质机械地分配给护理人员，护士被分为"治疗护士""办公室护士""生活护理护士""巡回护士"等班次来完成护理服务。

护理特点：以完成医嘱和执行常规为主要工作内容，又以工作内容为中心分配任务，分工明确，流水作业，易于组织管理、节省人力。但是较机械，与患者交流少、较少考虑患者的心理和社会需求，护士不能全面掌握患者的情况。

（三）小组护理

小组护理以分组护理的方式对患者进行整体护理。护士分成小组进行护理活动,一般每个护理组分管 10～15 位患者。小组成员由不同级别的护理人员构成,各司其职,在小组长的计划、指导下提供护理服务。

护理特点:分组管理患者,各级护士各司其职,护理小组的成员可以同心协力,有较好的工作气氛。护理工作有计划、有步骤、有条理地进行,新护士分配到病区时不至于因不熟悉工作而引起情绪紧张。但是,由于每个护理人员没有确定的护理对象,会影响护理人员的责任心;整个小组的护理工作质量受小组长的能力、水平和经验的影响较大;也可能因对患者护理过程的不连续及护理人员交替过程中的脱节而影响护理质量。

（四）责任制护理

责任制护理从以疾病为中心的护理转向了以患者为中心的护理,按照护理程序的工作方法对患者实施整体护理。护士增强了责任感,真正把患者作为"我的患者";患者增加了安全感,具有护士是"我的护士"的归属感,使护患关系更加密切。护理工作由责任护士和辅助护士按护理程序的工作方法对患者进行全面、系统和连续的整体护理,要求责任护士从患者入院到出院均实行 8 h 在班,24 h 负责制。由责任护士评估患者情况、制定护理计划、实施护理措施及评价护理效果,辅助护士按责任护士的计划实施护理。

护理特点:由责任护士、辅助护士按护理程序对患者进行全面、系统、连续的整体护理;能以患者为中心,掌握患者全面情况。但是,文件书写多、人员需要多,要求对患者 24 h 负责难以做到;责任护士之间较难相互沟通和帮助。

（五）综合护理

综合护理是一种通过有效地利用人力资源、恰当地选择并综合运用上述几种工作方式,为服务对象提供高效率、高质量、低消耗的护理服务的工作方式。

护理特点:各医疗机构可根据机构的特点和资源配备情况,选择符合自身特点的护理工作方式和流程,最终目标是促进患者康复,维持其最佳健康状态;根据患者需要,加强对护理人员的培训;要求明确不同层次人员和机构的职责与角色,既考虑了成本效益,又为护士的个人发展提供了空间和机会。

以上各种护理工作方式是有继承性的,新的工作方式总是在原有的工作方式基础上有所改进和提高。每一种护理工作方式在护理学的发展历程中都起着重要作用,各种工作方式可以综合运用。

（赖艳芳）

第四节　护理学的知识体系与学习方法

一、护理学的知识体系

护理学经过 100 多年的发展,特别是近几年的发展,已逐渐形成了相对稳定的知识体系,具有其独特性及科学性。它包括以下内容。

(一)基础知识

1.自然科学基本知识

自然科学基本知识包括生物学、数学、物理学、化学等。

2.人文社会科学基础知识

人文社会科学基础知识包括语文、社会学、政治和经济学、哲学、心理学、美学、外语、法律基础、伦理等。

3.医学基础知识

医学基础知识包括人体解剖学、人体生理学、微生物与寄生虫学、免疫学、药理学、生物化学等。

4.其他

其他包括统计学、信息学、计算机应用等。

(二)护理专业知识

1.专业基础

专业基础包括护理学导论、基础护理学、健康评估、人际沟通与护理礼仪等。

2.专科护理

专科护理包括内科护理学、外科护理学、妇产科护理学、儿科护理学、精神科护理学、急危重症护理学、耳鼻喉科护理学、老年护理学等。

3.预防保健及公共卫生方面的知识

预防保健及公共卫生方面的知识包括社区护理学、预防医学、流行病学、康复护理学等。

4.护理管理、教育及研究方面的知识

护理管理、教育及研究方面的知识包括护理管理学、护理教育学、健康教育学、护理科研等。

以上介绍的知识结构是以传统的学科课程分类的方法。目前,一些护理院校为了体现以人的健康为中心的护理理念,与国际先进护理教育接轨,采用综合课程模式,以人的生命周期设置护理专业课程。设置的课程有成人护理学、妇女与儿童护理学、老年护理学、临终关怀等。

二、护理学的学习方法

护理学具有自然学科和人文社会学科的双重属性,以及其科学性、实践性、艺术性和服务性,这就决定了护理专业的学习具有自身的特点。

(一)树立以人为本观念,注重培养求实的科学态度和慎独精神

护理服务对象是人,要求护理工作者具有以人为本的护理理念,设身处地地为患者着想,关心、体贴患者,并尽量满足患者的身心需求。同时,学会与患者沟通,建立良好的护患关系。护理学是一门实用性很强的学科,有科学的临床实践操作,护理学生在学校学习过程和临床实习过程中要培养严谨求实的科学态度,认真对待每一项操作,同时培养慎独修养,珍惜每一位患者的生命,对工作认真负责。

(二)注重护理学知识记忆方法的培养

护理学知识体系中包括许多基础内容,比如人体解剖学的结构和形态、生理功能和正常值、基础护理中"三查七对"的内容等,这些基础知识需要我们牢记。在护理学学习过程中常用的知识记忆方法如下。

1.有意记忆法

有明确目的或任务,凭借意志努力记忆某种材料的方法叫有意记忆。在学习护理学知识过程中,要有明确的学习目的,勤用脑想、用心记,学习时专心致志,留心把重要的内容记住。

2.理解记忆法

在积极思考达到深刻理解的基础上记忆材料的方法叫理解记忆法。在护理学学习过程中,积极思考把学习内容分成大小段落和层次,找出它们之间内在的逻辑联系而进行学习,理解越深刻,记忆越牢固。

3.联想记忆法

联想就是当人脑接受某一刺激时浮现出与该刺激有关的事物形象的心理过程。在学习护理学知识时用与该知识内容相似、相近或相反的事物容易产生联想,用联想的方法增强知识的记忆。

4.作业记忆法

通过做试题、作业,讨论汇报等检测方法,可以检验和巩固记忆。在这过程中发现自己知识薄弱的环节,复习知识、巩固知识,加强知识的记忆。

(三)注重护理实践操作的培训

护理学是一门应用性很强的学科,不仅有很系统的理论知识,还有很强的实践操作知识。所以,我们不仅要掌握理论知识,更重要的是要把护理学的知识应用到临床实践操作中。由于临床实践操作直接影响患者的治疗效果,并与患者的舒适、安全密切相关,所以护理专业的学生必须掌握过硬的护理实践操作。学好护理实践操作离不开实践学习法。实践学习法主要包括实训室学习法和临床学习法。

1.实训室学习法

实训室学习法是护理学生学习护理学重要的方法,护理学生在实训室里认真看教师示教,然后按规范的操作程序逐步反复地模拟练习,直至完全掌握每一项护理操作。

2.临床学习法

临床学习法是提高护理学生护理操作技能的一种很有效的方法。但是,临床学习的前提条件是护理学生实训室内各项技能操作已经达到教学所规定的标准要求,考核优秀。在临床学习过程中,护理学生要严格要求自己,树立良好的职业道德,认真对待每一项护理操作,虚心接受临床带教教师的指导。

通过临床学习,护理学生的护理学操作技能达到很熟练的程度,能很灵活的运用各项操作。在实践操作中,结合护理学理论知识,以及时发现问题、解决问题,更牢固地掌握护理学知识。

(四)注重创造性思维能力和护理科研能力的训练

医学和护理学知识更新快,教学相对滞后,护理教师不可能在较短的时间内传授所有的知识。护理学生应学会主动学习和独立学习,学会利用图书馆、计算机网络等资源,拓展知识面,提高自学能力,在护理教学中,护理教师应以学生为主体,鼓励学生善于思考、敢于提出疑问、大胆阐述个人观点,创造利于培养学生评判性思维的学习氛围,使学生能够敢于提出问题、主动收集资料、分析问题并解决问题。

护理要适应时代需求而发展,就要有创新精神,要做科学的研究,护理学迫切需要培养具备一定科研能力的、高层次的护理人才。多数护理学校开设了护理研究的课程,通过学习和实践护理研究的选题、查阅文献、科研设计和实施、结果评价等过程,了解科学研究的方法,培养科研的能力。

(赖艳芳)

第二章
生命体征的观察与护理

第一节 瞳 孔

正常瞳孔双侧等大等圆,直径为 2～5 mm。瞳孔的改变在临床上有重要意义,尤其是对神经内、外科患者。瞳孔的变化是人体生理病理状态的重要体征,有时根据瞳孔变化,可对临床某些危重疑难病症做出判断和神经系统的定位分析。

一、异常性瞳孔扩大

(一)双侧瞳孔扩大

两侧瞳孔直径持续在 6 mm 以上,为病理状态。如昏迷患者双侧瞳孔散大,对光反应消失并伴有生命体征明显变化,常为临终前瞳孔表现;枕骨大孔疝患者双侧瞳孔先缩小后散大,直径超过 6 mm,对光反应迟钝或消失;应用阿托品类药物时双侧瞳孔可扩大超过 6 mm,伴有阿托品化的一些表现;另外还见于双侧动眼神经、视神经损害,脑炎、脑膜炎、青光眼等疾病。

(二)一侧瞳孔扩大

一侧瞳孔直径>6 mm。常见于小脑幕切迹疝,病侧瞳孔直径先缩小后散大;单侧动眼神经、视神经受损害;艾迪综合征中表现为一侧瞳孔散大,只有在暗处强光持续照射瞳孔才出现缓慢收缩,光照停止后瞳孔缓慢散大;还见于海绵窦综合征、结核性脑膜炎、眶尖综合征等多种疾病。

二、异常性瞳孔缩小

(一)双侧瞳孔缩小

双侧瞳孔直径<2 mm。见于有机磷、镇静安眠药物的中毒及脑桥、小脑、脑室出血的患者。

(二)一侧瞳孔缩小

单侧瞳孔直径<2 mm。见于小脑幕切迹疝的早期;由脑血管病,延髓、脑桥、颈髓病变引起的霍纳征,表现为一侧瞳孔缩小、眼裂变小、眼球内陷、伴有同侧面部少汗。另外,由神经梅毒、多发性硬化眼部带状疱疹等引起的阿罗瞳孔,表现为一侧瞳孔缩小,对光反应消失,调节反射存在。

(三)两侧瞳孔大小不等

两侧瞳孔大小不等是颅内病变指征,如脑肿瘤、脑出血、脑疝等。

(四)瞳孔对光反应改变

瞳孔对光反射的迟钝或消失,常见于镇静安眠药物中毒、颅脑外伤、脑出血、脑疝等疾病,是病情加重的表现。

(呼海燕)

第二节 呼 吸

一、正常呼吸及生理性变化

(一)正常呼吸

机体不断地从外界环境摄取氧气并将二氧化碳排出体外的气体交换过程称为呼吸。它是维持机体新陈代谢和功能活动所必需的生理过程之一。一旦呼吸停止,生命也将终止。

正常成人在安静状态下呼吸是自发的,节律规则,均匀无声且不费力,每分钟16～20次。

(二)生理性变化

呼吸受许多因素的影响,在不同生理状态下,正常人的呼吸也会在一定范围内波动,见表2-1。

表 2-1　各年龄段呼吸频率

年龄	呼吸频率（次/分钟）
新生儿	30～40
婴儿	20～45
幼儿	20～35
学龄前儿童	20～30
学龄儿童	15～25
青少年	15～20
成人	12～20
老年人	12～18

1.年龄

年龄越小,呼吸频率越快。

2.性别

同年龄的女性呼吸频率比男性稍快,如新生儿的呼吸约为44次/分钟。

3.运动

肌肉的活动可使呼吸系统加快,呼吸也因说话、唱歌、哭、笑及吞咽、排泄等动作有所改变。

4.情绪

强烈的情绪变化,如害怕、恐惧、愤怒、紧张等会刺激呼吸中枢,导致屏气或呼吸加快。

5.其他

如环境温度升高或海拔增加,均会使呼吸加快加深。

17

二、异常呼吸的观察

(一)频率异常

1.呼吸过速

呼吸过速指呼吸频率超过 24 次/分钟,但仍有规则,又称气促。多见于高热、疼痛、甲状腺功能亢进的患者。一般体温每升高 1 ℃,呼吸频率增加 3～4 次/分钟。

2.呼吸过慢

呼吸过慢指呼吸频率缓慢,低于 12 次/分钟。多见于麻醉药或镇静剂过量、颅脑疾病等呼吸中枢受抑制者。

(二)节律异常

1.潮式呼吸(陈-施呼吸)

潮式呼吸表现为呼吸由浅慢到深快,达高潮后又逐渐变浅变慢,经过 5～30 s 的暂停,又重复出现上述状态的呼吸,呈潮水般涨落。发生机制:由于呼吸中枢兴奋性减弱,血中正常浓度的二氧化碳不能引起呼吸中枢兴奋,只有当缺氧严重、动脉血二氧化碳分压增高到一定程度,才能刺激呼吸中枢,使呼吸加强;当积聚的二氧化碳呼出后,呼吸中枢失去有效刺激,呼吸逐渐减弱甚至停止。多见于脑炎、尿毒症等患者,常表现呼吸衰竭。一些老年人在深睡时也可出现潮式呼吸,是脑动脉硬化的表现。

2.间断呼吸(比奥呼吸)

有规律地呼吸几次后,突然停止呼吸,间隔一个短时期后又开始呼吸,如此反复交替。其产生机制与潮式呼吸一样,但预后更严重,常在临终前发生。见于颅内病变或呼吸系统中枢衰竭的患者。

3.点头呼吸

在呼吸时,头随呼吸上下移动,患者已处于昏迷状态,是呼吸中枢衰竭的表现。

4.叹气式呼吸

间断一段时间后做一次大呼吸,伴叹气声。偶然的一次叹气是正常的,可以扩张小肺泡,多见于精神紧张、神经官能征患者。如反复发作叹气式呼吸,是临终前的表现。

(三)深浅度异常

1.深度呼吸

深度呼吸又称库斯莫呼吸,是一种深长而规则的大呼吸。常见于尿毒症、糖尿病等引起的代谢性酸中毒的患者。由于增加的氢离子浓度刺激呼吸感受器引起,有利于排出较多的二氧化碳调节血液中酸碱平衡。

2.浅快呼吸

呼吸浅表而不规则,有时呈叹息样。见于呼吸肌麻痹、胸肺疾病、休克患者,也可见于濒死的患者。

(四)声音异常

1.鼾声呼吸

由于气管或大支气管内有分泌物积聚,呼吸深大且带鼾声。多见于昏迷或神经系统疾病的患者。

2.蝉鸣样呼吸

由于细支气管、小支气管堵塞,吸气时出现高调的蝉鸣音,多因声带附近有异物阻塞,使空气进入发生困难所致。多见于支气管哮喘、喉头水肿等患者。

（五）呼吸困难

呼吸困难是指因呼吸频率、节律或深浅度的异常,导致气体交换不足,机体缺氧。患者自感空气不足、胸闷、呼吸费力,表现为焦虑、烦躁、鼻翼扇动、口唇发紫等,严重者不能平卧。

三、呼吸的测量

（一）目的

通过测量呼吸,观察、评估患者的呼吸状况,以协助诊断,为预防、诊断、康复、护理提供依据。

（二）准备

治疗盘内备秒表、笔、记录本、棉签（必要时）。

（三）操作步骤

(1)测量脉搏后,护士仍保持诊脉手势,观察患者的胸、腹起伏情况及呼吸的节律、性质、声音、深浅,呼出气体有无特殊气味,呼吸运动是否对称等。

(2)以胸（腹）部一起一伏为1次呼吸,计数1 min。正常情况下测30 s。

(3)将呼吸次数绘制于体温单上。

（四）注意事项

(1)尽量去除影响呼吸的各种生理性因素,在患者精神松弛的状态下测量。

(2)由于呼吸受意识控制,所以测呼吸时,不应使患者察觉。

(3)呼吸微弱或危重患者,可用少许棉花置其鼻孔前,观察棉花纤维被吹动的次数,计数1 min。

(4)小儿、呼吸异常者应测1 min。

（呼海燕）

第三节 脉 搏

一、正常脉搏及生理性变化

（一）正常脉搏

随着心脏节律性收缩和舒张,动脉内的压力也发生周期性的波动,这种周期性的压力变化可引起动脉血管发生扩张与回缩的搏动,该搏动在浅表的动脉可触摸到,临床简称为脉搏。正常人的脉搏节律均匀、规则,间隔时间相等,每搏强弱相同且有一定的弹性,每分钟搏动60～100次（即脉率）。脉搏通常与心率一致,是心率的指标。

（二）生理性变化

脉率受许多生理性因素影响而发生一定范围的波动,随年龄的增长而逐渐减慢,到高龄时逐渐增加。

1.年龄

一般新生儿、幼儿的脉率较成人快,通常平均脉率相差 5 次/分钟。

2.性别

同龄女性比男性快。

3.情绪

兴奋、恐惧、发怒时脉率增快,忧郁睡眠时则慢。

4.活动

一般人运动、进食后脉率会加快,休息、禁食则相反。

5.药物

兴奋剂可使脉搏增快,镇静剂、洋地黄类药物可使脉搏减慢。

二、异常脉搏的观察

(一)脉率异常

1.速脉

速脉指成人脉率在安静状态下高于 100 次/分钟,又称为心动过速。见于高热、甲状腺功能亢进(甲亢,由于代谢率增加而使脉率增快)、贫血或失血等患者。正常人可有窦性心动过速,为一过性的生理现象。

2.缓脉

缓脉指成人脉率在安静状态下低于 60 次/分钟,又称心动过缓。见于颅内压增高、病窦综合征、二度以上房室传导阻滞,或服用某些药物(如地高辛、普尼拉明、利血平、普萘洛尔等)的患者。正常人可有生理性窦性心动过缓,多见于运动员。

(二)脉律异常

脉搏的搏动不规则,间隔时间不等,时长时短,称为脉律异常。

1.间歇脉

间歇脉是指在一系列正常均匀的脉搏中出现一次提前而较弱的脉搏,其后有一较正常延长的间歇(即代偿性间歇),亦称期前收缩。见于各种器质性心脏病或洋地黄中毒的患者。正常人在过度疲劳、精神兴奋、体位改变时也偶尔出现间歇脉。

2.脉搏短绌

脉搏短绌是指同一单位时间内脉率少于心率。绌脉是由于心肌收缩力强弱不等,有些心排血量少的搏动可发出心音,但不能引起周围血管搏动,导致脉率少于心率。特点为脉律完全不规则,心率快慢不一、心音强弱不等。多见于心房颤动者。

(三)强弱异常

1.洪脉

当心排血量增加,血管充盈度和脉压较大时,脉搏强大有力,称洪脉。多见于高热、甲状腺功能亢进、主动脉瓣关闭不全等患者,运动后、情绪激动时也常触到洪脉。

2.细脉

当心排血量减少,外周动脉阻力较大,动脉充盈度降低时,脉搏细弱无力,扪之如细丝,称细脉或丝脉。多见于心功能不全、大出血、主动脉瓣狭窄和休克、全身衰竭的患者,是一种危险的脉象。

3.交替脉

节律正常而强弱交替时出现的脉搏,称为交替脉。交替脉是提示左心衰竭的重要体征。常见于高血压性心脏病、急性心肌梗死、主动脉瓣关闭不全等患者。

4.水冲脉

脉搏骤起骤落,急促而有力有如洪水冲涌,故名水冲脉。主要见于主动脉瓣关闭不全、动脉导管未闭、甲亢、严重贫血患者,检查方法是将患者前臂抬高过头,检查者用手紧握患者手腕掌面,可明显感知。

5.奇脉

在吸气时脉搏明显减弱或消失为奇脉。其产生主要与吸气时,左心室的搏出量减少有关。常见于心包腔积液、缩窄性心包炎等患者,是心脏压塞的重要的体征之一。

(四)动脉壁异常

动脉壁弹性减弱,动脉变得迂曲不光滑,有条索感,如按在琴弦上为动脉壁异常,多见于动脉硬化的患者。

三、测量脉搏的技术

(一)部位

临床上常在靠近骨骼的大动脉测量脉搏,最常用、最方便的是桡动脉,患者也乐于接受。其次为颞动脉、颈动脉、肱动脉、腘动脉、足背动脉和股动脉等。如怀疑患者心搏骤停或休克时,应选择大动脉为诊脉点,如颈动脉、股动脉。

(二)测脉搏的方法

1.目的

通过测量脉搏,判断脉搏有无异常,也可间接了解心脏的情况,观察相关疾病发生、发展规律,为诊断、治疗提供依据。

2.准备

治疗盘内备秒表、笔、记录本,必要时带听诊器。

3.操作步骤

(1)洗手、戴口罩,备齐用物,携至床旁。

(2)核对患者,解释目的。

(3)协助患者取坐位或半坐卧位,手臂放在舒适位置,腕部伸展。

(4)以示指、中指、无名指的指端按在桡动脉表面,压力大小以能清楚地触及脉搏为宜,注意感知脉律、脉的强弱、动脉壁的弹性。

(5)一般情况下以30 s所测得的数值乘以2计算1 min脉率,心脏病患者、脉率异常者、危重患者则应以1 min记录。

(6)协助患者取舒适体位。

(7)记录:将脉搏绘制在体温单上。

4.注意事项

(1)诊脉前患者应保持安静,剧烈运动后应休息20～30 min再测。

(2)偏瘫患者应选择健侧肢体测量。

(3)脉搏细、弱、难以测量时,用听诊器测心率。

(4)脉搏短细的患者,应由2名护士同时测量,一人听心率,另一人测脉率,一人发出"开始""停止"的口令,记数1 min,以分数式记录,即心率/脉率;若心率每分钟120次,脉率90次,即应写成120/90次/分钟。

(呼海燕)

第四节 血 压

血压是指血液在血管内流动时对血管壁的侧压力。一般是指动脉血压,如无特别注明均指肱动脉的血压。当心脏收缩时,主动脉压急剧升高,至收缩中期达最高值,此时的动脉血压称收缩压。当心室舒张时,主动脉压下降,至舒末期达动脉血压的最低值,此时的动脉血压称舒张压。

一、正常血压及生理性变化

(一)正常血压

在安静状态下,正常成人的血压范围为(12.0～18.5)/(8.0～11.9)kPa,脉压为4.0～5.3 kPa。血压的计量单位,过去多用mmHg(毫米汞柱),后改用国际统一单位kPa(千帕斯卡)。目前仍习惯用mmHg(毫米汞柱)。两者换算公式:1 kPa=7.5 mmHg,1 mmHg≈0.133 kPa。

(二)生理性变化

在各种生理情况下,动脉血压可发生各种变化,影响血压的生理因素如下。

1.年龄

随着年龄的增长,血压逐渐增高,以收缩压增高较显著。儿童血压的计算公式:

$$收缩压=80+年龄×2$$
$$舒张压=收缩压×2/3$$

2.性别

青春期前的男、女血压差别不显著。成年男子的血压比女性高0.7 kPa(5 mmHg);绝经期后的女性血压又逐渐升高,与男性差不多。

3.昼夜和睡眠

血压在上午8～10 h达全天最高峰,之后逐渐降低;午饭后又逐渐升高,下午4～6 h出现全天次高值,然后又逐渐降低;至入睡后2 h,血压降至全天最低值;早晨醒来又迅速升高。睡眠欠佳时,血压稍增高。

4.环境

寒冷时血管收缩,血压升高;气温高时血管扩张,血压下降。

5.部位

一般右上肢血压常高于左上肢,下肢血压高于上肢。

6.情绪

紧张、恐惧、兴奋及疼痛均可引起血压增高。

7.体质量

血压正常的人发生高血压的危险性与体质量增加成正比。

8.其他

吸烟、劳累、饮酒、药物等都对血压有一定的影响。

二、异常血压的观察

(一)高血压

目前基本上采用1999年世界卫生组织和国际抗高血压联盟(ISH)《高血压治疗指南》的高血压定义,即在未服抗高血压药的情况下,收缩压≥18.7 kPa(140 mmHg)和/或舒张压≥12.0 kPa(90 mmHg)者。95%的患者为病因不明的原发性高血压,多见于动脉硬化、肾炎、颅内压增高等,最易受损的部位是心、脑、肾、视网膜。

(二)低血压

一般认为血压低于12.0/6.7 kPa(90/50 mmHg)且有明显的血容量不足表现如脉搏细速、心悸、头晕等,即可诊断为低血压。常见于休克、大出血等。

(三)脉压异常

脉压增大多见于主动脉瓣关闭不全、主动脉硬化等;脉压减小多见于心包积液、缩窄性心包炎等。

三、血压的测量

(一)血压计的种类和构造

1.水银血压计

水银血压计分立式和台式两种,其基本结构都包括输气球、调节空气的阀门、袖带、能充水银的玻璃管、水银槽几部分。袖带的长度和宽度应符合标准:宽度比被测肢体的直径宽20%,长度应能包绕整个肢体。充水银的玻璃管上标有刻度,范围为0～40.0 kPa(0～300 mmHg),每小格表示0.3 kPa(2 mmHg),玻璃管上端和大气相通,下端和水银槽相通。当输气球送入空气后,水银由玻璃管底部上升,水银柱顶端的中央凸起可指出压力的刻度。水银血压计测得的数值相当准确。

2.弹簧表式血压计

弹簧表式血压计由一袖带与有刻度2.7～4.0 kPa(20～30 mmHg)的圆盘表相连而成,表上的指针指示压力。此种血压计携带方便,但欠准确。

3.电子血压计

电子血压计袖带内有一换能器,可将信号经数字处理,在显示屏上直接显示收缩压、舒张压和脉搏的数值。此种血压计操作方便,清晰直观,不需听诊器,使用方便、简单,但欠准确。

(二)测血压的方法

1.目的

通过测量血压有无异常,了解循环系统的功能状况,为诊断、治疗提供依据。

2.准备

听诊器、血压计、记录纸、笔。

3.操作步骤

(1)测量前,让患者休息片刻,以消除活动或紧张因素对血压的影响;检查血压计,如袖带的宽窄是否适合患者、玻璃管有无裂缝、橡胶管和输气球是否漏气等。

(2)向患者解释,以取得合作。患者取坐位或仰卧位,被侧肢体的肘臂伸直、掌心向上,肱动脉与心脏在同一水平。坐位时,肱动脉平第 4 肋软骨;卧位时,肱动脉平腋中线。如手臂低于心脏水平,血压会偏高;手臂高于心脏水平,血压会偏低。

(3)放平血压计于上臂旁,打开水银槽开关,将袖带平整地缠于上臂中部,袖带的松紧以能放入一指为宜,袖带下缘距肘窝 2～3 cm。如测下肢血压,袖带下缘距腘窝 3～5 cm。将听诊器胸件置于腘动脉搏动处,记录时注明下肢血压。

(4)戴上听诊器,关闭输气球气门,触及肱动脉搏动。将听诊器胸件放在肱动脉搏动最明显的地方,但勿塞入袖带内,以一手稍加固定。

(5)挤压输气球囊打气至肱动脉搏动音消失,水银柱又升高 2.7～4.0 kPa(20～30 mmHg)后,以每秒 0.5 kPa(4 mmHg)左右的速度放气,使水银柱缓慢下降,视线与水银柱所指刻度平行。

(6)在听诊器中听到第一声动脉音时,水银柱所指刻度即为收缩压;当搏动音突然变弱或消失时,水银柱所指的刻度即为舒张压。当变音与消失音之间有差异时,或危重患者,应记录两个读数。

(7)测量后,驱尽袖带内的空气,解开袖带。安置患者于舒适卧位。

(8)将血压计右倾 45°,关闭气门,气球放在固定的位置,以免压碎玻璃管;关闭血压计盒盖。

(9)用分数式即收缩压/舒张压记录测得的血压值,如 14.7/9.3 kPa(110/70 mmHg)。

4.注意事项

(1)测血压前,要求安静休息 20～30 min,如运动、情绪激动、吸烟、进食等可导致血压偏高。

(2)血压计要定期检查和校正,以保证其准确性,切勿倒置或震动。

(3)打气不可过猛、过高,如水银柱里出现气泡,应调节或检修,不可带着气泡测量。

(4)如所测血压异常或血压搏动听不清时,需重复测量。先将袖带内气体排尽,使水银柱降至“0”,稍等片刻再行第 2 次测量。

(5)对偏瘫、一侧肢体外伤或手术后患者,应在健侧手臂上测量。

(6)排除影响血压值的外界因素,如袖带太窄、袖带过松、放气速度太慢测得的血压值偏高,反之则血压值偏低。

(7)长期测血压应做到四定:定部位、定体位、定血压计、定时间。

(呼海燕)

第五节 体 温

体温由三大营养物质糖、脂肪、蛋白质,氧化分解而产生。50% 以上迅速转化为热能,50% 贮存于三磷酸腺苷内,供机体利用,最终仍转化为热能散发到体外。正常人体的温度是由大脑皮质和丘脑下部体温调节中枢所调节(下丘脑前区为散热中枢,下丘脑后区为产热中枢),并通过神经、体液因素调节产热和散热过程,保持产热与散热的动态平衡,所以正常人有相对恒定的体温。

一、正常体温及生理性变化

(一)正常体温

通常说的体温是指机体内部的温度,即胸腔、腹腔、中枢神经的温度,又称体核温度,较高且稳定。皮肤温度称体表温度。临床上常通过测量口温、肛温、腋温来衡量体温。在这 3 个部位测得的温度接近身体内部的温度,且测量较为方便。3 个部位测得的温度略有不同,口腔温度居中,直肠温度较高,腋下温度较低。同时在 3 个部位进行测量,其温度差一般不超过 1 ℃。这是由于血液在不断地流动,将热量很快地由温度较高处带往温度较低处,因而机体各部的温度一般差异不大。

体温的正常值不是一个具体的点,而是一个范围。机体各部位由于代谢率的不同,温度略有差异,常以口腔、直肠、腋窝的温度为标准,个体体温可以较正常的平均温度增减 0.3 ℃~0.6 ℃,健康成人的平均温度波动范围见表 2-2。

表 2-2 健康成人不同部位温度的波动范围

部位	波动范围
口腔	36.2 ℃~37.2 ℃
直肠	36.5 ℃~37.5 ℃
腋窝	36.0 ℃~37.0 ℃

(二)生理性变化

人的体温在一些因素的影响下,会出现生理性的变化,但这种体温的变化,往往是在正常范围内或是一闪而过的。

1.时间

人的体温 24 h 内的变动在 0.5 ℃~1.5 ℃,呈周期性变化,一般清晨 2~6 时体温最低,下午 2~6 时体温最高。这种昼夜的节律波动,与机体活动代谢的相应周期性变化有关。如长期从事夜间工作的人员,可出现夜间体温上升,日间体温下降的现象。

2.年龄

新生儿因体温调节中枢尚未发育完全,调节体温的能力差,体温易受环境温度影响而变化;婴幼儿由于代谢率高,体温可略高于成人;老年人代谢率较低,血液循环变慢,加上活动量减少,因此体温略低于成年人。

3.性别

一般来说,女性比男性有较厚的皮下脂肪层,维持体热能力强,故女性体温较男性高约 0.3 ℃。并且女性的基础体温随月经周期出现规律变化,即月经来潮后逐渐下降,至排卵后,体温又逐渐上升。这种体温的规律性变化与血中孕激素及其代谢产物的变化有关。

4.环境温度

在寒冷或炎热的环境下,机体的散热受到明显的抑制或加强,体温可暂时性地降低或升高。另外,气流、个体暴露的范围大小亦影响个体的体温。

5.活动

任何需要耗力的劳动或运动活动,都使肌肉代谢增强,产热增加,体温升高。

6.饮食

进食的冷热可以暂时性地影响口腔温度,进食后,由于食物的特殊动力作用,可以使体温暂时性地升高 0.3 ℃左右。

另外,强烈的情绪反应、冷热的应用及个体的体温调节机制都对体温有影响,在测量体温的过程中要加以注意。

(三)产热与散热

1.产热过程

机体产热过程是细胞新陈代谢的过程。人体通过化学方式产热,食物氧化、骨骼肌运动、交感神经兴奋、甲状腺素分泌增多,以及体温升高均可提高新陈代谢率,从而增加产热量。

2.散热过程

机体通过物理方式进行散热。机体大部分的热量通过皮肤的辐射、传导、对流、蒸发来散热;一小部分的热量通过呼吸、尿、粪便而散发于体外。当外界温度等于或高于皮肤温度时,蒸发就是人体唯一的散热形式。

(1)辐射:是热由一个物体表面通过电磁波的形式传至另一个与它不接触物体表面的一种形式。在低温环境中,它是主要的散热方式,安静时的辐射散热所占的百分比较大,可达总热量的60%。其散热量的多少与所接触物质的导热性能、接触面积和温差大小有关。

(2)传导:是机体的热量直接传给同它接触的温度较低的物体的一种散热方法,如冰袋、冰猫的使用。

(3)对流:是传导散热的特殊形式。是指通过气体或液体的流动来交换热量的一种散热方法。

(4)蒸发:由液态转变为气态,同时带走大量热量的一种散热方法,分为不显性出汗和发汗两种形式。

二、异常体温的观察

人体的耐受热为 40.6 ℃～41.4 ℃,低于 34 ℃或高于 43 ℃,则极少存活。升高超过41 ℃,可引起永久性的脑损伤;高热持续在 42 ℃以上 24 h 常导致休克及严重并发症。所以对于体温过高或过低者应密切观察病情变化,不能有丝毫的松懈。

(一)体温过高

体温过高又称发热,是由于各种原因使下丘脑体温调节中枢产生功能障碍,产热增加而散热减少,导致体温升高超过正常范围。

1.原因

(1)感染性:病毒、细菌、真菌、螺旋体、立克次体、支原体、寄生虫等感染引起的发热最多见。

(2)非感染性:无菌性坏死物质的吸收引起的吸收热、变态反应性发热等。

2.发热分类

以口腔温度为例,按照发热的高低将发热分为以下几类。

(1)低热:37.5 ℃～38.0 ℃。

(2)中等热:38.1 ℃～39.0 ℃。

(3)高热:39.1 ℃～41.0 ℃。

(4)超高热:41 ℃及以上。

3.发热过程

发热的过程常依疾病在体内的发展情况而定,一般分为 3 个阶段。

(1)体温上升期:特点是产热大于散热。主要表现:皮肤苍白、干燥无汗,患者畏寒、疲乏,体温升高,有时伴寒战。方式:骤升和渐升。骤升指体温在数小时内升至高峰,如肺炎球菌导致的肺炎;渐升指体温在数小时内逐渐上升,数天内达高峰,如伤寒。

(2)高热持续期:特点是产热和散热在较高水平上趋于平衡。主要表现:体温居高不下,皮肤潮红,呼吸加深加快,脉搏增快并有头痛、食欲缺乏、恶心、呕吐、口干、尿量减少等症状,甚至惊厥、谵妄、昏迷。

(3)体温下降期:特点是散热增加,产热趋于正常,体温逐渐恢复至正常水平。方式:骤降和渐降。主要表现:大量出汗、皮肤潮湿、温度降低为体温骤降。老年人易出现血压下降、脉搏细速、四肢厥冷等循环衰竭的休克症状。骤降指体温一般在数小时内降至正常,如大叶性肺炎、疟疾;渐降指体温在数天内降至正常,如伤寒、风湿热等。

4.热型

将不同的时间测得的体温绘制在体温单上,互相连接就构成体温曲线。各种体温曲线形状称为热型。有些发热性疾病有特殊的热型,通过观察体温曲线可协助诊断。但需注意,药物的应用可使热型变得不典型。常见的热型有以下几种。

(1)稽留热:体温持续在 39 ℃～40 ℃,达数天或数周,24 h 波动范围不超过 1 ℃。常见于大叶性肺炎、伤寒等急性感染性疾病的极期。

(2)弛张热:体温多在 39 ℃以上,24 h 体温波动幅度可超过 2 ℃,但最低温度仍高于正常水平。常见于化脓性感染、败血症、浸润性肺结核、风湿热等疾病。

(3)间歇热:体温骤然升高达高峰后,持续数小时又迅速降至正常,经过 1 d 或数天间歇后,体温又突然升高,如此有规律地反复发作。常见于疟疾。

(4)不规则热:发热不规律,持续时间不定。常见于流行性感冒、肿瘤等疾病引起的发热。

(二)体温过低

体温过低是指由于各种原因引起的产热减少或散热增加,导致体温低于正常范围,称为体温过低。当体温低于 35 ℃时,称为体温不升。体温过低的原因如下。

(1)体温调节中枢发育未成熟:如早产儿、新生儿。

(2)疾病或创伤:见于失血性休克、极度衰竭等患者。

(3)药物中毒。

三、体温异常的护理

(一)体温过高

降温措施有物理降温、药物降温及针刺降温。

1.观察病情

加强对生命体征的观察,定时测量体温,一般每天测温 4 次,高热患者应每 4 h 测温 1 次,待体温恢复正常 3 d 后,改为每天 1～2 次,同时观察脉搏、呼吸、血压、意识状态的变化;及时了解有关各种检查结果及治疗护理后病情状况。

2.饮食护理

(1)补充高蛋白、高热量、高维生素、易消化的流质或半流质饮食,如粥、鸡蛋羹、面汤、青菜、新鲜果汁等。

(2)多饮水,每天补充液体量 2 500～3 000 mL,必要时给予静脉滴注,以保证入量。

由于高热时热量消耗增加,全身代谢率加快,蛋白质、维生素的消耗量增加,水分丢失增多,同时消化液分泌减少,胃肠蠕动减弱,所以宜及时补充水分和营养。

3.使患者舒适

(1)安置舒适的体位让患者卧床休息,同时调整室温,避免噪声。

(2)口腔护理:每天早、晚刷牙,饭前、饭后漱口,不能自理者,可行特殊口腔护理。由于发热患者唾液分泌减少,口腔黏膜干燥,机体抵抗力下降,极易引起口腔炎、口腔溃疡,因此口腔护理可预防口腔及咽部细菌繁殖。

(3)皮肤护理:发热患者退热期出汗较多,此时应及时擦干汗液并更换衣裤和被单等,以保持皮肤的清洁和干燥,防止皮肤继发性感染。

4.心理调护

注意患者的心理状态,对体温的变化给予合理的解释,以缓解患者紧张和焦虑的情绪。

(二)体温过低

(1)保暖:①给患者加盖衣被、毛毯、电热毯等或放置热水袋,注意小儿、老人、昏迷者,热水袋温度不宜过高,以防烫伤;②暖箱:适用于体质量<2 500 g,胎龄不足 35 周的早产儿、低体质量儿。

(2)给予热饮。

(3)监测生命体征:监测生命体征的变化,至少每小时测体温 1 次,直至恢复正常且保持稳定,同时观察脉搏、呼吸、血压、意识的变化。

(4)设法提高室温:维持室温在 22 ℃～24 ℃。

(5)积极宣教:教会患者避免导致体温过低的因素。

四、测量体温的技术

(一)体温计的种类及构造

1.水银体温计

水银体温计又称玻璃体温计,是最常用的最普通的体温计。它是一种外标刻度以红线的真空玻璃毛细管。其刻度范围为 35 ℃～42 ℃,每小格 0.1 ℃,在 37 ℃刻度处以红线标记,以示醒目。体温计一端贮存水银,当水银遇热膨胀后沿毛细管上升;因毛细管下端和水银槽之间有一凹陷,所以水银柱遇冷不致下降,以便检视温度。

根据测量部位的不同可将体温计分为口表、肛表、腋表。口表的水银端呈圆柱形,较细长;肛表的水银端呈梨形,较粗短,适合插入肛门;腋表的水银端呈扁平鸭嘴形。临床上口表可代替腋表使用。

2.其他

如电子体温计、感温胶片、可弃式化学体温计等。

(二)测体温的方法

1.目的

通过测量体温,判断体温有无异常,了解患者的一般情况及疾病的发生、发展规律,为诊断、预防、治疗提供依据。

2.用物准备

(1)测温盘内备体温计(水银柱甩至 35 ℃以下)、秒表、纱布、笔、记录本。

(2)若测肛温,另备润滑油、棉签、手套、卫生纸、屏风。

3.操作步骤

(1)洗手、戴口罩,备齐用物,携至床旁。

(2)核对患者并解释目的。

(3)协助患者取舒适卧位。

(4)测体温:根据病情选择合适的测温方法。①测腋温法:擦干汗液,将体温计放在患者腋窝,紧贴皮肤屈肘、臂过胸,夹紧体温计;测量10 min后,取出体温计用纱布擦拭,读数;②测口温法:嘱患者张口,将口表汞柱端放于舌下热窝处;嘱患者闭嘴用鼻呼吸,勿用牙咬体温计。测量3～5 min。嘱患者张口,取出口表,用纱布擦拭并读数;③测肛温法:协助患者取合适卧位,露出臀部。润滑肛表前端,戴手套,用手垫卫生纸分开臀部,轻轻插入肛表水银端3～4 cm。测量3～5 min并读数。用卫生纸擦拭肛表。

(5)记录:先记录在记录本上,再绘制在体温单上。

(6)整理床单位。

(7)消毒用过的体温计。

4.注意事项

(1)测温前应注意有无影响体温波动的因素存在,如30 min内有无进食、剧烈活动、冷热敷、坐浴等。

(2)体温值如与病情不符,应重复测量,必要时做肛温和口温对照复查。

(3)腋下有创伤、手术或消瘦夹不紧体温计者不宜测腋温;腹泻、肛门手术、心肌梗死的患者禁测肛温;精神异常、昏迷、婴幼儿等不能合作者及口鼻疾病或张口呼吸者禁测口温;进热食或面颊部热敷者,应间隔30 min后再测口温。

(4)对小儿、重症患者测温时,护士应守护在旁。

(5)测口温时,如不慎咬破体温计,应:①立即清除玻璃碎屑,以免损伤口腔黏膜;②口服蛋清或牛奶,以保护消化道黏膜并延缓汞的吸收;③病情允许者,进粗纤维食物,以加快汞的排出。

(三)体温计的消毒与检查

1.体温计的消毒

为防止测体温引起的交叉感染,保证体温计清洁,用过的体温计应消毒。

先将体温计分类浸泡于含氯消毒液内30 min后取出,再用冷开水冲洗擦干,放入清洁容器中备用。(集体测温后的体温计,用后全部浸泡于消毒液中)。

(1)5 min后取出清水冲净,擦干后放入另一消毒液容器中进行第二次浸泡,半小时后取出清水冲净,擦干后放入清洁容器中备用。

(2)消毒液的容器及清洁体温计的容器每周进行2次高压蒸汽灭菌消毒,消毒液每天更换1次,若有污染随时消毒。

(3)传染病患者应设专人体温计,单独消毒。

2.体温计的检查

在使用新的体温计前,或定期消毒体温计后,应对体温计进行校对,以检查其准确性。将全部体温计的水银柱甩至35 ℃以下,同一时间放入已测好的40 ℃水内,3 min后取出检视。若体温计之间相差0.2 ℃以上或体温计上有裂痕者,取出不用。

(呼海燕)

第三章

基础护理技术

第一节 清洁护理

清洁是患者的基本需求之一,是维持和获得健康的重要保证。清洁可以清除微生物及污垢,防止细菌繁殖,促进血液循环,有利于体内废物排泄,同时清洁使人感到愉快、舒适。

一、口腔护理

口腔护理的目的有以下几方面。

(1)保持口腔的清洁、湿润,使患者舒适,预防口腔感染等并发症。

(2)防止口臭、口垢,促进食欲,保持口腔的正常功能。

(3)观察口腔黏膜和舌苔的变化、特殊的口腔气味,可提供病情的动态信息,如肝功能不全患者出现肝臭,常是肝昏迷的先兆。

常用的漱口液有生理盐水、朵贝尔溶液(复方硼酸溶液)、1%~3%过氧化氢溶液、2%~3%硼酸溶液、1%~4%碳酸氢钠溶液、0.02%呋喃西林溶液、0.1%醋酸溶液。

(一)协助口腔冲洗

1.目的

协助口腔手术后使用固定器,或对有口腔病变的患者清洁口腔。

2.用物准备

治疗碗、治疗巾、弯盘、生理盐水、朵贝尔溶液、口镜、抽吸设备、压舌板、手电筒、20 mL 空针及冲洗针头。

3.操作步骤

(1)洗手。

(2)准备用物携至患者床旁。

(3)向患者解释。协助患者采取半坐位式,并于胸前铺治疗巾及放置弯盘。①装生理盐水及朵贝尔溶液于溶液盘内,并接上,用 20 mL 注射器抽吸并连接针头;②协助医师冲洗;③冲洗毕,擦干患者嘴巴;④整理用物后洗手;⑤记录。

4.注意事项

为了避免冲洗中弄湿患者,必要时给予手电筒照光,冲洗时须特别注意齿缝、前庭外,若有舌苔,可用压舌板外包纱布予以机械性刮除,冲洗中予以持续性的低压抽吸,必要时协助更换湿衣服。

(二)特殊口腔冲洗

1.用物准备

(1)治疗盘:治疗碗(内盛含有漱口液的棉球12～16个,棉球湿度以不能挤出液体为宜;弯血管钳、镊子)、压舌板、弯盘、吸水管、杯子、治疗巾、手电筒,需要时备张口器。

(2)外用药:按需准备,如液状石蜡、冰硼散、西瓜霜、金霉素甘油等,酌情使用。

2.操作步骤

(1)将用物携至床旁,向患者解释以取得合作。

(2)协助患者侧卧,面向护士,取治疗巾,围于颌下,置弯盘于口角边。

(3)先湿润口唇、口角,观察口腔黏膜有无出血、溃疡等现象。对长期应用抗生素、激素者应注意观察有无真菌感染。有活动义齿者,应取下,一般先取上面义齿,后取下面义齿,并放置容器内,用冷开水冲洗刷净,待患者漱口后戴上或浸入清水中备用(昏迷患者的义齿应浸于清水中保存)。浸义齿的清水应每天更换。义齿不可浸在乙醇或热水中,以免变色、变形和老化。

(4)协助患者用温开水漱口后,嘱患者咬合上下齿,用压舌板轻轻撑开一侧颊部,以弯血管钳夹有漱口液的棉球由内向门齿纵向擦洗。同法擦洗对侧。

(5)嘱患者张口,依次擦洗一侧牙齿内侧面、上颌面、下内侧面、下颌面,再弧形擦洗一侧颊部。同法擦洗另一侧。洗舌面及硬腭部(勿触及咽部,以免引起恶心)。

(6)擦洗完毕,帮助患者用洗水管以漱口水漱口,漱口后用治疗巾拭去患者口角处水。

(7)口腔黏膜如有溃疡,酌情涂药于溃疡处。口唇干裂可涂擦液状石蜡。

(8)撤去治疗巾,清理用物,整理床单。

3.注意事项

(1)擦洗时动作要轻,特别是对凝血功能差的患者要防止碰伤黏膜及牙龈。

(2)昏迷患者禁忌漱口,需用张口器时,应从臼齿放入(牙关紧闭者不可用暴力张口),擦洗时须用血管钳夹紧棉球,每次一个,防止棉球遗留在口腔内,棉球蘸漱口水不可过湿,以防患者将溶液吸入呼吸道。

(3)传染病患者的用物按隔离消毒原则处理。

二、头发护理

(一)床上梳发

1.目的

梳发、按摩头皮,可促进血液循环,除去污垢和脱落的头发、头屑,使患者清洁舒适和美观。

2.用物准备

治疗巾、梳子、30％乙醇溶液、纸袋(放脱落头发)。

3.操作步骤

(1)铺治疗巾于枕头上,协助患者把头转向一侧。

(2)将头发从中间梳向两边,左手握住一股头发,由发梢逐渐梳到发根。长发或遇有打结时,可将头发绕在示指上慢慢梳理。避免强行梳拉,造成患者疼痛。如头发纠集成团,可用30％乙醇湿润后,再小心梳理,同法梳理另一边。

（3）长发酌情编辫或扎成束，发型尽可能符合患者所好。

（4）将脱落头发置于纸袋中，撤下治疗巾。

（5）整理床单，清理用物。

（二）床上洗发（橡胶马蹄形垫法）

1.目的

同床上梳发、预防头虱及头皮感染。

2.用物准备

治疗车上备一只橡胶马蹄形垫，治疗盘内放小橡胶单，大、中毛巾各一条，眼罩或纱布，别针，棉球两只（以不吸水棉花为宜），纸袋，洗发液或肥皂，梳子，小镜子，护肤霜，水壶内盛 40 ℃～45 ℃热水，水桶（接污水）。必要时备电吹风。

3.操作步骤

（1）备齐用物携至床旁，向患者解释，以取得合作，根据季节关窗或开窗，室温以 24 ℃为宜。按需要给予便盆。移开床旁桌椅。

（2）垫小橡胶单及大毛巾于枕上，松开患者衣领向内反折，将中毛巾围于颈部，以别针固定。

（3）协助患者斜角仰卧，移枕于肩下，患者屈膝，可垫膝枕于两膝下，使患者体位安全舒适。

（4）置马蹄形垫垫于患者后颈部，使患者颈部枕于突起处，头在槽中，槽形下部接污水桶。

（5）用棉球塞两耳，用眼罩或纱布遮盖双眼或嘱患者闭上眼。

（6）洗发时先用两手掬少许水于患者头部试温，询问患者感觉，以确定水温是否合适；然后用水壶倒热水充分湿润头发，倒洗发液于手掌上，涂遍头发，用指尖揉搓头皮和头发。用力要适中，揉搓方向由发际向头顶部，使用梳子除去落发，置于纸袋中，用热水冲洗头发，直到冲净为止。观察患者的一般情况，注意保暖，洗发完毕，解下颈部毛巾，包住头发，一手托头，一手撤去橡胶马蹄垫。除去耳内棉球及眼罩，用患者自备的毛巾擦干脸部，酌情使用护肤霜。

（7）帮助患者卧于床正中，将枕、橡胶单、浴巾一起自肩下移至头部，用包头的毛巾揉搓头发，再用大毛巾擦干或电风吹干。梳理成患者习惯的发型，撤去上述用物。

（8）整理床单，清理用物。

4.注意事项

（1）要随时观察患者的病情变化，如脉搏、呼吸、血压有异常时应立即停止操作。

（2）注意室温和水温，以及时擦干头发，防止患者受凉。

（3）防止水流入眼及耳内，避免沾湿衣服和床单。

（4）衰弱患者不宜洗发。

三、皮肤清洁与护理

（一）床上擦浴

1.用物准备

治疗车上备：面盆两只、水桶两只（一桶盛热水，水温为 50 ℃～52 ℃，并按年龄、季节、习惯、增减水温，另一桶接污水）、治疗盘（内置小毛巾两条、大毛巾、浴皂、梳子、小剪刀、50％乙醇、爽身粉）、清洁衣裤、被服。另备便盆、便盆布和屏风。

2.操作步骤

（1）推治疗车至床边，向患者解释，以取得合作。

（2）将用物放在便于操作处，关好门窗调节室温，用屏风或拉布遮挡患者，按需给予便盆。

（3）将脸盆放于床边桌上，倒入热水 2/3 满，测试水温。根据病情放平床头及床尾支架，松开床尾盖被。

（4）将微湿小毛巾包在右手上，为患者洗脸及颈部，左手扶患者头顶部，先擦眼，然后像写"3"字样，依次擦洗一侧额部、颊部、鼻翼部、人中、耳后下颌，直至颈部。另一侧同法。用较干毛巾依次擦洗一遍，注意擦净耳郭，耳后及颈部皮肤。

（5）为患者脱下衣服，在擦洗部位下面铺上浴巾，按顺序擦洗两上肢、胸腹部。协助患者侧卧，背向护士依次擦洗后颈部、背臀部，为患者换上清洁裤子。擦洗中，根据情况更换热水，注意擦净腋窝及腹股沟等处。

（6）擦洗的方法为先用涂肥皂的小毛巾擦洗，再用湿毛巾擦去皂液，清洗毛巾后再擦洗，最后用浴巾边按摩边擦干。动作要敏捷，为取得按摩效果，可适当用力。

（7）擦洗过程中，如患者出现寒战、面色苍白等病情变化时，应立即停止擦浴，给予适当的处理，同时注意观察皮肤有无异常。擦洗毕，可在骨突处用 50％乙醇做按摩，扑上爽身粉。

（8）整理床单，必要时梳发、剪指甲及更换床单。

（9）如有特殊情况，需做记录。

3.注意事项

护士操作时，要站在擦浴的一边，擦洗完一边后再转至另一边。站立时两脚要分开，重心应在身体中央或稍低处，拿水盆时，盆要靠近身边，减少体力消耗。操作时要体贴患者，保护患者自尊，动作要敏捷、轻柔，减少翻动和暴露，防止受凉。

(二)压疮的预防及护理

压疮是指机体局部组织由于长期受压，血液循环障碍，造成组织缺氧、缺血、营养不良而致的溃烂和坏死。导致活动受限的因素一般都会增加压疮的发生。常见的因素有压力、剪力、摩擦力、潮湿等。好发部位为枕部、耳郭、肩胛部、肘部、骶尾部、髋部、膝关节内外侧、外踝、足跟。

1.预防措施

预防压疮在于消除其发生的原因。因此，要求做到勤翻身、勤按摩、勤整理、勤更换。交班时要严格细致地交接局部皮肤情况及护理措施。

（1）避免局部长期受压。①鼓励和协助卧床患者经常更换卧位，使骨骼突出部位交替地受压，翻身间隔时间应根据病情及局部受压情况而定。一般 2 h 翻身 1 次，必要时 1 h 翻身 1 次，建立床头翻身记录卡。②保护骨隆突处和支持身体空隙处，将患者体位安置妥当后，可在身体空隙处垫软枕、海绵垫。需要时可垫海绵垫、气垫褥、水褥等，使支持体质量的面积宽而均匀，使作用于患者身上的正压及作用力分布在一个较大的面积上，从而降低在隆突部位皮肤上所受的压强。③对使用石膏、夹板、牵引的患者，衬垫应平整、松软适度，尤其要注意骨骼突起部位的衬垫，要仔细观察局部皮肤和肢端皮肤颜色改变的情况，认真听取患者反映，适当给予调节，如发现石膏绷带凹凸不平，应立即报告医师，以及时纠正。

（2）避免潮湿、摩擦及排泄物的刺激。①保持皮肤清洁干燥。大小便失禁、出汗及分泌物多的患者应及时擦干，以保护皮肤免受刺激，床铺要经常保持清洁干燥、平整无碎屑，被服污染要随时更换。不可让患者直接卧于橡胶单上。小儿要勤换尿布。②不可使用破损的便盆，以防擦伤皮肤。

（3）增进局部血液循环。对易发生压疮的患者，要常检查，用温水擦澡、擦背或用湿毛巾行局部按摩。

手法按摩。①全背按摩：协助患者俯卧或侧卧，露出背部，先以热水进行擦洗，再以两手或一手沾上少许50％乙醇按摩。按摩者斜站在患者右侧，左腿弯曲在前，右腿伸直在后，从患者骶尾部开始，沿脊柱两侧边缘向上按摩(力量要能够刺激肌肉组织)至肩部时用环状动作。按摩后，手再轻轻滑至尾骨处。此时，左腿伸直，右腿弯曲，如此有节奏地按摩数次，再用拇指指腹由骶尾部开始沿脊柱按摩至第7颈椎。②受压处局部按摩：沾少许50％乙醇，以手掌大、小鱼际紧贴皮肤，压力均匀向心方向按摩，由轻至重，由重至轻，每次3～5 min。

电动按摩器按摩。电动按摩器是依靠电磁作用，引导治疗器头震动，以代替各种手法按摩。操作者持按摩器根据不同部位选择合适的按摩头，紧贴皮肤，进行按摩。

(4)增进营养的摄入：营养不良是导致压疮的内因之一，又可影响压疮的愈合。蛋白质是身体修补组织所必需的物质，维生素也可促进伤口愈合，因此在病情允许时可给予高蛋白、高维生素膳食，以增进机体抵抗力和组织修复能力。此外，适当补充矿物质，可促进慢性溃疡的愈合。

2.压疮的分期及护理

(1)淤血红润期：为压疮初期，局部皮肤受压或受到潮湿刺激后，开始出现红、肿、热、麻木或有触痛。此期要及时除去致病原因，加强预防措施，如增加翻身次数及防止局部继续受压、受潮。

(2)炎性浸润期：红肿部位如果继续受压，血液循环仍得不到改善，静脉回流受阻，局部静脉淤血，受压表面呈紫红色，皮下产生硬结，表面有水疱形成。对未破小水泡要减少摩擦，防破裂感染，让其自行吸收，大水疱用无菌注射器抽出泡内液体，涂以消毒液，用无菌敷料包扎。

(3)溃疡期：静脉血液回流受到严重障碍，局部淤血致血栓形成，组织缺血缺氧。轻者，浅层组织感染，脓液流出，溃疡形成；重者，坏死组织发黑，脓性分泌物增多，有臭味，感染向周围及深部扩展，可达骨骼，甚至可引起败血症。

四、会阴部清洁卫生的实施

(一)目的

保持清洁，清除异味，预防或减轻感染、增进舒适、促进伤口愈合。

(二)用物准备

便盆、屏风、橡胶单、中单、清洁棉球、大量杯、镊子、浴巾、毛巾、水壶(内盛50 ℃～52 ℃的温水)、清洁剂或呋喃西林棉球。

(三)操作方法

1.男患者会阴的护理

(1)携用物至患者床旁，核对后解释。

(2)患者取仰卧位，为遮挡患者可将浴巾折成扇形盖在患者的会阴部及腿部。

(3)带上清洁手套，一手提起阴茎，一手取毛巾或用呋喃西林棉球擦洗阴茎头部、下部和阴囊。擦洗肛门时，患者可取侧卧位，护士一手将臀部分开，一手用浴巾将肛门擦洗干净。

(4)为患者穿好衣裤，根据情况更换衣、裤、床单。整理床单，患者取舒适卧位。

(5)整理用物，清洁整齐，记录。

2.女患者会阴部护理

(1)携用物至患者床旁，核对后解释。

(2)患者取仰卧位，为遮挡患者可将浴巾折成扇形盖在患者的会阴部及腿部。

（3）先将橡胶单及中单置于患者臀下，再置便盆于患者臀下。

（4）护士一手持装有温水的大量杯，一手持夹有棉球的大镊子，边冲水边用棉球擦洗。

（5）冲洗后擦干各部位。撤去便盆及橡胶单和中单。

（6）为患者穿好衣裤，根据情况更换衣、裤、床单。整理床单，患者取舒适卧位。

（7）整理用物，清洁整齐，记录。

（四）注意事项

（1）操作前应向患者说明目的，以取得患者的合作。

（2）在执行操作的原则上，尽可能尊重患者习惯。

（3）注意遮挡患者，保护患者隐私。

（4）冲洗时从上至下。

（5）操作完毕应及时记录所观察到的情况。

（陈秋芬）

第二节　休息与睡眠护理

休息与睡眠是人类最基本的生理需要。良好的休息和睡眠如同充分的营养和适度的运动一样，对保持和促进健康起着重要作用。作为护士，必须了解睡眠的分期、影响睡眠的因素及患者的睡眠习惯，切实解决患者的睡眠问题，帮助患者达到可能的最佳睡眠状态。

一、休息

休息是指在一段时间内，通过相对地减少机体活动，使身心放松，处于一种没有紧张和焦虑的松弛状态。休息包括身体和心理两方面的放松，通过休息，可以减轻疲劳和缓解精神紧张。

（一）休息的意义和方式

1.休息的意义

对健康人来说，充足的休息是维持机体身心健康的必要条件；对患者来说，充足的休息是促进疾病康复的重要措施。休息对维护健康具有重要的意义，具体表现为：①休息可以减轻或消除疲劳，缓解精神紧张和压力；②休息可以维持机体生理调节的规律性；③休息可以促进机体正常的生长发育；④休息可以减少能量的消耗；⑤休息可以促进蛋白质的合成及组织修复。

2.休息的方式

休息的方式是因人而异的，取决于个体的年龄、健康状况、工作性质和生活方式等因素。对不同的人而言，休息有着不同的含义。例如，对从事脑力劳动的人而言，其休息方式可以是散步、打球、游泳等；而对于从事这些活动的运动员来讲，其休息方式反而是读书、看报、听音乐。无论采取何种方式，只要达到缓解疲劳、减轻压力、促进身心舒适和精力恢复的目的，就是有效的休息。在休息的各种形式中，睡眠是最常见也是最重要的一种。

（二）休息的条件

要想得到充足的休息，应满足以下3个条件，即充足的睡眠、生理上的舒适和心理上的放松。

1.充足的睡眠

休息的最基本的先决条件是充足的睡眠。充足的睡眠可以促进个体精力和体力的恢复。虽然每个人所需要的睡眠时间有较大的区别,但都有最低限度的睡眠时数,满足了一定的睡眠时数,才能得到充足的休息。护理人员要尽量使患者有足够的睡眠时间和建立良好的睡眠习惯。

2.生理上的舒适

生理上的舒适也就是身体放松,是保证有效休息的前提。因此,在休息之前必须将患者身体上的不适降至最低程度。护理人员应为患者提供各种舒适服务,包括祛除或控制疼痛、提供舒适的体位或姿势、协助患者搞好个人卫生、保持适宜的温湿度、调节睡眠时所需要的光线等。

3.心理上的放松

要得到良好的休息,必须有效地控制和减少紧张和焦虑,心理上才能得到放松。由于生病、住院时个体无法满足社会上、职业上或个人角色在义务上的需要,加之住院时对医院环境及医护人员感到陌生,对自身疾病的担忧等,患者常常会出现紧张和焦虑。因此,护理人员应耐心与患者沟通,恰当地运用知识和技能,提供及时、准确的服务,尽量满足患者的各种需要,才能帮助患者减少紧张和焦虑。

二、睡眠

睡眠是各种休息中最自然、最重要的方式。人的一生中有 1/3 的时间要用在睡眠上。任何人都需要睡眠,通过睡眠可以使人的精力和体力得到恢复,可以保持良好的觉醒状态,这样人才能精力充沛地从事劳动或其他活动。睡眠对于维持人的健康,尤其是促进疾病的康复,具有重要的意义。

(一)睡眠的定义

现代医学界普遍认为睡眠是一种主动过程,是一种知觉的特殊状态。睡眠时,人脑并没有停止工作,只是换了模式,虽然对周围环境的反应能力降低,但并未完全消失。通过睡眠,人的精力和体力得到恢复,睡眠后可保持良好的觉醒状态。

由此,可将睡眠定义为周期性发生的持续一定时间的知觉的特殊状态,具有不同的时相,睡眠时可相对地不做出反应。

(二)睡眠原理

睡眠是与较长时间的觉醒交替循环的生理过程。目前认为,睡眠由睡眠中枢控制。睡眠中枢位于脑干尾端,它向上传导冲动,作用于大脑皮质(也称上行抑制系统),与控制觉醒状态的脑干网状结构上行激动系统的作用相拮抗,引起睡眠和脑电波同步化,从而调节睡眠与觉醒的相互转化。

(三)睡眠分期

通过脑电图测量大脑皮质的电活动,眼电图测量眼睛的运动,肌电图测量肌肉的状况,发现睡眠的不同阶段,脑、眼睛、肌肉的活动处于不同的水平。正常的睡眠周期可分为两个相互交替的不同时相状态,即慢波睡眠和快波睡眠。成人进入睡眠后,首先是慢波睡眠,持续 80～120 min,之后转入快波睡眠,再维持 20～30 min,之后又转入慢波睡眠。整个睡眠过程中有4次或5次交替,越近睡眠的后期,快波睡眠持续时间越长。两种睡眠时相状态均可直接转为觉醒状态,但在觉醒状态下,一般只能进入慢波睡眠,而不能进入快波睡眠。

1.慢波睡眠

脑电波呈现同步化慢波时相,伴有慢眼球运动,肌肉松弛但仍有一定张力,亦称正相睡眠或非快速眼球运动睡眠。在这段睡眠期间,大脑的活动下降到最低,使得人体能够得到完全的舒缓。此阶段又可分为四期。

(1)第Ⅰ期:为入睡期,是所有睡眠时相中睡得最浅的一期,常被认为是清醒与睡眠的过渡阶段,仅维持几分钟,很容易被唤醒。此期眼球有着缓慢的运动,生理活动开始减少,同时生命体征和新陈代谢逐渐减缓,在此阶段的人们仍然认为自己是清醒的。

(2)第Ⅱ期:为浅睡期。此期的人们已经进入无意识阶段,不过仍可听到声音,仍然容易被唤醒。此期持续10~20 min,眼球不再运动,机体功能继续变慢,肌肉逐渐放松,脑电图偶尔会产生较快的宽大的梭状波。

(3)第Ⅲ期:为中度睡眠期,持续15~30 min。此期肌肉完全放松,心搏缓慢,血压下降,但仍保持正常,难以唤醒并且身体很少移动,脑电图显示梭状波与δ波(大而低频的慢波)交替出现。

(4)第Ⅳ期:为深度睡眠期,持续15~30 min。此期全身松弛,无任何活动,极难唤醒,生命体征比觉醒时明显下降,体内生长激素大量分泌,人体组织愈合加快,遗尿和梦游可能发生,脑电波为慢而高的δ波。

2.快波睡眠

快波睡眠亦称异相睡眠或快速眼球运动睡眠。此期的睡眠特点是眼球转动很快,脑电波活跃,与觉醒时很难区分。其表现与慢波睡眠相比,各种感觉功能进一步减退,唤醒阈值提高,极难唤醒,同时骨骼肌张力消失,肌肉几乎完全松弛。此外,这一阶段还会有间断的阵发性表现,如眼球快速运动、部分躯体抽动,同时有心排血量增加、血压上升、心率加快、呼吸加快而不规则等交感神经兴奋的表现。多数在醒来后能够回忆的生动、逼真的梦境都是在此期发生的。

睡眠中的一些时相对人体具有特殊的意义,如在非快速眼球运动睡眠第Ⅳ期的睡眠中,机体会释放大量的生长激素来修复和更新上皮细胞和某些特殊细胞,如脑细胞,故慢波睡眠有利于促进生长和体力的恢复。而快速眼球运动睡眠则对于学习记忆和精力恢复似乎很重要。因为在快波睡眠中,脑耗氧量增加,脑血流量增多,且脑内蛋白质合成加快,有利于建立新的突触联系,可加快幼儿神经系统成熟。同时快波睡眠对保持精神和情绪上的平衡最为重要。因为这一时期的梦境都是生动的、充满感情色彩的,此梦境可减轻、缓解精神压力,使人将忧虑的事情从记忆中消除。非快速眼球运动睡眠与快速眼球运动睡眠的比较见表3-1。

(四)睡眠周期

对大多数成人而言,睡眠是每24 h循环一次的周期性程序。一旦入睡,成人平均每晚经历4~6个完整的睡眠周期,每个睡眠周期由不同的睡眠时相构成,分别是非快速眼球运动睡眠的4个时相和快速眼球运动睡眠,持续60~120 min不等,平均为90 min。睡眠周期各时相按一定的顺序重复出现。这一模式总是从非快速眼球运动睡眠第Ⅰ期开始,依次经过第Ⅱ期、第Ⅲ期、第Ⅳ期之后,返回非快速眼球运动睡眠的第Ⅲ期然后到第Ⅱ期,再进入快速眼球运动睡眠期,当快速眼球运动睡眠期完成后,再回到N快速眼球运动睡眠的第Ⅱ期(图3-1),如此周而复始。在睡眠时相周期的任一阶段醒而复睡时,都需要从头开始依次经过各期。

表 3-1　非快速眼球运动睡眠与快速眼球运动睡眠的比较

项目	非快速眼球运动睡眠	快速眼球运动睡眠
脑电图	第Ⅰ期:低电压α节律8～12次/秒 第Ⅱ期:宽大的梭状波14～16次/秒 第Ⅲ期:梭状波与δ波交替 第Ⅳ期:慢而高的δ波1～2次/秒	去同步化快波
眼球运动	慢的眼球转动或没有	阵发性的眼球快速运动
生理变化	呼吸、心率减慢且规则 血压、体温下降 肌肉逐渐松弛 感觉功能减退	感觉功能进一步减退 肌张力进一步减弱 有间断的阵发性表现:心排血量增加,血压升高, 呼吸加快且不规则,心率加快
合成代谢	人体组织愈合加快	脑内蛋白质合成加快
生长激素	分泌增加	分泌减少
其他	第Ⅳ期发生夜尿和梦游	做梦且梦为充满感情色彩、稀奇古怪的梦
给你	有利于个体体力的恢复	有利于个体精力的恢复

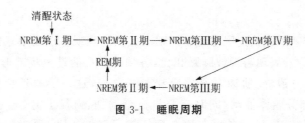

图 3-1　睡眠周期

在睡眠周期中,每一时相所占的时间比例随睡眠的进行而有所改变。一般刚入睡时,个体进入睡眠周期约 90 min 后才进入快速眼球运动睡眠,随睡眠周期的进展,非快速眼球运动睡眠第Ⅲ、Ⅳ时相缩短,快速眼球运动睡眠阶段时间延长。在最后一个睡眠周期中,快速眼球运动睡眠可达到 60 min。因此,大部分非快速眼球运动睡眠发生在上半夜,快速眼球运动睡眠则多在下半夜。

(五)影响睡眠的因素

1.生理因素

(1)年龄:通常人睡眠的需要量与其年龄成反比,但有个体差异。新生儿期每天睡眠时间最长,可达 16～20 h,成人 7～8 h。

(2)疲劳:适度的疲劳,有助于入睡,但过度的精力耗竭反而会使入睡发生困难。

(3)昼夜节律:"睡眠-觉醒"周期具有生物钟式的节律性,如果长时间频繁地夜间工作或航空时差,就会造成该节律失调,从而影响入睡及睡眠质量。

(4)内分泌变化:妇女月经前期和月经期常出现嗜睡现象,绝经期妇女常失眠,与内分泌变化有关。

(5)寝前习惯:睡前的一些行为习惯,如看报纸杂志、听音乐、喝牛奶、洗热水澡或泡脚等,当这些习惯突然改变或被阻碍进行时,可能使睡眠发生障碍。

(6)食物因素:含有较多 L-色氨酸的食物,如肉类、乳制品和豆类都能促进入睡,缩短入睡时间,是天然的催眠剂;少量饮酒能促进放松和睡眠,但大量饮酒会干扰睡眠,使睡眠变浅;含有咖啡因的浓茶、咖啡及可乐饮用后使人兴奋,即使入睡也容易中途醒来,且总睡眠时间缩短。

2.病理因素

(1)疾病影响:几乎所有疾病都会影响睡眠。例如,各种原因引起的疼痛未能及时缓解时严重影响睡眠,精神分裂症、强迫性神经症等患者常处于过度觉醒状态。生病的人需要更多时间的睡眠来促进机体康复,却往往因为多种症状困扰或特殊的治疗限制而无法获得正常的睡眠。

(2)身体不适:身体的舒适是获得休息与安睡的先决条件,饥饿、腹胀、呼吸困难、憋闷、身体不洁、皮肤瘙痒、体位不适等都是常见的影响睡眠的原因。

3.环境因素

睡眠环境影响睡眠状况,适宜的温湿度、安静、整洁、舒适、空气清新的环境常可增进睡眠,反之则会对睡眠产生干扰。

4.心理因素

焦虑不安、强烈的情绪反应(如恐惧、悲哀、激动、喜悦)、家庭或人际关系紧张等常常影响患者的睡眠。

5.其他

食物摄入多少、体育锻炼情况、某些药物等也会影响睡眠形态。

(六)促进睡眠的护理措施

1.增进舒适

人们在感觉舒适和放松时才能入睡。为了使患者放松,对于一些遭受病痛折磨的患者采用有效镇痛的方法;做好就寝前的晚间护理,如协助患者洗漱、排便;帮助患者处于正确的睡眠姿势,妥善安置身体各部位的导管、引流管及牵引、固定等特殊治疗措施。

2.环境控制

人们睡眠时需要的环境条件包括适宜的室温和通风、最低限度的声音、舒适的床和适当的照明。一般冬季室温 18 ℃～22 ℃、夏季 25 ℃左右、湿度以 50%～60%为宜;根据患者需要,睡前开窗通风,清除病房内异味,使空气清新;保持病区尽可能地安静,尽量减少晚间交谈;提供清洁、干燥的卧具和舒适的枕头、被服;夜间调节住院单元的灯光。

3.重视心理护理

多与患者沟通交流,找出影响患者休息与睡眠的心理社会因素,通过鼓励倾诉、正确指导,消除患者紧张和焦虑情绪,恢复平静、稳定的状态,提高休息和睡眠质量。

4.建立休息和睡眠周期

针对患者的不同情况,帮助患者建立适宜的休息和睡眠周期。患者入院后,原有的休息和睡眠规律被打乱,护士应在患者醒时进行评估、治疗和常规护理工作,避免因一些非必要任务而唤醒患者,同时鼓励患者合理安排日间活动,适当锻炼。

5.尊重患者的睡眠习惯

病情允许的情况下,护理人员应尽可能根据患者就寝前的一些个人习惯,选择如提供温热饮料,允许短时间地阅读、听音乐,协助沐浴或泡脚等方式促进睡眠。

6.健康教育

使患者了解睡眠对健康与康复的重要作用,心、身放松的重要意义和一些促进睡眠的常用技巧。与患者一起讨论有关休息和睡眠的知识,分析困扰患者睡眠的因素,针对具体情况给予相应指导,帮助患者建立有规律的生活方式,养成良好的睡眠习惯。

(赖艳芳)

第三节　床　上　擦　浴

一、目的

去除皮肤污垢,消除令人不快的身体异味,保持皮肤清洁,促进患者机体放松,增强患者舒适度及活动度,防止肌肉挛缩和关节僵硬等并发症,刺激皮肤的血液循环,增加皮肤的排泄功能,防御皮肤感染和压疮的发生。病情较重、长期卧床或使用石膏、牵引、卧床、生活不能自理及无法自行沐浴的患者,应给予床上擦浴。皮肤覆盖于人体表面,是身体最大的器官。完整的皮肤还具有保护机体、调节体温、吸收、分泌、排泄及感觉等功能,是抵御外界有害物质入侵的第一道屏障。皮肤的新陈代谢迅速,其代谢产物如皮脂、汗液及表皮碎屑等能与外界细菌及尘埃结合成污垢,黏附于皮肤表面,如不及时清除,可刺激皮肤,降低皮肤的抵抗力,以致破坏其屏障作用,成为细菌入侵的门户,造成各种感染。因此,皮肤的清洁与护理有助于维持机体的完整性,给机体带来舒适感,可预防感染发生,防止压疮及其他并发症。

二、准备

(一)物品准备

治疗盘内:浴巾、毛巾各2条、沐浴液或浴皂、小剪刀、梳子、50%乙醇、护肤用品(爽身粉、润肤剂)、一次性油布一条、手套。

治疗盘外:面盆2个,水桶2个(一桶内盛50℃～52℃的温水,并按年龄、季节和生活习惯调节水温;另一桶接盛污水用)、清洁衣裤和被服,另备便盆、便盆巾和屏风。

(二)患者、操作人员及环境准备

使患者了解床上擦浴目的、方法、注意事项及配合要点;根据需要协助患者使用便器排便,避免温水擦洗中引起患者的排尿和排便反射;调整情绪,指导或协助患者取舒适体位。操作人员应衣帽整齐,修剪指甲,洗手,戴口罩。环境安静、整洁、关闭门窗,室温控制在22℃～26℃,必要时备屏风。

三、评估

(1)评估病情、治疗情况、意识、心理状态、卫生习惯及合作度。

(2)评估患者皮肤情况,有无感染、破损及并发症、肢体活动度、自理能力。

(3)向患者解释床上擦浴的目的、方法、注意事项及配合要点。

四、操作步骤

(1)根据医嘱,确认患者,了解病情。

(2)向患者解释说明目的、过程及方法。解除患者紧张情绪,使患者有安全感,取得合作。

(3)拉布幔或屏风遮挡患者,预防受凉并保护患者隐私,使患者身心放松。

(4)面盆内倒入50℃～52℃温水约2/3处或根据患者的习性调节水温。

(5)根据病情摇平床头及床尾支架,松开床尾盖被,放平靠近操作者的床挡,将患者身体移向床沿,尽量靠近操作者,确保患者舒适,利用人体力学的原理,减少操作过程中机体的伸展和肌肉紧张及疲劳度。

(6)戴手套,托起头颈部,将浴巾铺在枕头上,另一浴巾放在患者胸前(每擦一处均应在其下面铺浴巾,保护床单位,并用浴毯遮盖好擦洗周围的暴露部位),防止枕头和被褥弄湿。

(7)毛巾放入温水中浸透,拧至半干叠成手套状,包在操作者手上,用毛巾不同面,先擦患者眼部按由内眦到外眦依次擦干眼部,再用较干的毛巾擦洗一遍。毛巾折叠能提高擦洗效果,同时保持毛巾的温度。

(8)操作者一手轻轻固定患者头部,用洗面乳或香皂(根据患者习惯选择),依次擦洗患者额部、鼻翼、颊部、耳郭、耳后直至额下、颈部,再用清水擦洗,然后再用较干毛巾擦洗一遍。褶皱部应重复擦洗,如额下、颈部位、耳郭、耳后。

(9)协助患者脱下上衣,置于治疗车下层。按先近侧后对侧,先擦洗双上肢(上肢由远心端向近侧擦洗,避免静脉回流),再擦洗胸腹部(腹部以脐为中心,从右向左顺结肠走向擦洗,乳房处环形擦洗)顺序。先用涂浴皂的湿毛巾擦洗,再用湿毛巾擦净皂液,清洗拧干毛巾后再擦洗干,最后用大浴巾边按摩边擦干。根据需要随时调节更换水温。擦洗过程中注意观察患者病情及皮肤情况,患者出现寒战、面色苍白时,应立即停止擦洗,给予适当处理。

(10)协助患者侧卧,背向操作者,浴巾一底一盖置患者擦洗部下及暴露部,依次进行擦洗后劲、背、臀部。背部及受压部位可用50%乙醇做皮肤按摩,促进血液循环,防止并发症发生。根据季节扑爽身粉。

(11)协助患者更换清洁上衣,一般先穿远侧上肢,再穿近侧、患侧,再穿健侧,可减少关节活动,避免引起患者的疼痛不适。及时用棉被盖好胸、腹部,避免受凉。

(12)更换温水、盆、毛巾,擦洗患者下肢、足部背侧。患者平卧,脱下裤子后侧卧,脱下衣物置治疗车下层。将浴巾纵向垫在下肢,浴巾盖于会阴部及下肢前侧,依次从踝部向膝关节、大腿背侧顺序擦洗。

(13)协助患者平卧,擦洗两下肢、膝关节处、大腿前侧部位。

(14)更换温水、盆、毛巾,擦洗会阴部、肛门处(注意肛门部皮肤的褶皱处擦洗干净,避免分泌物滞留,细菌滋生),撤去浴巾,为患者换上干净裤子。

(15)更换温水、盆、毛巾,协助患者移向近侧床边,盆移置足下,盆下铺一次性油布或将盆放于床旁椅上,托起患者小腿部屈膝,将患者双脚同时或先后浸泡于盆内,浸泡片刻软化角质层,洗清双足,擦干足部。

(16)根据需要修剪指甲,足部干裂处涂护肤品,防止足部干燥和粗糙。

(17)为患者梳头,维护患者个人形象,整理床单位,必要时更换床单。

(18)协助患者取舒适体位后,开窗换气。

(19)整理用物,进行清洁消毒处理,避免致病菌的传播。

(20)洗手、记录。

五、注意事项

(1)按擦浴顺序、步骤和方法进行。

(2)擦洗眼部时,尽量避免浴皂,防止对眼部刺激。

（3）操作过程中注意观察患者的病情变化,保持与患者沟通,询问患者感受。

（4）擦洗动作要轻柔、利索,尽量注意少搬动、少暴露患者,注意保暖。

（5）擦洗时注意褶皱处如额下、颈部、耳郭、耳后、腋窝、指间、乳房下褶皱处、脐部、腹股沟、肛周等要擦洗干净。

（6）肢体有损伤者,应先脱健侧衣裤后脱患侧,穿时应先穿患侧后穿健侧,避免患者关节的过度活动,引起疼痛和损伤。

（赵　娜）

第四节　铺　床　法

病床是病室的主要设备,是患者睡眠与休息的必须用具。患者,尤其是卧床患者与病床朝夕相伴,因此,床铺的清洁、平整和舒适,可使患者心情舒畅,增强治愈疾病的自信心,并可预防并发症的发生。

铺床总的要求为舒适、平整、安全、实用、节时、节力。常用的病床有 3 种。①钢丝床:有的可通过支起床头、床尾(二截或三截摇床)而调节体位,有的床脚下装有小轮,便于移动;②木板床:为骨科患者所用;③电动控制多功能床:患者可自己控制升降或改变体位。

病床及被服类规格要求具体为以下几点。①一般病床:高 60 cm,长 200 cm,宽 90 cm;②床垫:长宽与床规格同,厚 9 cm。以棕丝制作垫芯为好,也可用橡胶泡沫、塑料泡沫制作垫芯;垫面选帆布制作;③床褥:长宽同床垫,一般以棉花制作褥芯,棉布制作褥面;④棉胎:长 210 cm,宽 160 cm;⑤大单:长 250 cm,宽 180 cm;⑥被套:长 230 cm,宽 170 cm,尾端开口缝四对带;⑦枕芯:长 60 cm,宽 40 cm,内装木棉或高弹棉、锦纶丝绵,以棉布制作枕面;⑧枕套:长 65 cm,宽 45 cm;⑨橡胶单:长 85 cm,宽 65 cm,两端各加白布 40 cm;⑩中单:长 85 cm,宽 170 cm。以上各类被服均以棉布制作。

一、备用床

(一)目的
铺备用床为准备接受新患者和保持病室整洁美观。

(二)用物准备
床、床垫、床褥、枕芯、棉胎或毛毯、大单、被套或衬单及罩单、枕套。

(三)操作方法
1.被套法

（1）将上述物品置于护理车上,推至床前。

（2）移开床旁桌,距床 20 cm,并移开床旁椅置床尾正中,距床 15 cm。

（3）将用物按铺床操作的顺序放于椅上。

（4）翻床垫,自床尾翻向床头或反之,上缘紧靠床头。床褥铺于床垫上。

（5）铺大单,取折叠好的大单放于床褥上,使中线与床的中线对齐,并展开拉平,先铺床头后铺床尾。①铺床头:一手托起床头的床垫,一手伸过床的中线将大单塞于床垫下,将大单边缘向上提起呈等边三角形,下半三角平整塞于床垫下,再将上半三角翻下塞于床垫下;②铺床尾:至床尾拉紧大单,一手托起床垫,一手握住大单,同法铺好床角;③铺中段:沿床沿边拉紧大单中部边沿,然后,双手掌心向上,将大单塞于床垫下;④至对侧:同法铺大单。

(6)套被套。①S形式套被套法(图3-2):被套正面向外使被套中线与床中线对齐,平铺于床上,开口端的被套上层倒转向上约1/3。棉胎或毛毯竖向三折,再按S形横向三折。将折好的棉胎置于被套开口处,底边与被套开口边平齐。拉棉胎上边至被套封口处,并将竖折的棉胎两边展开与被套平齐(先近侧后对侧)。盖被上缘距床头15 cm,至床尾逐层拉平盖被,系好带子。边缘向内折叠与床沿平齐,尾端掖于床垫下。同上法将另一侧盖被理好。②卷筒式套被套法(图3-3):被套正面向内平铺于床上,开口端向床尾,棉胎或毛毯平铺在被套上,上缘与被套封口边齐,将棉胎与被套上层一并由床尾卷至床头(也可由床头卷向床尾),自开口处翻转,拉平各层,系带,余同S形式。

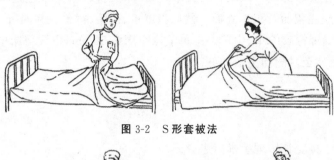

图 3-2　S形套被法

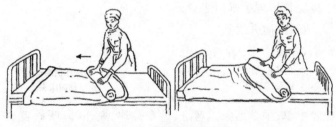

图 3-3　卷筒式套被套法

(7)套枕套,于椅上套枕套,使四角充实,系带子,平放于床头,开口背门。

(8)移回桌椅,检查床单,保持整洁。

2.被单法

(1)移开床旁桌、椅,翻转床垫、铺大单,同被套法。

(2)将反折的大单(衬单)铺于床上,上端反折10 cm,与床头齐,床尾按铺大单法铺好床尾。

(3)棉胎或毛毯平铺于衬单上,上端距床头15 cm,将床头衬单反折于棉胎或毛毯上,床尾同大单铺法。

(4)铺罩单,正面向上对准床中线,上端与床头齐,床尾处则折成斜45°,沿床边垂下。转至对侧,先后将衬单、棉胎及罩单同上法铺好。

(5)余同被套法。

(四)注意事项

(1)铺床前先了解病室情况,若患者进餐或做无菌治疗时暂不铺床。

(2)铺床前要检查床各部分有无损坏,若有则修理后再用。

(3)操作中要使身体靠近床边,上身保持直立,两腿前后分开稍屈膝以扩大支持面增加身体稳定性,既省力又能适应不同方向操作。同时手和臂的动作要协调配合,尽量用连续动作,以节省体力消耗,并缩短铺床时间。

(4)铺床后应整理床单及周围环境,以保持病室整齐。

二、暂空床

(一)目的
铺暂空床供新入院的患者或暂离床活动的患者使用,保持病室整洁美观。

(二)用物准备
同备用床,必要时备橡胶中单、中单。

(三)操作方法
(1)将备用床的盖被四折叠于床尾。若被单式,在床头将罩单向下包过棉胎上端,再翻上衬单做 25 cm 的反折,包在棉胎及罩单外面。然后将罩单、棉胎、衬单一并四折,叠于床尾。

(2)根据病情需要铺橡胶中单、中单。中单上缘距床头 50 cm,中线与床中线对齐,床沿的下垂部分一并塞床垫下。至对侧同上法铺好。

三、麻醉床

(一)目的
(1)铺麻醉床便于接受和护理手术后患者。

(2)使患者安全、舒适和预防并发症。

(3)防止被褥被污染,并便于更换。

(二)用物准备
1.被服类

同备用床,另加橡胶中单、中单两条。弯盘、纱布数块、血压计、听诊器、护理记录单、笔。根据手术情况备麻醉护理盘或急救车上备麻醉护理用物。

2.麻醉护理盘用物

治疗巾内置张口器、压舌板、舌钳、牙垫、通气导管、治疗碗、镊子、输氧导管、吸痰导管、纱布数块。治疗巾外放电筒、胶布等。必要时备输液架、吸痰器、氧气筒、胃肠减压器等。天冷时无空调设备应备热水袋及布套各 2 只、毯子。

(三)操作方法
(1)拆去原有枕套、被套、大单等。

(2)按使用顺序备齐用物至床边,放于床尾。

(3)移开床旁桌椅等同备用床。

(4)同暂空床铺好一侧大单、中段橡胶中单、中单及上段橡胶中单、中单,上段中单与床头齐。转至对侧,按上法铺大单、橡胶中单、中单。

(5)铺盖被。①被套式:盖被头端两侧同备用床,尾端系带后向内或向上折叠与床尾齐,将向门口一侧的盖被三折叠于对侧床边;②被单式:头端铺法同暂空床,下端向上反折和床尾齐,两侧边缘向上反折同床沿齐,然后将盖被折叠于一侧床边。

(6)套枕套后将枕头横立于床头,以防患者躁动时头部碰撞床栏而受伤(图 3-4)。

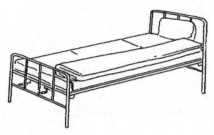

图 3-4 麻醉床

(7)移回床旁桌,椅子放于接受患者对侧床尾。

(8)麻醉护理盘置于床旁桌上,其他用物放于妥善处。

(四)注意事项

(1)铺麻醉床时,必须更换各类清洁被服。

(2)床头一块橡胶中单、中单可根据病情和手术部位需要铺于床头或床尾。若下肢手术者将床单铺于床尾,头胸部手术者铺于床头。全麻手术者为防止呕吐物污染床单则铺于床头。一般手术者,只铺床中部中单即可。

(3)患者的盖被根据医院条件增减。冬季必要时可置热水袋两只加布套,分别放于床中部及床尾的盖被内。

(4)输液架、胃肠减压器等物放于妥善处。

四、卧有患者床

(一)扫床法

1.目的

(1)使病床平整无皱褶,患者睡卧舒适,保持病室整洁美观。

(2)随扫床操作协助患者变换卧位,又可预防压疮及坠积性肺炎。

2.用物准备

护理车上置浸有消毒液的半湿扫床巾的盆,扫床巾每床一块。

3.操作方法

(1)备齐用物,推护理车至患者床旁,向患者解释,以取得合作。

(2)移开床旁桌椅,半卧位患者,若病情许可,暂将床头、床尾支架放平,以便操作。若床垫已下滑,须上移与床头齐。

(3)松开床尾盖被,助患者翻身侧卧背向护士,枕头随患者翻身移向对侧。松开近侧各层被单,取扫床巾分别扫净中单、橡胶中单后搭在患者身上。然后自床头至床尾扫净大单上碎屑,注意枕下及患者身下部分各层应彻底扫净,最后将各单逐层拉平铺好。

(4)助患者翻身侧卧于扫净一侧,枕头也随之移向近侧。转至对侧,以上法逐层扫净拉平铺好。

(5)助患者平卧,整理盖被,将棉胎与被套拉平,掖成被筒,为患者盖好。

(6)取出枕头,揉松,放于患者头下,支起床上支架。

(7)移回床旁桌椅,整理床单位,保持病室整洁美观,向患者致谢意。

(8)清理用物,归回原处。

（二）更换床单法

1.目的

（1）使病床平整无皱褶，患者睡卧舒适，保持病室整洁美观。

（2）随扫床操作协助患者变换卧位，又可预防压疮及坠积性肺炎。

2.用物准备

清洁的大单、中单、被套、枕套，需要时备患者衣裤。护理车上置浸有消毒液的半湿扫床巾的盆，扫床巾每床一块。

3.操作方法

（1）适用于卧床不起，病情允许翻身者（图3-5）。①备齐用物推护理车至患者床旁，向患者解释，以取得合作。移开床旁桌椅，半卧位患者，若病情许可，暂将床头、床尾支架放平，以便操作。若床垫已下滑，须上移与床头齐。清洁的被服按更换顺序放于床尾椅上。②松开床尾盖被，助患者侧卧，背向护士，枕头随之移向对侧。③松开近侧各单，将中单卷入患者身下，用扫床巾扫净橡胶中单上的碎屑，搭在患者身上再将大单卷入患者身下，扫净床上碎屑。④取清洁大单，使中线与床中线对齐。将对侧半幅卷紧塞于患者身近侧，半幅自床头、床尾、中部先后展平拉紧铺好，放下橡胶中单，铺上中单（另一半卷紧塞于患者身下），两层一并塞入床垫下铺平。移枕头并助患者翻身面向护士。转至对侧，松开各单，将中单卷至床尾大单上，扫净橡胶中单上的碎屑后搭于患者身上，然后将污大单从床头卷至床尾与污中单一并丢入护理车污衣袋或护理车下层。⑤扫净床上碎屑，依次将清洁大单、橡胶中单、中单逐层拉平，同上法铺好。助患者平卧。⑥解开污被套尾端带子，取出棉胎盖在污被套上，并展平。将清洁被套铺于棉胎上（反面在外），两手伸入清洁被套内，抓住棉胎上端两角，翻转清洁被套，整理床头棉被，一手抓棉被下端，一手将清洁被套往下拉平，同时顺手将污棉套撤出放入护理车污衣袋或护理车下层。棉被上端可压在枕下或请患者抓住，然后至床尾逐层拉平后系好带子，掖成被筒为患者盖好。⑦一手托起头颈部，一手迅速取出枕头，更换枕套，助患者枕好枕头。⑧清理用物，归回原处。

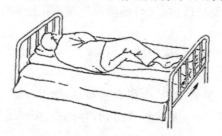

图3-5　卧有允许翻身患者床换单法

（2）适用于病情不允许翻身的侧卧患者（图3-6）。①备齐用物推护理车至患者床旁，向患者解释，以取得合作。移开床旁桌椅，半卧位患者，若病情许可，暂将床头、床尾支架放平，以便操作。若床垫已下滑，需上移与床头齐。清洁的被服按更换顺序放于床尾椅上。②2人操作。一人一手托起患者头颈部，另一人一手迅速取出枕头，放于床尾椅上。松开床尾盖被，大单、中单及橡胶中单。从床头将大单横卷成筒式至肩部。③将清洁大单横卷成筒式铺于床头，大单中线与床中线对齐，铺好床头大单。一人抬起患者上半身（骨科患者可利用牵引架上拉手，自己抬起身躯），将污大单、橡胶中单、中单一起从床头卷至患者臀下，同时另一人将清洁大单也随着污单拉至臀部。④放下上半身，一人托起臀部，一人迅速撤出污单，同时将清洁大单拉至床尾，橡胶中单放在床尾椅背上,污单丢入护理车污衣袋或护理车下层,展平大单铺好。⑤一人套枕套为患者枕好。一人备橡胶中单、中单,并先铺好一侧,余半幅塞患者身下至对侧,另一人展平铺好。⑥更换被套、枕套同方法一,两人合作更换。

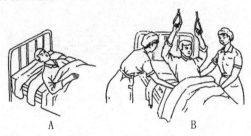

图 3-6　卧有不允许翻身患者床换单法

(3)盖被为被单式更换衬单和罩单的方法:①将床头污衬单反折部分翻至被下,取下污罩单丢入污衣袋或护理车下层。②铺大单(衬单)于棉胎上,反面向上,上端反折 10 cm,与床头齐。③将棉胎在衬单下由床尾退出,铺于衬单上,上端距床头 15 cm。④铺罩单,正面向上,对准中线,上端和床头齐。⑤在床头将罩单向下包过棉胎上端,再翻上衬单做 25 cm 的反折,包在棉胎和罩单的外面。⑥盖被上缘压于枕下或请患者抓住,在床尾撤出衬单,并逐层拉平铺好床尾,注意松紧,以防压迫足趾。

4.注意事项

(1)更换床单或扫床前,应先评估患者及病室环境是否适宜操作。需要时应关闭门窗。

(2)更换床单时注意保暖,动作敏捷,勿过多翻动和暴露患者,以免患者过劳和受凉。

(3)操作时要随时注意观察病情。

(4)患者若有输液管或引流管,更换床单时可从无管一侧开始,操作较为方便。

(5)撤下的污单切勿丢在地上或他人床上。

(赵　娜)

第 四 章

护 理 管 理

第一节 护理岗位管理

医院应当实行护理岗位管理,按照科学管理、按需设岗、保障患者安全和临床护理质量的原则,合理设置护理岗位,明确岗位职责、任职条件,健全管理制度,提高管理效率。

一、护理岗位设置

《卫生健康委员会关于实施医院护士岗位管理的指导意见》中对改革护士管理方式、护理岗位设置等方面提出了明确的要求。

(一)护理岗位设置的原则

1.以改革护理服务模式为基础

实行"以患者为中心"的责任制整体护理工作模式,在责任护士全面履行专业照顾、病情观察、治疗处置、心理护理、健康教育和康复指导等职责的基础上,开展岗位管理相关工作。

2.以建立岗位管理制度为核心

医院根据功能任务、规模和服务量,将护士从按身份管理逐步转变为按岗位管理,科学设置护理岗位,实行按需设岗、按岗聘用、竞聘上岗,逐步建立激励性的用人机制。通过实施岗位管理,实现同工同酬、多劳多得、优绩优酬。

3.以促进护士队伍健康发展为目标

遵循公平、公正、公开的原则,建立和完善护理岗位管理制度,稳定临床一线护士队伍,使医院护士得到充分的待遇保障、晋升空间、培训支持和职业发展,促进护士队伍健康发展。

4.建立合理的岗位系列框架

运用科学的方法,收集、分析、整合工作岗位相关信息,对岗位的职责、权力、隶属关系、任职资质等做出书面规定并形成正式文件,制定出合格的岗位说明书。

(二)护理岗位的设置

医院护理岗位设置分为护理管理岗位、临床护理岗位和其他护理岗位。

1.护理管理岗位

护理管理岗位是从事医院护理管理工作的岗位,包括护理部主任、副主任、科护士长、护士长和护理部干事。护理管理岗位的人员配置应当具有临床护理岗位的工作经验,具备护理管理的知识和能力。医院应当通过公开竞聘,选拔符合条件的护理人员从事护理管理岗位工作。

2.临床护理岗位

临床护理岗位是护士为患者提供直接护理服务的岗位,主要包括病房(含重症监护病房)、门诊、急诊科、手术部、产房、血液透析室、导管室、腔镜检查室、放射检查室、放射治疗室、医院体检中心等岗位。临床护理岗位含专科护士岗位和护理教学岗位。重症监护、急诊急救、手术部、血液净化等对专科护理技能要求较高的临床护理岗位宜设专科护理岗位。承担临床护理教学任务的医院,应设置临床护理教学岗位。教学老师应具备本科及以上学历、本专科5年及以上护理经验、主管护师及以上职称,经过教学岗位培训。

3.其他护理岗位

其他护理岗位是护士为患者提供非直接护理服务的岗位,主要包括消毒供应中心、医院感染管理部门、病案室等间接服务于患者的岗位。

(三)护士分层级管理

医院应当根据护士的临床护理服务能力和专业技术水平为主要指标,结合工作年限、职称和学历等,对护士进行合理分层。临床护理岗位的分级包括N0~N4,各层级护士按相应职责实施临床护理工作,并体现能级对应。

(1)医院层面依据护士的学历、年资、岗位分类、工作职责、任职条件、技术职称和专业能力等综合因素,确定层级划分标准及准入条件。

(2)科室层面根据患者病情、护理难度和技术要求等要素,对责任护士进行合理分工、科学配置及分层级管理。N1~N4级护士比例原则为4∶3∶2∶1,在临床工作中可根据医院及科室的实际情况酌情调整。

注明:专业能力培训重点是指各层级护士在承担相应级别护理工作期间,应接受高一层级护士的专业能力培训,以便在该层级期满以后顺利晋升到高一层级。如N0护士准备晋升N1时,应具备N1护士的资质要求及临床能力,符合晋级条件,并接受N1级别标准的专业能力培训考核合格,方能晋升为N1级护士。

(3)护理部建立考核指标,对各层级护士进行综合考评及评定,以日常工作情况及临床护理实践能力为主要考评因素,并与考核结果相结合,真正做到多劳多得、优绩优酬,护士薪酬向临床一线风险高、工作量大、技术性强的岗位倾斜,实现绩效考核的公开、公平、公正。

二、岗位职责

(一)护理管理岗位职责

1.护理部主任职责

(1)在院长及主管副院长的领导下,负责医院护理行政、护理质量及安全、护理教学、护理科研等管理工作。

(2)严格执行有关医疗护理的法律、法规及安全防范等制度。

(3)制定护理部的远期规划和近期计划并组织实施,定期检查总结。

(4)负责全院护理人员的调配,向主管副院长及人事部门提出聘用、奖惩、任免、晋升意见。

(5)教育各级护理人员培养良好的职业道德和业务素质,树立明确的服务理念,敬业爱岗,无私奉献。

(6)加强护理科学管理。以目标为导向,以循证为支持,以数据为依据。建立护理质量评价指标,不断完善结构-过程-结果质量评价体系。

(7)建立护士培训机制,提升专业素质能力。建立"以需求为导向,以岗位胜任力为核心"的护士培训制度。制定各级护理人员的培训目标和培训计划,采取多渠道、多种形式的业务技术培训及定期进行业务技术考核。

(8)负责护生、进修护士的教学工作,创造良好的教学条件和实习环境,督促教学计划的落实,确保护理持续质量改进。

(9)组织制定护理常规、技术操作规程、护理质量考核标准及各级护理人员的岗位职责。积极开展护理科研和技术革新,引进新业务、新技术。

(10)主持护理质量管理组的工作,使用现代质量管理工具、按照现有的护理程序,做好日常质量监管。

(11)深入临床,督导护理工作,完善追踪管理机制,做到持续监测、持续分析、持续改进。

(12)定期召开护士长会议,部署全院护理工作。定期总结分析护理不良事件,提出改进措施,确保护理持续质量改进。

(13)定期进行护理查房,组织护理会诊及疑难疾病讨论,不断提高护理业务水平及护理管理质量。

(14)制定护理突发事件的应急预案并组织实施。

2.护理部副主任职责

(1)在护理部主任的领导下,负责所分管的工作,定期向主任汇报。

(2)主任外出期间代理主任主持日常护理工作。

3.科护士长职责

(1)在护理部、科主任领导下全面负责所属科室的临床护理、教学、科研及在职教育的管理工作。

(2)根据护理部工作计划制定本科室的护理工作计划,按期督促检查、组织实施并总结。

(3)负责督促本科各病房认真执行各项规章制度、护理技术操作规程。

(4)负责督促检查本科各病房护理工作质量,加强护理质量评价指标监测,利用管理工具对问题进行根本原因分析,制定对策,达到持续质量改善的效果。

(5)有计划地组织科内护理查房,疑难患者讨论、会诊等。解决本科护理业务上的疑难问题,指导临床护理工作。

(6)有计划地组织安排全科业务学习。负责全科护士培训和在职教育工作。

(7)负责组织并指导本科士护理科研、护理改革等工作。

(8)对科内发生的护理不良事件按要求及时上报护理部,并进行根本原因分析、制定改进对策,做好记录。

4.护士长职责

(1)门诊部护士长职责。①在护理部、门诊部或科护士长领导下,负责门诊部及其管辖各科室的护理行政及业务管理。督促检查护理人员及保洁人员的岗位责任制完成情况。②负责制定门诊护理质量控制标准,督促检查护理人员严格执行各项规章制度和操作技术标准规程,认真执行各项护理常规。③根据医院和护理部总体目标,制定本部门的护理工作目标、工作计划并组织落实,定期总结。④负责护理人员的分工、排班及调配工作。负责组织护士做好候诊服务。⑤组织专科业务培训和新技术的学习,不断提高门诊护理人员的业务技术水平。⑥负责对新上岗医师、护士和实习生,进修人员介绍门诊工作情况及各项规章制度,负责实习、进修护士的教学工作。⑦落实优质护理措施,持续改进服务质量。⑧负责督促检查抢救用物、毒麻精神药品和仪器管理工作。⑨负责计划、组织候诊患者进行健康教育和季节性疾病预防宣传。⑩严格执行传染病的预检分诊和报告制度,可疑传染病患者应及时采取隔离措施,防止医院感染。⑪制定门诊突发事件的应急预案,定期组织急救技能的培训及演练,保证安全救治。⑫加强医护、后勤及辅助科室的沟通,不断改进工作。⑬建立不良事件应急预案,加强不良事件的上报管理,并落实改进对策。

(2)急诊科护士长职责。①在护理部主任和科主任领导下,负责急诊科护理行政管理及护理部业务技术管理工作。②制定和修订急诊护理质量控制标准,督促检查护理人员严格执行各项规章制度和操作技术标准规程,认真执行各项护理常规。组织实施计划,定期评价效果,持续改进急诊科护理工作质量。③根据医院和护理部总体目标,制定本部门的护理工作目标、工作计划并组织落实,定期总结。④负责急诊科护理人员的分工和排班工作。⑤督促护理人员严格执行各项规章制度和操作技术规范,加强业务训练,提高护士急救的基本理论和基本技能水平。复杂的技术要亲自执行或指导护士操作,防止发生不良事件。⑥负责急诊科护士的业务训练和绩效考核,提出考核、晋升奖惩和培养使用意见。组织开展新业务、新技术及护理科研。⑦负责护生的临床见习、实习和护士进修的教学工作,并指定有经验、有教学能力的护师或护师职称以上的人员担任带教工作。⑧负责各类物资的管理。如药品、仪器、设备、医疗器材、被服和办公用品等,分别指定专人负责请领、保管、保养和定期检查。⑨组织护士准备各种急救药品、器械,定量、定点、定位放置,并定期检查、及时补充,保持急救器材物品完好率在100%。⑩加强护理质量评价指标监测及数据的分析、评价,建立反馈机制,达到持续改善的效果。⑪建立、完善和落实急诊"绿色通道"的各项规定和就诊流程,组织安排、督促检查护理人员配合医师完成急诊抢救任务。巡视观察患者,按医嘱进行治疗护理,并做好各种记录和交接班工作。⑫加强护理质量管理,以及时完成疫情统计报告,检查监督消毒隔离,保证室内清洁、整齐、安静,防止医院感染。⑬建立不良事件应急预案,加强不良事件的上报管理,并落实改进对策。

(3)病房护士长职责。①在护理部主任及科主任的领导下,负责病房的护理行政及业务管理。②根据医院和护理部的工作目标,确定本部门的护理工作目标、计划并组织实施,定期总结。③科学分工,合理安排人力,督促检查各岗位工作完成情况。④随同科主任查房,参加科内会诊、大手术和新开展手术的术前讨论及疑难患者的讨论。⑤认真落实各项规章制度和技术操作规程,加强医护合作,严防不良事件的发生。⑥参加并指导危重、大手术患者的抢救工作,组织护理查房、护理会诊及疑难护理患者讨论。⑦组织护理人员的业务学习及技术训练,引进新业务、新技术,开展护理科研。组织并督促护士完成继续医学教育计划。⑧加强护理质量评价指标监测及数据的分析、评价,建立反馈机制,达到持续改善的效果。⑨经常对护理人员进行职业道德教育,不断提高护理人员的职业素质和服务质量。⑩组织安排护生和进修护士的临床实习,督促教学老师按照教学大纲制定教学计划并定期检查落实。⑪负责各类物品、药品的管理,做到计划领取。在保证抢救工作的前提下,做到合理使用,避免浪费。⑫各种仪器、抢救设备做到定期测试和维修,保证性能良好,便于应急使用。⑬保持病室环境,落实消毒隔离制度,防止医院感染。⑭制定病房突发事件的应急预案并组织实施。⑮协调沟通医护患、后勤及辅助科室的关系,经常听取意见,不断改进工作。⑯建立不良事件应急预案,加强不良事件的上报管理,并落实改进对策。

(4)夜班总护士长职责。①在护理部领导下,负责夜间全院护理工作的组织指导;②掌握全院危重、新入院、手术患者的病情、治疗及护理情况,解决夜间护理工作中的疑难问题;③检查夜间各病房护理工作,如环境的安静、安全,抢救物品及药品的准备,陪伴及作息制度的执行情况,值班护士的仪表、服务态度;④协助领导组织并参加夜间院内抢救工作;⑤负责解决临时缺勤的护理人员调配工作,协调科室间的关系;⑥督促检查护理人员岗位责任制落实情况;⑦督促检查护理人员认真执行操作规程;⑧书写交班报告,并上交护理部,重点问题还应做口头交班。

(二)护理人员技术职称及职责

1.主任/副主任护师职责

(1)在护理部主任或护士长的领导下,负责本专科护理、教学、科研等工作。

(2)指导制订本科疑难患者的护理计划,参加疑难患者讨论、护理会诊及危重患者抢救。

(3)经常了解国内、外护理发展新动态,以及时传授新知识、新理论,引进新技术,以提高专科护理水平。

(4)组织护理查房,运用循证护理解决临床护理中的疑难问题。

(5)承担高等院校的护理授课及临床教学任务。

(6)参与编写教材,组织主管护师拟定教学计划。

(7)协助护理部主任培养教学、科研高级护理人才,组织开展新业务,参与护理查房。

(8)协助护理部主任对各级护理人员进行业务培训及考核。

(9)参与护理严重事故鉴定会,并提出鉴定意见。

(10)制订科研计划并组织实施,带领本科护理人员不断总结临床护理工作经验,撰写科研论文和译文。

(11)参与护理人员的业务、技术考核,审核、评审科研论文及科研课题,参与科研成果鉴定。

(12)参与护理技术职称的评定工作。

2.主管护师职责

(1)在本科护士长的领导及主任(副主任)护师的指导下,参与临床护理、教学、科研工作。

(2)完成护士长安排的各岗及各项工作。

(3)参与复杂、较新的技术操作及危重患者抢救。

(4)指导护师(护士)实施整体护理,制订危重、疑难患者的护理计划及正确书写护理记录。

(5)参加科主任查房,以及时沟通治疗、护理情况。

(6)协助组织护理查房、护理会诊及疑难患者讨论,解决临床护理中的疑难问题。

(7)承担护生、进修护士的临床教学任务,制订教学计划,组织教学查房。

(8)承担护生的授课任务,指导护士及护生运用护理程序实施整体护理,做好健康教育。

(9)参与临床护理科研,不断总结临床护理经验,撰写护理论文。

(10)协助护士长对护师及护士进行业务培训和考核。

(11)学习新知识及先进护理技术,不断提高护理技术及专科水平。

3.护师职责

(1)在病房护士长的领导及主任护师、主管护师的指导下,进行临床护理及护理带教工作。

(2)参加病房临床护理实践,完成本岗任务,指导护士按照操作规程进行护理技术操作。

(3)运用护理程序实施整体护理,制订护理计划,做好健康教育。

(4)参与危重患者的抢救与护理,参加护理查房,协助解决临床护理问题。

(5)指导护生及进修护士的临床实践,参与临床讲课及教学查房。

(6)学习新知识及先进护理技术,不断提高护理业务技术水平。

(7)参加护理科研,总结临床护理经验,撰写护理论文。

4.护士职责

(1)在护士长的领导和上级护师的指导下进行工作。

(2)认真履行各岗职责,准确、及时地完成各项护理工作。

(3)严格遵守各项规章制度,认真执行各项护理常规及技术操作规程。

(4)在护师指导下运用护理程序实施整体护理及健康教育并写好护理记录。

(5)参与部分临床带教工作。

(6)学习新知识及先进护理技术,不断提高护理技术水平。

三、绩效考核

绩效考核是人力资源管理中的重要环节,是指按照一定标准,采用科学方法评定各级护理人员对其岗位职责履行的情况,以确定其工作业绩的一种有效管理方法,其考核结果可作为续聘、晋升、分配、奖惩的主要依据。建立科学的绩效评价体系是开展绩效管理的前提与基础,根据不同护理岗位的特点,使绩效考核结合护士护理患者的数量、质量、技术难度和患者满意度等要素,以充分调动广大护士提高工作水平的主动性和积极性。

(一)绩效考核重点环节

绩效考核的目的不是考核护士,而是通过"评估"与"反馈"提升护士工作表现,拓宽职业生涯发展空间。绩效考核包括 3 个重点环节。

1.工作内容和目标设定

护士长与护士就工作职责、岗位描述、工作标准等达成一致。

2.绩效评估

护士的实际绩效与设定标准(目标)比较、评分过程。

3.提供反馈信息

需要一个或多个信息反馈,与护士共同讨论工作表现,必要时共同制订改进计划。

(二)绩效考核步骤

绩效考核是一个动态循环的过程,是绩效管理中的一个环节。绩效考核的步骤如下。①绩效制度规划:包括明确绩效评估目标、构建具体评估指标、制定绩效评估标准、决定绩效评估方式;②绩效的执行:资料的收集与分析;③绩效考核与评价;④建立绩效检讨奖惩制度;⑤绩效更新修订与完善。

(三)绩效考核内容

绩效考核的内容包括德、能、勤、绩四个方面。

1.德

德即政治素质、思想品德、工作作风、职业道德等。

(1)事业心:具有强烈的事业心及进取精神,爱岗敬业,为人师表,模范地遵守各项规章制度,认真履行职责。

(2)职业道德:具有良好的职业道德,热心为患者服务,能认真履行医德、医风等各项规定。

(3)团结协作:能团结同志并能协调科室间、部门间、医护间的工作关系。

2.能

能即具备本职工作要求的知识技能和处理实际工作的能力。

(1)专业水平:精通本专业的护理理论,了解本专业国内护理现状和发展动态,有较强的解决实际问题能力和组织管理能力。

(2)专业技能:熟练掌握本岗技能,具有解决疑难问题的能力,并能指导护士的技术操作。

(3)科研能力:科研意识强,能独立承担科研课题的立项任务,开展或引进护理新技术、新业务。

(4)教学能力:具有带教或授课能力,能胜任院内、外授课任务及指导培养下级护士的能力。

3.勤

工作态度、岗位职责完成情况、出勤及劳动纪律等。

4.绩

工作效率和效益、成果、奖励及贡献等。绩能综合体现德、能、勤三个方面,应以考绩为主。

(四)绩效考核类型

绩效考核不仅局限于管理者对下属绩效的评价,还应采取多种考核方式,以取得良好的评价效果。

1.按层次分类

(1)上级考核:较理想的上级考核方式是每位护理人员由上一级管理人员来考核其表现,即逐级考核。这种方式便于评价护理人员的整体表现,反映评价的真实性和准确性。

(2)同级评价:同级的评价是最可靠的评价资料来源之一,因为同级间工作接触密切,对每个人的绩效彼此间能全面了解。通过同级评价可以增加护理人员之间的信任,提高交流技能,增加责任感。这种方式考评结果比较可信。

(3)下级评价:对管理者的评价可以直接由下级提供管理者的行为信息。为避免护理人员在评议上级时所产生的顾虑,可采取不记名的形式进行"民意测验",其结果比较客观、准确。

(4)自我评价:自我评价法是护理人员及管理人员根据医院或科室的要求定期对自己工作的各方面进行评价。这种方式有利于他们自觉提高自己的品德素质、临床业务水平和管理能力,增强工作的责任感。其结果还可用来作为上级对下级评价的参考,从而减少被考评者的不信任感。

(5)全方位评价:全方位评价是目前较常采用的一种评价方法,这种方法提供的绩效反馈资料比较全面。评价者可以是护理人员在日常工作中接触的所有人,如上级、下级、同事、患者、家属等,但实施起来比较困难。

2.按时间分类

(1)日常考核:护理人员个人和所在部门或科室均应建立日常考核手册。个人手册应随时记录个人业绩,包括业务活动、护理缺陷等情况。科室或部门应建立护理人员绩效考核手册,随时对员工的表现、护理质量、护理缺陷、突出的业绩予以记录。

(2)定期考核:定期考核为阶段性考核,可以按周、月、半年、年终等阶段进行考核,便于全面了解员工情况,激励员工的积极性。

(五)绩效考核方法

1.表格评定法

表格评定法是绩效考核中最常见的一种方法。此方法是把一系列的绩效因素罗列出来,如工作质量、业务能力、团结协作、出勤率、护理不良事件等制成表格,最后可用优、良、中、差来表示。此方法利于操作,便于分析和比较。

2.评分法

将考核内容按德、能、勤、绩的具体标准规定分值,以分值的多少计算考核结果。

3.评语法

评语法是一种传统的考绩方法。指管理者对护理人员的工作绩效用文字表达出来,其内容、形式不拘一格,便捷易行。但由于纯定性的评语难免带有评价者的主观印象,因此难以做到准确评价和对比分析。

4.专家评定法

专家评定法即外请专家与本单位的护理管理者共同考评,采用此方法护理专家既能检查、指导工作,又可交流工作经验且比较公正、专业。

(六)绩效考评反馈

绩效考评反馈是绩效考评的一种非常重要的环节,它的主要任务是让被考评者了解、认可考评结果,客观地认识自己的不足,以改进工作,提高护理质量。

1.书面反馈

书面反馈即对考核结果归纳、分析,以书面报告或表格的形式反馈给科室或当事人。

2.沟通反馈

沟通反馈即当面反馈,开始先对被评考人的工作成绩进行肯定,然后提出一些不足、改进意见及必要的鼓励。

(于瑞萍)

第二节 护理质量标准管理

一、护理质量标准的基本概念

(一)标准和标准化的概念

1.标准的概念

标准指的是判定事物的准则,是技术工作与管理工作的依据。标准是一种权威性规定,具有约束力,是医疗护理质量的保护性和促进性因素。

2.标准化的概念

标准化通常是指制订标准、贯彻标准及修订标准的整个过程。标准化有多种形式,如简化、系列化、统一化、组合化等。

(二)标准化管理

标准化管理指的是在护理管理中比较全面、系统地将标准化贯穿于管理全过程的一种管理手段或方法。它将标准付诸实践,并在理论与实践的过程中不断深化。因此,标准化管理的显著特点是要吸收最新的管理理论和方法,实施科学的管理,进行标准化建设。

(三)护理质量标准化管理

护理质量标准指的是在护理质量管理过程中,以标准化的形式,按照护理工作内容及特点、流程、管理要求、护理人员及服务对象的特点,以患者满意为最高标准,制定护理人员严格遵循和掌握的护理工作准则、规定、程序和方法。要搞好护理质量标准化管理,必须制定科学的、适合本医院护理工作的质量标准。

二、护理质量标准的制定原则

(一)目的性原则

针对不同目的,制定不同种类的质量标准。标准要符合我国医院护理质量主要评价指标和等级医院标准。标准应反映患者的需求,体现以患者为中心的指导思想,无论是直接或间接为患者服务的项目,都应当以此为原则。

(二)系统性原则

全面质量管理体现了系统性和统一性的原则。应当从整体着眼,使部分服从整体。护理质量标准必须服从于国家性标准,服从于地方性标准、省级标准、地区或市级标准、本单位标准。

(三)科学性原则

科学是反映自然、社会、思维等客观规律的分科知识体系。标准的科学性就是必须符合护理质量管理规律和发展规律,要积极地贯彻执行、检查评价的科学管理方法。

(四)实用性原则

标准的制定必须结合实践,具有实际使用的价值,各类指标要能测量和控制,符合临床实际,如果指标太高、太低或复杂、烦琐,不但浪费人力、物力,而且不能长久坚持,起不到监控的作用。

三、制定质量标准的要求和程序

(一)制定标准的基本要求

1.科学可靠

标准的内容应体现科学性、先进性和实用性,不但有利于学科发展、管理水平提高,而且可以从客观实际出发,按照现有人力、物力,制定通过努力能够达到的标准,标准中的技术指标、参数要科学可靠。

2.准确明了

标准的内容要通俗易懂、简洁明了,用词要准确,能用数据的标准尽量用数据来表达。

3.符合法规

标准的内容要符合相关法律、法令和法规,标准要与现行的上级有关标准协调一致,标准中的名词和术语要规范统一。

4.相对稳定

标准一经审订,就具有严肃性和法规作用,大家都必须按照执行,所以,制定标准时必须慎重,要有群众基础,要有相对的稳定性,不能朝令夕改。但标准要随着科学技术的发展而变化,所以需要进行适时的修订。

(二)制定标准的程序

(1)确定标准项目,成立制定小组:选择熟悉此项目护理质量要求的资深护理人员组成标准制定小组。

(2)制定标准草案:编写小组成员在充分了解本单位的情况和国内外现状的前提下制定出科学、先进、实用的标准草案。

（3）标准草案的试运行：标准草案制定后，要在部分相关科室或单位试运行，征求意见，对分歧意见要进行分析研究，协商修正草案，最后确定标准，必要时送上级主管部门审批。

（4）批准和发布：按照标准的级别和审批的权限，将标准报相应的主管部门批准后，由批准机关将标准编号发布，并明确标准的实施日期，组织各单位或各科室贯彻执行。在执行过程中发现问题，可向主管部门反映，以利修订。

四、护理质量标准的意义和重要性

（一）护理质量标准的意义

护理质量标准是衡量护理质量的准则，是质量管理的依据，没有标准就不可能有质量管理。标准化是医院科学管理的基础，也是进行全面质量管理的重要环节。所以，应将医院护理工作各部分的质量要求及检查评定制度定出具有先进性、科学性、合理性、实用性的标准，只有形成标准化体系，才能达到真正的质量管理。

（二）护理质量标准的重要性

护理质量标准的重要性主要表现在以下 3 个方面。

（1）护理质量标准是了解护理工作正常进行的重要手段，它明确了护理人员在护理技术活动中应当遵循的技术准则和程序方法，规范了护理人员的职责，使各项护理工作有章可循，是质量管理活动的依据和准则。

（2）护理质量标准是护理服务质量的保证和促进因素。医院严格的护理质量标准对护理人员的服务提出了要求，达到标准的过程本身就是保证质量的过程。它可有效减少护理工作中的过失行为，提高工作效益，减少人力、物力等资源浪费，从而提高护理质量。

（3）护理质量标准可促进护理业务技术水平的提高，有助于护理教学和科研工作的开展，是护理教学和科研的重要依据。它明确了护理人员的业务培训目标，对于促进护理学科的发展和提高护理人员的整体素质具有重要意义。

五、常用的护理质量标准

（一）各项制度标准要求

1.值班、交接班制度

（1）护士必须实行 24 h 轮流值班制，服从护士长排班，不得私自更动班次。

（2）值班人员必须坚守岗位，遵守劳动纪律，工作中做到"四轻、十不"。即说话轻，走路轻，操作轻，开关门轻；不擅自离岗外出，不违反护士仪表规范，不带私人用物进入工作场所，不在工作区吃东西，不接待私人会客和打私人电话（非急事），不做私事，不打瞌睡或闲聊，不与患者及探陪人员争吵，不接受患者礼物，不利用工作之便谋私利。

（3）勤巡视，严密观察、了解病室动态及患者的病情变化与心理状态，以及时准确地完成各项治疗护理工作。

（4）必须在交班前完成本班各项工作，写好各项记录，处理好用过的物品，为下一班做好用物准备。

（5）按时交接班，接班者应提前 15 min 到科室，对患者逐个进行床旁病情交接班和用物交接班，未交接清楚，交班者不得离开岗位，接班时发现的问题由交班者负责。

（6）认真执行"十不交接"：衣着穿戴不整齐不交接；危重患者抢救时不交接；患者出、入院或死亡、转科未处理好不交接;皮试结果未观察、未记录不交接;医嘱未处理不交接;床边处置未做好不交接;物品数目不清楚不交接;清洁卫生未处理好不交接;没为下班工作做好用物准备不交接;交班报告未完成不交接。

2.查对制度

(1)医嘱要做到班班查对,下一班查上一班,查对后签全名。

(2)执行一切医嘱均要严格执行"三查七对"。

(3)麻醉药用后登记并保留安瓿备查。

(4)药品使用前要检查药物标签、批号和失效期,瓶盖及药瓶有无松动与裂缝,药液有无变色与沉淀。

(5)给药前,询问患者有无过敏史。

(6)输血要有2人核对,并严格检查血液质量。

(7)使用无菌物品,要检查包装是否严密,无菌日期及无菌效果是否达到要求。

3.抢救制度

(1)各科室必须根据情况设有抢救室或抢救车、抢救箱。

(2)抢救室内物品齐全,严格管理,一切用物做到"四固定、三及时"。

(3)各类抢救仪器功能良好,器械完好备用,抢救用物分项配套齐全,随时处于完好备用状态。

(4)急救车上物品齐备,放置有序,无过期变质,数目相符。

(5)人人都能熟练掌握常用抢救知识、技能、急救药物和各抢救仪器的使用。

(6)抢救患者时指挥得力,分工明确,配合默契,有条不紊。

(7)准确执行医嘱,口头医嘱要复述核实后才能执行。

(8)各项记录清楚完善,记录及时。

(9)终末料理及消毒符合要求,一切用物及时补充与还原。

(二)护理管理工作质量标准

管理是保证质量的关键,只有严格的管理才会有高水平的质量。护理管理长期以来实行护理部主任、科护士长、护士长三级负责制,有严格的质量管理标准,最主要的标准有护理部工作质量标准、科护士长工作质量标准、病室护士长工作质量标准等。

1.护理部工作质量标准

(1)在院长领导下,负责全院的护理管理工作,严格督促执行全院各科护理常规,检查指导各科室落实各项护理工作制度,定期向主管院长汇报工作。

(2)明确各类人员职责分工,建立定期部务会议制度,研究安排检查工作。

(3)制定全院护理年工作计划、在职护士培训计划、新护士上岗培训计划,护理工作年终总结,半年工作小结。

(4)定期检查护理工作质量,每次有检查小结,有质量分析,有整改措施。

(5)组织全院护理人员业务技术培训,拟订、落实在职护士业务培训计划。专人负责和组织开展护理科研和新业务、新技术、科研立项,每年不少于2项。

(6)注意护士素质培养,开展职业道德教育每年不少于2次,做好护士思想政治工作,关心护士生活。

(7)主持召开全院护士长会议,并形成例会制度,对科护士长工作每季度检查1次。

(8)制定安全防范措施,加强安全检查,定期分析安全隐患,杜绝护理差错事故的发生。

(9)落实教学任务,明确带教老师职责,保质、保量完成教学、实习、进修工作。

2.科护士长工作质量标准

(1)熟悉职责,有年计划、月安排、周工作重点,并组织实施。

(2)每月召开1次护士长会,内容明确具体。

(3)有计划地到所负责的病室参加下列工作:每周参加晨会≥2次;每周参加科主任查房1次;每季度组织业务学习1次;每周检查病室护理工作3次。

(4)亲自实践和指导危重患者的护理和新业务、新技术的开展。

(5)做好科内护理人员临时调配,协调各病室间的关系。

(6)每月检查护士长工作1次,每年综合考核护士长工作1次。

(7)经常向护理部汇报工作,做好沟通,贯彻、落实护理部各项工作。

3.病室护士长工作质量标准

(1)科室工作有年计划、月安排、周重点,每周在晨会上有工作小结。

(2)有切实可行的岗位职责,有日常检查考核办法,有奖惩措施,每月进行工作质量讲评。

(3)护理人员排班科学合理,充分满足患者需要,保证医疗护理安全。

(4)有差错疏忽及投诉登记本,无漏报、隐瞒现象,发生差错、事故及时上报,积极处理,认真进行差错分析,有处理意见,有整改措施。

(5)科室内部团结协作,科室间关系良好,关心同事,并协助解决实际问题。

(6)严格执行各项规章制度和操作规程,不断健全专科护理常规。

(7)每周深入病房了解患者及家属的需要和征求意见1次,每月召开工休座谈会1次,针对意见有改进措施。

(8)贯彻落实上级各项指令性工作。

(9)每月定期组织科内护士业务学习和护理查房;参加危重患者病案讨论和死亡患者讨论;每年"三基"考核2次。

(10)妥善安排实习、进修人员带教工作。

(三)护理工作质量标准

临床护理是对患者进行直接护理最重要的内容,质量高低会直接影响到患者的康复,主要包括护士素质、护理安全、消毒隔离、基础护理、护理记录等内容。

1.护士素质质量标准

(1)尊重患者,态度和蔼,执行保护性医疗制度,患者对护理工作满意度≥95%。

(2)认真履行岗位职责,责任护士对患者做到"十知道"(床号、姓名、诊断、职业、文化程度、家庭状况、心理状况、饮食、治疗和护理)。

(3)遵守院纪院规,遵守劳动纪律。

(4)仪表端庄,举止大方,待人礼貌、热情,着装符合要求。

(5)对患者实施针对性的心理护理及健康教育。

(6)保持慎独的态度,严格执行规章制度和操作规程。

(7)积极参加业务学习、论文撰写和科研工作,完成规定的教学任务。

2.护理安全质量标准

(1)有医疗安全防范的制度和措施,护士与护士长签订安全责任状。

(2)麻醉药管理做到"五专"(专人、专柜、专锁、专处方、专登记本),有交接班记录,有使用登记。

(3)抢救车用物齐全,摆放合理,呼吸机、监护仪等抢救仪器性能良好。

(4)有青霉素过敏抢救专用盒,无过期失效药品和用物,过敏性与非过敏性药物分开放置,药物过敏患者床头挂醒目标志。

(5)严格执行护理操作规程和无菌操作原则。

(6)坚持"三查七对",护理事故发生率为0,护理差错发生率≤1/(年·百张床)。

(7)注意护士自身安全,出现意外纠纷,以及时报警并采取防范措施。

(8)氧气、吸引等装置保持完好,有用氧"四防"标志。

(9)病房安全通道通畅,灭火器完好,做好安全知识宣教。

3.消毒隔离质量标准

(1)有预防医院感染的制度和措施,严格遵守无菌操作原则,操作前后洗手。

(2)每月定时对工作人员手、无菌物品、空气、物体表面、消毒液进行细菌学监测,超标有整改措施和复查记录。

(3)消毒、灭菌方法正确,灭菌合格率100%。

(4)病床湿扫,一床一毛巾一消毒,床头桌抹布一桌一巾一消毒。

(5)无菌物品放置在无菌专用柜,无过期失效。

(6)实行一人一针一管一消毒,止血带每人一根,用后消毒,垫巾、隔巾一人一用一消毒。

(7)无菌溶液注明开瓶日期,并在有效期内使用,氧气湿化瓶、呼吸机管道等按规定时间更换、消毒。

(8)室内清洁整齐,定期消毒和开窗通风,严格区分无菌区、清洁区和污染区,有专用的卫生工具。

(9)感染伤口和特殊感染的器械、布类及用物等要按规定严格处理,垃圾分类按要求处理(黄色——医用垃圾、黑色——生活垃圾、红色——放射性垃圾)。

(10)出院或死亡患者,做好床单位终末消毒。

4.基础护理质量标准

(1)病房环境整洁、安静、空气新鲜无异味。

(2)患者口腔、头发清洁无臭味,衣服和床单整洁无污迹,皮肤清洁无压痕,外阴清洁,无长胡须、长指(趾)甲。

(3)床周边物品摆放有序,无杂物。

(4)患者体位正确,症状与病情相符,情绪稳定无心理障碍。

(5)患者基本生活需要落实到位,各种管道护理正确,无护理并发症(压疮、烫伤、冻伤、坠床、足下垂、输液外漏等)。

(6)用药准确安全,床头药物过敏标志醒目,特殊患者保护措施到位(神志不清者、小孩有护栏),床头卡与患者情况相符。

(7)经常巡视病房,了解患者动态,责任护士对患者情况要做到"十知道"。

(8)做好健康教育,患者知道护士长、负责护士、负责医师的名字,知道住院注意事项,患者对自身疾病、用药情况、卧位、饮食、休息、活动、检查的注意事项基本了解。

5.护理记录质量标准

护理记录包括体温单、医嘱单、护理记录单、病室交班本等。各项记录要做到:格式符合要求,项目填写齐全,记录及时准确,用医学术语、措辞精练,字体端正易辨认,页面清洁、不涂改。

(1)体温单:楣栏项目逐项填写齐全、准确。手术后数天连续填写至术后第七天;测量的时间、次数符合病情规定的要求;体温单的绘制做到点圆、线直、大小粗细及颜色深浅一致,页面清洁;40 ℃~42 ℃体温线上及底栏各项目填写正确并符合要求。

(2)护理记录单:楣栏填写符合规定要求,页码准确;首页开始,应简述病情或手术情况,病情的处置及效果;按医嘱或病情需要,以及时、准确地记录每个时段患者的生命体征、用药治疗效果、护理措施和病情变化,要求记录完整。交班时应做一次清楚扼要的小结,并签全名;液体出入水量按要求记录,并进行 24 h 总结;患者病故或出院都应有最后的护理小结;记录的时间与病情的记录要准确无误,不能与医师记录矛盾,不能有主观臆断内容,真实、客观地反映病情,避免医疗纠纷隐患;护理记录书写合格率≥95%。

(四)特殊专科护理质量标准

特殊专科很多,常把病室之外的科室都视为特殊专科,如手术室、急诊室、供应室、产房婴儿室、重症监护病房、门诊、血液透析室等。这些科室除具备共性的护理质量要求外,还具备一些特殊的质量要求。现举例介绍手术室、急诊室、供应室特有的护理质量标准。

1.手术室护理质量标准

(1)手术室环境随时都必须做到:清洁、整齐、安静、布局合理,严格区分限制区、半限制区、非限制区。

(2)严格遵守各项手术室制度,如查对制度、接送制度、手术器械制度、敷料清点制度、标本保存制度、交接班制度、参观制度等,并有记录可查。

(3)严格执行无菌技术操作规程,无菌手术感染率≤0.5%。

(4)有严格的消毒隔离制度,并认真执行,每月对空气、无菌物品、工作人员手和物体表面、消毒液、高压锅进行细菌学监测。

(5)无菌手术与有菌手术分室进行,在特殊情况下,应先做无菌手术后再做有菌手术,隔离手术间门口挂隔离牌,术后用物按隔离性质进行严格消毒处理。

(6)严格洗手制度,手术室人员外出必须更换外出鞋、衣,外出的推车有清洁、消毒措施。

(7)手术室人员半年一次体检,咽拭子培养阳性及皮肤化脓感染者不进手术间。

(8)巡回护士根据手术需要,摆好患者体位,注意患者的舒适和安全,做好各项准备,主动、及时地配合手术及抢救工作。

(9)洗手护士要了解手术步骤,熟练地配合手术,并与巡回护士一起认真地查对患者、手术部位、器械敷料、手术标本等,保证术后伤口内无遗留物,确保手术安全。

2.急诊室护理质量标准

(1)具备救死扶伤的精神,责任心强,业务水平高,熟悉各科室常见急性病的治疗原则和抢救常规,严密观察病情,以及时配合抢救,必要时要进行初步应急处理。

(2)做好急诊登记,分诊准确。如发现传染病应立即隔离,并做好消毒工作和疫情报告。

(3)服务态度良好,时间观念强,工作安排有序,应做到接诊患者快、治疗抢救快、医护配合好。

(4)有抢救组织,有抢救预案,如遇大批外伤或中毒患者来院时,能立即组织抢救,并向有关领导汇报。

（5）抢救物品和药品随时保持齐全、完好状态，不准外借，使抢救用品完好率达100％。

（6）做好抢救室及留观室患者的各项护理工作，无护理不当引发的并发症，做到观察室管理病室化。

3.供应室工作质量标准

（1）布局合理，符合污－净－无菌－发放路线原则，三区线路不交叉、不逆行。

（2）有健全的制度和职责，有物品洗涤、包装、灭菌、存放、质量监测、保管等质量要求，并认真执行。

（3）各类设备配置符合要求，供应品种、数量满足医院工作需要。

（4）所供应的物品均写明灭菌日期，无过期物品，每天对消毒灭菌用物进行质量检测，灭菌质量合格率达100％。

（5）坚持做到下送、下收；下送、下收物品不混装、不互相污染，方便于临床。

（6）各种物品管理做到账物相符、分类放置。借物手续齐全，有统计月报制度，数据真实可靠。

（7）环境清洁、整齐有序，定时进行空气消毒，每月对空气、无菌物品、工作人员手及物体表面、消毒液、灭菌锅进行细菌学监测，确保医疗护理安全。

六、临床科室护理质量管理流程

由于临床科室护理质量管理是医院护理质量管理的基础环节，一般情况下，由病区护士长和护理骨干组成的病区三级护理质控小组负责。主要有如下步骤。

（一）成立护理质量控制小组

质量控制小组简称质控小组，小组人员相对固定，分工明确。一般设立组长1人、组员4～5名，组长由护士长担任，组员由责任组长、护理骨干、带教组长、高年资护士组成。质控小组负责制定科室年度护理质量监控计划、监控形式及整改意见，根据要求，每天、每周或每月进行科室护理质量自我检查和考评。月底由护士长核定成绩，并结合护理部、科护士长及医院专项护理质量小组检查的结果在全科护士会上总结讲评，分析本科存在的实际问题，提出改进意见或建议，落实奖惩，以促进质量持续改进。

（二）组织学习护理质量标准

病区护士长组织全科护士认真学习医院护理质量标准，要求每位护士熟记并通过自行组织的考核。

（三）建立自查制度和奖惩制度

建立完整的自查和奖惩制度。质量小组成员按照分工定期检查各项护理质量指标的达标情况，小组成员间各自负责又相互合作，做到重点突出、标准统一、量化评分、奖惩分明。

（四）跟班检查

护士长根据跟班者情况或近期护理工作的特点，有重点地跟班。在跟班过程中，主要了解护士掌握工作的熟练程度和完成质量，指出存在问题或不足，提出改进意见，必要时进行示范教学。对于科室存在的共性问题、重点问题，应重点讲评。为便于观察分析质量发展的趋势和改进效果，科室可建立专门的"跟班登记本"，记录跟班的各项检查指标及其分值，被跟班者的姓名，跟班的时间、班次、讲评意见等。

（五）不定期检查

护理部主任、质管干事和科护士长可通过跟班检查对科室护理工作质量进行检查。检查的重点是新护士长、代理护士长及工作繁忙、存在隐患多的科室等。检查内容为护士长的行政管理、业务技术、护理教学和护理查房等全面护理工作的完成质量。

（六）问卷调查和自评

护士长可通过问卷调查了解患者对科室护理质量的满意度，问卷可以在患者住院期间即时发放，也可以在患者出院后以邮寄形式发放。问卷设计可参照护理部的满意度调查表，同时也应采纳科室医技类人员的意见或建议。护士长也可通过问卷调查对科室护理工作进行自评，由每位护士配合填写自评表。通过满意度调查和自评，护士长可以对科室的护理质量有一个全面的了解，能及时发现问题、完善管理。

（七）每月召开护士会分析讲评

护士长每月组织护士或护理骨干召开护理质量分析会，护士长在会上根据跟班检查的结果、自查的结果、护理部专项护理质量检查小组和护士长例会通报的情况等进行分析讲评，重点讲评科室护理工作的完成质量、存在问题、整改意见及奖惩情况，并布置下个月的工作任务和要求。

（八）完善科内管理制度

实施改进措施后，科室的护理质量如能改善并实现达标，护士长应当将改进措施列为科内的管理制度继续执行。

（于瑞萍）

第三节　医院感染与护理管理

护理工作在医院感染管理中具有本身的特殊性和重要性。国内外调查结果显示，医院感染中有30％～50％与不恰当的护理操作及护理管理有关。因此，加强研究护理程序、护理技术和医院感染的发生规律，以及它们之间的相互关系，探索预防、控制感染的理论与方法，用有效的护理操作技术，最大限度地降低医院感染的发生率，是本节阐述的目的。

一、护理操作与防止感染的关系

护理管理是医院管理系统中的主要组成部分。在总系统的协调下，相关的护理部门运用科学的理论和方法，在医院内实行各种消毒灭菌和隔离措施。完善的护理管理机制通常以质量管理为核心、技术管理为重点、组织管理为保证。护理质量的核心则是医院感染控制的水平。在预防和控制医院感染的全过程中，护理指挥系统起着决定性的作用。护理人员及护理管理者，应该成为预防和控制医院感染的主力。

预防感染措施的执行常常首先涉及护理人员。要做好实质性护理，离不开消毒、灭菌和隔离技术，而且，一般来说，护理人员接受的控制感染的基本教育和训练比医师要多。在多数情况下，患者的一些病情变化首先发现的往往是护士。一旦发现患者有严重感染的危险时，当班护士有权对患者实行隔离。这种责任要求护士对一些疾病及其隔离的必要条件，必须有较全面的知识和理念，并要随着疾病谱的变化、疾病传播和流行的特点，制定出相应的隔离措施。比如，100多年前提出的"类目隔离"发展至今已有7种方法(严密隔离、呼吸道隔离、抗酸杆菌隔离、接触隔离、肠道隔离、引流物-分泌物隔离、血液-体液隔离),以后又发展为以疾病为特点的隔离;20世纪80年代末期进一步提出全面血液和体液隔离,亦称屏障护理;20世纪90年代初发展为"体内物质隔离"。在此基础上于20世纪90年代中期形成了"普遍性预防措施",到了20世纪90年代后期又迅速地发展为今天的"标准预防"。

以最简单而常做的试体温为例来说,曾有报道,由于直肠体温表擦拭不净,消毒不彻底,造成新生儿沙门菌感染迅速扩散,6周内就有25例新生儿感染。经过实行隔离患儿、彻底消毒体温计和停止直肠测温(改用腋表)等综合管理和护理措施,感染才得以控制。

点眼药这一简单而常见的护理操作,亦可能造成眼部的严重感染。国外有报道说,因点眼药造成感染的发生率可高达44%。点眼药除可导致铜绿假单胞菌传播外,还会引起黄杆菌污染。曾有报道,给新生儿洗眼后发生脑膜炎;用无色杆菌污染的水洗眼和湿润暖箱造成6名早产婴儿死亡。

大量的事实充分说明,严格认真地执行消毒、灭菌、无菌操作和隔离技术,是预防医院感染的重要保证。护理人员既然是主力,在任何治疗和护理行动中都必须坚持这一观点。欧美各国多数医院管理机构都认为,没有预防感染的护士,就无法推动和贯彻防止医院感染的各种措施。因此,英国在1958年率先任命了医院感染监控护士。

随着人们对感染与护理关系的认识日益深入,各有关护理管理和护理教育部门相继把防止感染问题列入迫切的议事日程,作为护理质量控制的必要指标来抓。这既是摆在护理工作者面前的一个亟待解决的重要课题,也是全体护理人员的光荣任务和神圣职责。

综上所述,护理人员必然是医院感染管理中的主力。有关机构总结了感染监控工作的经验与教训,认为一个合格的感染监控护士,应该扮演着多种重要角色:专职者(掌握病原体特征及其传播途径,并有针对性地加以有效预防和控制)、执行者(理论与实际并重,不仅掌握清洁、消毒、灭菌理论与方法,并能付诸实践,严格地执行无菌操作技术与隔离方法,有效地控制医院感染的发生)、监察者(督促全院医护人员行动一致,互相提醒)、教育者(指导卫生员、护工及探访者等非专业人员,普及有关疾病传播和预防交叉感染等知识)、发现者(高度警惕、密切观察,以及时发现感染者及引起感染的潜在危险因素,并尽快予以控制)、研究者(研究医院感染的发生、发展规律,探讨针对感染的预防控制措施)和保护者(既是患者健康的保护神,又必须保护工作人员免受感染)。集7个角色于一身,这充分说明监控护士的突出作用,同时也描绘出他们所担负的职责与任务的分量。

二、加强护理管理与减少医院感染

按卫生健康委员会1988年建立健全医院感染管理组织的文件精神,护理部主任(或总护士长)必须是医院感染管理委员会的主要成员之一,积极参加该委员会的组织、管理、计划和决策等各项重要活动。护理部必须将感染管理委员会的各项计划、决策列为本部门的日常基础工作,并及时付诸实施和督促执行。护理部有责任教育广大护理人员提高对医院感染危害的认识,贯彻消毒、灭菌、隔离和合理使用抗生素等各项预防措施,并担负起有关防止感染的组织、领导、培训、考核、评价、科研和调查等工作。如有必要,护理系统应该主动和独立地制定出行之有效的预防措施,并建立严格的控制感染管理制度,层层落实把关,从而最大限度地避免因护理管理失误而引发医院感染。

(一)加强组织领导与健全监督检查

医院的感染管理是一个复杂的系统工程,护理管理则是该系统的重要子系统,它的运行状况会直接影响整个医院感染管理的质量与水平。为了实现预防和控制医院感染这个大目标,必须建立健全组织,并实施科学而有效的管理。护理部要在医院感染管理委员会的指导下,组织本系统中有关人员成立预防医院感染的消毒隔离管理小组,由护理部主任或副主任(或总护士长)担任组长,成员应包括部分科护士长和病房护士长。组成感染管理的护理指挥系统,负责制定预防医院感染的近期和远期计划,并提出相应的具体要求,明确职责与任务。无论是近期还是远期计划,均应从实际出发,并有一定群众基础,以利实施和执行。切实可行的预防感染计划是严格护理管理的关键一步。它既是护理质量评定的标准和检查、考核、评比的依据,又是防止感染发生的保障。

护理指挥系统应当充分发挥它的组织作用及计划、处理和控制医院感染的职能,通过计划安排、定期检测、随时抽查或深入第一线等途径,了解情况,以此衡量和评定各科室的护理管理现状和质量,并根据所获得的各方面的信息及时处理存在的问题,或做出相应的调整,使医院感染的各项预防措施持续处于良好的运行状态。这个系统必须使组织中的成员都能发挥他们的聪明才智,为实现组织目标而共同努力奋斗,用有限的资源获得最大的预防控制感染的效果。

感染管理的护理系统还应对全院护理人员进行消毒、灭菌、无菌操作和隔离技术的教育,进行合理使用抗菌药物、正确配制和选择合适溶酶、观察用药后的反应,以及各种标本的正确留取及运送等有关预防感染的培训,并根据实际需要及时实施考核、检查、纠错等工作。要定期进行无菌操作的达标率和消毒灭菌合格率等的统计,了解护理人员被利器刺伤甚或遭受感染的情况,以及住院患者的感染发生率等,分析原因,以及时向有关部门提出警示并做好宣传教育工作等。它还必须建立感染发生的报告制度,除法定传染病按规定报告外,其他医院感染均应由各病区护士长(或监控护士)上报护理部及医院感染管理专职人员,特别是发生多种耐药菌株,如耐甲氧西林的金黄色葡萄球菌、耐万古霉素的金黄色葡萄球菌、耐万古霉素肠球菌等感染;输血和输液反应及输血后肝炎等需要立即报告,同时应实施有效的相应隔离。一旦发生感染暴发流行,护理部的主管者应迅速到达发病现场进行调查,第一时间获得资料,并同医院感染管理专职人员协力探讨原因,采取相应的对策及改进消毒灭菌方法和隔离措施。

在医院感染暴发流行时,必须及时调整防止感染的计划。这时感染管理的惯性运行应过渡到调度运行或控制运行状态。但是,全院统一的清洁卫生、消毒隔离、监测检查和无菌操作等各种规章制度应保持相对稳定,这一点亦正是制度与计划的不同之处。切实可行的计划与严格的管理制度不但可提高质量和效率,而且是使整个护理工作处于良好状态的保证。此外,护理系统还应制定统一的消毒隔离、无菌操作等护理质量检查标准和具体要求,如对肌内注射、静脉注射、留置针、呼吸机的应用、留置尿管等操作规定统一的操作程序及质量标准,并要根据标准进行训练和强化要求,使具体操作规范化和质量标准化。每季度应进行抽查,以切实达到预防医院感染的目的。

(二)改善建筑布局与增添必要设备

医院感染管理工作的好坏与医院重点部门的建筑布局和设备的关系比较密切,所以在条件允许的情况下,应根据需要适当改造或改建不适于预防感染的旧建筑,增添必要的专用设备。例如,在无菌手术室和大面积烧伤病房及大剂量化学治疗(以下简称化疗)、骨髓移植病房安装空气净化装置;医院中心供应室三区(污染区、清洁区与无菌区)划分清楚,区与区之间有实际屏障,人流、物流由污到洁,保证不逆行,清洗污染物品逐步由手工操作过渡到机械化操作,使之达到保证清洗干净又不污染或损伤操作者;淘汰不合格的压力蒸汽灭菌器,应用预真空压力蒸汽灭菌器,保证灭菌质量;根据医院功能及灭菌要求,考虑购置环氧乙烷灭菌器,以保证畏热、怕湿仪器的灭菌质量;增加基础医疗设备,如持物钳、器械罐、剪刀、镊子等基础器械的备份,以保证有充足的灭菌及周转时间,确保医疗安全。在供应室的三区内部设有足够的洗手池及清洁干燥的肥皂与毛巾,以保证工作人员及时洗手。在重点病房及注射室、重症监护病房、儿科病房等部门的进出口旁安装洗手池、脚踏式的开关,以保证医护人员在护理患者前后,能充分地洗手而防止交叉感染。在综合医院设立传染病房时,应建立独立的护理单元,并按传染病医院要求合理布局,按传染病管理法严格管理;严格区分清洁区、半污染区和污染区,以及加强污物、污水的无害化处理。

(三)加强教育培训与提高人员素质

提高工作质量的原动力来自教育。不断进行针对性的教育与专业培训是搞好医院感染管理的基础。因此,护理部必须从教育入手,与感染管理专职人员密切配合,根据当时的具体情况,对各级人员进行消毒、隔离技术等的培训。只有人人都了解预防医院感染的意义、具体要求和实施方法,才能使预防感染的各项计划和措施变为群众的愿望和行动,才能切实控制或防止感染的发生。

对于从事医院感染管理人员的知识结构的要求主要有两方面:其一是严密的消毒、隔离、无菌操作及其他预防或控制措施的技术方法,以及合理使用抗生素等,这可按照一定的规章制度,通过严格的专业培训来实现;其二是有关的微生物学、卫生学、流行病学等基础知识,这需要加强经常性的学习,不断拓宽知识面才能达到。其中尤其重要的是提高工作人员的专业素质,使他们掌握并熟知各种感染性疾病的先兆特征及其潜伏期,早期预测和推断交叉感染发生的可能性,并采取相应的措施。早期识别对防止感染的发生最为有效,因为患者最具有传染性威胁的时间往往是患病的最初阶段,如果能及早采取必要的措施,就能迅速控制疾病传播,达到事半功倍的效果。否则,一旦感染扩散开来,就会出现不可收拾的局面。从这个意义上来讲,医院感染预防和管理教育的对象应该不仅限于传染科的医护人员,而是医院的全体,只是教育的内容和程度有所选择和区别。

定期进行在职教育或轮训和考评,是促进护理常规落实的好办法。值得一提的是,实践已反复证明,有关护士长和监控护士的思想作风、业务技术和组织管理能力与医院感染的发生率有密切关系,因此医院感染的管理机构和护理指挥系统必须紧紧抓住对他们的教育。通常,可以通过有计划的专业培训、参观学习、经验交流及定期举办专题讨论会等形式来提高他们的业务素质和管理水平。护士长和监控护士应该善于利用组织查房、消毒和隔离操作、小讲课、定期考评等途径来指导所属护理人员的工作,从而保证医院感染预防和管理的质量。对于各级护理人员(特别是新调入的),除培养他们严格执行各项消毒隔离制度的习惯外,还必须加强个人卫生管理。如保持工作服、工作帽、口罩及各种器具等清洁和合理使用等。

2000 年国家卫健委下发的医院感染管理规范中也明确规定,各级人员均要有计划地参加医院感染专业和职业道德的培训,新调入人员不少于 3 个学时、一般工作人员每年不少于 6 个学时、专职人员每年不少于 15 个学时的培训。

(四)强化高危人群和重点部门的感染管理

医院是各种疾病患者聚集的地方,其免疫防御功能都存在不同程度的损伤或缺陷。同时,患者在住院期间又由于接受各种诊疗措施,如气管插管、动静脉插管、留置导尿管、手术、放射治疗

（以下简称放疗）、化疗、内镜检查和介入治疗等，进一步降低了他们的防御功能。加之医院病原菌种类繁多、人员密集，增加了患者的感染机会。因此，为了控制医院感染的发生，医护人员必须对人体的正常防御能力有一定的了解，还要熟悉降低或损伤宿主免疫功能的各种因素，以便采取相应措施，提高宿主的抵抗力。同时，还应对医院感染所涉及的各类微生物，对于常见致病菌和机会致病菌的种类、形态、耐药力、致病力及对药物的敏感性等应有一个清楚的认识，以便有针对性地对有传染性的患者进行有的放矢的隔离与治疗，对环境及医疗器械进行有效的消毒、灭菌，从而降低医院感染的发生率。

老年患者由于免疫功能低下，抗感染能力减弱，尤其是有疾病并处于卧床不起的老年人，由于呼吸系统的纤毛运动和清除功能下降、咳嗽反射减弱，导致防御功能失调，易发生坠积性肺炎。而且，这类患者的尿道多有细菌附着，导管中铜绿假单胞菌、大肠埃希菌、肠球菌分离率高，也可能成为医院感染的起因。对于抗菌药物的应用，无论用于治疗还是用于预防，均应持慎重态度，并坚持定期做感染菌株耐药性监测，以减少耐药菌株的产生。

对住院的老年患者，必须特别加强生活护理，做好患者口腔和会阴的卫生。协助患者进行增加肺活量的训练，促进排痰和胃肠功能恢复。用于呼吸道诊疗的各种器械要做到严格消毒。工作人员在护理老年患者前后均应认真洗手，保持室内环境清洁、空气新鲜，严格探视制度及消毒隔离制度。

幼儿处于生长发育阶段，免疫系统发育尚不成熟，对微生物的易感染性较高，尤其是葡萄球菌、克雷伯杆菌、鼠伤寒沙门菌、致病性大肠埃希菌和柯萨奇病毒等感染，较易在新生儿室暴发流行。因此，预防医院感染要针对小儿的特点，制订护理和管理计划。加强基础护理，注意小儿的皮肤清洁及饮食卫生，更主要的是从组织活动和环境改善方面进行考虑，除严格执行各种消毒、隔离的规章制度外，还要求工作人员上班前一定要做好个人卫生。进入新生儿室要换鞋，接触新生儿前一定要洗手，并做好对环境卫生的监测。工作人员出现传染性疾病时，应及时治疗、休息，传染期应调离新生儿室，以免发生交叉感染。

重症监护病房是医院感染的高发区，患者的明显特点是病情危重而复杂。①多数患者都是因其他危重疾病继发感染（包括耐药菌株的感染）后转入重症监护病房。②各种类型休克、严重的多发性创伤、多脏器功能衰竭、大出血等患者，其身心和全身营养状况均较差，抗感染能力低。严重创伤、重大手术等常导致全身应激反应，进而出现抗细菌定植能力及免疫功能下降。③患者多数较长时期使用各类抗菌药物，细菌的耐药性均较强。④强化监护所使用的各种介入性监察、治疗，如机械通气、动脉测压、血液净化、静脉高营养、留置导尿管、胃肠引流等都可能为细菌侵入机体和正常菌群移位提供有利条件。⑤患者自理能力缺乏或丧失，因而十分依赖护理人员，与护理人员频繁接触往往会增多发生交叉感染的机会。

为了做好重症监护病房医院感染的预防工作，除从设计和设备上给予关注外，必须制定一系列防止感染的管理制度。此外，还应强调从业人员素质的提高，有高度责任心者才能做好重症监护病房的工作，从而降低重症监护病房患者医院感染的发生率。预防重症监护病房医院感染的原则应是提倡非介入性监护方法，尽量减少介入性血流动力学监护的使用频率。对患者施行必要的保护性医疗措施，提高患者机体的抵抗力。特别应预防下述各类型感染。

1.预防下呼吸道感染

因为这类感染易于发生，而且对危重患者威胁较大。在具体实践中应认真做好以下各项。

（1）对昏迷及气管插管的患者，必须加强口腔护理。

(2)掌握正确的吸痰技术,以免损伤呼吸道黏膜及带入感染细菌。

(3)严格按七步洗手要求,应用流动水、脚踏式或感应式开关、一次性擦手纸巾认真地洗手。根据需要定期或不定期进行手部细菌监测,切断通过手的传播途径。

(4)做好吸入性治疗器具的消毒,阻断吸入感染途径,如湿化瓶及导管要按照卫生健康委员会规范严格终末消毒、干燥保存,用时加无菌水,连续使用时每天更换无菌水;使用中的呼吸机管道系统应及时清除冷凝水,必要时定期或不定期更换、消毒。

(5)积极寻找有效手段,阻断患者的胃-口腔细菌逆向定植及误吸,不用 H_2 受体拮抗剂,慎用抗酸药,以免胃内 pH 升高,而细菌浓度增高,以致促成内源性感染的发生。可用硫糖铝保护胃黏膜,防止应激性溃疡;带有胃管的患者,应选择半卧位,并应保持胃肠通畅,若有胃液潴留,应及时吸引,防止胃液倒流而误吸;术后麻醉尚未恢复之前,应使患者处于侧卧位,严格监护,若有痰液应及时吸出等措施防止误吸。

(6)做好病室的清洁卫生,以及时消除积水和污物,铲除外环境生物储源,保持空气洁净及调节适宜的温湿度,定期清洗空调系统。

(7)加强基础护理,对患者进行有关预防下呼吸道感染的教育,指导患者进行深呼吸训练和有效咳嗽训练,鼓励患者活动,对不能自主活动的患者应协助其活动,定时翻身拍背,推广使用胸部物理治疗技术。

(8)监护室内尽量减少人员走动,隔离不必要人员入室,室内禁止养花,以防真菌感染。

(9)进入重症监护病房 的人员(包括探视人员)都要严格按制度更换清洁的外衣和鞋子,洗手,必要时戴口罩,严禁有呼吸道感染者入内。

(10)建立细菌监测、感染情况的登记上报制度,定期分析细菌的检出情况,对感染部位、菌种、菌型及耐药性、感染来源和传播途径,以及医护人员的带菌情况均应做好记录,以便制定有针对性的控制措施。

2.防止血管相关性感染

危重患者往往需要进行介入性的监护、治疗或诊查,而作为医护人员必须贯彻世界卫生组织的安全注射的 3 条标准,即接受注射者安全、注射操作者安全、环境安全,还应特别注意下列各点。

(1)采用各种导管应有明确指征,总的来讲要提倡非介入性方法,尽量减少介入性损伤。

(2)对患者实行保护性措施,提高其自身抵抗力,介入性操作容易破坏皮肤和黏膜屏障,能不用时应立即终止。

(3)置入时除了严格的无菌技术外,还应注意选择合适的导管,如选择口径相宜、质地柔软而光洁的导管,以及置管者具备熟练的穿刺、插管技术,从而避免发生血小板黏附及导管对腔壁的机械性损伤。

(4)加强插管部位的护理及监测,留置导管的时间不宜过长,导管入口部位保持清洁,可选用透明敷料,以便于随时监察。一旦发现局部感染或全身感染征象,应立即拔除导管,并做相应的处理。

(5)做好消毒、隔离,严格的洗手和无菌操作是预防介入性感染的最基本的重要措施。

(6)配制液体及高营养液时应在洁净环境中进行,配制抗癌药及抗菌药时应在生物洁净操作台上进行,确保患者、工作人员及环境安全。

(7)介入性操作中使用的一次性医疗用品必须有合格证件,符合卫生健康委员会的有关要求,严防使用过期、无证产品,确保患者安全等。

3.重症监护病房患者感染

重症监护病房患者多为手术后带有切口,而本身的抵抗力又很弱,伤口愈合较慢,所以要求特别注意预防手术部位及切口感染。

(1)防止切口感染的最有效对策是严格的无菌操作,不用无抗菌能力的水冲洗切口,并对疑有感染的切口做好标本留取,以及时送检。

(2)缩短患者在监护室滞留的时间。

(3)选用吸附性很强的伤口敷料,敷料一旦被液体渗透要立即更换,以杜绝细菌穿透并清除有利于细菌的渗液和避免皮肤浸渍。

(4)尽量采用封闭式重力引流。

(5)更换敷料前洗手,处理不同患者之间也要洗手,即使是处理同一个患者不同部位的伤口之间,也应清洁双手。

(6)保持重症监护病房室内空气清洁,尽量减少人员流动、避免室内污染等。

三、护理人员感染的防护

医院的工作人员直接或间接与患者和传染性污物接触,可以从患者获得感染,也可以把所得的感染或携带的病原体传给患者,并能在患者及工作人员之间传播,甚至扩散到社会上去。因此,对工作人员进行感染管理,不仅关系到他们自身的健康,而且也有益于全院患者及其家属,甚至社会。

在医院众多职工中,护理人员接触患者最多,每天需要处理各种各样的感染性体液和分泌物,可以说是处于各种病原菌包围之中,时刻受到感染的威胁,因此必须加强护理人员的自我防护与感染管理。

(一)加强对护理人员的感染管理

对护理人员感染的监测既是职业性健康服务和预防感染的重要环节,也是医院感染监控及管理系统中的重要组成部分。对护理人员应定期进行全面体格检查,建立健康状况档案,了解受感染的情况,以便采取针对性的预防措施。

在医院中,许多科室和工作环节对职工具有较高的感染危险性,尤其是护理人员在调入或调离某一部门时,都应进行健康检查,查明有无感染,感染的性质,是否获得免疫力等,并做好详细记录。在此基础上,进一步探讨这个部门的感染管理工作,明确改进目标,制定相应的预防感染措施。

(二)提高护理人员自我防护意识

护理人员在进行手术、注射、针刺、清洗器械等操作时,极易被锐利的器械刺伤。人体的皮肤黏膜稍有破损,在接触带病毒的血液、体液中就有被感染的危险性。国内有医院调查发现,外科及治疗室的护士在工作中约有70%被医疗器械损伤过,美国的一项调查报告表明,703例的医护人员的感染100%与接触感染性的血液、体液有关,这其中有95%与利器刺伤相关。因此,处置血液和血液污染的器械时应戴手套或采用不直接接触的操作技术,谨慎地处理利器,严防利器刺伤,一旦被利器刺伤必须立即处理,挤血并冲洗伤口、清创、消毒、包扎、报告和记录、跟踪监测,尽量找到可能感染的病原体种类证据,以便根据病原学的特点阻断感染。护理人员手上一旦出现伤口,就不要再接触患者血液和体液。对于从事有可能被患者体液或血液溅入眼部及口腔黏膜

69

内的操作者,应强调戴口罩及佩戴护目镜,在供应室的污染区还应佩戴耳塞,穿防护衣、防护鞋等。在进行化学消毒时,应注意通风及戴手套,消毒器必须加盖,防止环境污染带来的危害。

(三)做好预防感染的宣传教育

护理人员在工作中双手极易被病原菌污染。有些护士往往只注意操作后洗手,而忽视了操作前同样需要洗手;有的护理人员本身就是病原携带者,或由于长期接触大量抗菌药物已经改变了鼻咽部的正常菌群,成为耐药细菌的储菌源。这些病原体可通过手或先污染环境和物品,继而导致患者感染。因此,护理人员必须养成良好的卫生习惯,尤其是要强化洗手意识,对一切未经训练的新工作人员,应给予预防感染的基本操作技术培训,并结合各种形式(如板报、壁画、警示等)的宣传教育。

(四)强化预防感染的具体措施

患有传染性疾病的护理人员,为防止感染扩散,应在一定时期内调离直接治疗或护理患者的岗位,并在工作中做好避免交叉感染的各项措施。对从事高危操作的工作人员,如外科医师、监护病房护士及血液透析工作人员等均应进行抗乙肝的免疫接种。被抗原阳性血液污染的针头等锐利器械刺破皮肤或溅污眼部、口腔黏膜者,应立即注射高效免疫球蛋白,以防感染发生。同时,还应加强对结核病的防治,以及在传染病流行期或遭受某种传染物质污染后,以及时为护理人员进行各种相应的免疫接种,如乙肝疫苗、流感疫苗等。

四、严格病房管理和做好健康教育

护理人员往往是各级医院健康教育的主要力量。为了取得患者主动配合治疗和协作,对于医院所实行的每一项制度、每一项护理操作的目的与要求,都应该做好必要的宣传教育。例如,管理好病房秩序、控制患者的陪护率、减少病房的人流量等各项措施,实际上都是为了控制病房内的洁净度,这对保护住院患者的医疗安全和减少感染机会都能收到良好的效果。在实践中,只要把问题说清楚,必然会得到患者的理解和配合。

护理人员向患者进行宣传教育的方式应该多种多样,如通过个别指导、集体讲解、电教、录像、展览、广播和画册等,向患者传播预防疾病及控制医院感染等知识。教会患者及其家属、探访者养成接触患者前洗手的习惯。对于需要隔离的患者,特别要讲清隔离的目的和意义,以及不随意去其他病房的好处。这样做不但能在一定程度上解除患者的心理负担,而且能促进他们主动自觉地配合医护人员遵守隔离、消毒等制度,使之安全而顺利地度过隔离期。

五、建立健全规章制度

医院感染管理工作的成功与否,在很大程度上取决于切合实际情况而又行之有效的规章制度。各种规章制度绝大多数是前人在长期实践中,经过反复验证的经验和教训的总结,是客观规律的反映,可作为各项工作的准则或检查评价的依据。

通常,与医院感染的预防和管理相关的规章制度主要有清洁卫生制度、消毒隔离制度、监测制度、无菌操作制度、探视陪住制度,以及供应室的物品消毒灭菌管理制度等。尤其是对发生感染可能因素较多的科室,如手术室、产房、婴儿室、换药室、治疗室、重症监护病房和新生儿病房等要害部门的各方面规章制度,更应认真制订和严格执行,在执行过程中不断修正、充实和完善。另外,还必须重视患者入院、住院和出院3个阶段的工作,实施相关的各项要求,以及做好疫源的随时消毒、终末消毒和预防性消毒。这样才能通过重点管理促进整体预防措施的贯彻执行,逐步达到预防工作和管理制度规范化,确保患者和医护人员的健康和安全。

六、消毒措施的贯彻与落实

消毒是预防感染传播的基本手段之一,能否防止或控制感染的扩散往往取决于消毒工作的质量。在任何一个医疗机构里,各种消毒管理规章制度的执行和各项具体消毒措施的落实,涉及诸多方面,但其中某些环节必须予以特别关注。

(一)专人负责

每一护理单元应设医院感染监控护士,在护士长和医院感染管理专职人员的领导下,负责督促检查本病区的消毒隔离制度及无菌操作的执行情况。护士还必须完成规定的各项消毒灭菌效果的检测工作,并按要求做好记录。在本病区发生医院感染甚至暴发流行时,监控护士要及时上报护理部及医院感染管理机构,并协助感染管理部门做好感染情况调查和分析,有针对性地提出有效的控制方案及措施。

(二)定期消毒

不论有无感染发生,各类用具都应根据具体情况和实际需要设有固定的消毒灭菌时间,不能任意更改,一旦发现感染,还应增加消毒次数。除定期消毒的用具外,对某些物品还必须做好随时消毒、预防性消毒和终末消毒。例如,餐具应每餐消毒;便器一用一消毒;患者的床单每天清洁、消毒;被、褥、枕和床垫按规定进行终末消毒等。

(三)按时检查

根据不同对象,建立定期检查制度,按需要明确规定年、季、月、周、日的检查重点(全面检查或抽查)。划定感染管理机构、护理部、科护士长和病房护士长分级检查的范围、内容和要求,做到每项制度有布置必有检查。对于大多数项目的检查,如洗手的要求、口罩的带菌情况、空气的含菌量和物体表面的污染程度等,必须按卫生健康委员会颁布的《消毒管理办法》《医院消毒技术规范》中的各项规定贯彻执行。通过定期和不定期的检查和监测,得出科学的数据,说明现状或存在的感染潜在因素,找出消毒隔离等实施过程中的薄弱环节,采取针对性的改进措施,进一步完善各项规章制度。

(四)定期监测

为了确保消毒灭菌的有效性,对某些项目应定期做好监测。例如,对消毒液的有效成分与污染程度,含氯消毒剂中有效氯的性能及各种消毒液的细菌培养等,必须按时做出分析与鉴别。由于革兰阴性菌可能在化学消毒液中存活并繁殖,因此不能用消毒液来储存无菌器械。按常规监测消毒的效果,并根据所得结果提出需要调整消毒剂的种类、浓度及使用方法等建议。对于压力蒸汽灭菌器还必须定期进行生物化学检测。病区的治疗室、换药室、手术室、婴儿室、产房和重症监护病房等为重点单位,除定期监测外,根据医院感染的流行情况,必要时应随时进行空气、物表、工作人员手等环节微生物监测,并按卫生健康委员会《医院感染管理规范(试行)》《医院消毒技术规范》中的要求对测得的结果进行分析、控制。

(于瑞萍)

第四节 门诊护理管理

一、门诊护士服务规范

(一)护士仪表

(1)护士仪表端庄文雅,淡妆上岗,给人以亲切、纯洁、文明的形象。

(2)工作衣帽干净、整洁,勤换洗,正确佩戴胸牌(左上方)。

(3)头发保持清洁、整齐,短发前不遮眉,后不过领,长发者需盘起。

(4)保持手部清洁,不留长指甲,不涂指甲油。

(5)穿护理部、门诊部统一发放的白色鞋子和肤色袜子,并保持鞋子、袜子清洁无破损,不穿高跟鞋、响声鞋。

(6)饰物:上班期间不佩戴首饰。

(7)外出期间着便装,不穿工作服进食堂就餐或出入其他公共场所。

(二)文明服务规范

(1)仪表端庄、整洁,符合医院职业要求,挂胸牌上岗。准时到岗,不擅离工作岗位,不聚堆聊天,专心工作。

(2)接待患者态度亲切,服务热心。有问必答,使用普通话,首问负责制,主动服务,语言规范。

(3)预检护士熟悉普通、专科、专家门诊出诊时间,为患者提供正确的预检服务。

(4)巡回护士站立服务,根据就诊患者人数,以及时进行引导和疏导服务,并保持两次候诊秩序良好。

(5)对政策照顾对象,按政策要求予以照顾就诊。

(6)对老、弱、残、孕等行动不便患者提供迎诊服务及搀扶服务和陪诊服务。

(7)各楼层免费提供饮用水和一次性水杯,并实行其他便民服务措施。

(8)发现问题主动联系相关部门,尽可能为患者提供方便,帮助解决问题,不推卸责任,不推诿患者,构建和谐医患关系。

(9)尊重患者的人格与权利,尊重其隐私,保守医密。

(10)注重自我修养,树立为患者服务意识,展现良好的医德、医风和精益求精的职业风范。

(11)以不同形式开展健康教育,如讲座、咨询等。

(12)接待患者和服务对象时,使用礼貌用语,语言坦诚亲切,带有安慰性的讨论,电话热线等,为患者提供健康教育服务。

(三)护士礼貌用语

(1)护士与人交谈时要保持稳定情绪和平和心态,做到自然大方。

(2)牢记和熟练运用服务用语"十声九字",不对患者使用"四语"。①"九声":问候声、欢迎声、致谢声、征询声、应答声、称赞声、祝贺声、道歉声、送别声。②"九字":您好、欢迎、谢谢、对不起。③"四语":蔑视语、烦躁语、否定语、斗气语。

二、门诊护理工作质量标准

（1）护士岗位要求：仪表端庄，挂胸牌上岗，准时到岗，不擅离岗位。

（2）对患者态度亲切，服务热情，不生硬、不推诿。

（3）主动服务，语言规范，有问必答，首句普通话，首问负责制，无患者投诉。

（4）患者就诊服务流程为预检、挂号、候诊、就诊。

（5）预检护士挂号前 10 min 开始预检。护士熟悉普通、专科、专家门诊时间。正确分诊，做到"一问、二看、三检查、四分诊、五请示、六登记"。对传染病患者及时分诊隔离。

（6）巡回护士站立服务，根据就诊人数，以及时进行疏导，并根据工作安排，进行健康教育。

（7）候诊区环境整洁，就诊秩序良好，有两次候诊流程。

（8）各诊室内环境整洁，秩序良好，单人诊室内一医一患；多人诊室内诊台、诊察床有遮隔设施、诊察床单位整洁，患者使用后及时更换。

（9）治疗室清洁、整洁，物品放置有序，标识清楚，严格按《医院消毒隔离质量标准》工作。医用垃圾分类正确。

（10）各楼层有便民服务措施，对政策照顾对象按政策照顾就诊。对病重、老、弱、残、孕和行动不便者提供迎诊服务、陪诊服务和搀扶服务。免费提供饮用水和一次性水杯。

三、门诊预检分诊管理

（1）预检护士由资深护士担任，同时具有高度的责任心。严格遵守卫生管理法律、法规和有关规定，认真执行临床技术操作规范及有关工作制度。

（2）患者来院就诊，预检护士严格按照"一看、二问、三检查、四分诊、五请示、六登记"原则，正确分诊。

（3）根据《中华人民共和国传染病防治法》有关规定，预检护士对来就诊患者预先进行有关传染病方面的甄别、检查与分流。发现传染病或疑似传染病患者，通知专科医师到场鉴别，排除者到相应普通科就诊；疑似者发放口罩、隔离衣等保护用具，专人护送到特定门诊，并对接诊区进行消毒处理。由特定门诊预检护士按要求通知医务处、防保科、门诊办公室，并做好传染病登记工作。

（4）如遇患者病情突变急需抢救时，预检护士立即联系医师就地抢救，同时联系急诊，待病情许可，由专人护送至急诊。

（5）遇突发事件，预检护士立即通知医务处、护理部、门诊办公室，按相关流程启动应急预案。

四、发热门诊管理

（1）在门诊部和急诊室设立预检分诊处，在醒目处悬挂清晰的发热预检标识。急诊室预检工作实行 24 h 值班制，做好患者信息登记。经预检查出体温超过 37 ℃的发热患者，由预检处的工作人员陪送到发热门诊。

（2）发热门诊相对独立，并有明显标识，配有专用诊室、留观室、抢救设施、治疗室、放射线摄片机、检验室、厕所。

（3）发热门诊设有双通道，工作人员和患者从不同路径出入发热门诊。有明确的清洁、半污染和污染区划分，设置有效屏障，安装非接触式洗手装置。

(4)医师和护士须经过专业培训,合格后方可上岗。

(5)医护人员须准时上岗,24 h均按排班表落实。不擅自离岗,不以任何理由延误开诊。如确有特殊情况,必须提前一天向医务部及门诊部请假,由医务部安排其他人员。

(6)坚持首诊负责制,对每个发热患者必须首先进行详细的流行病学资料收集及认真检查,根据流行病学资料、症状和体征、实验室检查和肺部影像学检查综合判断进行临床诊断,避免漏诊。

(7)严格执行疫情报告制度,一旦出现可疑患者,在第一时间内进行隔离观察、治疗(一人一室一消毒),并立即向医务科报告。遇有疑难病症,以及时会诊,以免延误病情。

(8)确诊或疑似患者必须立即按程序上报,6 h内报当地疾病控制中心,并同时填写传染病疫情报告卡,不得延误或漏报。

(9)严格执行交接班制度,并做好患者信息登记及转运交接记录。

(10)医护人员在岗时做好个人防护,接触患者(含疑似患者)后,以及时更换全套防护物品。

(11)进入发热门诊就诊患者应在医护人员指导下做好相应防护。

(12)诊室保证通风良好和独立的空调系统,每天常规进行空气消毒、定时消毒地面、物品表面。患者离去后立即进行终末消毒处理。

(13)医护人员防护、设备消毒、污染物品处理等,按卫生健康委员会统一文件执行。

五、肠道门诊管理

(1)认真学习《中华人民共和国传染病防治法》及有关肠道传染病业务知识,按要求完成培训。

(2)认真填写门诊日志。对前来就诊的腹泻患者建立肠道门诊卡,并逐例按腹泻患者专册登记项目要求登记,每天核对。专卡、专册、登记册保存3年。

(3)做好肠道传染病的登记工作。按规定时间向防保科报出传染病报告卡,并做好交接记录。疑似或确诊甲类传染病立即电话报告防保科。

(4)每月填写肠道门诊月报表交防保科、卫生防疫站,并留存1份。

(5)肠道门诊对就诊患者认真询问腹泻病史、流行病史及进行必须体征、粪常规检查,做到"有泻必采,有样必检"。对可疑对象进行霍乱弧菌培养。对确诊或疑似细菌性痢疾病者及重点职业(幼托儿童保育员、饮食从业人员、水上作业人员、与粪便接触从业人员)腹泻患者需进行细菌性痢疾培养。

(6)发现食物中毒、集体性腹泻患者(3例以上,含3例),立即电话报告卫生防疫站和卫生监督所。

(7)加强肠道门诊日常消毒隔离工作,严格按消毒隔离规范及肠道门诊医院感染管理制度执行,防止医院内感染发生。对患者呕吐物、粪便和检后标本,以及被污染物品、场所及废弃物应立即进行相应消毒隔离处理。对重症腹泻患者立即隔离,防止疾病蔓延、扩散。

六、门诊换药室、治疗室管理

(1)换药室、治疗室的布局合理,清洁区、污染区分区明确,标志清楚。

(2)环境清洁、干燥,有专用清洁工具,每天2次清洁地面。如有脓、血、体液污染,以及时用2 000 mg/L含氯消毒液擦拭消毒。

（3）护士按各自岗位职责工作，无关人员不得入内。

（4）严格执行无菌技术操作规程，每次操作前后洗手。各种治疗、护理及换药操作按清洁伤口、感染伤口分区域进行，无菌物品必须一人一用，换药时要戴手套。

（5）无菌物品按消毒日期前后顺序使用，摆放整齐，有效期为 2 周，梅雨季节为 1 周。使用后的器械、换药用具等物品，统一送供应室处理。置于无菌罐中的消毒物品（棉球、纱布等）一经打开，使用时间最长不超过 24 h，提倡使用小包装。疑似过期或污染的无菌物品需重新消毒，不得使用。

（6）治疗车上物品应摆放有序，上层为清洁区，下层为污染区。车上应备有快速手消毒液或消毒手套。

（7）破伤风、气性坏疽、铜绿假单胞菌、传染性等特殊伤口应在特殊感染换药室进行。使用一次性换药器具。换药后敷料及换药器具放入带有警示标识的双层黄色垃圾袋，换药室进行紫外线空气消毒，地面用 2 000 mg/L 含氯消毒液擦拭。

（8）污染敷料和使用过的一次性医疗废弃物丢入黄色垃圾袋，由专人收取、处理并交接登记。

（9）换药室、治疗室每天紫外线进行空气消毒，做好记录。

（10）每天开窗通风，保持空气流通。

七、入院处管理

入院处是医院的一个特殊窗口，是住院患者必经的中间环节，与医院其他部门有着纵横交错的联系。为确保患者的合法权利，提高入院处的服务质量，制定下列管理规范。

（一）常规工作规范

（1）每天上班即与各病区办公室护士或护士长联系当天出院情况，了解床位调整，确定收治床位。按流程为已有确定床位的患者办理全套入院手续。

（2）接受患者入院登记，填写入院须知（兼入院通知单）并交给患者。对于要办理特殊手续患者作重点指导。

（3）普通患者住院采取预约制，按照时间先后顺序处理；在入院通知单上告知住院需等待及办理入院时所需要携带的相关证件和日常生活必需品；对急诊或有紧急需求患者，优先安排入院。

（4）按照当天床位情况，尽早安排。及时通知患者入院，使患者有较充裕的准备时间。

（5）热情接待登记患者，如无床位，做好解释工作，帮助患者了解入院手续。

（6）热情接待患者的查询（来电、来人），耐心听取患者倾诉。对患者及家属提出的疑问耐心解释，做到有问必答。

（7）加强与各科医师及病区护士联系，根据登记患者的男女比例及时调整床位。

（8）每天整理各科入院登记卡，对于登记时间较长的入院登记卡要定期处理、清理。

（二）办理登记流程

（1）患者首先在门诊或急诊挂号、就诊。

（2）医师评估患者疾病后，对于符合收治标准的患者开具入院登记卡，入院处按相关规定安排入院。

（3）核对医师在入院登记卡上填写的基本信息、科别、疾病诊断、医师签名、入院前相关内容告知等。项目无遗漏，由患者或其家属签名确认，并在入院卡上填写联系电话。

（4）入院处工作人员收下住院卡，认真填写入院须知（兼入院通知单），交给患者，并告知患者相关内容：等候入院电话通知，办理入院手续时带好相关证件、预付款、物品。

（三）办理入院流程

（1）患者接到电话通知后，持入院通知单到入院处办理入院手续，同时出示门诊就医磁卡（医保卡）、门诊病历本，患者本人必须到院。

（2）入院处收回入院通知单，电脑登录患者信息（姓名、性别、诊断及病区等），复印患者本次入院的门诊病历，并置于住院病历中。

（3）患者到财务窗口交住院预付款，并正确填写入院凭证上的基本信息（姓名、现住址、联系电话、联系人姓名等）。

（4）患者须出示身份证（医保卡）、入院登记卡、入院凭证，由工作人员电脑输入上述详细信息并打印病案首页、床头卡及腕带。

（5）完成入院登记手续，按照相关规定使患者安全进入病区。如行动不便、病情较重或沟通困难，由入院处工作人员护送至病区，并与病区护士做好交接手续。

八、特需门诊管理

特需门诊是医院为满足患者特殊需求而开设的门诊。除了具备普通门诊的功能之外，更着重于为患者提供优质的一条龙服务，减少就诊中间环节，缩短候诊时间。挂号、就诊、交费、取药等环节均有专人指引、陪伴，过程相对快捷、方便，为患者提供更温馨、舒适的就诊服务。

（一）严格的专家准入条件

特需门诊专家应是副高级以上卫生技术职称并经医院聘任的有长期临床工作经验的医师。医院建立专家准入制，由门诊办公室和所属科室双重审核，根据专业特长、学术成就、科研成果及同行认可，确认专家资格，方可准入。

（二）特需门诊的规范管理

1.环境管理

特需门诊要有较好的环境，候诊时应有较大的空间。环境布置要人性化，候诊室有绿植、软硬候诊椅、饮水机、一次性水杯、中央空调，并设有健康教育栏和多媒体健康宣教；专家介绍栏展出专家照片、简历，公开专家技术职称、专业特长及诊治范围，有利于患者择医，为患者创造一个温馨的就医环境。

2.诊室管理

开设独立的、符合有关规定的诊室，严格一医一患，制定具体的接诊时间，由专人负责各诊室的管理。

3.挂号管理

特需门诊的挂号由计算机统一进行，登记姓名、性别、年龄、地址、就诊时间、科别等，防止专家号被倒卖，损害患者利益。同时，开展实名制预约挂号服务，可以定人、定时，使患者有计划就诊。

4.专家管理

（1）要求专家保证出诊时间，请假需提前3个工作日。严格执行工作制度及医疗质量控制标准，做到首诊负责制，合理检查与用药，杜绝人情方、大处方。对就诊人数实行定额管理，以保证特需门诊的诊疗质量。

（2）对违反相应规定的医护人员严肃处理,以保证患者权利。

5.护理人员管理

仪表端庄、举止优美;资深护士业务能力强,具有全科知识,准确分诊;及时解决各类问题,发现和化解矛盾,合理安排就诊,保证就诊的有序进行。

九、门诊患者及家属健康教育规划

门诊健康教育是通过有计划、有组织、有系统的信息传播和行为干预,促使患者及家属自觉地采纳有益于健康的行为和生活方式,消除或减轻影响健康的危险因素,预防疾病、促进健康、提高生活质量。

(一)门诊健康教育的目的

通过健康教育稳定患者情绪,维持良好医疗程序。同时让患者获得卫生保健知识,树立健康观念,自愿采纳有利于健康的行为和生活方式。

(二)门诊健康教育的服务对象

门诊患者及其家属。

(三)门诊健康教育的策略

（1）因人、因病实施健康教育,并将健康教育伴随医疗活动的全过程。在就诊过程中,护士随时与患者进行交谈,针对不同需求,进行必要而简短的解释、说明、指导、安慰。

（2）健康教育内容精练、形式多样,具有针对性和普遍性。

(四)门诊健康教育的形式

1.语言教育方法

健康咨询、专题讲座、小组座谈等。

2.文字教育方法

卫生标语、卫生传单、卫生小册子、卫生报刊、卫生墙报、卫生专栏、卫生宣传画等。

3.形象化教育方法

图片、照片、标本、模型、示范、演示等。

4.电化教育方法

广播、投影、多媒体等。

(五)门诊健康教育的方法

1.接诊教育

在分诊过程中通过与患者交流,了解心理、识别病情的轻重缓急,安排患者就诊科室。

2.候诊教育

护士对候诊患者进行健康知识宣教,设置固定的健康教育课程,内容以常见病、多发病、流行病的防治知识为主,形式多样、内容精炼、语言通俗易懂。通过健康教育安定患者情绪,向患者及家属传播卫生科学常识及自我保健措施。

（于瑞萍）

第五章

重症护理

第一节 甲状腺癌

一、概述

甲状腺癌是甲状腺最常见的恶性肿瘤,多见于女性。其中乳头状癌多见于30~45岁的妇女,占成人甲状腺癌的60%,预后较好。滤泡状腺癌多见于50岁左右中年人,占2%。未分化癌多见于70岁左右老年人,约占15%。髓样癌来源于滤泡旁降钙素分泌细胞(癌细胞),预后不如乳头状癌,但较未分化癌好。

二、诊断

(一)症状

甲状腺癌患者的主诉常为"颈部肿块"或"颈部结节"。在病史询问中,要特别注意肿块或结节发生的部位、时间、生长速度,是否短期内迅速增大,是否伴有吞咽困难、声音嘶哑或呼吸困难,是否伴有面色潮红、心动过速及顽固性腹泻等表现,是否因患其他疾病进行过头颈部、上纵隔放疗及有无^{131}I治疗史等,是否暴露于核辐射污染的环境史,从事的职业是否有重要放射源及个人的防护情况等。髓样癌有家族遗传倾向性,家族中有类似患者,可提供诊断线索。

(二)体征

甲状腺癌多为单个结节,结节可为圆形或椭圆形,有些结节形态不规则,质硬而无明显压痛,常与周围组织粘连而致活动受限或固定。若发生淋巴结转移,常伴有颈中下部、胸锁乳突肌旁肿大的淋巴结。一般来说,甲状腺单个结节比多个结节、小的实质性结节比囊性结节、男性比女性的甲状腺癌可能性大,但多发性结节、囊性结节均不能排除甲状腺癌的可能。家族型甲状腺髓样癌常为双侧肿块,并可有压痛。

甲状腺癌较大时可压迫和侵袭周围组织与器官,常有呼吸困难、吞咽困难及声音嘶哑。远处转移时,可出现相应的临床表现。甲状腺髓样癌可有肠鸣音亢进、气促、面颈部阵发性皮肤潮红、血压下降及心力衰竭等类癌综合征体征。

(三)检查

1.实验室检查

(1)甲状腺功能测定:一般应测定血清 TT_4、FT_4、TT_3、FT_3、$sTSH$。必要时还应检测抗甲状腺球蛋白抗体和 TPOAb 或 TSAb 等。如均正常,一般不考虑有甲状腺功能异常。如 $sTSH<0.5\ mU/L$,FT_4(或 FT_3)正常或稍升高,即应考虑有亚临床型甲亢可能。甲状腺癌患者的甲状腺功能一般正常,少数可因肿瘤细胞能合成和分泌 T_3、T_4 而出现甲亢症状,较轻者可仅有促甲状腺激素下降和 FT_3、FT_4 的升高。肿瘤出血、坏死时,有时也可出现一过性甲亢。

(2)血清甲状腺球蛋白测定:血清 TG 测定主要用于分化良好的甲状腺癌的复发判断。当血促甲状腺激素很低时,一般测不到 TG,使用重组的人促甲状腺激素(rhTSH)后,TG 分泌增多,血 TG 一般升高 10 倍以上;分化程度差的肿瘤患者升高<3 倍。但分化较好的甲状腺癌患者(约 20%)血清中存在 TG 自身抗体,用免疫化学和 RIA 法测定 TG 时可使 TG 呈假性升高或降低。分析结果时必须引起注意。

接受 $L-T_4$ 治疗的甲状腺癌患者,如血清 TG 正常或测不出,提示复发的可能性小,5 年存活率高;如血清 TG 高于正常,提示肿瘤已复发。

(3)血清 CT 测定及五肽胃泌素兴奋试验:血清 CT 升高是甲状腺髓样癌的较特异标志物。髓样癌患者在滴注钙剂后,血 CT 进一步升高,而正常人无此反应。因此,血清 CT 测定及钙滴注兴奋试验可作为本病的诊断依据,同时可作为家族型甲状腺髓样癌患者家族成员的筛选与追踪方法之一。血清 CT 测定还可用于筛选非家族型甲状腺髓样癌和甲状腺 C 细胞增生症患者。

因此,在甲状腺肿瘤的术前诊断中,血 CT 测定和五肽胃泌素兴奋试验已经成为继细针活检、B 超、放射核素扫描等的另一项诊断方法。

2.影像学诊断

(1)超声检查:了解甲状腺容量和血流情况,B 超较 SPECT、CT、MRI 等均有优越性,尤其是在了解血流情况方面其优点突出;了解甲状腺结节的大小、位置,可发现"意外结节",明确甲状腺后部的结节位置及其与附近组织的关系;作为结节穿刺、活检的引导,甲状腺 B 超检查已成为甲状腺肿瘤术前诊断和术后追踪的重要手段。在高分辨 B 超系统中,加入立体定位系统(3D 扫描 B 超),可进一步提高其敏感性和诊断效率。

(2)甲状腺核素扫描:采用 ^{131}I 或 ^{99m}Tc 作为示踪剂对甲状腺进行扫描,可显示甲状腺肿块的大小、位置、形态、数目及功能状态,有助于甲状腺肿块的性质及异位甲状腺肿块的鉴别与定位。热结节和温结节多为良性甲状腺腺瘤(但也有例外),而凉结节和冷结节提示无功能甲状腺腺癌、甲状腺囊肿或伴有出血坏死及甲状腺癌肿。特别是男性患者,出现边界不清的单个冷结节时,要高度考虑甲状腺癌的可能。

临床上应用核素扫描显像检查的另一目的是确定甲状腺结节(包括肿瘤)的功能性(摄取碘、合成和分泌 TH 等)。与 ^{131}I 或 ^{123}I 比较,^{99m}Tc 的特异性和敏感性更高,而且不会导致碘甲亢。

甲状腺恶性病变行甲状腺全切后,可用诊断性 ^{131}I 检查来判断是否有病灶复发。如血清 TG 水平>10 ng/mL,可应用 ^{131}I 甲状腺扫描,以确定是否有复发或甲状腺外转移。

(3)甲状腺区 CT 扫描:可用于肿瘤的分级。在 CT 上发现任何多发性淋巴结存在钙化、血供增多、增大、出血,形态不规则,或在 MRI 上发现结节呈低至中等 T_1 和 T_2 信号强度(提示含多量 TG),不论甲状腺内有无病灶,都要考虑甲状腺癌转移灶的可能。

(4)甲状腺区 MRI 检查:MRI 能清楚地显示甲状腺位置、大小、肿块与腺体及与周围组织的关系。甲状腺良性肿瘤常为边界清楚、局限性长 T_1 与长 T_2 信号肿块。甲状腺癌常表现长 T_1 及不均匀长 T_2 异常肿块。肿块可向上下蔓延,左右浸润,常伴有颈部淋巴结肿大。

3.细针穿刺细胞学检查

临床上,凡有甲状腺结节(尤其是迅速增大的单个的甲状腺结节)患者都要想到甲状腺癌可能。细针(或粗针)抽吸甲状腺组织,进行细胞学检查是鉴别甲状腺肿块病变性质的简单、易行而较可靠方法。

其具体方法:选用 22～27 号针头套在 10 mL 或 25 mL 针筒上,颈部常规消毒后,将针头刺入甲状腺肿块抽吸,也可将针头转换几个不同的角度进行抽吸,抽吸的标本涂片做细胞学检查。

(四)诊断要点

甲状腺癌的诊断应综合病史、临床表现和必要的辅助检查。

(1)甲状腺肿块多数在无意中或普查时发现,增长速度较快,有的患者出现声音嘶哑或呼吸吞咽困难,亦有甲状腺肿块不明显而首先发现颈淋巴结肿大者。检查时肿块边界欠清、表面高低不平、质硬、活动度小或完全固定,颈部常可扪及肿大淋巴结。髓样癌约有 15% 患者呈家族性倾向,可伴发肾上腺嗜铬细胞瘤和甲状旁腺瘤等内分泌系统肿块。

(2)既往有头颈部的 X 线照射史。现已确诊 85% 的儿童甲状腺癌的患者都有头颈部放射史。

(3)B 超有助于诊断。放射性核素扫描示大多数甲状腺癌表现为冷结节。

(4)血清降钙素测定对早期诊断甲状腺髓样癌有十分重要的价值,用放射免疫法测定,患者血清降钙素水平大多在 0.2 μg/L(200 pg/mL)以上。

(5)有多发性内分泌腺瘤病的家族史,常提示甲状腺髓样癌。

(6)孤立性甲状腺结节质硬、固定,或伴有压迫症状。

(7)存在多年的甲状腺结节,突然生长迅速。

(8)有侵犯、浸润邻近组织的证据,或扪及分散的肿大而坚硬的淋巴结。

(9)借助 ^{131}I甲状腺扫描、B 超、细胞学检查、颈部 X 线片、血清降钙素测定、间接喉镜等检查,可明确诊断。

(10)确诊应依靠冰冻切片或石蜡切片检查。

(五)鉴别诊断

1.表现为甲状腺结节的亚急性甲状腺炎

本病有明显的局部疼痛病史,有的伴有发热,或 2 周前有上呼吸道感染史。体格检查结节质地硬,与周围粘连,有明显压痛。实验室检查白细胞计数可增高,血沉增快,或基础代谢增高而摄碘率降低,发射计算机断层显像示冷结节或放射碘分布稀疏或不显影。

2.桥本甲状腺炎

40 岁以上女性多见,大多起病隐匿。多数表现为双侧甲状腺弥漫性增大,质地坚硬如硬橡皮状,表面光滑,晚期可表现为结节状。实验室检查 50%～80% 桥本病患者血清中甲状腺球蛋白抗体和甲状腺微粒体抗体阳性,80%～90% 患者过氧化酶抗体阳性,晚期患者促甲状腺激素升高。本病可与甲状腺癌合并存在,与甲状腺淋巴瘤也有较高相关性。与该病的鉴别诊断有一定难度,可行细针穿刺细胞学检查,必要时行活检。

三、治疗

甲状腺癌的治疗原则因肿瘤的病理类型不同而有所不同,切除肿瘤及其转移的区域淋巴结是唯一有效的方法,其他治疗如放疗、化疗、内分泌治疗等可作为辅助性的治疗措施。

(一)手术治疗

乳头状腺癌恶性程度低,如果肿瘤局限于腺体内,颈部淋巴结尚无转移,可将患侧腺体及峡部全部切除,对侧腺体大部切除,不需行颈淋巴结清除术,若颈部淋巴结已有转移,则需同时清除患侧的颈部淋巴结。滤泡状腺癌的早期治疗原则与乳头状腺癌相同,若已发生远处转移,为了术后对转移灶的[131]I治疗,可考虑行全甲状腺切除术。甲状腺髓样癌常为多发性,故应行甲状腺全切术或患侧腺叶切除及峡部切除术,对侧行腺叶次全切除术。未分化癌由于恶性程度高,发展迅速,一般不进行手术治疗。

(二)放疗

不同病理类型的甲状腺癌放疗的敏感度不同,其中以未分化癌最为敏感,是未分化癌的主要治疗方法,乳头状腺癌和滤泡状腺癌常可经手术根治而无须放疗,但对术后有少量癌组织残留、手术无法切除、远处有孤立性转移灶者可选用放疗。

(三)[131]I治疗

[131]I治疗主要适用于治疗有摄碘能力的甲状腺转移性病灶和不能手术或手术切除不完全的原发肿瘤灶,特别是对滤泡状腺癌;而对未分化癌、髓样癌无效。

(四)内分泌治疗

任何甲状腺癌均应长期用抑制剂量的甲状腺素维持治疗,对分化好的甲状腺癌尤为适用,可起到预防复发的效果,即使是晚期分化性甲状腺癌,应用甲状腺素治疗,也可使病情有所缓解。

(五)化疗

目前甲状腺癌的化疗效果尚不理想,主要用于化疗复发者和病情迅速进展的患者,对分化差或未分化甲状腺癌可作为术后的辅助治疗。

四、病情观察

(1)观察肿块的性质、大小、质地、活动度及肿块侵犯的表现。

(2)术后随访,仔细查体,包括残余甲状腺组织、颈部淋巴结及颈部软组织;实验室检查包括促甲状腺激素和TG;特殊检查包括B超及X线胸片;必要时行[131]I全身扫描。

五、注意事项

(一)医患沟通

(1)提倡诊疗全程注意医患沟通。

(2)术前就疾病全身情况、检查项目、初步诊疗方案等情况与患者进行沟通。

(3)术中有重要情况需要改变原先的治疗方案时,应与患方进行沟通,并让患方知情同意并签字。

(4)术后就患者恢复情况、进一步治疗方案与患方进行交流。

(二)经验指导

(1)甲状腺癌的诊断是一个比较复杂的问题,主要依靠详细地询问病史和细致的体格检查。在诊断时,不要过分依赖肿块表面不平和质地坚硬作为甲状腺癌的特征,有些甲状腺癌的肿块可以柔软光滑,活动度也较大。

(2)甲状腺发射计算机断层显像不作为常规检查手段。有资料显示,冷结节中恶性16%,温结节中恶性 9%,热结节中恶性 4%。发射计算机断层显像资料对甲状腺癌的诊断帮助作用不大,但是热结节提示高功能腺瘤或继发性甲亢可能。

(3)术前、术中须仔细检查颈部淋巴结状况,以查体为主,必要时可行超声检查,资料作为参考。镜下淋巴结转移的临床意义有争议,甲状腺癌患者颈部淋巴结阳性率高,尤其是乳头状癌,儿童可达 80%,但可能多数并不发展成为临床转移,因此不提倡预防性颈淋巴结清扫。

(4)需要指出的是,在施行甲状腺腺体全部切除时,最好施行所谓"囊内切除",也就是说要尽量保留腺体背面的囊壁。囊壁上面残留的腺体组织可用锐缘的刮匙刮去,这样可避免喉返神经的损伤,也能保护甲状旁腺。

(5)再次甲状腺手术操作比较困难,甚至可发生难以预计的困难。周围组织结构、器官的损伤较易发生,特别是喉返神经、喉上神经损伤、甲状旁腺损伤,气管损伤较易发生。尤其是近期内的再次甲状腺手术,由于首次手术中对颈白线部位的操作,致使气管前粘连、瘢痕形成,使气管前间隙不清晰,再次甲状腺手术造成切开颈白线困难。因此,手术时应谨慎注意。

(6)术中对可疑甲状旁腺样组织应保留,不可把甲状旁腺组织误认为是瘢痕、脂肪、甲状腺小结节而予以切除。

六、护理

(一)术前护理

(1)心理护理:做好患者及家属的安慰、解释工作,关心、体贴患者,满足其合理需求,使患者以良好的心理状态迎接手术。

(2)出现气管压迫症状的患者应采取半卧位,安静休息,保持呼吸道通畅。床旁备好气管切开包、气管内插管、吸引器、氧气等急救物品。

(3)出现局部突然肿胀、呼吸极度困难、脉搏增快等症状时,应考虑癌肿坏死出血压迫气管,需及时通知医师,并立即做好救治准备。

(4)术前需放疗或化疗者,按放、化疗护理常规进行。

(二)术后护理

(1)患者回病室后,取平卧位,若有颈部引流管,正确连接引流装置。血压平稳,患者清醒后即取半坐卧位,以利呼吸和引流。

(2)颈部放置冰块,预防切口出血。

(3)生命体征的监测:密切观察生命体征的变化,术后每小时测血压、脉搏、呼吸,4 h 测 1 次体温,以便早期发现有无内出血、呼吸困难、声音嘶哑、手足麻木抽搐等。如有异常及时通知医师,以便采取措施。

(4)保持呼吸道通畅行气管切开或气管插管者,应及时吸出气道痰液和血液,并严防管腔深部被痰或血块堵塞;妥善固定气管,防止脱出;发现皮下气肿,应及时报告医师;加强肺部理疗。

(5)床旁备气管切开包。行颈淋巴结清扫术的患者,手术创伤大,疼痛不适时予镇静止痛,以利休息。注意水、电解质的补充。若癌肿较大、长期压迫气管,可造成气管软化,术后尤其应注意患者的呼吸状况,床边备无菌手套和气管切开包,一旦发现有窒息的危险,立即配合行气管切开及床旁抢救。

(6)甲状腺癌根治术后,应注意保持引流通畅,防止皮瓣坏死;定时观察并记录引流液性状和量,如发现引流液呈乳白色,提示可能有乳糜漏,应及时通知医师处理。

(7)饮食病情平稳或全麻清醒后,给少量饮水。若无不适,鼓励进食或经吸管吸入便于吞咽的流质饮食,克服吞咽不适的困难,逐步过渡到半流质饮食和软食。向患者说明饮食、营养对于切口愈合、机体修复的重要性。

(8)术后放、化疗者,按常规进行护理。

(9)加强心理护理。

(三)手术并发症的预防及护理

(1)术后出血多发生在术后 48 h 内,是术后最危急的并发症。主要是由于止血不彻底、不完善或结扎线脱落引起。术后咳嗽、呕吐、过频活动或谈话是出血的诱因。①术中先结扎后缝合,杜绝止血不彻底、不完善或结扎线脱落的现象。缝皮前将"甲状腺简易负压引流装置"放于创腔的最低处,以利引流和准确记录。②术后让血压平稳患者取半坐卧位,严密观察 P、R、BP 的变化,注意有无发生呼吸困难和窒息。③观察颈部是否迅速增大,切口敷料有无渗血。④指导患者使用正确的咳嗽方法,针对不同原因引起的呕吐进行相应处理,限制探视,让患者尽量使用手势或书写等方式沟通,以减少出血的发生。

(2)甲状腺危象主要是由于术前准备不足,甲亢症状未能很好控制。

(四)健康指导

(1)介绍疾病有关知识、手术的必要性。

(2)指导患者进行术中头颈过伸体位及术后头部转动方法的练习。

(3)讲解情绪与健康的关系,嘱其保持乐观向上的态度和情绪稳定。

(4)介绍放、化疗有关知识和信息,嘱其坚持治疗,减少复发机会。

(5)告知需及时就诊的异常征象,嘱定时复查,发现异常及时就诊。

(6)颈淋巴结清扫术者,斜方肌不同程度受损,因此,切口愈合后应开始肩关节和颈部的功能锻炼,随时注意保持患肢高于健侧,以纠正肩下垂的趋势。功能锻炼应至少到出院后 3 个月。

(7)甲状腺癌手术后宜多吃含碘量高的食物,如海带、紫菜、干贝、海蜇、海参、鱼肚、蚌、蛤、甲鱼;多吃具有消结散肿作用的食物,包括菱、芋艿、油菜、芥菜、猕猴桃;多吃具有增强免疫力的食物,包括香菇、蘑菇、木耳、核桃、薏米、红枣、山药;忌烟、酒;忌辛辣刺激性食物,如葱、蒜、花椒、辣椒、桂皮、姜;忌肥腻、油煎食物。

（赖艳芳）

第二节 乳 腺 癌

乳腺癌是女性最常见的恶性肿瘤之一,发病率逐年上升,部分大城市乳腺癌占女性恶性肿瘤之首位。

一、病因

乳腺癌的病因尚未完全明确,研究发现乳腺癌的发病存在一定的规律性,具有高危因素的女性容易患乳腺癌。

(1)激素作用:雌酮及雌二醇对乳腺癌的发病有直接关系。

（2）家族史：一级亲属患有乳腺癌病史者的发病率是普通人群的 2～3 倍。

（3）月经婚育史：月经初潮早、绝经年龄晚、不孕及初次足月产年龄较大者发病率会增高。

（4）乳腺良性疾病：乳腺小叶有上皮增生或不典型增生可能与本病有关。

（5）饮食与营养：营养过剩、肥胖等都会增加发病机会。

（6）环境和生活方式：北美等发达国家发病率约为发展中国家的 4 倍。

二、临床表现

早期乳腺癌往往不具备典型的症状和体征，不易引起重视，常通过体检或乳腺癌筛查发现。以下为乳腺癌的典型体征。

（一）乳腺肿块

80％的乳腺癌患者以乳腺肿块首诊。

（1）早期：肿块多位于乳房外上象限，典型的乳腺癌多为无痛性肿块，质地硬，表面不光滑，与周围分界不清。

（2）晚期：①肿块固定；②卫星结节；③皮肤破溃。

（二）乳头溢液

非妊娠期从乳头流出血液、浆液、乳汁、脓液，或停止哺乳半年以上仍有乳汁流出。

（三）皮肤改变

出现"酒窝征""橘皮样改变"或"皮肤卫星结节"。

（四）乳头、乳晕异常

其表现为乳头皮肤瘙痒、糜烂、破溃、结痂、脱屑，伴灼痛，以致乳头回缩。

（五）腋窝淋巴结肿

初期可出现同侧腋窝淋巴结肿大，肿大的淋巴结质硬、可推动。晚期可在锁骨上和对侧腋窝摸到转移的淋巴结。

三、辅助检查

（一）X 线检查

钼靶 X 线片是乳腺癌诊断的常用方法。

（二）超声显像检查

超声显像检查主要用途是鉴别肿块囊性或实性，超声检查对乳腺癌诊断的正确率为80％～85％。

（三）磁共振检查

软组织分辨率高，敏感性高于 X 线检查。

（四）肿瘤标志物检查

（1）癌胚抗原。

（2）铁蛋白。

（3）单克隆抗体：用于乳腺癌诊断的单克隆抗体 CA15-3 对乳腺癌诊断符合率为33.3％～57％。

（五）活体组织检查

乳腺癌必须确定诊断方可开始治疗，目前检查方法虽然很多，但至今只有活检所得的病理结果才能做唯一确定诊断的依据。

1.针吸活检

其方法简便、快速、安全,可代替部分组织冰冻切片,阳性率较高,为$80\%\sim90\%$,且可用于防癌普查。

2.切取活检

由于本方法易促使癌瘤扩散,一般不主张用此方法,只在晚期癌为确定病理类型时可考虑应用。

3.切除活检

疑为恶性肿块时切除肿块及周围一定范围的组织即为切除活检。

四、处理原则及治疗要点

(一)外科手术治疗

对早期乳腺癌患者,手术治疗是首选。

(二)辅助化疗

乳腺癌术后辅助化疗和内分泌治疗能提高生存率,降低复发率。辅助化疗方案应根据病情和术后病理情况决定,一般用 CMF(环磷酰胺＋甲氨蝶呤＋氟尿嘧啶)、CAF(环磷酰胺＋阿霉素＋氟尿嘧啶)、CAP(环磷酰胺＋阿霉素＋顺铂)方案,根据具体情况也可选用 NA(长春瑞滨＋表柔比星)、NP(长春瑞滨＋顺铂)、TA(紫杉醇＋阿霉素)或 TC(紫杉醇＋环磷酰胺)等方案。

(三)放疗

1.乳腺癌根治术后或改良根治术后辅助放疗

术后病理≥4 个淋巴结转移,或原发肿瘤直径＞5 cm,或肿瘤侵犯肌肉者,术后做胸壁和锁骨上区放疗;术后病理检查腋窝淋巴结无转移或有 1～3 个淋巴结转移者,放疗价值不明确,一般不需要做放疗;腋窝淋巴结未清扫或清扫不彻底的患者,也需放疗。

2.乳腺癌保乳术后放疗

所有保乳手术患者,包括浸润性癌、原位癌早期浸润和原位癌的患者均应术后放疗。但对于年龄≥70 岁,$T_1N_0M_0$,且 ER(＋)的患者可考虑术后单纯内分泌治疗,不做术后放疗。

(四)内分泌治疗

(1)雌激素受体(ER)(＋)和/或孕激素受体(PR)(＋)或激素受体不明显者,不论年龄、月经情况、肿瘤大小、腋窝淋巴结有无转移,术后均应给予内分泌治疗。ER(＋)和 PR(＋)内分泌治疗的疗效好(有效率为$60\%\sim70\%$);ER 或 PR 1 种(＋)者,疗效减半;ER(－)、PR(－)内分泌治疗无效(有效率为$8\%\sim10\%$),预后也差。然而 CerbB-2(＋)者,其内分泌治疗效果均不佳,且预后差。

(2)常用药物。①抗雌激素药物:他莫昔芬、托瑞米芬;②降低雌激素水平的药物:阿那曲唑、来曲唑;③抑制卵巢雌激素合成:戈舍瑞林。

(五)靶向治疗

靶向治疗适用于癌细胞 HER-2 高表达者,可应用曲妥珠单抗,单独使用或与化疗药物联合应用均有一定的疗效,可降低复发转移风险。

五、护理评估

(一)健康史

(1)询问与本病相关的病因、诱因或促成因素。

(2)主要评估一般表现及伴随症状与体征。

(3)了解患者的既往史、家族史。

(二)身体状况

(1)观察患者的生命体征,注意有无发热。

(2)观察有无皮肤瘙痒。

(3)观察有无乏力、盗汗与消瘦等。

(三)心理-社会状况

(1)评估时应注意患者对自己所患疾病的了解程度及其心理承受能力、以往的住院经验、所获得的心理支持。

(2)家庭成员及亲友对疾病的认识,对患者的态度。

(3)家庭应对能力,以及家庭经济情况,有无医疗保障等。

六、护理措施

(一)心理护理

(1)做好患者及家属的思想工作,减轻焦虑。

(2)向患者解释待治疗结束后可以通过佩戴假乳或乳房重建术来矫正。

(3)向患者解释脱发只是应用化疗药物暂时出现的一个不良反应,化疗后头发会重新生长出来。

(4)指导患者使用温和的洗发液及软梳子,如果脱发严重,可以将头发剃光,然后佩戴假发或者戴帽子。

(5)坚持患肢的功能锻炼,使患肢尽可能地恢复正常功能,减轻患者的水肿,以免影响美观。

(二)肢体功能锻炼的护理

术后 24 h 内,活动腕关节,练习伸指、握拳、屈腕运动;术后 1～3 d,进行前臂运动,屈肘伸臂,注意肩关节夹紧;术后 4～7 d,可进行肘部运动,用患侧手刷牙、吃饭等,用患侧手触摸对侧肩及同侧耳;术后 1 周,进行摆臂运动,肩关节不能外展;术后 10 d,可进行托肘运动及爬墙运动(每天标记高度,直至患肢高举过头)。功能锻炼一般每天锻炼 3～4 次,每次 20～30 min 为宜。

(三)饮食护理

指导患者加强营养支持,为患者提供高蛋白、高维生素、高热量、无刺激性、易消化的食物,如瘦肉、蛋、奶、鱼、橘皮、海带、紫菜、山楂、鱼、各种瓜果等,禁服用含有雌激素的保健品。鼓励患者多饮水,每天饮水量≥2 000 mL。

(四)乳腺癌化疗皮肤护理

乳腺癌的化疗方案中大多数都是发泡性药物,化学性静脉炎的发病率很高,静脉保护尤为重要,护士在进行静脉穿刺过程中应选择粗直、弹性良好的血管,有计划的更换使用血管,并在化疗后指导患者局部涂擦多磺酸黏多糖(喜疗妥)以恢复血管的弹性。

(五)乳腺癌放疗皮肤护理

选择宽大柔软的全棉内衣。照射野可用温水和柔软毛巾轻轻蘸洗,禁止用肥皂和沐浴液擦洗或热水浸浴。局部放疗的皮肤禁用碘酒、乙醇等刺激性药物,不可随意涂抹药物和护肤品。局部皮肤避免粗糙毛巾、硬衣领、首饰的摩擦;避免冷热刺激如热敷、冰袋等;外出时,局部放疗的皮肤防止日光照射,如头部放疗的患者外出时要戴帽子,颈部放疗的患者外出时要戴围巾。放射野位于腋下、腹股沟、颈部等多汗、皱褶处时,要保持清洁干燥,并可在室内适当暴露通风。局部皮肤切忌用手指抓挠,勤修剪指甲,勤洗手。护士应严密观察患者静脉滴注化疗药物时的用药反应,如静脉滴注紫杉醇类药物时,用药前遵医嘱应用地塞米松,用药前半小时肌内注射异丙嗪及苯海拉明等抗过敏药物;用药时给予血压监测,注意观察患者的血压变化,如出现过敏症状,应立即停药,遵医嘱给予对症处置。

七、健康教育

(1)向患者讲解肢体水肿的原因,要避免患肢提重物,避免在患肢静脉输液、测血压等。注意术后患肢的功能锻炼,保持血液通畅。穿衣先穿患侧,脱衣先脱健侧。

(2)护士应做好随访工作,定期检查患者功能锻炼的情况,以及时给予指导。

(3)指导患者术后5年内避免妊娠,防止乳腺癌复发。

(4)患者在治疗过程中配合医师监测血常规变化,每周化验血常规1次,定期复查。

(5)内分泌治疗的患者应定期复查子宫内膜,预防子宫内膜癌的发生。

八、乳腺癌自查方法

(一)对镜自照法

首先面对镜子,两手叉腰,观察乳房的外形。然后再将双臂高举过头,观察两侧乳房的形状、轮廓有无变化;乳房皮肤有无红肿、皮疹、浅静脉怒张、皮肤皱褶、橘皮样改变等异常;观察乳头是否在同一水平线上,是否有抬高、回缩、凹陷,有无异常分泌物自乳头溢出,乳晕颜色是否有改变。最后,放下两臂,双手叉腰,两肘努力向后,使胸部肌肉绷紧,观察两侧乳房是否等高、对称,乳头、乳晕和皮肤有无异常。

(二)平卧触摸法

首先取仰卧位,右臂高举过头,并在右肩下垫一小枕头,使右侧乳房变平。然后将左手四指并拢,用指端掌面检查乳房各部位是否有肿块或其他变化。检查方法有三种:一是顺时针环形检查法,即用四个手指从乳头部位开始环形地从内向外检查。二是垂直带状检查法,即用四手指指端自上而下检查整个乳房。三是楔形检查法,即用四手指指端从乳头向外呈放射状检查。然后用同样方法检查左侧乳房,并比较两侧乳房有何不同。最后用拇指和示指轻轻挤捏乳头,如有透明或血性分泌物应及时报告医师。

(三)淋浴检查法

淋浴时,因皮肤湿润更容易发现乳房问题。方法是用一手指指端掌面慢慢滑动,仔细检查乳房的各个部位及腋窝是否有肿块。

(赖艳芳)

第三节 食 管 癌

一、概述

食管癌是常见的消化道恶性肿瘤,目前原因不明,与炎症、真菌感染、亚硝胺类化合物摄入、微量元素及维生素缺乏有关。其主要病理类型为鳞癌(90%),少部分为腺癌、肉瘤及小细胞癌等。可分为髓质型、缩窄型、蕈伞型、溃疡型。以胸中段食管癌较多见,下段次之,上段较少。食管癌发生于食管黏膜上皮的基底细胞,绝大多数是鳞状上皮癌(95%),腺癌起源于食管者甚为少见,多位于食管末端。贲门癌多为腺癌,贲门部腺癌可向上延伸累及食管下段。主要通过淋巴转移,血行转移发生较晚。

二、诊断

(一)症状

1.早期

常无明显症状,仅在吞咽粗硬食物时有不同程度的不适感:①咽下食物哽噎感,常因进食固体食物引起,第一次出现哽噎感后,不经治疗而自行消失,隔数天或数月再次出现;②胸骨后疼痛,常在咽下食物后发生,进食粗糙热食或刺激性食物时加重;③食物通过缓慢并有滞留感;④剑突下烧灼样刺痛,轻重不等,多在咽下食物时出现,食后减轻或消失;⑤咽部干燥与紧缩感,食物吞下不畅,并有轻微疼痛;⑥胸骨后闷胀不适,症状时轻时重,进展缓慢。

2.中、晚期

(1)吞咽困难:进行性吞咽困难是食管癌的主要症状。初起时进食固体食物有哽噎感,以后逐渐呈进行性加重,甚至不能咽下流质饮食。吞咽困难的严重程度除与病期有关外,与肿瘤的类型亦有关系。缩窄型出现梗阻症状早而严重,溃疡型及腔内型出现梗阻症状较晚。

(2)疼痛和呕吐:见于严重吞咽困难患者,患者多将刚进食的食物伴唾液呕出,呈黏液状。疼痛亦为常见症状,多位于胸骨后、肩胛间区,早期多呈间歇性,出现持续而严重的胸痛或背痛,需用止痛药止痛。

(3)贲门癌:可出现便血、贫血。

(4)体质量下降及恶病质:因长期吞咽困难,引起营养障碍,体质量明显下降,消瘦明显。出现恶病质是肿瘤晚期的表现。

(5)邻近器官受累的症状:肿瘤侵及邻近器官可引起相应的症状。癌肿侵犯喉返神经,可发生声音嘶哑;侵入主动脉,溃烂破裂,可引起大量呕血;侵入气管,可形成食管气管瘘;高度阻塞可致食物反流,引起进食呛咳及肺部感染;持续胸痛或背痛为晚期症状,表示癌肿已侵犯食管外组织。

(二)体征

1.一般情况

一般情况以消瘦为主,甚至出现恶病质,有的患者有贫血和低蛋白血症的表现。

2.专科检查

病变早期并无阳性体征;病变晚期可扪及锁骨上转移的淋巴结或上腹部有包块,并有压痛。

(三)检查

1.实验室检查

主要表现为低血红蛋白、低血浆蛋白,有的患者可有大便隐血试验阳性。

2.特殊检查

(1)钡餐检查:是食管癌诊断最常用、最有效、最安全的方法,可了解病灶的部位及范围,此外还可了解胃和十二指肠的情况,供手术设计参考;在钡餐检查时应采取正位、侧位和斜位不同的体位并应用双重造影技术仔细观察食管黏膜形态及食管运动的状况,以免漏诊早期病变。根据钡餐检查的形态将食管癌分为溃疡型(以食管壁不规则缺损的壁龛影为主)、蕈伞型(病灶如菌状或息肉状突入食管腔)、缩窄型(病变以环状狭窄为主,往往较早出现症状)和髓质型(病变以黏膜下肌层侵犯为主,此型病变呈外侵性生长,瘤体往往较大)。又根据食管癌发生的部位将其分为上段(主动脉弓上缘水平以上的食管段)、中段和下段(左下肺静脉下缘至贲门的食管)食管癌。由于能提取组织做病理定性,因此钡餐与食管镜是不能相互取代的检查;由于钡剂可覆盖病灶表面造成假象,故钡餐检查最好在组织学检查后再进行。

(2)食管镜检查:可在直视下观察病灶的形态和大小,并采取活体组织做出病理学诊断,对病灶不明显但可疑的部位可刷取脱落细胞检查。

(3)食管拉网检查:是我国学者发明的极其简便、有效、安全、经济的检查方法,尤其适用于大规模普查及早期食管癌的诊断,其诊断学的灵敏度甚至高于依靠肉眼观察定位的食管镜检查;分段食管拉网结合钡餐检查还可确定病变的部位。

(4)CT 和 MRI 检查:可了解食管癌纵隔淋巴转移的情况及是否侵及胸主动脉、气管后壁。

(5)纤维支气管镜检查:主要观察气管膜部是否受到食管癌侵犯,必要时可作双镜检查(即同时加做食管镜检查)。

(6)内窥镜式食管超声引导下细针穿刺活检:少数患者在其他方法不能明确诊断但又高度怀疑食管恶性病变时可做此检查,用细针刺入食管壁抽吸少量组织病理检查以明确诊断。

(7)超声检查:主要了解肿瘤有无腹腔转移,尤其是食管下段肿瘤容易造成胃小弯、胰腺及肝脏的转移,对于这样的患者应避免外科手术,并及时进行非手术治疗。

(四)诊断要点

(1)进食时有梗阻感或呛咳、咽部干燥紧束感,进行性吞咽困难等症状。

(2)有消瘦、乏力、贫血、脱水、营养不良等恶病质表现。

(3)中晚期患者可出现锁骨上淋巴结肿大,肝转移性肿块,腹水等。

(4)纤维食管癌、食管吞钡 X 线造影等检查结果能明确诊断。

(五)鉴别诊断

1.食管平滑肌瘤

常见的食管平滑肌瘤可出现类似食管癌下咽困难的症状,有症状时间较长但无消瘦;在钡餐检查中可见肿块突向食管腔,黏膜无损伤,并有特殊的"八字胡"征;食管拉网及食管镜检查均无癌细胞发现。

2.食管良性狭窄

通常有吞服强酸、强碱液病史,化学性灼伤常造成全食管或食管节段性狭窄,发病以儿童和女性患者多见,根据病史不难鉴别。

3.外压性食管梗阻

食管外的某些异常,如巨大的纵隔肿瘤、纵隔淋巴结、胸骨后甲状腺肿等均可压迫食管造成节段性狭窄致吞咽困难,但通常钡餐检查可见食管黏膜正常,拉网及食管镜检查也无病理学证据。

4.贲门失弛缓症

病史较长,病情可有缓解期,常有呕吐宿食史,有特征性的食管钡餐表现,亚硝酸异戊酯试验阳性,病理学活检无食管癌的证据。

5.食管静脉曲张

常发生在食管中下段,吞咽困难较轻,往往伴有门静脉高压,常见于肝硬化、布加综合征等。钡餐检查可见食管黏膜紊乱,食管镜下可见黏膜下曲张的静脉,但黏膜表面完整无破坏。此时绝对禁止活检,以免造成大出血。

三、治疗

一般对较早期病变宜采用手术治疗;对较晚期病变,仍应争取手术治疗。位于中、上段的晚期病变,而年龄较高或有手术禁忌证者,则以放疗为佳。

(一)手术疗法

手术是食管癌首选的治疗方法。早期切除常可达到根治效果。手术方法应根据病变大小、部位、病理分型及全身情况而定,原则上应切除食管大部分。中、晚期食管癌常浸润至黏膜下,食管切除范围应距离癌瘤5~8 cm。因此,食管下段癌,与代食管器官吻合多在主动脉弓上,而食管中段或上段癌则应吻合在颈部。代食管器官常用的是胃,有时用结肠或空肠。

1.适应证

对病变的大小和部位、病理类型,以及患者的全身情况进行全面分析,在下列情况时,可以考虑外科手术治疗:①早期食管癌(0期及Ⅰ期),患者一般情况允许,应积极争取手术治疗;②中期内的Ⅱ、Ⅲ期,患者情况许可,无明显远处转移,条件允许时均应采用术前放射与手术切除或手术切除与术后放疗的综合治疗;③放疗后复发、穿孔者,病变范围不大,无远处癌转移,周身情况良好,也应争取手术治疗;④食管癌高度梗阻,无明显远处转移,患者周身情况允许,应积极争取开胸手术,不能切除者,可行分流吻合术,然后辅以放疗和化疗。

2.禁忌证

随着手术技巧、围术期处理及癌症综合治疗观念的建立和发展,某些手术禁忌证已得以改变。

(1)食管癌伴有锁骨上淋巴结转移的治疗:上段及颈段食管癌的锁骨上淋巴结转移实为局部淋巴结转移,在患者自身情况允许、无其他脏器转移、原发病灶可以切除的情况下,应行病灶切除及淋巴结切除术。术后辅以放、化疗。

(2)并发有其他脏器功能不全或损害的患者,只要病灶能够切除、患者能够耐受剖胸术,均应手术治疗。

3.影响切除率的因素

(1)食管癌病变长度超过5 cm,大都说明肿瘤较为晚期。但早期食管癌要除外,早期食管癌,病灶表浅,有时范围较长。发现食管癌伴有巨大阴影或突出阴影,多数患者已外侵食管周围脏器并发生粘连。食管癌局部有软组织肿块,亦可说明肿瘤外侵。X线检查,有上述现象出现,可以判断手术切除率较低。

(2)胸背疼痛:胸骨后或背部肩胛区持续性钝痛常揭示肿瘤已有外侵,引起食管周围炎、纵隔炎,也可以是食管深层癌性溃疡所致。下段肿瘤引起的疼痛可以发生在上腹部。疼痛严重不能入睡或伴有发热者,不但手术切除的可能性较小,而且应注意肿瘤穿孔的可能。

(3)出血:有时患者也会因呕血或黑便就诊。肿瘤可浸润大血管特别是胸主动脉而造成致命性大出血。对于有穿透性溃疡患者,特别是CT检查显示肿瘤侵犯胸主动脉者,应注意出血的可能。

(4)声音嘶哑:常是肿瘤直接侵犯或转移性淋巴结压迫喉返神经所致。有时也可以是吸入性炎症引起的喉炎所致,间接纤维支气管镜检查有助于鉴别。此时提示肿瘤外侵及转移严重。

(5)手术径路:常用左胸切口,中、上段食管癌切除术有用右胸切口者。经食管裂孔剥除食管癌法可用于心肺功能差、不能耐受开胸手术者。此法可并发喉返神经麻痹及食管床大出血,应掌握适应证。

对于晚期食管癌,不能根治或放疗,进食较困难者,可作姑息性减轻症状手术,如食管腔内置管术、胃造瘘术、食管胃转流或食管结肠转流吻合术。这些减轻症状手术,可能发生并发症,故应严格掌握适应证。

(二)放疗

食管癌放疗包括根治性和姑息性两大类,单独放疗食管癌疗效差,故放疗一般仅作为综合治疗的一部分。照射方法包括放射和腔内放射、术前放射和术后放射。治疗方案的选择,需根据病变部位、范围、食管梗阻程度和患者的全身状况而定。颈段和上胸段食管癌手术的创伤大,并发症发生率高,而放疗损伤小,放疗优于手术,应以放疗为首选。凡患者全身状况尚可、能进半流质或顺利进流质饮食、胸段食管癌而无锁骨上淋巴结转移及远处转移、无气管侵犯、无食管穿孔和出血征象、病灶长度 <8 cm 而无内科禁忌证者,均可做根治性放疗。其他患者则可进行旨在缓解食管梗阻、改善进食困难、减轻疼痛、提高患者生存质量和延长患者生存期的姑息性放疗。放疗源的选择可采取以下原则:颈段及上胸段食管癌选用 ^{60}Co 或 $4\sim8$ mV X 线,中胸及下胸段食管癌选用 18 mV 或 18 mV 以上 X 线照射,也可选用 ^{60}Co 远距离外照射。根治性放疗每周照射 5 次,每次 $1.8\sim2.0$ Gy。姑息性放疗也尽量给予根治量或接近根治量。术前放疗主要适用于食管癌已有外侵,临床估计单纯手术切除有困难,但肿瘤在放疗后获得部分退缩可望切除者。术前照射能使癌肿及转移的淋巴结缩小、癌肿周围小血管和淋巴管闭塞,可提高切除率,减少术中癌的播散。术前放疗 $4\sim8$ 周的剂量为 $30\sim70$ Gy,放疗后 $4\sim6$ 周再做手术切除。对姑息性切除后肿瘤有残留、术后病理检查发现食管切端有癌浸润,手术切缘过于狭窄,肿瘤基本切除,但临床估计可能有亚临床病灶残留者,应进行术后放疗,以提高 5 年生存率。但是,对术中切除不完全的病变,局部可留置银夹标记,术后 $2\sim4$ 周再做放疗,能否提高 5 年生存率尚有争论。术后放疗剂量为 $50\sim70$ Gy。有学者建议采用食管癌体外三野照射法、超分割分段放疗,以及采用 ^{60}Co、^{137}Cs、^{192}Yb 食管腔内近距离放疗,以减少肺组织及脊髓所受的放射剂量,减轻放射损伤,提高放疗的疗效。

(三)药物治疗

由于全身性扩散是食管癌的特征,应用化疗是合乎逻辑的。然而化疗在永久控制此症的效果方面尚未得到证实;显效率在 $5\%\sim50\%$,取决于选用的药物或药物之间的搭配,目前多为数种作用机制不同药物的联合用药。常用方法为 DMP、DBV、PMD 等。但病情改善比较短暂且大多数有效的药物均有毒性。目前临床上常用联合化疗方案有 DDP-BLM、BLMADM、DDP-DS-BLM 及 DDP-ADM-氟尿嘧啶等。临床观察发现,DDP、氟尿嘧啶和 BLM 等化疗药物具有放射增敏作用。近年来将此类化疗药物作为增敏剂与放疗联合应用治疗食管癌,并取得了令人鼓舞的疗效。

(四)综合治疗

1.新辅助化疗

新辅助化疗又称诱导化疗或术前化疗,目的:①控制原发病灶,增加完全性手术切除的机会,也可减少术中肿瘤的播散;②肿瘤血供完整,允许更有效的化疗药物的输送;③早期的全身治疗可以消灭微小的转移病灶;④术前化疗可以更为客观地评价肿瘤反映情况,从而确定有效的化疗药物。

2.食管癌的术后化疗

食管癌的术后化疗,即辅助化疗,研究较少,但现有资料显示其可能明显提高术后生存率。

3.食管癌的术前化疗和放疗

一般是选用一种或数种化疗药物附加术前放疗,3～4周后手术切除。有些患者局部病灶可以完全消失。术前化疗加术前放疗目前有逐渐增加的趋势。

4.术前放疗

该方法能使癌肿及转移的淋巴结缩小,癌肿周围小血管和淋巴管闭塞,可提高切除率,减少术中癌的播散。对术中切除不完全的病变,局部可留置银夹标记,术后2～4周再进行放疗。能否提高5年生存率尚有争论。

5.食管支架或人工贲门

采用记忆合金做的人工支架可将癌瘤所致的狭窄食管腔撑开,可姑息性地解决患者的进食和营养;用高分子材料做的人工贲门可扩开食管下端贲门癌所致的狭窄,并有一定的抗反流作用。

6.食管癌激光切割术

此为姑息性治疗食管癌的方法,用激光在食管腔内切割腔内生长的肿瘤,解决患者的进食和营养问题。

四、病情观察

(一)非手术治疗

(1)放疗患者应该注意有无放射性肺炎、气管-食管瘘或食管穿孔发生,尤其是癌肿病变在胸主动脉附近时,要注意患者有无突然呕血、便血增加或有血性胸腔积液出现,以便及时停止照射,防止主动脉穿孔发生。

(2)监测患者的血常规,无论是放疗还是化疗,均对患者的造血系统有抑制,因此在治疗过程中每周至少检查2次。

(3)生物制剂治疗应注意药物的不良反应和变态反应。

(4)对癌肿的大小应定期复查,以了解非手术治疗的效果并制定下一步治疗方案。

(二)肿瘤切除性手术治疗

(1)注意观察有无出血和感染,这两项是手术后早期的常见并发症。

(2)吻合口瘘是食管癌手术后最常见、后果最严重的并发症,术后早期较少发生,通常易将术后早期的残胃瘘误诊为吻合口瘘;吻合口瘘常在术后6～10 d发生,主要表现为突然发热、胸痛、有胸腔积液和血常规增高,口服60%泛影葡胺或稀钡剂造影可明确诊断。

(三)姑息性治疗

如行激光切割手术须注意有无发生食管穿孔,可表现为突然发生纵隔气肿或气胸并伴有发热和胸腔积液。食管支架或人工贲门在安放后可脱落,患者可恢复手术前的症状,应注意检查确认植入物在位。

五、护理措施

(一)术前护理

1.心理护理

患者对手术的耐受力差,对治疗缺乏信心,同时对手术存在着一定程度的恐惧心理。因此,应针对患者的心理状态进行解释、安慰和鼓励,建立充分信赖的护患关系,使患者认识到手术是重要的治疗方法,使其乐于接受手术。

2.加强营养支持

尚能进食者应给予高热量、高蛋白、高维生素的流质或半流质饮食。不能进食者,应静脉补充水分、电解质及热量。低蛋白血症的患者,应输血或血浆蛋白予以纠正。

3.胃肠道准备

(1)注意口腔卫生。

(2)术前安置胃管和十二指肠管。

(3)术前禁食;有食物潴留者,术前晚用等渗盐水冲洗食管,有利于减轻组织水肿,降低术后感染和吻合口瘘的发生率。

(4)拟行结肠代食管者,术前须按结肠手术准备。

4.术前练习

教会患者深呼吸、有效咳嗽、排痰和床上排便等活动。

(二)术后护理

(1)按胸外科术后常规护理。

(2)术后应重点加强呼吸道护理。必要时,行鼻导管吸痰或气管镜吸痰,清除呼吸道分泌物,促进肺扩张。

(3)保持胃肠减压管通畅:术后24~48 h引流出少量血液,应视为正常,若引流出大量血液,应立即报告医师处理。胃肠减压管应保留3~5 d,以减少吻合口张力,以利于吻合口愈合。

(4)密切观察胸腔引流量及性质:若胸腔引流液为大量血性液体,则提示胸腔内有活动性出血;若引流出浑浊液或食物残渣,应考虑食管吻合口瘘;若有粉红色液体伴有脂肪滴排出,则为乳糜胸。出现以上情况,应采取相应措施,明确诊断,予以认真处理。若无异常,术后2~3 d即可拔除引流管。

(5)严格控制饮食:由于食管缺乏浆膜层,故吻合口愈合较慢,术后应严格禁食和禁水。禁食期间,每天由静脉补液。安放十二指肠营养管者,可于手术后第2~3 d肠蠕动恢复后,经导管滴入营养液,可减少输液量。手术后第5 d,若病情无特殊变化,可经口进食牛奶,每次60 mL,每2小时1次,间隔期间可给等量开水。若无不良反应,可逐日增量。术后第10~12 d改无渣半流质饮食,但应注意防止进食过快及过量。

(6)吻合口瘘的观察及护理:食管吻合口瘘的临床表现为高热、脉快、呼吸困难、胸部剧痛、患侧呼吸音低、叩诊浊音、白细胞升高,甚至发生休克。处理原则:行胸膜腔引流促使肺膨胀;选择有效的抗生素抗感染;补充足够的营养和热量。目前,多选用完全胃肠内营养支持经胃造口灌注治疗,效果确切、满意。

(三)健康教育

胃代食管术后,少量多餐,避免睡前、躺着进食,进食后务必慢走,或端坐半小时,防止反流。

裤带不宜系得太紧。进食后避免有低头弯腰的动作。给予高蛋白、高维生素、低脂、少渣饮食,并观察进食后有无梗阻、疼痛、呕吐、腹泻等情况。若发现症状应暂停饮食。

(赖艳芳)

第四节 肺 癌

一、概述

肺癌大多数起源于支气管黏膜上皮,因此也称支气管肺癌,是肺部最常见的恶性肿瘤。肺癌的发生与环境的污染及吸烟密切相关,肺部慢性疾病、人体免疫功能低下、遗传因素等对肺癌的发生也有一定影响。根据肺癌的生物学行为及治疗特点,将肺癌分为小细胞肺癌、鳞癌、腺癌、大细胞癌。根据肿瘤的位置分为中心型肺癌及周边型肺癌。肺癌转移途径有直接蔓延、淋巴结转移、血行转移及种植性转移。

二、诊断

(一)症状

肺癌的临床症状根据病变的部位、肿瘤侵犯的范围、是否有转移及肺癌副癌综合征全身表现不同而异,最常见的症状是咳嗽、咯血、气短、胸痛和消瘦,其中以咳嗽和咯血最常见,咳嗽的特征往往为刺激性咳嗽、无痰;咯血以痰中夹血丝或混有粉红色的血性痰液为特征,少数患者咯血可出现整口的鲜血,肺癌在胸腔内扩散,侵犯周围结构可引起声音嘶哑、Hornet 综合征、吞咽困难和肩部疼痛。当肺癌侵犯胸膜和心包时可能表现为胸腔积液和心包积液,肿瘤阻塞支气管可引起阻塞性肺炎而发热,上腔静脉综合征往往是肿瘤或转移的淋巴结压迫上腔静脉所致。小细胞肺癌常见的副癌综合征主要表现为恶病质、高血钙和肺性骨关节病或非恶病质患者清/球蛋白倒置、高血糖和肌肉分解代谢增加等。

(二)体征

1.一般情况

一般情况以消瘦和低热为常见。

2.专科检查

如前所述,肺癌的体征根据其病变的部位、肿瘤侵犯的范围、是否有转移及副癌综合征全身表现不同而异。肿瘤阻塞支气管可致一侧肺不张,该侧肺呼吸音减弱或消失;肿瘤阻塞支气管可继发肺炎,出现发热和肺部啰音;肿瘤侵犯胸膜或心包造成胸腔或心包积液,进而出现相应的体征;肿瘤淋巴转移可出现锁骨上、腋下淋巴结增大。

(三)检查

1.实验室检查

痰涂片检查找癌细胞是肺癌诊断最简单、最经济、最安全的检查,由于肺癌细胞的检出阳性率较低,因此往往需要反复多次的检查,并且标本最好是清晨首次痰液。肺癌的其他实验室检查往往是非特异性的。

2.特殊检查

(1)X线片:可见肺内球形灶,有分叶征、边缘毛刺状,密度不均匀,部分患者见胸膜凹陷征(兔耳征)、厚壁偏心空洞、肺内感染、肺不张等。

(2)CT检查:已成为常规诊断手段,特别是对位于肺尖部、心后区、脊柱旁、纵隔后等隐蔽部位的肿瘤的发现有益。

(3)MRI检查:在于分辨纵隔及肺门血管,显示隐蔽部的淋巴结,但不作为首选。

(4)痰细胞学:痰细胞学检查阳性率可达80%,一般早晨血性痰涂片阳性率高,至少需连查3次。

(5)支气管镜检查:可直接观察气管、主支气管、各叶、段管壁及开口处病变,可活检或刷检取分泌物进行病理学诊断,对手术范围及术式的确定有帮助。

(6)其他:①经皮肺穿刺活检,适用于周围型肺内占位性病变的诊断,可引起血胸、气胸等并发症;②对于有胸腔积液者,可经胸穿刺抽液离心检查,寻找癌细胞;③PET对于肺癌鉴别诊断及有无远处转移的判断准确率可达90%,但目前价格昂贵。

其他诊断方法如放射性核素扫描、淋巴结活检、胸腔镜下活检术等,可根据病情及条件酌情采用。

(四)诊断要点

(1)有咳嗽、咯血、低热和消瘦的病史和长期吸烟史;晚期患者可出现声音嘶哑、胸腔积液及锁骨淋巴结肿大。

(2)影像学检查有肺部肿块,并具有恶性肿瘤的影像学特征。

(3)病理学检查发现癌细胞。

(五)鉴别诊断

1.肺结核

(1)肺结核球:易与周围型肺癌混淆。肺结核球多见于青年,一般病程较长,发展缓慢。病变常位于上叶尖后段或下叶背段。在X线片上肿块影密度不均匀,可见到稀疏透光区和钙化点,肺内常另有散在性结核病灶。

(2)粟粒型肺结核:易与弥漫型细支气管肺泡癌混淆。粟粒型肺结核常见于青年,全身毒性症状明显,抗结核药物治疗可改善症状,病灶逐渐吸收。

(3)肺门淋巴结结核:在X线片上肺门肿块影可能误诊为中心型肺癌。肺门淋巴结结核多见于青少年,常有结核感染症状,很少有咯血。

2.肺部炎症

(1)支气管肺炎:早期肺癌产生的阻塞性肺炎,易被误诊为支气管肺炎。支气管肺炎发病较急,感染症状比较明显。X线片上表现为边界模糊的片状或斑点状阴影,密度不均匀,且不局限于一个肺段或肺叶。经抗菌药物治疗后,症状迅速消失。肺部病变吸收也较快。

(2)肺脓肿:肺癌中央部分坏死液化形成癌性空洞时,X线片上表现易与肺脓肿混淆。肺脓肿在急性期有明显感染症状,痰量多,呈脓性,X线片上空洞壁较薄,内壁光滑,常有液平面,脓肿周围的肺组织或胸膜常有炎性变。支气管造影空洞多可充盈,并常伴有支气管扩张症。

3.肺部其他肿瘤

(1)肺部良性肿瘤:如错构瘤、纤维瘤、软骨瘤等有时需与周围型肺癌鉴别。一般良性肿瘤病程较长,生长缓慢,临床上大多没有症状。X线片上呈现接近圆形的块影,密度均匀,可以有钙化点,轮廓整齐,多无分叶状。

(2)支气管腺瘤:一种低度恶性肿瘤。发病年龄比肺癌轻,女性发病率较高。临床表现与肺癌相似,常反复咯血。X线片表现有时也与肺癌相似。经支气管镜检查,诊断未能明确者宜尽早做剖胸探查术。

4.纵隔淋巴肉瘤

可与中心型肺癌混淆。纵隔淋巴肉瘤生长迅速,临床上常有发热和其他部位浅表淋巴结肿大。在X线片上表现为两侧气管旁和肺门淋巴结肿大。对放射疗法高度敏感,小剂量照射后即可见到肿块影缩小。纵隔镜检查亦有助于明确诊断。

三、治疗

治疗肺癌的方法主要有外科手术治疗、放疗、化疗、中医中药治疗及免疫治疗等。尽管80%的肺癌患者在明确诊断时已失去手术机会,但手术治疗仍然是肺癌最重要和最有效的治疗手段。然而,目前所有的各种治疗肺癌的方法效果均不能令人满意,必须适当地联合应用,进行综合治疗以提高肺癌的治疗效果。具体的治疗方案应根据肺癌的分级和TNM分期、病理细胞学类型、患者的心肺功能和全身情况及其他有关因素等,进行认真详细地综合分析后再做决定。

(一)手术治疗

手术治疗的目的是彻底切除肺部原发癌肿病灶和局部及纵隔淋巴结,并尽可能保留健康的肺组织。

肺切除术的范围决定于病变的部位和大小。对周围型肺癌,一般施行肺叶切除术;对中心型肺癌,一般施行肺叶或一侧全肺切除术。有的患者,癌变位于一个肺叶内,但已侵及局部主支气管或中间支气管,为了保留正常的邻近肺叶,避免行一侧全肺切除术,可以切除病变的肺叶及一段受累的支气管,再吻合支气管上下切端,临床上称为支气管袖状肺叶切除术。如果相伴的肺动脉局部受侵,也可同时做部分切除,做端端吻合,此手术称为支气管袖状肺动脉袖状肺叶切除术。

手术治疗效果:非小细胞肺癌、T_1 或 $T_2N_0M_0$ 患者经手术治疗后,约有半数的患者能获得长期生存,有的报道其5年生存率可达70%。Ⅱ期及Ⅲ期患者生存率则较低。据统计,我国目前肺癌手术的切除率为85%～97%,术后30 d病死率在2%以下,总的5年生存率为30%～40%。

手术禁忌证:①远处转移,如脑、骨、肝等器官转移(即 M_1 患者);②心、肺、肝、肾功能不全,全身情况差的患者;③广泛肺门、纵隔淋巴结转移,无法清除者;④严重侵犯周围器官及组织,估计切除困难者;⑤胸外淋巴结转移,如锁骨上(N_3)等,应慎重考虑肺切除术。

(二)放疗

放疗是局部消灭肺癌病灶的一种手段。临床上使用的主要放疗设备有^{60}Co治疗机和加速器等。

在各种类型的肺癌中,小细胞癌对放射疗法敏感性较高,鳞癌次之,腺癌和细支气管肺泡癌最低。通常是将放射疗法、手术与药物疗法综合应用,以提高治愈率。临床上常采用的是手术后放射疗法。对癌肿或肺门转移病灶未能彻底切除的患者,于手术中在残留癌灶区放置小的金属环或金属夹做标记,便于术后放疗时准确定位。一般在术后1个月左右患者健康状况改善后开始放射疗法,剂量为40～60 Gy,疗程约6周。为了提高肺癌病灶的切除率,有的患者可手术前进行放疗。

晚期肺癌患者,并有阻塞性肺炎、肺不张、上腔静脉阻塞综合征或骨转移引起剧烈疼痛者及癌肿复发的患者,也可进行姑息性放射疗法,以减轻症状。

放射疗法可引起倦乏、胃纳减退、低热、骨髓造血功能抑制、放射性肺炎、肺纤维化和癌肿坏死液化空洞形成等放射反应和并发症,应给予相应处理。

下列情况一般不宜施行放疗:①健康状况不佳,呈现恶病质者;②高度肺气肿放疗后引起呼吸功能代偿不全者;③全身或胸膜、肺广泛转移者;④癌变范围广泛,放疗后引起广泛肺纤维化和呼吸功能代偿不全者;⑤癌性空洞或巨大肿瘤,后者放疗将促进空洞形成。

对于肺癌脑转移患者,若颅内病灶较局限,可采用γ刀放疗,有一定的缓解率。

(三)化疗

有些分化程度低的肺癌,特别是小细胞癌,疗效较好。化疗作用遍及全身,临床上可以单独应用于晚期肺癌患者,以缓解症状,或与手术、放射等疗法综合应用,以防止癌肿转移复发,提高治愈率。

常用于治疗肺癌的化学药物:环磷酰胺、氟尿嘧啶、丝裂霉素、阿霉素、表柔比星、丙卡巴肼、长春碱、甲氨蝶呤、洛莫司汀、顺铂、卡铂、紫杉醇等。应根据肺癌的类型和患者的全身情况合理选用药物,并根据单纯化疗还是辅助化疗选择给药方法,决定疗程的长短及哪几种药物联合应用、间歇给药等,以提高化疗的疗效。

需要注意的是,目前化学药物对肺癌疗效仍然较低,症状缓解期较短,不良反应较多。临床应用时,要掌握药物的性能和剂量,并密切观察不良反应。出现骨髓造血功能抑制、严重胃肠道反应等情况时要及时调整药物剂量或暂缓给药。

(四)中医中药治疗

按患者临床症状、脉象、舌苔等表现,应用辨证论治原则治疗肺癌,一部分患者的症状得到改善,生存期延长。

(五)免疫治疗

近年来,通过实验研究和临床观察,发现人体的免疫功能状态与癌肿的生长发展有一定关系,从而促使免疫治疗的应用。免疫治疗的具体措施如下。

1.特异性免疫疗法

用经过处理的自体肿瘤细胞或加用佐剂后,皮下接种进行治疗。此外,尚可应用各种白细胞介素、肿瘤坏死因子、肿瘤核糖核酸等生物制品。

2.非特异性免疫疗法

用卡介苗、短小棒状杆菌、转移因子、干扰素、胸腺素等生物制品,或左旋咪唑等药物以激发和增强人体免疫功能。

当前肺癌的治疗效果仍不能令人满意。由于治疗对象多属晚期,其远期生存率低,预后较差。因此,必须研究和开展以下几方面的工作,以提高肺癌治疗的总体效果:①积极宣传,普及肺癌知识,提高肺癌诊断的警惕性,研究和探索早期诊断方法,提高早期发现率和诊断率;②进一步研究和开发新的有效药物,改进综合治疗方法;③改进手术技术,以进一步提高根治性切除的程度,同时最大范围地保存正常肺组织;④研究和开发分子生物学技术,探索肺癌的基因治疗技术,使之能有效地为临床服务。

四、护理措施

(一)做好心理支持,克服恐惧绝望心理

当患者得知自己患肺癌时,会面临巨大的身心应激,而心理应对结果会对疾病产生明显的积极或消极影响,护士通过多种途径给患者及家属提供心理与社会支持。根据患者的性别、年龄、职业、文化程度、性格等,多与其交谈,耐心倾听患者诉说,尽量解答患者提出的问题和提供有益的信息,帮助患者正确估计所面临的情况,让其了解肺癌的有关知识及将接受的治疗、患者和家属应如何配合、在治疗过程中的注意事项,请治愈患者现身说法,增强其对治疗的信心,积极应对癌症的挑战,与疾病做斗争。

(二)保持呼吸道通畅,做好咳嗽、咳痰的护理

分析患者病情,判断引起呼吸困难的原因,根据不同病因,采取不同的护理措施。

(1)如肿瘤转移至胸膜,可产生大量胸腔积液,导致气体交换面积减少,引起呼吸困难,要配合医师及时行胸腔穿刺置管引流术。

(2)若患者肺部感染痰液过多、纤毛功能受损、机体活动减少,或放疗、化疗导致肺纤维化,痰液黏稠,无力咳出而出现呼吸困难,应密切观察咳嗽、咳痰情况,详细记录痰液的色、量、质,正确收集痰标本,以及时送检,为诊断和治疗提供可靠的依据,并采取以下护理措施。①提供整洁、舒适的环境,减少不良刺激,病室内维持适宜的温度(18 ℃~20 ℃)和湿度(50%~60%),以充分发挥呼吸道的自然防御功能;避免尘埃与烟雾等刺激,与吸烟的患者共同制定有效的戒烟计划;注意患者的饮食习惯,保持口腔清洁,避免油腻、辛辣等刺激性食物,一般每天饮水 1 500 mL 以上,可保证呼吸道黏膜的湿润和病变黏膜的修复,利于痰液稀释和排除。②促进有效排痰:指导患者掌握有效咳嗽的正确方法,患者坐位,双脚着地,身体稍前倾,双手环抱一个枕头。进行数次深而缓慢的腹式呼吸,深吸气末屏气,然后缩唇,尽可能缓慢地通过口腔呼气(降低肋弓、使腹部往下沉)。在深吸一口气后屏气 3~5 s,身体前倾,从胸腔进行 2~3 次短促有力的咳嗽,张口咳出痰液,咳嗽时收缩腹肌,或用自己的手按压上腹部,帮助咳嗽,有效咳出痰液。湿化和雾化疗法:湿化疗法可达到湿化气道、稀释痰液的目的。适用于痰液黏稠和排痰困难者。常用湿化液有蒸馏水、生理盐水、低渗盐水。临床上常在湿化的同时加入药物以雾化方式吸入。可在雾化液中加入痰溶解剂、抗生素、平喘药等,达到祛痰、消炎、止咳、平喘的作用。胸部叩击与胸壁震荡,适用于肺癌晚期长期卧床、体弱、排痰无力者,禁用于肺癌伴肋骨转移、咯血、低血压、肺水肿等患者。操作前让患者了解操作的意义、过程、注意事项,以配合治疗,肺部听诊,明确病变部位。叩击时避开乳房、心脏和骨突出部位及拉链、纽扣部位。患者侧卧,叩击者两手手指并拢,使掌侧呈杯状,以手腕力量,从肺底自下而上、由外向内、迅速而有节律地叩击胸壁,震动气道,每一肺叶叩击 1~3 min,120~180 次/分钟,叩击时发出一种空而深的拍击音则表明手法正确。胸壁震荡法时,操作者双手掌重叠置于欲引流的胸壁部位,吸气时手掌随胸廓扩张慢慢抬起,不施加压力,从吸气最高点开始,在整个呼气期手掌紧贴胸壁,施加一定的压力并做轻柔的上下抖动,即快速收缩和松弛手臂和肩膀,震荡胸壁 5~7 次,每一部位重复 6~7 个呼吸周期,震荡法在呼气期进行,且紧跟叩击后进行。叩击力量以患者不感到疼痛为宜,每次操作时间 5~15 min,应在餐后 2 h 至餐前 30 min 完成,避免治疗中呕吐。操作后做好口腔护理,除去痰液气味,观察痰液情况,复查肺部呼吸音及啰音变化。③机械吸痰:适用于意识不清、痰液黏稠无力咳出、排痰困难者。可经患者的口、鼻腔、气管插管或气管切开处进行负压吸痰,也可配合医师用纤维支气管镜吸出痰液。

(三)咯血或痰中带血患者的护理

应予以耐心解释,消除其紧张情绪,嘱患者轻轻将气管内存留的积血咯出,以保持呼吸道通畅,咯血时不能屏气,以免诱发喉头痉挛、血液引流不畅,导致窒息。小量咯血者宜进少量凉或温的流质饮食,多饮水,多食富含纤维素食物,以保持大便通畅,避免排便时腹压增加而咯血加重;密切观察咯血的量、色,大咯血时,护理方法见应急措施。大量咯血不止者,可采用丝线固定双腔球囊漂浮导管经纤维支气管镜气道内置入治疗大咯血的方法;同时做好应用垂体后叶素的护理,静脉滴注速度勿过快,以免引起恶心、便意、心悸、面色苍白等不良反应,监测血压、血氧饱和度;冠心病患者、高血压病患者及孕妇忌用;配血备用,可酌情适量输血。

(四)疼痛的护理

(1)采取各种护理措施减轻疼痛。提供安静的环境,调整舒适的体位,小心搬动患者,避免拖、拉、拽动作,滚动式平缓地给患者变换体位,必要时支撑患者各肢体,指导、协助胸痛患者用手或枕头护住胸部,以减轻深呼吸、咳嗽或变换体位所引起的胸痛;胸腔积液引起的疼痛,可嘱患者患侧卧位,必要时用宽胶布固定胸壁,以减少胸部活动幅度,减轻疼痛;采用按摩、针灸、经皮肤电刺激止痛穴位或局部冷敷等,以降低疼痛的敏感性。

(2)药物止痛,按医嘱用药,根据患者疼痛再发时间,提前按时用药,在应用镇痛药期间,注意预防药物的不良反应,如便秘、恶心、呕吐、镇静和精神紊乱等,嘱患者多进食富含纤维素的蔬菜和水果,缓解和预防便秘。

(3)患者自控镇痛,可自行间歇性给药,做到个体化给药,增加了患者自我照顾和对疼痛的自主控制能力。

(五)饮食支持护理

根据患者的饮食习惯,给予高蛋白、高热量、高维生素、易消化饮食,调配好食物的色、香、味,以刺激食欲,创造清洁舒适、愉快的进餐环境,促进食欲。病情危重者应采取喂食、鼻饲或静脉输入脂肪乳、复方氨基酸和含电解质的液体。对于有大量胸腔积液的患者,应酌情输血、血浆或清蛋白,以减少胸腔积液的产生,补充癌肿或大量抽取胸腔积液等因素所引起的蛋白丢失,增强机体抗病能力。有吞咽困难者应给予流质饮食,进食宜慢,取半卧位,以免发生吸入性肺炎或呛咳,甚至窒息。

(六)做好口腔护理

向患者讲解放疗、化疗后口腔唾液腺分泌减少,pH下降,易发生口腔真菌感染和牙周病,使其理解保持口腔卫生的重要性,以便主动配合。患者睡前及三餐后进行口腔护理;戒烟酒,以防刺激黏膜;忌食辛辣及可能引起黏膜创伤的食物,如带刺或碎骨头的食物,用软牙刷刷牙,勿用牙签剔牙,并延期牙科治疗,防止黏膜受损;进食后,用盐水或复方硼砂溶液漱口,控制真菌感染;口唇涂润滑剂,保持黏膜湿润,黏膜口腔溃疡时按医嘱应用表面麻醉剂止痛。

(七)化疗药物毒性反应的护理

1.骨髓抑制反应的护理

化疗后机体免疫力下降,发生感染、出血。护士接触患者之前要认真洗手,严格执行无菌操作,避免留置尿管或肛门指检,预防感染;告知患者不可到公共场所或接触感冒患者;在做全身卫生处置时,要特别注意易感染部位,如鼻腔、口腔、肛门、会阴等,各部位使用毛巾要分开,以免交叉感染;监测体温,观察皮肤温度、色泽、气味,早期发现感染征象;当白细胞计数降至 $1×10^9/L$ 时,做好保护性隔离。血小板计数 $<50×10^9/L$ 时,密切观察有无出血倾向,采取预防出血的措

施,避免患者外出活动,防止身体受挤压或外伤,保持口腔、鼻腔清洁湿润,勿用手抠鼻痂、牙签剔牙,尽量减少穿刺次数,穿刺后应实施局部较长时间按压,必要时,遵医嘱输血小板控制出血。

2.恶心呕吐的护理

化疗期间如患者出现恶心呕吐,按医嘱给予止吐药,嘱患者深呼吸,勿大动作转动身体,给予高营养、清淡、易消化的饮食,少食多餐,不催促患者进食,忌食辛辣等刺激性食物,戒烟酒,不要摄入加香料、肉汁和油腻的食物,建议平时咀嚼口香糖或含糖果,加强口腔护理,去除口腔异味。对已有呕吐患者灵活掌握进食时间,可在期间歇期进食,多饮清水,多食薄荷类食物及冷食等。

3.静脉血管的保护

在给化疗药时,要选择合适的静脉,给化疗药前,先观察是否有回血,强刺激性药物护士应在床旁监护,或采用静脉留置针及中小静脉插管;观察药物外渗的早期征象,如穿刺部位疼痛、烧灼感、输液速度减慢、无回血、药液外渗,应立即停止输注,应用地塞米松加利多卡因局部封闭,24 h内给予冷敷,50%硫酸镁湿敷,24 h后可给予热敷。

4.应用化疗药后

应用化疗药后常出现脱发,影响患者形象,增加其心理压力,护士要告诉患者脱发是暂时的,停药后头发会再生,鼓励其诉说自己的感受,帮助其调整心态,让患者戴假发或帽子、头巾遮挡,改善自我形象,夜间睡眠可佩戴发帽,减轻头发掉在床上而致的心理不适;指导患者头发的护理,如动作轻柔、减少头发梳、刷、洗、烫、梳辫子等,可用中性洗发水。

五、健康教育

(1)宣传吸烟对健康的危害,提倡不吸烟或戒烟,并注意避免被动吸烟。

(2)对肺癌高危人群要定期进行体检,早期发现肿瘤,早期治疗。

(3)改善工作和生活环境,防止空气污染。

(4)给予患者和家属心理上的支持,使之正确认识肺癌,增强治疗信心,维持生命质量。

(5)督促患者坚持化疗或放疗,告诉患者出现呼吸困难、咯血或疼痛加重时应立即到医院就诊。

(6)指导患者加强营养支持,合理安排休息,适当活动,保持良好精神状态,避免呼吸道感染,以调整机体免疫力,增强抗病能力。

(7)对晚期癌肿转移患者,要指导家属对患者临终前的护理,告知患者及其家属对症处理的措施,使患者平静地走完人生最后一程。

(赖艳芳)

第五节　胰　腺　癌

一、概述

(一)病因

胰腺癌的病因至今尚不完全清楚。各方面流行病学调查显示,有些因素与胰腺癌的发病相关,有些存在分歧。

1.人口因素和地区分布

胰腺癌多见于西方工业化国家。

2.家族和遗传因素

患以下 6 种遗传性疾病者胰腺癌的发病机会增多:遗传性非息肉症型直肠癌、家族性乳腺癌、Paget 病、共济失调-毛细血管扩张症、家族性非典型多发性痣-黑色素瘤综合征、遗传性胰腺炎。

3.与其他疾病的关系

慢性胰腺炎、糖尿病、甲状腺肿瘤、其他良性内分泌瘤、囊性纤维变形等可能与胰腺癌的发病相关。

4.生活与环境因素

无论男女,吸烟者胰腺癌发病率高于不吸烟者 2～16 倍。高能量、高蛋白、高脂肪摄入与胰腺癌相关。此外,高碳水化合物、肉类、高胆固醇、亚硝胺和高盐食品均属不利因素。饮食中的纤维素、维生素 C、水果、蔬菜都是预防胰腺癌的有利因素;不进食或少进食油炸食品;进食生、鲜、压力锅或微波炉制备的食品起保护作用。

(二)病理分型

1.胰腺癌部位分布

(1)胰头癌:占胰腺癌的 2/3 以上,常压迫和浸润导致胰管管腔狭窄或闭塞,远端易继发胰腺炎。

(2)胰体、胰尾癌:约占胰腺癌的 1/4。胰体、胰尾部肿瘤体积较大,常由于浸润生长而致胰体、尾部周围有严重的癌性腹膜炎。

(3)全胰癌:约占胰腺癌的 1/20。

2.组织学分类

(1)导管细胞癌:最常见,约占 90％。

(2)腺泡细胞癌。

(3)少见类型胰腺癌:多形性癌、腺鳞癌、黏液癌、大嗜酸性粒细胞癌及胰腺囊-实性肿瘤等。

(三)临床表现

1.腹痛

腹痛是最常见的临床症状,近半数为首发症状。在胰腺癌的整个病程中,几乎所有患者都有不同性质和不同程度的疼痛出现。

2.黄疸

梗阻性黄疸是胰腺癌的另一重要症状,是胰头癌的主要症状和体征,由癌肿侵及胆总管所致。

3.消化道症状

由于胰液和胆汁排出受阻,患者常有食欲缺乏、上腹饱胀、消化不良、便秘或腹泻。上腹部不适多为上腹闷堵感觉,食后饱胀。10％～30％患者以此为首发症状。

4.消瘦

体质量减轻也是胰腺癌的常见症状。其特征是发展速度快,发病后短期内即出现明显消瘦,短期内体质量减轻 10 kg 甚至更多。可能是胰腺癌及癌旁胰岛细胞因子干扰糖原代谢,引起胰岛素抵抗,使机体不能有效利用葡萄糖而致消瘦。

5.发热

至少有10％胰腺癌患者病程中有发热出现,表现为低热、高热、间歇热或不规则发热等,可伴有畏寒,黄疸也随之加深,易被误诊为胆石症。

6.血栓性静脉炎

中晚期胰体、胰尾部癌患者可并发下肢游走性或多发性血栓性静脉炎,表现为局部红、肿、热、痛等,并可扪及条索状硬块;偶可发生门静脉血栓性静脉炎,出现门静脉高压。

7.症状性糖尿病

部分胰腺癌患者可在上述症状出现之前发生症状性糖尿病,也可能表现为原已控制的糖尿病无特殊原因突然加重。

8.精神症状

部分患者可出现焦虑、抑郁、失眠、急躁及个性改变等精神症状。

(四)诊断

1.实验室检查

肿瘤标志物检测包括 CEA、CA19-9、CA724、CA50 等。CEA 胰腺癌阳性率83％～92％,术后CEA 升高提示复发;CA19-9 对胰腺癌具有高度敏感性和特异性,应用免疫过氧化酶法检测CA19-9,胰腺癌准确率高达86％。大多数浸润型胰腺癌可检测到K-ras 基因突变。Ras 基因的突变激活可引起血管内皮生长因子(VEGF)表达上调。约73％的胰腺癌患者发现$P53$ 基因突变。

2.影像学检查

(1)内镜逆行胰胆管造影:将内镜插至十二指肠降段,在乳头部经内镜活检孔道插入造影导管,并进入乳头开口部、胆管和胰管内,注入对比剂,使胰管、胆管同时或先后显影,称为内镜逆行胰胆管造影。胰头癌内镜逆行胰胆管造影的诊断准确率可高达95％。通过内镜逆行胰胆管造影收集胰液做脱落细胞学检查,对胰腺癌的阳性诊断率可达75％。

(2)血管造影检查:胰腺血管造影的适应证为确定胰腺内分泌肿瘤的位置,判断有无浸润、胰腺癌手术切除可能性等。

(3)胰腺 CT 检查:CT 目前仍是检测胰腺癌及做肿瘤分期的最常用方法,其检出肿瘤的阳性预测值可超过90％;在判定肿瘤不能切除时,阳性率100％。

(4)胰腺 MRI 检查:磁共振胰胆管成像是今年迅速发展起来的技术。

(5)超声成像:彩色超声血流具有无创、价廉、无须对比剂等优点,可单独判断和量化肿瘤的心血管化程度,肿瘤侵犯血管的情况及血管性疾病。

(五)治疗

胰腺癌恶性程度高,局部发展快,转移早,治疗效果不佳。

1.手术治疗

手术是胰腺癌获得根治的唯一机会,只有10％的胰腺癌患者获得手术的机会。能被切除的胰腺癌:肿瘤可被完全切除,而无癌组织残留;肿瘤未侵及重要邻近器官;无血源性或远处淋巴结转移。

2.放疗

对于手术不能切除的患者,采用放疗＋化疗可以提高胰腺癌的疗效,明显延长患者生存期。

单纯放疗者中位生存期明显低于放、化疗结合患者。

3.化疗

全身化疗可作为胰腺癌的辅助治疗,也可作为局部晚期不能切除或有转移病变胰腺癌的主要治疗。可作为胰腺癌的新辅助治疗,也可作为术后复发的姑息治疗。常见化疗药物:氟尿嘧啶、吉西他滨、奥沙利铂、顺铂、伊立替康。

吉西他滨 1 000 mg/m^2,静脉滴注超过 30 min,3 周内每周 1 次,连续 3 次,然后休息 1 周为 1 个周期。对于不能切除的转移性胰腺癌,单药吉西他滨是标准治疗。含吉西他滨的联合化放疗可用于局部晚期不能切除的胰腺癌患者,也可作为辅助治疗。吉西他滨两药联合可选择(GP,吉西他滨+顺铂)、(GEME,吉西他滨+厄洛替尼 3 周方案)、(GC,吉西他滨+卡培他滨)等。奥沙利铂联合氟尿嘧啶可作为二线治疗。

4.靶向治疗

胰腺癌的生物靶向治疗逐渐引起重视。有研究显示特罗凯联合吉西他滨治疗使胰腺癌中位生存期延长。

5.晚期胰腺癌的解救治疗

有梗阻及黄疸者可采用放置支架、激光手术、光动力治疗、放疗等迅速退黄;严重疼痛可联合放疗与吗啡类药物止痛,必要时给予神经毁损性治疗;肿瘤活动性出血可考虑姑息性手术或放疗;对于营养不良者及时给予肠道或肠道外营养。

胰腺癌由于诊断困难、病变进展迅速及缺乏有效的根治手段,诊断后仅 1‰~4‰的患者能够活到5年(2005 年 UICC)。临床特点为病程短、进展快、病死率高,中位生存期为 6 个月左右,被称为"癌中之王"。

二、护理

(一)术前护理

1.心理护理

评估患者焦虑程度及造成其焦虑、恐惧的原因;鼓励患者说出不安的想法和感受;及时向患者列举同类手术后康复的患者,鼓励同类手术患者间互相访视;同时加强与家属及其社会支持系统的沟通和联系,使患者获得情感上的支持。

2.饮食护理

了解患者喜欢的饮食和饮食习惯,与营养师制定患者食谱。指导患者进食高蛋白、高糖、低脂、富含维生素、易消化的食物,如瘦肉、鸡蛋、鱼、豆类等。对于有摄入障碍的患者,按医嘱合理安排补液,补充营养物质,纠正水、电解质、酸碱失衡等。

3.按医嘱用药

输注清蛋白、氨基酸、新鲜血、血小板等,纠正低蛋白血症、贫血、凝血机制障碍等。

4.疼痛护理

胰腺癌患者 70%~90%具有疼痛症状,应为患者创造安静的环境,协助取舒适的卧位,减少压迫引起的疼痛,还可以运用音乐转移注意力、按摩、热敷等疗法减少患者的痛苦。对仍不能缓减的患者可以按三级药物疗法方案,对患者使用镇痛药进行止痛。对于因压迫胰管及胆总管引起的疼痛可通过介入放置支架解除梗阻,达到镇痛的目的。

5.皮肤护理

保持床单的整洁和舒适。对于黄疸的患者每天用温水擦浴 1～2 次,擦浴后涂止痒剂(炉甘石洗剂),并静脉补充维生素 K。出现瘙痒时,可用手拍打,切忌用手抓;瘙痒部位尽量不用肥皂等清洁剂清洁;瘙痒难忍影响睡眠者,按医嘱予以镇静催眠药物。

6.肠道准备

术前 3 天进食半流质食物,术前第 2 天进食流质饮食,手术前 1 天禁食,并行肠道准备,如灌肠、口服肠道抗菌药物(甲硝唑、新霉素)。

7.术前宣教

介绍术前检查的必要性和重要性,指导患者正确的配合。向患者和家属讲解手术方式、过程及效果。教会患者正确的咳嗽和床上排便的方法,为术后做准备。

(二)术后护理

1.密切监测生命体征

观察患者的神志,每 30～60 min 测量生命体征 1 次,平稳后改为 2～4 h 监测 1 次,并做好记录。

2.保暖

因术中暴露的时间长,术中大量的输液,以及麻醉药物的使用,患者往往体温过低,可在患者回病房之前准备好电热毯帮助患者保暖,尽量少用热水袋,防止烫伤。

3.观察腹部伤口

观察腹部伤口有无渗血,如有渗血应及时通知医师更换敷料,并准确地做好记录。

4.保持各种管道的通畅

妥善固定各种管道,防止扭曲、折叠、滑脱,每 1～2 h 挤捏 1 次。观察引流物的颜色、量和性状。如为大量血性的液体,考虑为出血,应通知医师;如引流物中含有胃肠液、胆汁或胰液,考虑瘘的可能;如引流的液体浑浊或有脓性液体,则可能继发感染。

5.疼痛护理

评估患者疼痛的程度,向患者解释术后疼痛的原因,协助患者取舒适体位,必要时使用镇痛剂,并记录用药后的效果。

6.纠正水、电解质失衡,监测血糖。

对于不能进食的患者应使用全肠外营养,当患者情况好转后可从全肠外营养过渡到肠内营养。全胰切除后的患者,由于胰腺外分泌功能受到影响,应根据胰腺功能每天给予消化酶。

7.并发症的观察和护理

(1)出血:术后 24～48 h 的出血常因术中止血不彻底,或者是凝血功能异常引起。腹腔的严重感染、胰液腐蚀血管引起的出血发生在手术后 1～2 周,甚至更晚;手术创伤、胃潴留、胃黏膜屏障受损可导致胃黏膜糜烂,进而引起上消化道大出血,一般发生在术后 3～7 d。如患者出现神志的改变、面色苍白、四肢湿冷、脉数、血压下降、呕血、黑便、腹痛等,胃管或是腹腔引流管内出现大量的血性液体,应马上通知医师查明原因,按大出血对患者进行处理,如果是严重感染所引起,应积极控制感染。补充凝血因子,必要时行介入治疗。

(2)胰瘘:可致腹腔感染和腹内腐蚀性出血,危害大,是术后死亡的主要原因之一。表现为腹痛、发热、胰肠吻合口附近的引流液多,液体无黏性、色浅淡,引流液淀粉酶水平增高。胰瘘一经证实要积极进行治疗。关键是采取有效的引流措施,在营养支持和抗感染措施下,大多数的胰瘘在 2～4 周可自行愈合。对于胰瘘对皮肤的腐蚀,可以使用氧化锌软膏对皮肤进行保护。对于迁延不愈的患者应做好心理护理,鼓励患者树立战胜疾病的信心。做窦道加压造影,了解窦道的行径、解剖,是否还有残腔存在,是否与其他的脏器相通。并使用生长抑制剂减少胰液量,必要时使用手术治疗。

(3)胆瘘:多发生于术后 5～7 d,表现为腹痛、发热、T 管引流液突然减少,沿腹腔引流管或伤口溢出大量胆汁样的液体,每天数百毫升。术后应保持 T 管的引流通畅。每天观察并记录引流量。

(4)腹腔脓肿:术后发生率为 4%～10%,引流不畅而导致积液,继发感染,形成脓肿。表现为畏寒、高热、腹胀、胃肠蠕动障碍、白细胞计数增高等。术后应保持引流管引流通畅,每 1～2 h 挤捏引流管 1 次。病情稳定后指导患者取半卧位以利引流。出现上述所描述的症状行 B 超或 CT 检查诊断定位。可在 B 超引导下行脓腔的穿刺置管引流术,并留取引流液做细菌培养,指导使用抗生素。

(5)胃排空延迟:多见于 PPPD 术式,该手术术后发生胃排空障碍的约占 50%。主要表现为上腹饱胀、钝痛、呕吐等,应给予禁食、持续胃肠减压、高渗盐水洗胃、肠外营养支持,可用小剂量红霉素静脉缓慢滴注,以利于促进胃肠功能的恢复。对于长时间留置胃管的患者,应严格记录出入量,定时检查电解质水平,并做好口腔护理。

(三)健康指导

(1)年龄在 40 岁以上,短期内出现持续性上腹部疼痛、腹胀、食欲缺乏、消瘦等症状时,应注意对胰腺做进一步检查。

(2)饮食宜少量多餐。

(3)告知患者出现进行性消瘦、贫血、乏力、发热等症状,以及时就诊。

(赖艳芳)

第六节　脑动静脉畸形

脑动静脉畸形是指脑血管发育障碍引起的脑局部血管数量和结构异常,并对正常脑血流产生影响。动静脉畸形是一团异常的畸形血管,期间无毛细血管,常有一支或数支增粗的供血动脉,引流动脉明显增粗曲张,管壁增厚,内为鲜红动脉血,似动脉,故称之为静脉的动脉化。动静脉畸形引起的继发性病变有出血、盗血。手术为治疗脑动静脉畸形的根本方法,目的在于减少或消除脑动静脉畸形再出血的机会,减轻盗血现象。手术方法包括血肿清除术、畸形血管切除术、供应动脉结扎术、介入栓塞术。

一、护理措施

(一)术前护理

(1)患者要绝对卧床,并避免情绪激动,防止畸形血管破裂出血。

(2)监测生命体征,注意瞳孔变化,若双侧瞳孔不等大,表明有血管破裂出血的可能。

(3)排泄的管理:向患者宣教合理饮食,嘱其多食富含纤维素的食物,如水果、蔬菜等,以防止便秘。观察患者每天粪便情况,必要时给予开塞露或缓泻剂。

(4)注意冷暖变化,以防感冒后用力打喷嚏或咳嗽诱发畸形血管破裂出血。

(5)注意安全,防止患者癫痫发作时受伤。

(6)危重患者应做好术前准备,如剃头。若有出血,应进行急诊手术。

(二)术后护理

(1)严密监测患者生命体征,尤其注意血压变化,如有异常立即通知医师。

(2)给予患者持续低流量氧气吸入,并观察肢体活动及感觉情况。

(3)按时予以脱水及抗癫痫药物,防止患者颅内压增高或癫痫发作。

(4)如有引流,应保持引流通畅,并观察引流量、颜色及性质变化。短时间内若引流出大量血性物质,应及时通知医师。

(5)如果患者癫痫发作,应保持呼吸道通畅,并予以吸痰、氧气吸入,防止坠床等意外伤害,用床挡保护并约束四肢,口腔内置口咽通气导管,配合医师给予镇静及抗癫痫药物。

(6)长期卧床、活动量较少的患者,应注意其肺部情况,以及时给予拍背,促进有效咳痰,防止发生肺部感染,还须定期拍胸部 X 线片,根据胸片有重点有选择性地进行拍背。

(7)术后应鼓励患者进食高蛋白食物,以增加组织的修复能力,保证机体的营养供给。

(8)清醒患者保持头高位(床头抬高 30°),以利血液回流,减轻脑水肿。

(9)准确记录出入量,保证出入量平衡。

(10)对有精神症状的患者,适当给予镇静剂,并注意患者有无自伤或伤害他人的行为。

(11)给予患者心理上的支持,使其对疾病的痊愈有信心,从而减轻患者的心理负担。

(三)健康指导

(1)定期测量血压,复查病情,以及时治疗可能并存的血管病变。

(2)保持大小便通畅。

二、主要护理问题

(1)脑出血:与手术伤口有关。

(2)脑组织灌注异常:与脑水肿有关。

(3)有受伤的危险:与癫痫发作有关。

(4)疼痛:与手术创伤有关。

(5)睡眠形态紊乱:与疾病产生的不适有关。

(6)便秘:与术后长期卧床有关。

(7)活动无耐力:与术后长期卧床有关。

(赖艳芳)

第七节 脑 膜 瘤

脑膜瘤起源于蛛网膜内皮细胞,脑室内脑膜瘤来自脑室内脉络丛,也可来自硬脑膜成纤维细胞和软脑膜细胞。脑膜瘤是仅次于胶质瘤的颅内肿瘤,是良性肿瘤。发病率为 19.2%,居第二位,女性多于男性,约 2∶1,发病高峰年龄在 45 岁。脑膜瘤在儿童期极少见,仅占儿童期颅内肿瘤的0.4%～4.6%,16 岁以下发病率不足 1.3%。近年来因 CT 及 MRI 的普遍应用,脑膜瘤发现率增高,特别是老年人群,偶尔会有无症状脑膜瘤和多发性脑膜瘤,可合并胶质瘤、垂体瘤和动脉瘤,但较罕见。

一、专科护理

(一)护理要点

密切观察患者疼痛的性质,在做好心理护理和安全防护的同时,注意观察患者生命体征的变化。

(二)主要护理问题

(1)急性疼痛:与颅内压增高及开颅手术创伤有关。

(2)焦虑:与疾病引起的不适、家庭经济条件及担心预后有关。

(3)有受伤害的危险:与癫痫发作有关。

(4)营养失调:低于机体需要量,与术中机体消耗及手术前后禁食水有关。

(5)有皮肤完整性受损的危险:与患者意识障碍或肢体活动障碍有关。

(6)潜在并发症:颅内感染。

(三)护理措施

1.一般护理

病室空气流通,光线充足,温湿度适宜,保证安静、有序、整洁、安全的诊疗修养环境。对颅内压增高患者需绝对卧床休息,给予日常生活护理。

2.对症护理

(1)急性疼痛的护理:针对因颅内压增高引起的疼痛,在患者发病早期疼痛多为发作性头痛,随着病情的进展,头痛可表现为持续性头痛,且较为剧烈,应给予脱水、激素等治疗使颅内压增高的症状得到改善,从而缓解头痛症状。对于术后疼痛的患者,应协助患者取头高位,耐心倾听患者的感受,指导患者进行深呼吸。

(2)心理护理:护士态度和蔼,具有亲和力,与患者进行有效沟通,增强其安全感和对护理人员的信任感。针对患者及家属提出的问题应运用专业技术知识进行耐心解释,用通俗易懂的语言介绍有疾病相关知识、术前术后注意事项,解除其思想顾虑,乐观接受手术。

(3)有受伤害的危险的护理:因肿瘤长期压迫可出现不同程度的肢体麻木、步态不稳、平衡功能障碍、视力下降甚至癫痫发作,应保证患者安全。加设床挡,防止患者坠床,必要时给予约束带护理;对步态不稳的患者,外出要专人陪伴;对于听力、视力障碍的患者,要加强生活护理,防止因行动不便而发生意外。

(4)营养失调的护理:患者由于颅内压增高及频繁呕吐,脱水治疗,可导致营养不良和水电解质紊乱,从而加大手术风险。因此,术前应给予营养丰富、易消化、高蛋白、高热量饮食,或静脉补充营养液,以改善患者的全身营养状况。

(5)有皮肤完整性受损的危险的护理:对因肢体活动障碍而长期卧床患者,应注意定时翻身,预防压疮发生。对伴有癫痫发作的患者,使用约束带护理时应连续评估其被约束部位皮肤状况,如有红肿情况应解除约束,加强专人陪护。

(6)潜在并发症的观察与护理:护士在协助医师为患者头部敷料换药时,应遵循无菌操作原则,观察伤口渗血、出血情况。病室内每天开窗通风,保持病室空气清新。实行探视及陪伴管理制度,勿将学龄前儿童带入病室。

二、健康指导

(一)疾病知识指导

1.概念

脑膜瘤是起源于脑膜及脑膜间隙的衍生物,多来自蛛网膜细胞及含蛛网膜成分组织。其病因及发病机制不清,可能与内外环境因素有关。脑膜瘤约占颅内肿瘤的 20%,良性居多。生长较为缓慢,病程较长,出现早期症状平均约为 2.5 年,甚至可达 10 余年。

2.临床表现

颅内脑膜瘤多位于大脑半球矢状窦旁,邻近的颅骨会有增生或被侵蚀的迹象,因部位不同各具临床特点,但均有颅内压增高及局灶性体征。

(1)颅内压增高症状:颅内压增高表现为持续性、阵发性加剧头痛,晨起加重。疾病早期可有间断阵发性头痛,随病程推移头痛时间可延长,间隔时间缩短或变成持续性头痛;病情严重者呕吐呈喷射状,与饮食关系不大而与头痛剧烈程度有关,视盘水肿可有典型的眼底所见,但患者多无明显自觉症状。一般只有一过性视力模糊、色觉异常或短暂视力丧失。

(2)局灶性症状:肿瘤压迫位置的不同,产生的局灶性症状有所不同。大脑凸面脑膜瘤、矢状窦旁脑膜瘤、大脑镰旁脑膜瘤经常表现为癫痫发作、偏瘫及精神症状等;颅底脑膜瘤引起三叉神经痛,后期出现视神经萎缩、视野缺损、肢体运动障碍及精神症状;鞍结节脑膜瘤可表现为视力障碍、头痛等症状,下丘脑受累可表现为多饮、多尿、嗜睡等症状;蝶骨嵴脑膜瘤可表现为病变侧眼球突出、眼球活动障碍、头痛、癫痫、失语等。

3.脑膜瘤的诊断

具有重要参考价值的检查项目包括颅脑平片、CT、MRI 和报告减影血管造影。因其发病缓、病程长,不同部位脑膜瘤可有不同临床表现。如成年人伴有慢性疼痛、精神改变、癫痫、一侧或双侧视力减退甚至失明、共济失调或有局限性颅骨包块时,应考虑脑膜瘤的可能性。眼底检查发现慢性视盘水肿或呈继发性萎缩。

4.脑膜瘤的处理原则

(1)手术治疗:脑膜瘤首选手术全切除。因大部分脑膜瘤为良性肿瘤,有完整的包膜,大多可完整切除。对于恶性脑膜瘤术后和不能完全切除的脑膜瘤,可进行部分切除配合放疗,以延长肿瘤复发的时间。

(2)放疗:对于不能接受手术治疗的患者,可以考虑采用放疗。放疗主要针对次全切除的肿瘤及非典型性、恶性脑膜瘤。

(3)立体定向放射外科治疗:立体定向放射外科治疗技术在两年内对肿瘤的生长控制率非常高,特别是对年龄较大、肿瘤位置较深的患者是一种相对安全和有效的治疗方法。但其相关并发症在一定程度上是不可逆的,主要包括急性放射反应,可表现为头痛、头晕、恶心、呕吐、癫痫发作等;脑神经损伤,可累及动眼神经、视神经、三叉神经等放射性水肿,常表现为头痛、头晕。

5.预后

绝大多数脑膜瘤为良性,预后较好。脑膜瘤术后 10 年生存率为 43%~78%,但恶性脑膜瘤较易复发,辅助以放疗或伽马刀治疗,预后仍较差。

(二)饮食指导

(1)宜食抗肿瘤食物,如小麦、薏米、荸荠、海蜇、芦笋、海带等。

(2)宜食具有保护脑血管作用的食物,如芹菜、荠菜、茭白、向日葵籽等。

(3)宜食具有防治颅内高压作用的食物,如玉米须、赤豆、核桃仁、紫菜、鲤鱼、鸭肉、海带、蟹等。

(4)宜食具有保护视力的食物,如菊花、荠菜、羊肝、猪肝等。

(5)合理进食,保持良好的饮食习惯。注意低盐饮食,防止由于钠离子在机体潴留而引起血压升高,限制烟酒、辛辣等刺激性食物的摄入。

(6)合并糖尿病患者应选用少油少盐的清淡食品,菜肴烹调多用蒸、煮、凉拌、涮、炖等方式。注意进食规律,定时、定量,两餐之间要间隔 4～5 h。

(三)预防指导

(1)患者应遵医嘱合理使用抗癫痫药物及降压药物,口服药应按时服用,不可擅自减药、停药。如服用丙戊酸钠缓释片每天用量应根据患者的年龄和体质量计算。对孕妇、哺乳期妇女、明显肝功能损害者应禁止使用,严禁击碎服用;糖尿病患者严格按医嘱用药,以及时按血糖情况调节胰岛素剂量,用药后按计划进食,避免饮食习惯的较大改变。

(2)注意合理饮食及饮食卫生,避免致癌物质进入体内。进行有规律锻炼,提高免疫系统功能,增强抵抗力,起到预防肿瘤作用。

(四)日常生活指导

(1)指导患者建立合理的生活方式,保证睡眠充足,注重个人卫生,劳逸结合。

(2)积极治疗原发病,保持心态平和、情绪稳定。

三、循证护理

随着医疗技术的不断提高,神经导航下显微手术切除病灶是治疗脑膜瘤的主要方法。由于瘤体生长部位的特殊性,手术及预后均存在风险,因此做好患者围术期的病情观察与护理,以及预防并发症是术后康复的关键。有学者对 48 例鞍结节脑膜瘤患者围术期护理中发现,通过在术后严格记录 24 h 尿量,对中枢性高热患者采用冰毯和冰帽物理降温能够促进患者病情恢复。有学者对 35 例脑膜瘤术后患者进行持续颅内压监测的研究结果显示,持续颅内压监测能够准确观察动态颅内压变化,有利于指导临床实践。

(一)晨间护理

1.目的

通过晨间护理观察和了解病情,为诊疗和调整护理计划提供依据;及时发现患者存在的健康问题,做好心理护理和卫生指导;促进身体受压部位的血液循环,预防压疮及肺炎等并发症;保持病床和病室的整洁。

2.护理措施

对不能离床活动、病情较轻的患者,鼓励其自行洗漱,包括刷牙、梳头;用消毒毛巾湿式扫床;根据清洁程度,更换床单,整理床单位。对于病情较重,不能离床活动的患者,如危重、高热、昏迷、瘫痪、年老体弱者,应协助患者排便,帮助其刷牙、漱口;病情严重者给予口腔护理,洗脸、洗手、梳头,协助翻身并检查全身皮肤有无受压变红;与患者交谈,了解睡眠情况及有无病情变化,鼓励患者增强战胜疾病的信心并给予心理护理;根据室温适当开窗通风。

(二)晚间护理

1.目的

为患者创造良好的睡眠条件。

2.护理措施

(1)避免环境不良刺激;注意床铺的平整,棉被厚薄适宜,枕头高低适中;注意调节室温和光线,在室内通风换气后可酌情关闭门窗,放下窗帘;查房时动作轻柔。

(2)协助患者梳头、洗漱及用热水泡脚;睡前协助患者排尿。

(3)采取有效措施,尽量减少因疾病带给患者的痛苦与不适,如解除咳嗽、腹胀、尿潴留等不适,取舒适体位。

(赖艳芳)

第八节 脑动脉瘤

脑动脉瘤是局部动静脉异常改变产生的脑动静脉瘤样突起,好发于组成脑底动脉环(Willis动脉环)的大动脉分支或分叉部。因为这些动脉位于脑底的脑池中,所以动脉瘤破裂出血引起动脉痉挛、栓塞及蛛网膜下腔出血等症状。其主要见于中年人。脑动脉瘤的病因尚未完全明了,但目前多认为与先天性缺陷、动脉粥样硬化、高血压、感染、外伤有关。临床表现为突然头痛、呕吐、意识障碍、癫痫样发作、脑膜刺激征等。以手术治疗为主,常采用动脉瘤栓塞术、开颅动脉瘤夹闭术及穿刺栓塞动脉瘤。

一、护理措施

(一)术前护理

(1)一旦确诊,患者需绝对卧床,暗化病室,减少探视,避免一切外来刺激。情绪激动、躁动不安可使血压上升,增加再出血的可能,适当给予镇静剂。

(2)密切观察生命体征及意识变化,每天监测血压2次,以及早发现出血情况,尽早采取相应的治疗措施。

(3)胃肠道的管理:合理饮食,勿食用易导致便秘的食物;常规给予口服缓泻剂如酚酞、麻仁润肠丸,保持排便通畅,必要时给予低压缓慢灌肠。

(4)尿失禁的患者,应留置导尿管。

(5)患者避免用力打喷嚏或咳嗽,以免增加腹压,反射性的增加颅内压,引起脑动脉瘤破裂。

(6)伴发癫痫者,要注意安全,防止发作时受外伤;保持呼吸道通畅,同时给予吸氧,记录抽搐时间,遵医嘱给予抗癫痫药。

(二)术后护理

(1)监测患者生命体征,特别是意识、瞳孔的变化,尽量使血压维持在一个个体化的稳定水平,避免血压过高引起脑出血或血压过低致脑供血不足。

(2)持续低流量给氧,保持脑细胞的供氧。观察肢体活动及感觉情况,与术前对比有无改变。

(3)遵医嘱给予甘露醇及甲泼尼龙泵入,减轻脑水肿;或泵入尼莫地平,减轻脑血管痉挛。

(4)保持引流通畅,观察引流液的色、量及性质,如短时间内出血过多,应通知医师及时处理。

(5)保持呼吸道通畅,防止肺部感染及压力性损伤的发生。

(6)避免情绪激动及剧烈活动。

(7)手术恢复期应多进高蛋白食物,加强营养,增强机体的抵抗力。

(8)减少刺激,防止癫痫发作,尽量将癫痫发作时的损伤减到最小,装好床挡,备好抢救用品,防止意外发生。

(9)清醒患者床头抬高 30°,利于减轻脑水肿。

(10)准确记录出入量,保证出入量平衡。

(11)减轻患者心理负担,加强沟通。

(三)健康指导

(1)定期测量血压,复查病情,以及时治疗可能并存的血管病变。

(2)保持大小便通畅。

(3)其他指导。①应规律生活:避免劳累、熬夜、暴饮暴食等不利因素,保持心情舒畅,注意劳逸结合;②坚持适当锻炼:康复训练过程艰苦而漫长(一般为 1～3 年,长者需终身训练),需要信心、耐心、恒心,在康复医师指导下,循序渐进、持之以恒。

二、主要护理问题

(1)脑出血:与手术创伤有关。

(2)脑组织灌注异常:与脑水肿有关。

(3)有感染的危险:与手术创伤有关。

(4)睡眠形态紊乱:与疾病创伤有关。

(5)便秘:与手术后卧床有关。

(6)疼痛:与手术损伤有关。

(7)有受伤的危险:与手术可能诱发癫痫有关。

(8)活动无耐力:与术后卧床时间长有关。

(赖艳芳)

第九节 垂体腺瘤

垂体腺瘤是发生于腺垂体的良性肿瘤。如果肿瘤增大,压迫周围组织,则出现头痛、视力减退、视野缺损、上睑下垂及眼球运动功能障碍等压迫症状。治疗一般以手术为主,也可行药物和放疗。手术治疗包括开颅垂体瘤切除术和经口鼻或经单鼻蝶窦垂体瘤切除术。垂体瘤患者有发生垂体卒中的可能。垂体卒中为垂体肿瘤内突然发生出血性坏死或新鲜出血。典型症状为突然头痛,在 1～2 d 眼外肌麻痹、视觉障碍、视野缺损及进行性意识障碍等。如发生上述情况,应按抢救程序及时进行抢救。

一、护理措施

(一)术前护理

1.预防手术切口感染

为预防手术切口感染,经蝶窦垂体腺瘤切除术患者应在术前3 d常规口服抗生素,用复方硼酸溶液漱口,用呋麻液滴鼻,每天4次,每次双侧鼻腔各2~3滴,滴药时采用平卧仰头位,使药液充分进入鼻腔。

2.皮肤准备

经蝶窦手术患者需剪鼻毛,应动作轻稳,防止损伤鼻黏膜致鼻腔感染。近来多采用电动鼻毛修剪器,嘱患者自行予以清理,再由护士检查有无残留鼻毛,此法提高了患者的舒适度,更易于接受,亦便于护士操作。观察有无口鼻疾病,如牙龈炎、鼻腔疖肿等。如有感染存在,则改期手术。

3.物品准备

备好奶瓶(有刻度标记,并预先在奶嘴上剪好"十"字开口,以准确记录入量,便于患者吸吮)、咸菜、纯橙汁、香蕉、猕猴桃等含钾、钠高的食物。

4.术前宣教

向患者讲解有关注意事项,消除恐惧,取得配合。

(二)术后护理

(1)卧位未清醒时,取平卧位,头偏向一侧,清醒后拔除气管插管。无脑脊液鼻漏应抬高床头15°~30°。有脑脊液鼻渗/漏者,一般去枕平卧3~7 d,具体时间由手术医师决定,床头悬挂"平卧"提示牌。

(2)患者术后返回病室时,需经口吸氧。先将氧流量调至2~3 L/min,再将吸氧管轻轻放入患者口腔中并用胶布将管路固定于面部,防止不慎脱落。及时吸除口腔及气管插管的内分泌物,维持呼吸道通畅。

(3)生命体征的监测:麻醉清醒前后应定时测量生命体征,特别注意观察瞳孔的对光反射是否恢复。

(4)拔除气管插管指征及方法:①双侧瞳孔等大(或与术前大小相同);②瞳孔对光反射敏感;③呼之能应、可遵医嘱做简单动作;④将口腔内分泌物吸除干净;⑤术中无特殊情况;⑥拔除气管插管时,患者应取平卧位头偏向一侧,抽出气囊中的空气,嘱患者做吐物动作,顺势将插管迅速拔出(目前此项操作多在手术室恢复室完成)。

(5)伤口护理:如无脑脊液鼻漏者,术后3 d左右拔除鼻腔引流条,用呋麻液滴鼻,每天4次,每次2~3滴,防止感染。如有鼻漏,术后5~7 d拔除鼻腔引流条。拔除鼻腔引流条后勿用棉球或纱布堵塞鼻腔。

(6)口腔护理:如经口鼻蝶窦入路手术,口腔内有伤口,应每天做口腔护理,保持口腔内的清洁。由于术后用纱条填塞鼻腔止血,患者只能张口呼吸,易造成口腔干燥、咽部疼痛不适,此时,应用湿纱布盖于口唇外,保持口腔湿润,减轻不适,必要时可遵医嘱予以雾化吸入或用金喉健喷咽部。

(7)脑出血的护理:常在术后24~48 h发生,当患者出现意识障碍(昏睡或烦躁)、瞳孔不等大或外形不规则、视物不清、视野缺损、血压进行性升高等症状时,提示有颅内出血可能,应及时通知医师,必要时做急诊CT或行急诊手术。如未及时发现或采取有效措施,将出现颅内血肿、脑疝甚至危及患者生命。

(8)尿崩症和/或水电解质紊乱的护理:由于手术对神经垂体及垂体柄有影响,术后一过性尿崩发生率较高,表现为大量排尿,每小时尿量200 mL以上,连续2 h以上,此即为尿崩症。需监测每小时尿量,准确记录出入量,合理经口、经静脉补液,必要时口服抗利尿剂如醋酸去氨升压素(弥凝),或静脉泵入垂体后叶素控制尿量,保持出入量平衡。水电解质紊乱则可由手术损伤下丘脑或尿崩症致大量排尿引起,易造成低血钾等水、电解质紊乱,临床上每天晨监测血电解质情况,以及时给予补充。

(9)脑脊液鼻漏的护理:由于术中损伤鞍隔所致,常发生于术后3~7 d,尤其是拔除鼻腔填塞纱条后,观察患者鼻腔中有无清亮液体流出。因脑脊液含有葡萄糖,可用尿糖试纸粉色指示端检测,阳性则提示有脑脊液鼻漏(如混有血液时,也可呈现假阳性,需注意区分)。此时,患者应绝对卧床,去枕平卧2~3周。禁止用棉球、纱条、卫生纸填塞鼻腔,以防逆行感染。

(10)垂体功能低下的护理:由机体不适应激素的变化引起,常发生于术后3~5 d。患者可出现头晕、恶心、呕吐、血压下降等症状。此时,应先查血钾浓度,与低血钾相鉴别。一般用生理盐水100 mL+琥珀酸氢化可的松100 mg静脉滴注后可缓解。

(三)健康指导

(1)出院后患者可以正常进食,勿食刺激性强的食物及咖啡、可乐、茶类。

(2)患者应适当休息,通常1~3个月后即可正常工作。

(3)出现味觉、嗅觉减退多为暂时的,无须特殊处理,一般自行恢复。痰中仍可能带有血丝,如果量不多,属于正常情况,不需处理。

(4)注意避免感冒,尽量少到人员密集的公共场所,如超市、电影院。

(5)如果出现下列情况要考虑肿瘤复发,以及时复查。一度改善的视力视野再次障碍;肢端肥大症患者血压、血糖再次升高;库欣综合征或者脸色发红,皮肤紫纹不消退或者消退后再次出现,血压升高。

(6)如出院后仍需继续服用激素,应遵医嘱逐渐减少激素用量,如出现厌食、恶心、乏力等感觉,可遵医嘱酌情增加药量。甲状腺激素可遵医嘱每2周减量一次,在减量过程中,如果出现畏寒、心悸、心率缓慢等情况,可根据医嘱,酌情增加药量。

(7)如果出现厌食、恶心、乏力、畏寒、心悸等症状,应考虑到垂体功能低下,应及时到当地医院就诊或回手术医院复查。

(8)如果每天尿量超过3 000 mL,应考虑多尿甚至尿崩症可能。应及时去当地医院诊疗或回手术医院复查。

(9)出院后应定期复查,复查时间为术后3个月、半年和一年。

二、主要护理问题

(一)潜在并发症

(1)窒息:与术后麻醉未醒,带有气管插管有关。

(2)出血:与手术伤口有关。

(3)脑脊液鼻漏:与手术损伤鞍隔有关。

(4)垂体功能低下:与手术后一过性的激素减低有关。

（二）有体液不足的危险

与一过性尿崩有关。

（三）生活自理能力部分缺陷

与卧床及补液有关。

（四）有皮肤完整性受损的危险

与长期平卧有关。

（赖艳芳）

第十节　神经胶质瘤

神经胶质瘤是颅内最常见的恶性肿瘤，发生于神经外胚层。神经外胚层发生肿瘤包括两类，分别为神经间质细胞形成的胶质瘤和神经元形成的神经细胞瘤。神经胶质瘤占全部脑肿瘤的33.3%～58.6%，以男性较多见，特别是在多形性胶质母细胞瘤、髓母细胞瘤中男性明显多于女性。各类型胶质瘤各有其好发年龄，如星形细胞瘤多见于壮年，多形性胶质母细胞瘤多见于中年，室管膜瘤多见于儿童及青年，髓母细胞瘤大多发生在儿童。

一、专科护理

（一）护理要点

在观察患者病情变化的同时，针对患者情绪状态的变化给予心理护理，对癫痫持续状态的患者给予安全护理，同时对长期卧床的患者应避免压疮的发生。

（二）主要护理问题

(1)有皮肤完整性受损的危险与患者意识障碍或肢体活动障碍长期卧床有关。

(2)慢性疼痛与肿瘤对身体的直接侵犯、压迫神经及心理因素有关。

(3)有受伤害的危险与术前或术后癫痫发作有关。

(4)有窒息的危险与癫痫发作有关。

(5)营养失调：低于机体需要量与患者频繁呕吐及术后患者无法自主进食有关。

(6)活动无耐力与偏瘫、偏身感觉障碍有关。

(7)无望感与身体状况衰退和肿瘤恶化有关。

（三）护理措施

1.一般护理

将患者安置到相应病床后，责任护士向患者进行自我介绍，并向患者介绍同病室的病友，以增强患者的安全感和对医护人员的信任感。进行入院护理评估，为患者制定个性化的护理方案。

2.对症护理

(1)有皮肤完整性受损的危险的护理：由于长期卧床，神经胶质瘤患者存在皮肤完整性受损的危险，易发生压疮。护士应使用压疮危险因素评估量表进行评估后，再采取相应的护理措施，从而避免压疮的产生。出现中枢性高热的患者应适时给予温水浴等物理降温干预；营养不良或水代谢紊乱的患者在病情允许的情况下给予高蛋白质和富含维生素的饮食；保持床铺清洁、平整、无褶皱。

(2)慢性疼痛的护理:对疼痛的时间、程度、部位、性质、持续性和间断性、疼痛治疗史等进行详细的评估,做好记录并报告医师。当疼痛位于远端或躯干的某些部位时,应遵医嘱给予止痛药物。注意观察药物的作用和变态反应并慎用止疼剂和镇静剂,以免掩盖病情。神经外科患者应慎用哌替啶,因其可导致焦虑、癫痫等。引起慢性疼痛的原因不仅包含患者的躯体因素,还有其心理方面的因素,护士应运用技巧分散患者的注意力以减轻疼痛,如放松疗法、想象疗法、音乐疗法等。

(3)有受伤害的危险的护理:术前对有精神症状的患者,适当应用镇静剂及抗精神病药物如地西泮、苯巴比妥、水合氯醛等,病床两侧加护栏以防止患者坠床;对躁动的患者要避免不良环境的刺激,保持病室安静,适当陪护,同时加强巡视,防止患者自伤及伤人;对皮层运动区及附近部位的手术及术前有癫痫发作的患者,术后要常规给予抗癫痫药物进行预防用药。

(4)有窒息危险的护理:胶质瘤患者在癫痫发作期间可对呼吸产生抑制,导致脑代谢需求增加,引起脑缺氧。若忽视对癫痫持续状态的处理,可产生窒息或永久性神经功能损害。在癫痫发作时,应迅速让患者仰卧,将压舌板垫在其上下牙齿间以防舌咬伤。将患者头偏向一侧,清理口腔分泌物,保持气道通畅。

(5)营养失调的护理:患者由于颅内压增高及频繁呕吐,可导致营养不良和水电解质失衡,从而降低患者对手术的耐受力,并影响组织的修复,增加手术的危险性。因此,术前应给予营养丰富、易消化的高蛋白、高热量饮食,或静脉补充营养液,以改善患者的全身营养状况。鼓励其多进食富含纤维素的食物,以保持大便通畅,对于术后进食困难或无法自主进食的患者应给予留置胃管,进行鼻饲饮食,合理搭配,制定饮食方案。

(6)活动无耐力的护理:胶质瘤术后患者可能产生偏瘫、偏身感觉障碍等症状,从而导致患者生活自理能力部分缺陷。护士应鼓励患者坚持自我照顾的行为,协助其入浴、如厕、起居、穿衣、饮食等生活护理,指导其进行肢体功能训练,提供良好的康复训练环境及必要的设施。

(7)无望感的护理:对于恶性胶质瘤的患者,随着病程的延长及放疗、化疗,病痛的折磨常让患者产生绝望。护士应对疾病为患者带来的痛苦表示同情和理解,并采用温和的态度和尊重患者的方式为其提供护理,帮助其正确应对。鼓励患者回想过去的成就,从而证明他的能力和价值,增强其战胜疾病的信心。

(四)护理评价

(1)患者未发生压疮。

(2)患者疼痛有所缓解,能够掌握缓解疼痛的方法。

(3)患者在住院期间安全得到保障。

(4)患者癫痫症状得到控制。

(5)患者营养的摄入能够满足机体的需要。

(6)患者肢体能够进行康复训练。

(7)患者情绪稳定,能够配合治疗与护理。

二、健康指导

(一)疾病知识指导

1.概念

神经胶质瘤又称胶质细胞瘤,简称胶质瘤,是来源于神经上皮的肿瘤。可分为髓母细胞瘤、多形性胶质母细胞瘤、星形细胞瘤、少突胶质瘤、室管膜瘤等。其中,多形性胶质母细胞瘤恶性程度最高,病情进展很快,对放疗、化疗均不敏感;髓母细胞瘤也为高度恶性,好发于2～10岁儿童,多位于颅后窝中线部位,常占据第四脑室、阻塞导水管而引发脑积水,对放疗较敏感;少突胶质细胞瘤占神经胶质瘤的7%,生长速度较慢,分界较清,可手术切除,但术后往往复发,需要进行放疗及化疗;室管膜瘤约占12%,术后需放疗及化疗;星形细胞瘤在胶质瘤当中最常见,占40%,恶性程度比较低,生长速度缓慢,呈实质性者与周围组织分界不清,常不能彻底切除,术后容易复发。

2.临床表现

可表现为颅内占位性病变引起的颅内压增高症状,如头痛、呕吐、视盘水肿等,或者因为肿瘤生长部位不同而出现局灶性症状,如偏瘫、失语、感觉障碍等。部分肿瘤患者有精神及癫痫症状,表现为性格改变、注意力不集中、记忆力减退、癫痫大发作或局限性发作等。

3.神经胶质瘤的辅助诊断

主要为颅脑CT、MRI、脑电图等。

4.神经胶质瘤的处理原则

由于颅内肿瘤浸润性生长,与脑组织间无明显边界,难以做到手术全部切除,一般给予综合疗法,即手术后配合以放疗、化疗、分子靶向治疗及免疫治疗等,通常可延缓肿瘤复发,延长患者生存期。对于复发恶性胶质瘤,局部复发推荐再次手术或者放疗、化疗;如果曾经接受过放疗不适合再放疗者,推荐化疗;化疗失败者,可改变化疗方案;对于弥漫或多灶复发的患者,推荐化疗和/或分子靶向治疗。

(1)手术治疗:胶质瘤患者以手术治疗为主,即在最大限度保存正常神经功能的前提下,最大范围安全切除肿瘤病灶。但对不能实施最大范围安全切除肿瘤的患者,酌情采用肿瘤部分切除术,活检术或立体定向穿刺活检术,以明确肿瘤的组织病理学诊断。胶质瘤手术治疗的目的在于:①明确诊断;②减少肿瘤负荷,改善辅助放疗和化疗的结果;③缓解症状,提高患者的生活质量;④延长患者的生存期;⑤为肿瘤的辅助治疗提供途径;⑥降低进一步发生耐药性突变的概率。

(2)放疗:放射线作用于细胞后会将细胞杀死。高级别胶质瘤属于早期反应组织,对放射敏感性相对较高,同时又由于肿瘤内存在部分乏氧细胞,较适合进行多次分割放疗使得乏氧细胞不断氧化并逐步被杀死。目前美国国立综合癌症网络发布的胶质瘤指南、欧洲恶性胶质瘤指南及国内共识均将恶性胶质瘤经手术切除后4周开始放疗作为恶性胶质瘤综合治疗的标准方法。

(3)化疗:利用化疗可以进一步杀死实体肿瘤的残留细胞,有助于提高患者的无进展生存时间及平均生存时间。

(4)分子靶向治疗:即在细胞分子水平上,针对已经明确的致癌位点(该位点可以是肿瘤细胞内部的一个蛋白分子,也可以是一个基因片段),来设计相应的治疗药物。药物进入体内会特异地选择致癌位点相结合发生作用,使肿瘤细胞特异性死亡,而不会波及肿瘤周围的正常组织细胞的一种治疗方法。

(5)免疫治疗:免疫疗法可以通过激发自身免疫系统来定位和杀灭胶质瘤细胞。目前在胶质瘤免疫治疗方面虽然取得了一些进展,但所有的免疫治疗方案在临床试验中均不能完全清除肿瘤。尽管这种治疗方法有各种不足,但由于免疫治疗可以调动人体自身的免疫系统,产生特异性抗肿瘤免疫反应,其理论上是较理想的胶质瘤治疗方法。

5.神经胶质瘤的预后

随着影像诊断技术的发展、手术理念和设备的进步、放疗技术的日益更新及化疗药物的不断推出,胶质瘤患者的预后得到了很大的改善。但神经胶质瘤侵袭性很强,目前仍无确切有效的治愈手段,特别是恶性胶质瘤,绝大多数患者预后很差,即使采取外科手术、放疗及化疗等综合疗法,五年生存率约25%。

(二)饮食指导

(1)合理进食,保持良好的饮食习惯。注意低盐饮食,防止由于钠离子在机体潴留而引起血压升高,进而导致颅内压增高。

(2)增加纤维素类食物的摄入,如蔬菜、水果等,减少便秘发生,必要时可口服缓泻剂,促进排便。

(3)对胶质瘤术后的患者,除一般饮食外,可多食营养脑神经的食品,如酸枣仁、桑椹、白木耳、黑芝麻等。避免食用含有致癌因子的食物,如腌制品、发霉的食物、烧烤、烟熏类食品等。

(三)预防指导

(1)通过向患者提供有关疾病的康复知识,以提高患者自我保健的意识。

(2)为预防胶质瘤患者癫痫发作,应遵医嘱合理使用抗癫痫药物。口服药应按时服用,不可擅自减量、停药。若患者以往没有接受过化疗,可给予替莫唑胺口服,防止肿瘤复发。剂量为$200 \text{ mg}/(\text{m}^2 \cdot \text{d})$,28 d为一个周期,连续服用5 d;若患者以往接受过其他方案化疗,建议患者起始量为$150 \text{ mg}/(\text{m}^2 \cdot \text{d})$,28 d为一个周期,连续服用5 d。

(四)日常生活指导

(1)指导患者建立良好的生活习惯,鼓励患者日常活动自理,树立恢复健康的信心。

(2)指导患者要保持心情舒畅,避免不良情绪刺激。家属要关心体贴患者,给予生活照顾和精神支持,避免因精神因素引起病情变化。

三、循证护理

胶质瘤是常见的颅内肿瘤,流行病学调查结果显示,尽管世界各地胶质瘤发病率存在差异,但就整体而言,其发病率约占原发脑肿瘤的一半,且近年来有不断上升的趋势。目前以手术治疗为主,同时配合其他手段如放疗、化疗、免疫治疗等,因此对胶质瘤的围术期的观察与护理及术后并发症的护理显得尤为重要。研究结果显示,对观察组30例脑胶质瘤患者进行中西医结合护理,包括鼓励患者饮用蜂蜜水,花生衣煮水,化疗次日饮用当归、何首乌、灵芝炖乌鸡汤,使用耳穴贴等,效果显著。有学者对60例脑胶质瘤患者间质内化疗的护理研究中提到化疗前要帮助患者增强战胜疾病的信心,并取得家属的配合,发挥社会支持系统的作用。在对免疫治疗脑胶质瘤患者的研究结果中显示,术后4～5 d要警惕颅内感染的发生,护士需监测患者的体温变化;在疫苗稀释液回输时,可能发生过敏性休克,因此输注时要有10～15 min的观察期,同时要控制滴速,观察期的滴速应为每分钟10～20滴,观察期结束后如无不适可调至每分钟30～40滴,输注完毕后应观察4～6 h后方可离院;免疫治疗过程中要注意观察患者是否有肌无力及关节疼痛发生,如有,则应及时停止治疗或调整治疗方案。

中枢神经系统损伤的患者基础营养需求原因如下:①代谢率增高;②蛋白质需要量增加;③脂肪需要量增加。

中枢神经系统损伤时,患者的代谢反应过度。多数研究者证明,昏迷患者在安静状态下的代谢消耗是正常基础代谢率的120%～250%。此时的机体为满足高代谢的能量需求,葡萄糖异生和肝清蛋白的合成显著增加,蛋白、碳水化合物和脂肪的利用增加。增加蛋白质和脂肪的利用不仅导致营养供给困难,加速禁食患者的营养不良。对于神经系统受损的患者,需要营养成分的比例发生改变,对蛋白和脂肪热量的需要增多,而对碳水化合物的需要相对减少。

(赖艳芳)

第十一节 神经鞘瘤

神经鞘瘤是由周围神经的神经鞘所形成的肿瘤。主要来源于背侧神经根,腹侧神经根多发神经纤维瘤。神经鞘瘤占成人硬脊膜下肿瘤的25%,绝大多数肿瘤表现为单发,在椎管各节段均可发生。发病高峰期为40～60岁,性别无明显差异。约2.5%的硬脊膜下神经鞘瘤是恶性的,其中至少一半为神经纤维瘤。恶性神经鞘瘤预后较差,存活期常不超过1年。

一、专科护理

(一)护理要点
密切观察患者生命体征及心理变化,注意做好患者皮肤护理及康复功能锻炼。

(二)主要护理问题
(1)有误吸的危险:与疾病引起的呕吐、饮水呛咳等有关。

(2)营养失调:低于机体需要量,与患者头痛、呕吐、进食呛咳、吞咽困难等因素引起的营养摄入不足有关。

(3)体象紊乱:与面肌瘫痪、口角歪斜有关。

(4)感知觉紊乱:听觉:与长期肿瘤压迫有关。

(5)慢性疼痛:与长期肿瘤压迫有关。

(6)潜在并发症:角膜溃疡、口腔黏膜改变、面部出现带状疱疹、平衡功能障碍等。

(三)护理措施
1.一般护理

嘱患者取头高位,床头抬高15°～30°,保持室内环境安静、室温适宜,尽量减少不良因素刺激,保证患者充足睡眠。在住院期间,保证患者安全,并指导进行适当的功能锻炼。

2.对症护理

(1)有误吸危险的护理。①定时为患者进行翻身叩背,促进痰液排出。痰液黏稠者,可进行雾化吸入治疗,稀释痰液。不能自行排出痰液者,应及时给予气管插管或气管切开术,必要时给予机械辅助通气。②为防止误吸,在患者床旁准备吸引装置;对于昏迷患者应取下义齿,以及时清除口腔分泌物及食物残渣;患者进食时宜采取端坐位、半坐卧位或健侧卧位,并根据吞咽功能的评定选取适宜的食物如糊状食物,以防误咽、窒息。③出现呛咳时,应使患者腰、颈弯曲,身体前倾,下颌抵向前胸,以防止食物残渣再次进入气管;发生窒息时,嘱患者弯腰低头,治疗者在肩胛骨之间快速连续拍击,使残渣排出。④如患者吞咽、咳嗽反射消失,可给予留置胃管。

(2)营养失调的护理。①提供良好的进食环境,食物营养搭配合理,促进患者食欲;②可选择质地均匀,不宜松散,易通过咽和食管的食物。舌运动受限、协调性欠佳者,应避免高黏稠度食物;舌力量不足者,应避免大量糊状食物;营养失调者,必要时给予静脉补充能量,改善全身营养状况,以提高患者对手术的耐受能力。

(3)体象紊乱的护理。①患者由于出现面肌痉挛或口角歪斜等症状,担心疾病影响自身形象,易出现焦虑、抑郁等负性情绪,护士应鼓励患者以积极的心态面对疾病。巨大神经鞘瘤术后并发症包括面瘫、失明、吞咽困难等,护士应支持和鼓励患者,针对其顾虑问题进行耐心解释。嘱患者放松,进行深呼吸,减缓紧张感。②了解患者的心理状态及心理需求,有针对性地因人施教,告知患者疾病的相关知识及预后效果,使患者对治疗过程充满信心。护理人员操作时要沉着冷静,以增加患者对医护人员的信任感,从而配合医疗和护理措施的顺利进行。③为患者提供安静的休养环境。根据国际噪声标准规定,白天病区的噪声不应超过 38 dB。医护人员应做到走路轻、说话轻、操作轻、关门轻。对于易发出响声的椅脚应钉橡胶垫,推车的轮轴、门窗铰链应定期滴注润滑油,夜间护理操作时尽量集中进行,减少接打电话、使用呼叫器次数,加强巡视病房,认真执行患者探视陪护管理制度。④护理人员在护理过程中,态度和蔼可亲,贯穿服务人性化、操作规范化、语言温馨化、关怀亲切化、健教个性化、沟通技巧化、满意最大化的护理理念,使患者身心愉悦,消除消极情绪。护理人员能够以幽默诙谐、通俗易懂的语言与患者及家属进行沟通,对于情绪低落、抑郁的患者,应鼓励其树立战胜疾病的信心。

(4)感知觉紊乱的护理。①患者出现听力下降或失聪时,护士应教会患者自我保护听力功能的方法,如避免长时间接触监护仪器、人员话语、人员流动等各种噪声,尽量减少噪声的干扰,指导患者学习唇语和体语。②使患者能够保持轻松愉快的良好心态。如果经常处于急躁、恼怒的状态,会导致体内自主神经失去正常的调节功能,使内耳器官发生缺血,出现水肿和听觉障碍,加重病情。③按摩耳垂前后的处风穴(在耳垂与耳后高骨的凹陷处)和听会穴(在耳屏前下方,下颌关节突后缘凹陷处),可增加内耳的血液循环,起到保护听力的作用。④用药时应尽量避免使用耳毒性药物,如庆大霉素、链霉素、卡那霉素、新霉素等,易引起耳中毒而损害听力。⑤指导患者不宜用耳勺等挖耳朵,易碰伤耳道而引起感染。耳道有痒感时,可用甘油棉签擦拭或口服 B 族维生素、维生素 C 和鱼肝油。⑥减少使用耳机、电子产品等。⑦听神经鞘瘤手术治疗后,患者听力会逐渐好转,与患者沟通时宜站在听力较好的一侧,并掌握沟通音量。必要时使用肢体语言,如眼神、手势等进行沟通。

(5)慢性疼痛的护理。①评估患者的行为、社会交往方面、经济方面、认知和情绪、对家庭的影响等方面的表现,以及时了解患者思想动向,找出其受困扰问题,有针对性地进行帮助解决。②指导患者使用合适的无创性镇痛措施,如松弛术、皮肤刺激疗法(冷敷、热敷、按摩、加压、震动)、分散注意力的方法等,还可介绍一些其他的技术,如气功、生物反馈等。③选用止痛剂时,评估并决定最佳的用药途径,如口服、肌内注射、静脉给药或肛门推注等;观察用药后反应及止痛效果,可对服药前的疼痛程度与服药后进行对比,选择合适药物。④对于慢性疼痛,应鼓励患者及家属勿过分担心和焦虑,树立战胜疾病的信心。⑤协助患者在疼痛减轻时,进行适量运动。

(6)潜在并发症的观察与护理。

角膜炎、角膜溃疡:由于面神经、三叉神经损伤而致眼睑闭合不全、角膜反射减弱或消失、瞬目动作减少及眼球干燥,如护理不当可导致角膜炎、角膜溃疡,严重者甚至失明。护士应检查患者面部的痛、温、触觉是否减退或消失,观察角膜反射有无减弱或消失;对于眼睑闭合不全者可使用棉质、透气性好的眼罩保护眼球,或者用蝶形胶布将上、下眼睑黏合在一起,必要时行上、下眼睑缝合术;白天按时用氯霉素眼药水滴眼,晚间睡前用四环素或金霉素眼膏涂于上、下眼睑之间,以保护角膜;指导患者减少用眼和户外活动,外出时戴墨镜保护。

面部出现带状疱疹:是由于潜伏在三叉神经内的病毒被激发,活化后可沿感觉神经通路到达皮肤,引起该神经区病毒感染所致面部带状疱疹。感染部位为鼻部、口角、唇边等处,应予镇痛抗病毒处理,局部保持干燥。患处涂抹抗病毒药膏,保持未破水疱干燥清洁,禁止用手搔抓,以免并发细菌感染及遗留瘢痕;加强消毒隔离,防止交叉感染;遵医嘱使用抗病毒及增强免疫力的药物,疱疹一般可在2周内消退。带状疱疹患者饮食须注意少吃油腻食物;禁止食用辛辣食物,如酒、生姜、羊肉、牛肉及煎炸食物等;少吃酸涩、收敛制品,如豌豆、芡实、石榴、芋头、菠菜等;多进食豆制品、鱼、蛋、瘦肉等富含蛋白质的食物及新鲜的瓜果蔬菜,增强机体抵抗能力。

平衡功能障碍:患者术后易出现步行困难或行走偏向等感觉异常症状,护理人员在护理过程中应嘱患者勿单独外出,防止摔伤;给予必要的解释和安慰,加强心理护理;保持病区地面清洁,如地面潮湿应设置警惕标识,清除障碍物;指导患者进行平衡功能训练时应循序渐进,从卧位开始,站立平衡及行走训练,增进患者康复的信心。

3.围术期的护理

(1)术前练习。①咳嗽训练:指导患者做深呼吸,吸气时间长于呼气时间,要自然、缓慢,闭声门,然后缓缓用力咳嗽,避免用力过猛引起疼痛;进行有效咳嗽可增加肺通气量,预防术后坠积性肺炎的发生。②排尿训练:让患者放松腹部及会阴部,用温热毛巾敷下腹部或听水声,用温开水清洗会阴等,反复练习,直至可床上排尿。③翻身训练:为患者讲解轴线翻身的方法、操作程序及注意事项,使患者能够术后良好配合。

(2)术前准备:术前常规头部备皮并检查头部是否有皮囊炎、头皮是否有损伤,修剪指甲,更换衣裤,条件允许情况下进行沐浴。术前睡眠差及心理紧张者,遵医嘱给予镇静剂。

(3)术后体位:术后6 h内取去枕平卧位,搬动患者时注意保持脊柱水平位。每1~2 h翻身一次,注意保持头与身体的水平位。

(4)营养和补液:为增强机体抵抗力,鼓励多食蔬菜及水果,多饮水,保持大便通畅。

(5)伤口护理:巡视病房过程中注意观察伤口有无渗出、感染征象,保持伤口敷料完整,进行交接班记录。如术后3~7 d出现局部搏动性疼痛,皮肤潮红、肿胀、压痛明显,并伴有体温升高,应及时通知医师,提示有感染征象。

(6)创腔引流管护理:肿瘤切除后常需在创腔内放置引流管,以便引流脑内的血性液体及组织碎屑、小血细胞凝集块等。应保持引流管通畅,准确观察量、颜色并及时记录。

二、健康指导

(一)疾病知识指导

1.概念

神经鞘瘤是发生于硬膜下各段椎管的单发肿瘤。起源于神经膜细胞,电镜下大体上表现为光滑球形肿物悬挂于脊神经上且与之分离,而不是使神经增粗。

2.主要的临床症状

神经鞘瘤是局部软组织包块,病程发展缓慢,早期可无症状,待包块长大后,局部有酸胀感或疼痛。触摸或者挤压包块时有麻痹或触电感,并向肢体远端放射。

3.神经鞘瘤的诊断

临床上可综合特殊染色体和免疫学检查、血常规、尿常规、生化、电测听、CT、MRI、电生理检查等进行确诊。

4.神经鞘瘤的处理原则

(1)手术治疗:一旦定位诊断明确,应尽早手术切除。

(2)放疗:凡病理回报为恶性肿瘤者均可在术后行放疗,以提高治疗效果和生存质量。

(3)化疗:脂溶性烷化剂如卡莫司汀治疗有一定的疗效,转移癌(腺癌、上皮癌)则应用环磷酰胺、甲氨蝶呤等。

5.神经鞘瘤的预后

由于手术入路的不断改进和显微外科技术的普遍应用,进入 20 世纪以来,神经鞘瘤的手术效果显著提高。至 20 世纪 90 年代,神经鞘瘤的手术全切除率已达 90%,死亡率已降至 0~2%,直径2 cm以下的神经鞘瘤面神经功能保留率为 86%~100%,2 cm 以上的肿瘤面神经保留率在 36%~59%。

(二)饮食指导

(1)高蛋白(鸡、鱼、蛋、奶等)、高维生素、高热量、高纤维素(韭菜、芹菜等)饮食。

(2)鼓励患者少量多餐,制定饮食计划,保持进餐心情愉快,增强机体耐受能力。

(三)用药指导

(1)患者服用化疗药物期间,注意观察患者有无恶心、头痛、疲乏、直立性低血压、脱发等变态反应。

(2)静脉输注化疗药物时,不可随意调节滴速。

(3)经常巡视病房,观察输液部位血管、皮肤情况,防止药液外渗。

(四)日常生活指导

(1)鼓励患者保持乐观向上态度,加强自理能力。

(2)根据气温变化增减衣物,注意保暖。

三、循证护理

查阅相关文献发现,目前对神经鞘瘤护理方面的研究多关注脑神经及周围神经鞘瘤的围术期护理,其中以听神经鞘瘤较为多见。有学者将临床护理路径应用在神经鞘瘤患者的护理中,其研究发现应用临床护理路径可明显缩短平均住院时间,减低诊疗费用,使患者得到最佳医疗护理服务。在应用临床路径时仍需考虑如果假设的标准临床路径与实际过程出现偏离,则应修改临床路径,因此对于临床护理路径在神经外科的应用仍需不断总结经验,继而修订完善路径,扩大使用病种,使其更广泛应用于临床。

(赖艳芳)

第十二节　心力衰竭

心力衰竭是由于心脏器质性或功能性疾病损害心室充盈和射血能力而引起的一组临床综合

征。心力衰竭(简称心衰)是一种渐进性疾病,其主要临床表现是呼吸困难、疲乏和液体潴留,但不一定同时出现。绝大多数情况下是指各种心脏疾病引起心肌收缩力下降,使心排血量不能满足机体代谢需要,器官、组织血液灌注减少,出现肺循环和/或体循环静脉淤血的临床综合征。少数情况下心肌收缩力尚可使心排血量维持正常,但异常增高的左心室充盈压使肺静脉回流受阻,导致肺循环淤血。心力衰竭按发展速度可分为急性心力衰竭和慢性心力衰竭,以慢性居多;按发生的部位可分为左心、右心和全心衰竭;按左心室射血分数是否正常可分为射血分数降低和射血分数正常两类,替代了以往收缩性心力衰竭和舒张性心力衰竭的概念。

一、慢性心力衰竭

慢性心力衰竭是大多数心血管疾病的最终归宿,也是最主要的死亡原因。在西方国家,引起慢性心力衰竭的基础心脏病以高血压、冠心病为主;在我国,过去以心瓣膜病为主,如今冠心病和高血压也已成为心力衰竭的最常见病因,瓣膜病和心肌病位于其后。

(一)病因

1.基本病因

(1)原发性心肌损害。①缺血性心肌损害:冠心病心肌缺血和/或心肌梗死是最常见的原因;②心肌炎和心肌病:各种类型的心肌炎和心肌病均可导致心力衰竭,其中病毒性心肌炎及原发性扩张型心肌病最多见;③心肌代谢障碍性疾病:最常见于糖尿病心肌病,而维生素 B_1 缺乏和心肌淀粉样变性等均属罕见。

(2)心脏负荷过重。①压力负荷(后负荷)过重:心脏收缩期射血阻力增加,常见原因有高血压、主动脉瓣狭窄、肺动脉高压、肺动脉瓣狭窄等;②容量负荷(前负荷)过重:心脏舒张期所承受的容量负荷增加,常见于主动脉瓣或肺动脉瓣关闭不全、房间隔缺损、室间隔缺损、动脉导管未闭等;③伴有全身血容量增多或循环血容量增多的疾病如慢性贫血、甲状腺功能亢进等,心脏的容量负荷也必然增加。

2.诱因

据统计,有 $80\%\sim90\%$ 慢性心力衰竭是在原有心脏病的基础上,由一些增加心脏负荷的因素所诱发,常见的诱发因素有以下几种。

(1)感染:呼吸道感染是最常见、最重要的诱因,其次为感染性心内膜炎、全身感染等。

(2)心律失常:心房颤动是诱发心力衰竭的重要因素,亦可见于其他各种类型的快速性心律失常和严重的缓慢性心律失常。

(3)血容量增加:摄入钠盐过多,输液或输血过多、过快等。

(4)生理或心理压力过大:过度体力活动或情绪激动、妊娠和分娩、愤怒等。

(5)其他:合并贫血和甲状腺功能亢进,不恰当停用洋地黄类药物或降压药及原有心脏病变加重等,也可成为发生心力衰竭的诱因。

(二)心功能分级

1.美国纽约心脏病学会心功能分级

(1)Ⅰ级:患者有心脏病,但体力活动不受限制。平时一般的体力活动不引起疲劳、心悸、呼吸困难或心绞痛等症状。

(2)Ⅱ级:体力活动稍受限制。休息时无自觉症状,但平时一般的体力活动会引起疲劳、心悸、呼吸困难或心绞痛,休息后很快缓解。

(3)Ⅲ级:体力活动明显受限。休息时尚无症状,但一般的轻体力活动就会引起疲劳、心悸、呼吸困难或心绞痛,休息较长时间方可缓解。

(4)Ⅳ级:患者有心脏病,体力活动能力完全丧失,休息时仍可存在心力衰竭症状或心绞痛,进行任何体力活动都会使症状加重。

2.美国心脏病学会/美国心脏学会心功能分级

(1)A期:有发生心力衰竭的高危险因素但无心脏结构异常或心力衰竭表现。

(2)B期:有心肌重塑或心脏结构的异常,但无心力衰竭表现。

(3)C期:目前或既往有心力衰竭表现,包括射血分数降低和射血分数正常两类。

(4)D期:即难治性终末期心力衰竭。尽管采用了优化的药物治疗,患者症状仍未改善或迅速复发,典型表现为休息或轻微活动即有症状(包括明显的疲劳感),不能完成日常活动,常有心性恶病质表现,并且需要再次和/或延长住院接受强化治疗。

(三)临床表现

1.左心衰竭

左心衰竭临床上最常见,主要表现为肺循环静脉淤血和心排血量降低。

(1)症状。①呼吸困难是左心衰竭最重要和最常见的症状。劳力性呼吸困难最早出现,开始多发生在较重的体力活动时,休息后缓解,随着病情的进展,轻微体力活动时即可出现。发生机制是运动使回心血量增加,左心房压升高,加重了肺淤血,引起呼吸困难的运动量随心力衰竭程度加重而减少;夜间阵发性呼吸困难是指患者入睡后突然因憋气而惊醒,被迫坐起,轻者端坐休息后可缓解,重者可有哮鸣音,称之为心源性哮喘。此为左心衰竭的典型表现。发生机制有睡眠平卧血液重新分布使肺血量增加,夜间迷走神经张力增高,小支气管收缩,横膈高位,肺活量减少等;端坐呼吸是严重心力衰竭的表现。当肺淤血达到一定程度时,患者不能平卧,因平卧时回心血量增多,且膈肌上抬,使呼吸更为困难。高枕卧位、半卧位甚至端坐位方能使呼吸困难减轻;急性肺水肿是左心衰竭呼吸困难最严重的形式。②咳嗽也是较早发生的症状,咳嗽多在体力劳动或夜间平卧时加重,同时可咳出白色浆液性泡沫状痰,偶见痰中带血丝,当肺淤血明显加重或有肺水肿时,可咳粉红色泡沫痰。发生机制为肺泡和支气管黏膜淤血所致。肺静脉因长期慢性淤血致压力升高,导致肺循环和支气管血液循环之间形成侧支,在支气管黏膜下形成扩张的血管,一旦破裂可引起大咯血。③低心排血量症状,如疲劳、乏力、头晕、嗜睡、心悸、发绀等,其原因主要是由于心排血量降低,器官、组织灌注不足及代偿性心率加快所致。④严重左心衰竭时肾血流量明显减少,患者可出现少尿,血尿素氮、肌酐升高,并可有肾功能不全的相关症状。

(2)体征。①呼吸加快、交替脉,血压一般正常,有时脉压减小,皮肤黏膜苍白或发绀。②由于肺毛细血管压增高,液体可渗出至肺泡而出现湿啰音。开始两肺底闻及湿啰音,有时伴哮鸣音,随病情加重,湿啰音可遍及全肺。③除基础心脏病的固有体征外,多数患者有左心室增大,心率加快,心尖区可闻及舒张期奔马律,肺动脉瓣区第二心音亢进,亦可出现心律失常。

2.右心衰竭

单纯右心衰竭较少见,右心衰竭主要表现为体循环静脉淤血。

(1)症状。①胃肠道症状:食欲缺乏、恶心、呕吐、腹胀、便秘及上腹疼痛等症状,是右心衰竭最常见的症状,主要是由于胃肠道淤血引起。②劳力性呼吸困难:右心衰竭可由左心衰竭发展而来,单纯性右心衰竭多由先天性心脏病或肺部疾病所致,两者均可有明显的呼吸困难。

(2)体征。①水肿:是右心衰竭的典型体征。水肿首先发生在身体的最低垂的部位,起床活动患者,足、踝及胫骨前水肿较明显,尤以下午为甚,为对称性压陷性水肿。卧床患者,则以骶部和大腿内侧水肿较显著。右心衰竭严重者,可呈全身性水肿。②颈静脉征:颈外静脉充盈、曲张,是右心衰竭的主要体征,并可出现明显搏动。肝颈静脉反流征阳性则更具有特征性。③肝脏体征:肝因淤血肿大常伴有压痛。持续慢性右心衰竭可引起心源性肝硬化,晚期可出现肝功能受损、黄疸及大量腹水。④心脏体征:除基础心脏病的相应体征外,单纯右心衰竭的患者,剑突下可见明显搏动,可闻及右心室舒张期奔马律,亦可因三尖瓣相对关闭不全出现收缩期吹风样杂音。

3.全心衰竭

左、右心衰竭的临床表现同时存在。全心衰竭时,肺淤血可因右心衰竭、右心排血量减少而减轻,故表现为呼吸困难减轻而发绀加重。

(四)护理目标

患者的呼吸困难减轻,血气分析维持在正常范围;心排血量增加;水肿、腹水减轻或消失;活动耐力增强;无感染及洋地黄中毒和电解质紊乱发生,或一旦发生,能得及时发现和控制。

(五)护理措施

1.一般护理

(1)休息与活动:休息包括体力和精神休息两个方面,良好的休息可减轻心脏负担,但长期卧床易发生静脉血栓形成甚至肺栓塞,同时也使消化功能降低,肌肉萎缩。因此,应根据心力衰竭患者的病情轻重安排休息。心功能Ⅰ级时,不限制一般的体力活动,积极参加体育锻炼,但避免剧烈运动及重体力劳动;心功能Ⅱ级时,适当限制体力活动,增加午睡时间,强调下午多休息,停止比较剧烈的运动,保证充足的睡眠;心功能Ⅲ级时,严格限制一般的体力活动,每天有充分的休息时间,但日常生活可自理或在他人协作下自理;心功能Ⅳ级时,绝对卧床休息,生活由他人照顾。定时改变体位,防止发生压疮。为防止长期卧床引起静脉血栓形成甚至肺栓塞、便秘、虚弱、直立性低血压的发生,可根据患者病情安排床上肢体运动、床边活动等。

(2)饮食:给予低盐、低热量、高蛋白、高维生素的清淡易消化饮食,避免产气的食物及浓茶、咖啡或辛辣刺激性食物;戒烟酒;多吃蔬菜、水果,少量多餐,不宜过饱,肥胖者更要适当限制饮食。限制水分和钠盐的摄入,根据患者的具体情况决定每天的饮水量,通常一半量在用餐时摄取,另一半量在两餐之间摄取。必要时行口腔护理,以减轻口渴感。食盐一般限制在每天 5 g 以下,告诉患者及家属低盐饮食的重要性并督促其执行。中度心力衰竭每天摄入量为 2.5～3 g,重度心力衰竭控制在 1 g 以下。除了低盐饮食外,还要控制腌制品、发酵的点心、味精、酱油、海产品、罐头、皮蛋、啤酒、碳酸饮料等含钠量高的食品。可用糖、醋、蒜调味以增进食欲。但在应用强效排钠利尿剂时,不宜过分严格限盐,以免引起低钠血症。

(3)排便的护理:指导患者养成每天按时排便的习惯,预防便秘。排便时切忌过度用力,以免增加心脏负荷,甚至诱发严重的心律失常。长期卧床的患者定期变换体位,腹部做顺时针方向的按摩,或每天收缩腹肌数次,必要时使用缓泻剂。

2.病情观察

密切观察患者呼吸困难程度,给氧后发绀情况,肺部啰音的变化、水肿变化情况、血气分析和血氧饱和度等,控制输液量及速度,滴速以 15～30 滴/分钟为宜,防止输液过多过快。详细记录 24 h 出入水量,准确测量体质量并记录。

3.吸氧

一般采用持续吸氧,流量 2～4 L/min,随时清除鼻腔分泌物,保持输氧管通畅。同时观察患者呼吸频率、节律、深度的改变,随时评估呼吸困难的改善情况并做好记录。

4.用药护理

慢性心力衰竭有非药物治疗和药物治疗,前者如休息、限钠盐、吸氧、祛除诱因、避免刺激、加强营养等,后者包括利尿剂(是治疗心力衰竭最常用的药物)、血管扩张剂、正性肌理药物和其他如血管紧张素转换酶抑制剂、抗醛固酮制剂、β受体阻滞剂等。

(1)洋地黄类药物。①向患者讲解洋地黄类药物治疗的必要性及洋地黄中毒的表现。②给药前应检查心率、心律情况,若心率低于60次/分钟,或发生节律改变,应暂停给药,并通知医师。③静脉注射用药宜稀释后缓慢注射,一般需10～15 min。注射后注意观察心率、心律改变及患者反应。④毒性反应的观察及护理。胃肠道症状最常见,表现为食欲缺乏、恶心、呕吐;神经精神症状,常见有头痛、乏力、烦躁、易激动;视觉异常,表现为视力模糊、黄视、绿视等。心脏表现主要有心律失常,常见室性期前收缩呈二联律或三联律、心动过缓、房室传导阻滞等各种类型的心律失常。用药后注意观察疗效,以及有无上述毒性反应,发现异常时应及时报告医师,并进行相应的处理。⑤洋地黄中毒的处理包括停用洋地黄、补充钾盐、纠正心律失常。立即停用洋地黄是治疗洋地黄中毒的首要措施。可口服或静脉补充氯化钾、门冬氨酸钾镁,停用排钾利尿剂。若有快速性心律失常,可用利多卡因或苯妥英钠。若心动过缓可用阿托品静脉注射或临时起搏器。地高辛中毒可用抗地高辛抗体。

(2)利尿剂。①应用利尿剂前测体质量,时间尽量在早晨或日间,以免夜间频繁排尿而影响患者休息;用药后准确记录出入量,以判断利尿效果。②观察各类利尿剂的不良反应。噻嗪类利尿剂主要变态反应有电解质紊乱(低钾、低钠、低氯)、高尿酸血症及高血糖;襻利尿剂主要变态反应有水与电解质紊乱、消化道症状、听力障碍等;潴钾利尿剂主要不良反应有胃肠道反应、嗜睡、乏力、皮疹等,不宜同时服用钾盐,高钾血症者禁用。

(3)β受体阻滞剂:β受体阻滞剂可产生心肌收缩力减弱、心率减慢、房室传导时间延长、支气管痉挛、低血糖、血脂升高的不良反应,因此,应监测患者的心音、心率、心律和呼吸,定期查血糖、血脂。

(4)非洋地黄类正性肌力药物和血管紧张素转化酶抑制剂长期应用非洋地黄类正性肌力药物可引起心律失常;应用血管紧张素转化酶抑制剂,可出现低血压、高血钾、干咳、肾功能减退等。故应严密观察病情变化,发现异常及时处理。

5.心理护理

对有焦虑的心力衰竭患者应鼓励患者说出焦虑的感受及原因。加强与患者的沟通,建立良好的护患关系。指导患者进行自我心理调整,减轻焦虑,如放松疗法、转移注意力等,保持积极乐观、轻松愉快的情绪,增强战胜疾病的信心。

6.健康指导

(1)疾病知识指导:指导患者积极治疗原发病,注意避免心力衰竭的诱发因素,如感染(尤其是呼吸道感染)、心律失常、过度劳累、情绪激动、饮食不当等。注意保暖,防止受凉感冒,保持乐观情绪。

(2)活动指导:合理休息与活动,活动应循序渐进,活动量以不出现心悸、气急为原则。保证充足的睡眠。适当活动有利于提高心脏储备力,提高活动耐力,改善心理状态和生活质量。

(3)饮食指导:坚持合理饮食,进食低盐、低脂、低热量、高蛋白、高维生素、清淡易消化的饮食;少量多餐,每餐不宜过饱,多食蔬菜、水果,防止便秘。戒烟、酒;避免浓茶、咖啡及辛辣刺激性食物。

（4）自我监测指导：教会患者及家属自我监测脉搏，观察病情变化，若足踝部出现水肿，突然气急加重、夜尿增多、体质量增加，有厌食饱胀感，提示心力衰竭复发。

（5）用药指导：指导患者及家属强心剂、利尿剂等药物服用方法、剂量、变态反应及注意事项。定期复查，如有不适，以及时复诊。

（六）护理评价

患者的呼吸困难得到改善；水肿、腹水减轻或消失，体质量减轻，皮肤保持完整；能说出低盐饮食的重要性和服用利尿剂的注意事项；活动耐力增强；体液、电解质、酸碱维持平衡；无感染及洋地黄中毒发生或得到控制。

二、急性心力衰竭

急性心力衰竭是指由于急性心脏病变引起心排血量急剧下降，甚至丧失排血功能，导致组织器官灌注不足和急性淤血的综合征。临床上以急性左心衰竭较常见，主要表现为急性肺水肿，严重者伴心源性休克。它是临床上最常见的急危重症之一，抢救是否及时合理与预后密切相关。

（一）病因

1.急性弥漫性心肌损害

急性弥漫性心肌损害常见于急性广泛前壁心肌梗死、乳头肌梗死断裂、急性心肌炎等引起心肌收缩无力，心排血量急剧下降。

2.急性心脏后负荷增加

急性心脏后负荷增加常见于高血压危象、严重瓣膜狭窄、心室流出道梗阻等。

3.急性心脏前负荷增加

急性心脏前负荷增加常见于急性心肌梗死或感染性心内膜炎引起的瓣膜损害、腱索断裂所致瓣膜急性反流、室间隔破裂穿孔等，以及静脉输血、输液过多或过快。

4.心律失常

心律失常常见于原有心脏病的基础上出现快速性（心率＞180 次/分钟）或缓慢性（心率＜35 次/分钟）心律失常。

（二）临床表现

1.症状

急性左心衰竭患者病情发展常常极为迅速且十分危重。临床表现为突发严重呼吸困难，呼吸频率为30～40 次/分钟，端坐呼吸，面色灰白、发绀、极度烦躁、大汗淋漓，同时频繁咳嗽，咳出大量白色或粉红色泡沫样痰。极重者可因脑缺氧而致神志模糊。

2.体征

发病刚开始可有一过性血压升高，病情如不缓解，血压可持续下降甚至休克。听诊时两肺满布湿啰音和哮鸣音，心率增快，心尖区第一心音减弱，可闻及舒张期奔马律、肺动脉瓣区第二心音亢进。如不及时抢救，可导致心源性休克而死亡。

（三）护理目标

患者呼吸困难和缺氧改善，情绪逐渐稳定。

(四)护理措施

1.减轻呼吸困难,改善缺氧

(1)体位:立即将患者扶起坐在床边,两腿下垂或半卧位于床上,以减少回心血量、减轻水肿。同时注意防止患者坠床跌伤。

(2)氧疗:给予高流量吸氧,6～8 L/min,并通过20％～30％的乙醇湿化,以降低肺泡内泡沫的表面张力使泡沫消散,增加气体交换面积。通过氧疗将血氧饱和度维持在95％～98％水平。对于病情特别严重者可用面罩呼吸机持续加压给氧,一方面可使气体交换加强,另一方面也可对抗组织液向肺泡内渗透。也可加用50％的乙醇湿化,以降低肺泡内泡沫的表面张力,使泡沫破裂,改善通气功能。

(3)迅速建立两条静脉通道,遵医嘱正确使用药物,观察药物疗效与变态反应。

(4)其他:可采用四肢轮流三肢结扎、静脉放血、气囊暂时阻塞下腔静脉、高渗腹膜透析及高位硬膜外麻醉等疗法,以减轻回心血量,改善心功能。

(5)病情观察:严密观察患者的呼吸频率、节律、深度,判断呼吸困难的程度;观察咳嗽的情况、痰的颜色和量、肺内啰音的变化;心率、心律、心音有无异常;患者皮肤的颜色及意识的变化。

2.心理护理

(1)急性期避免在患者面前讨论病情,以减少误解。护理人员在抢救时应镇静,态度热情,操作熟练、忙而不乱,安慰、鼓励患者,以增强其治疗疾病的信心,减轻恐惧与焦虑。

(2)缓解期分析产生恐惧的原因,鼓励患者说出内心的感受。指导患者进行自我放松,如深呼吸、放松疗法等。向患者解释恐惧对心脏的不利影响,使患者主动配合,保持情绪稳定。

3.健康指导

(1)向患者及家属讲解急性左心衰竭的病因及诱因,鼓励患者积极配合治疗原发病,避免诱发因素。定期复诊。

(2)在静脉输液前嘱患者主动告诉护士自己有心脏病史,以便护士在输液时控制输液量及滴速。

(五)护理评价

患者的缺氧得到改善,表现为动脉血气分析值正常,血氧饱和度＞90％,呼吸平稳;未发生心源性休克,表现为生命体征平稳;患者对医疗护理的反应表现出平静和信任。

(许珍珍)

第十三节 重症心律失常

心律失常是指心脏冲动的频率、节律、起源部位、传导速度或激动次序的异常。正常心脏冲动起源于窦房结,先后经结间束、房室结、希氏束、左和右束支及浦肯野纤维至心室。心律失常的发生是由于多种原因引起心肌细胞的自律性、兴奋性、传导性改变,导致心脏冲动形成和/或传导异常。临床上根据发作时心率的快慢,可将心律失常分为快速心律失常和缓慢心律失常。前者包括期前收缩、心动过速、心房颤动、心室颤动等,后者包括窦性缓慢心律失常、房室传导阻滞等。心律失常发生在无器质性心脏病者,大多病程短,可自行恢复,对血流动力学无明显影响,一般不增加心血管死亡危险性。发生于严重器质性心脏病或离子通道病的心律失常,病程较长,常有严重血流动力学障碍,可诱发心绞痛、休克、心力衰竭、昏厥甚至猝死,称重症心律失常。常见的病因为急性冠脉综合征、陈旧性心肌梗死、慢性充血性心力衰竭(射血分数＜40％)、各类心肌病、长Q-T间期综合征、预激综合征等。

心律失常的诊断应从详尽采集病史入手,病史通常能提供对诊断有用的线索。心电图检查是诊断心律失常最重要的一项无创性检查技术,应记录12导联心电图,并记录清楚显示P波导联的心电图长条以备分析,通常选择 V_1 或 Ⅱ 导联。系统分析应包括:心房与心室节律是否规则,频率各为若干,P-R间期是否恒定,P波与QRS波群是否正常,P波与QRS波群的相互关系等。在确定心律失常类型后,对重症心律失常患者,在院前和院内对其进行急救时首先要判断有无严重血流动力学障碍,并建立静脉通道,给予吸氧、心电监护,使用电击复律和/或抗心律失常药物迅速纠正心律失常。在血流动力学稳定、心律失常已纠正的情况下再分析、判断导致心律失常的病因和诱因,并给予相应的处理。

一、阵发性室上性心动过速

阵发性室上性心动过速,简称室上速,是一种阵发性、规则而快速的异位心律。根据起搏点部位及发生机制的不同,包括窦房折返性心动过速、心房折返性心动过速、自律性房性心动过速、房室结内折返性心动过速等。此外,利用隐匿性房室旁路逆行传导的房室折返性心动过速习惯上也归属于室上性心动过速的范畴。由于心动过速发作时频率很快,P波往往埋伏于前一个T波中,不易判定起搏点的部位,故常统称为阵发性室上性心动过速。在全部室上速患者中,房室结内折返性心动过速和房室折返性心动过速占90％以上。

(一)病因

阵发性室上性心动过速常见于正常的青年,情绪激动、疲劳或烟酒过量常可诱发。亦可见于各种心脏病患者,如冠心病、风湿性心脏病、慢性肺源性心脏病、甲状腺功能亢进性心脏病等。

(二)发病机制

折返是阵发性室上性心动过速发生的主要机制。由触发活动、自律性增高引起者为数甚少。在房室结存在双径路、房室间存在隐匿性房室旁路、窦房结细胞群之间存在功能性差异、心房内三条结间束或心房肌的传导性能不均衡或中断的情况下,两条传导性和不应期不一致的传导通路如形成折返环,其中,一条传导通路出现单向传导阻滞时,适时的期前收缩或程序刺激在非阻滞通路上传导的时间使单向传导阻滞的通路脱离不应期,冲动在折返环中沿着一定的方向在折返环中运行,即可形成阵发性室上性心动过速。

(三)临床表现

心动过速发作突然起始与终止,持续时间长短不一。症状包括心悸、胸闷、焦虑不安、头晕,少数患者可出现晕厥、心绞痛、心力衰竭、休克。症状轻重取决于发作时心室率快速的程度、持续时间及有无血流动力学障碍,亦与原发病的严重程度有关。体检心尖区第一心音强度恒定,心律绝对规则。

(四)诊断

1.心电图特征

(1)心率为150～250次/分钟,节律规则。

(2)QRS波群形态与时限正常,发生室内差异性传导或原有束支传导阻滞时,QRS波群形态异常。

(3)P 波形态与窦性心律时不同,且常与前一个心动周期的 T 波重叠而不易辨认。

(4)ST 段轻度下移,T 波平坦或倒置(图 5-1)。

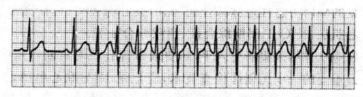

图 5-1　阵发性室上性心动过速

2.评估

(1)判断有无严重的血流动力学障碍、缺氧、二氧化碳潴留和电解质紊乱。

(2)判断有无器质性心脏病、心功能状态和发作的诱因。

(3)询问既往有无阵发性心动过速发作,每次发作的持续时间、主要症状及诊治情况。

(五)急诊处理

在吸氧、心电监护、建立静脉通路后,根据患者基础的心脏状况、既往发作的情况、有无血流动力学障碍及对心动过速的耐受程度做出处理。

1.同步直流电复律

当患者有严重的血流动力学障碍时,需要紧急电击复律。抗心律失常药物治疗无效亦应施行电击复律。能量一般选择 100～150 J。电击复律时如患者意识清楚,应给予地西泮 10～30 mg 静脉注射。应用洋地黄者不应电复律治疗。

2.刺激迷走神经

如患者心功能与血压正常,可先尝试刺激迷走神经的方法。颈动脉窦按摩(患者取仰卧位,先行右侧,每次 5～10 s,切不可两侧同时按摩,以免引起脑缺血)、ValsalVa 动作(深吸气后屏气、再用力做呼气)、诱导恶心、将面部浸没于冰水中等方法可使心动过速终止。

3.腺苷与钙通道阻滞剂

首选治疗药物为腺苷,6～12 mg 静脉注射,时间 1～2 s。腺苷起效迅速,不良反应有胸部压迫感、呼吸困难、面部潮红、窦性心动过缓、房室传导阻滞等。由于其半衰期短于 6 s,不良反应即使发生亦很快消失。如腺苷无效可改用维拉帕米,首次 5 mg 稀释后静脉注射,时间 3～5 分钟,无效间隔 10 min 再静脉注射 5 mg。亦可使用地尔硫䓬 0.25～0.35 mg/kg。上述药物疗效达90%。如患者合并心力衰竭、低血压或为宽 QRS 波心动过速,尚未明确室上性心动过速的诊断时,不应选用钙通道阻滞剂,宜选用腺苷静脉注射。

4.洋地黄与 β 受体阻滞剂

毛花苷 C 0.4～0.8 mg 稀释后静脉缓慢注射,以后每 2～4 h 静脉注射 0.2～0.4 mg,24 h 总量在 1.6 mg 以内。目前洋地黄已较少应用,但对伴有心功能不全患者仍为首选。

β 受体阻滞剂也能有效终止心动过速,但应避免用于失代偿的心力衰竭患者,并以选用短效 β 受体阻滞剂(如艾司洛尔)较为合适,剂量 50～200 μg/(kg·min)。

5.普罗帕酮

1～2 mg/kg(常用 70 mg)稀释后静脉注射,无效间隔 10～20 min 再静脉注射 1 次,一般静脉注射总量不超过 280 mg。由于普罗帕酮有负性肌力作用及抑制传导系统作用,且个体间存在较大差异,对有心功能不全者禁用,对有器质性心脏病、低血压、休克、心动过缓者等慎用或禁用。

6.其他

合并低血压者可应用升压药物,通过升高血压反射性地兴奋迷走神经,终止心动过速。可选用间羟胺 10～20 mg 或甲氧明 10～20 mg,稀释后缓慢静脉注射。有器质性心脏病或高血压者不宜使用。

二、室性心动过速

室性心动过速简称室速,是指连续 3 个或 3 个以上的室性期前收缩,频率＞100 次/分钟所构成的快速心律失常。

(一)病因

室速常发生于各种器质性心脏病,以缺血性心脏病为最常见;其次为心肌病、心力衰竭、二尖瓣脱垂、瓣膜性心脏病等;其他病因包括代谢紊乱、电解质紊乱、长 Q-T 间期综合征、药物中毒等。少数室速可发生于无器质性心脏病者,称为特发性室速。

(二)发病机制

1.折返

折返形成必须具备两条解剖或功能上相互分离的传导通路、部分传导途径的单向阻滞和另一部分传导缓慢这三个条件。心室内的折返可为大折返、微折返。前者具有明确的解剖途径;后者为发生于小块心肌甚至于细胞水平的折返,是心室内的折返最常见的形式。心肌的缺血、低血钾及代谢障碍等引起心室肌细胞膜电位改变,动作电位时间、不应期、传导性的非均质性,使心肌电活动不稳定而诱发室速。

2.自律性增高

心肌缺血、缺氧、牵张过度均可使心室异位起搏点 4 相舒张期除极坡度增加、降低阈电位或提高静息电位的水平,使心室肌自律性增高而诱发室速。

3.触发活动

由后除极引起的异常冲动的发放。常由前一次除极活动的早期后除极或延迟后除极所诱发。它可见于局部儿茶酚胺浓度增高、心肌缺血-再灌注、低血钾、高血钙及洋地黄中毒时。

(三)临床表现

室速临床症状的轻重视发作时心脏基础病变、心功能状态、频率及持续时间等不同而异,而有很大差别。非持续性室速的患者通常无症状。持续性室速常伴有明显的血流动力学障碍与心肌缺血。临床症状包括心悸、气促、低血压、心绞痛、少尿、晕厥等。听诊心律轻度不规则,第 1、2 心音分裂。室速发生房室分离时,颈静脉搏动出现间歇性 a 波,第 1 心音响度及血压随每次心搏而变化;室速伴有房颤时,则第 1 心音响度变化和颈静脉搏动间歇性 a 波消失。部分室速蜕变为心室颤动而引起患者猝死。

(四)诊断与鉴别诊断

1.心电图特征

(1)3 个或 3 个以上的室性期前收缩连续出现。

(2)QRS 波群宽大、畸形,时间＞0.12 s,ST-T 波方向与 QRS 波群主波方向相反。

(3)心室率通常为 100～250 次/分钟,心律规则,但亦可不规则。

(4)心房独立活动与 QRS 波群无固定关系,形成房室分离;偶尔个别或所有心室激动逆传夺获心房。

（5）通常发作突然开始。

（6）心室夺获与室性融合波：室速发作时少数室上性冲动可下传心室，产生心室夺获，表现为在 P 波之后提前发生一次正常的 QRS 波群。室性融合波的 QRS 波群形态介于窦性与异位心室搏动之间，其意义为部分夺获心室。心室夺获与室性融合波的存在对确立室速的诊断有重要价值（图 5-2）。

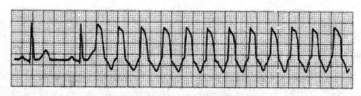

图 5-2　室性心动过速

2.室速的分类

（1）按室速发作持续时间的长短分为：①持续性室速，发作时间 30 s 以上，或室速发作时间未达 30 s，但出现严重的血流动力学异常，需药物或电复律始能终止；②非持续性室速，发作时间短于 30 s，能自行终止。

（2）按室速发作时 QRS 波群形态不同分为：①单形性室速，室速发作时，QRS 波群形态一致；②多形性室速，室速发作时，QRS 波群呈 2 种或 2 种以上形态。

（3）按室速发作时血流动力学的改变分为：①血流动力学稳定性室速；②血流动力学不稳定性室速。

（4）按室速持续时间和形态的不同分为：①单形性持续性室速；②单形性非持续性室速；③多形性持续性室速；④多形性非持续性室速。

3.鉴别诊断

室速与阵发性室上性心动过速伴束支传导阻滞或室内差异性传导或合并预激综合征的心电图十分相似，但各自的临床意义及治疗完全不同，因此应进行鉴别。

（1）阵发性室上性心动过速伴室内差异性传导：室速与阵发性室上性心动过速伴室内差异性传导酷似，均为宽 QRS 波群心动过速，二者应仔细鉴别。下述诸点有助于阵发性室上性心动过速伴室内差异性传导的诊断：①每次心动过速均由期前发生的 P 波开始；②P 波与 QRS 波群相关，通常呈 1∶1 房室比例；③刺激迷走神经可减慢或终止心动过速。

（2）预激综合征伴心房颤动：预激综合征患者发生心房颤动，冲动沿旁道下传预激心室表现为宽 QRS 波，沿房室结下传表现为窄 QRS 波，有时二者融合 QRS 波介于二者之间。当室率较快时易与室速混淆。下述诸点有助于预激综合征伴心房颤动的诊断：①心房颤动发作前后有预激综合征的心电图形；②QRS 时限＞0.20 s，且由于预激心室程度不同 QRS 时限可有差异；③心律明显不齐，心率多＞200 次/分钟；④心动过速 QRS 波中有预激综合征心电图形时有利于预激综合征伴心房颤动的诊断。

4.评估

（1）判断血流动力学状态、有无脉搏：当心电图显示为室性心动过速或宽 QRS 波心动过速时，首先要判断患者血流动力学是否稳定、有无脉搏。

（2）确定室速的类型、持续时间。

（3）判断有无器质性心脏病、心功能状态和发作的诱因。

（4）判断 Q-T 间期有无延长、是否合并低血钾和洋地黄中毒等。

（五）急诊处理

室速的急诊处理原则是：对非持续性的室速，无症状、无晕厥史、无器质性心脏病者无须治疗；对持续性室速发作，无论有无器质性心脏病均应迅速终止发作，积极治疗原发病；对非持续性室速，有器质性心脏病患者亦应积极治疗。

1.吸氧

室性心动过速的患者，常有器质性心脏病，发作时间长时即有明显缺氧，应该注意氧气吸入。

2.直流电复律

无脉性室速、多形性室速应视同心室颤动，立即进行复苏抢救和非同步直流电复律，首次单相波能量为 360 J，双相波能量为 150 J 或 200 J。伴有低血压、休克、呼吸困难、肺水肿、心绞痛、晕厥或意识丧失等严重血流动力学障碍的单形性持续性室性心动过速者，首选同步直流电复律；药物治疗无效的单形性持续性室性心动过速者，也应行同步直流电复律。首次单相波能量为 100 J，如不成功，可增加能量。如血流动力学情况允许，应予短时麻醉。洋地黄中毒引起的室性心动过速者，不宜用电复律，应给予药物治疗。

3.抗心律失常药物的使用

（1）胺碘酮：静脉注射胺碘酮基本不诱发尖端扭转性室速，也不加重或诱发心力衰竭。适用于血流动力学稳定的单形性室速、不伴 Q-T 间期延长的多形性室速、未能明确诊断的宽 QRS 心动过速、电复律无效或电复律后复发的室速、普鲁卡因胺或其他药物治疗无效的室速。在合并严重心功能受损或缺血的患者，胺碘酮优于其他抗心律失常药，疗效较好，促心律失常作用低。首剂静脉用药 150 mg，用 5% 葡萄糖溶液稀释后，于 10 min 注入。首剂用药经 10~15 min 仍不能转复，可重复静脉注射 150 mg。室速终止后以 1 mg/min 速度静脉滴注 6 h，随后以 0.5 mg/min 速度维持给药，原则上第一个 24 h 不超过 1.2 g，最大可达 2.2 g。第二个 24 h 及以后的维持量一般推荐 720 mg/24 h。静脉胺碘酮的使用剂量和方法要因人而异，使用时间最好不要超过 3~4 d。静脉使用胺碘酮的主要不良反应是低血压和心动过缓，减慢静脉注射速度、补充血容量、使用升压药或正性肌力药物可以预防，必要时采用临时起搏。

（2）利多卡因：近年来，发现利多卡因对起源自正常心肌的室速终止有效率低；终止器质性心脏病或心力衰竭中室速的有效率不及胺碘酮和普鲁卡因胺；急性心肌梗死中预防性应用利多卡因，室颤发生率降低，但死亡率上升；此外终止室速、室颤复发率高；因此，利多卡因已不再是终止室速、室颤的首选药物。首剂用药 50~100 mg，稀释后 3~5 min 内静脉注射，必要时间隔 5~10 min 后可重复 1 次，至室速消失或总量达 300 mg，继以 1~4 mg/min 的速度维持给药。主要不良反应有嗜睡、感觉迟钝、耳鸣、抽搐、一过性低血压等。禁忌证有高度房室传导阻滞、严重心力衰竭、休克、肝功能严重受损等。

（3）苯妥英钠：它能有效地消除由洋地黄过量引起的延迟性后除极触发活动，主要用于洋地黄中毒引起的室性和房性快速心律失常。也可用于长 Q-T 间期综合征所诱发的尖端扭转性室速。首剂用药 100~250 mg，以注射用水 20~40 mL 稀释后 5~10 min 静脉注射，必要时每隔 5~10 min 重复静脉注射 100 mg，但 2 h 内不宜超过 500 mg，1 d 不宜超过 1 000 mg。治疗有效后改口服维持，第二、三天维持量 100 mg，5 次/天；以后改为每 6 h 1 次。主要变态反应有头晕、低血压、呼吸抑制、粒细胞减少等。禁忌证有低血压、高度房室传导阻滞（洋地黄中毒例外）、严重心动过缓等。

（4）普罗帕酮：1～2 mg/kg（常用 70 mg）稀释后以 10 mg/min 静脉注射，无效间隔10～20 min再静脉注射 1 次，一般静脉注射总量不超过 280 mg。由于普罗帕酮有负性肌力作用及抑制传导系统作用，且个体间存在较大差异，对有心功能不全者禁用，对有器质性心脏病、低血压、休克、心动过缓者等慎用或禁用。

（5）普鲁卡因胺：100 mg 稀释后 3～5 min 静脉注射，每隔 5～10 min 重复 1 次，直至心律失常被控制或总量达 1～2 g，然后以 1～4 mg/min 的速度维持给药。为避免普鲁卡因胺产生的低血压反应，用药时应有另外一个静脉通路，可随时滴入多巴胺，保持在推注普鲁卡因胺过程中血压不降。用药时应有心电图监测。应用普鲁卡因胺负荷量时可产生 QRS 增宽，如超过用药前50%则提示已达最大耐受量，不可继续使用。

（六）特殊类型的室性心动过速

1.尖端扭转性室速

本病是多形性室速的一个特殊类型，因发作时 QRS 波群的振幅与波峰呈周期性改变，宛如围绕等电位线连续扭转而得名。往往连续发作 3～20 个冲动，间以窦性冲动，反复出现，频率200～250 次/分钟（图 5-3）。在非发作期可有 Q-T 间期延长。当室性期前收缩发生在舒张晚期、落在前面 T 波的终末部分可诱发室速。由于发作时频率过快可伴有血流动力学不稳定的症状，甚至心脑缺血表现，持续发作控制不满意可恶化为心室颤动和猝死。临床见于先天性长Q-T间期综合征、严重的心肌损害和代谢异常、电解质紊乱（如低血钾或低血镁）、吩噻嗪和三环类抗抑郁药及抗心律失常药物（如奎尼丁、普鲁卡因胺或丙吡胺）的使用时。

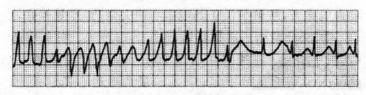

图 5-3　尖端扭转性室速

药物终止尖端扭转性室速时，首选硫酸镁，首剂 2 g，用 5% 葡萄糖溶液稀释至 40 mL 缓慢静脉注射，时间 3～5 min，然后以 8 mg/min 的速度静脉滴注。ⅠA 类和Ⅲ类抗心律失常药物可使Q-T 间期更加延长，故不宜应用。先天性长 Q-T 间期综合征治疗应选用 β 受体阻滞剂。对于基础心室率明显缓慢者，可起搏治疗，联合应用 β 受体阻滞剂。药物治疗无效者，可考虑左颈胸交感神经切断术，或置入埋藏式心脏复律除颤器。

2.加速性室性自主心律

本病又称非阵发性室速、缓慢型室速。心电图常表现为连续发生 3～10 个起源于心室的QRS 波群，心室率通常为 60～110 次/分钟。心动过速的开始与终止呈渐进性，跟随于一个室性期前收缩之后，或当心室异位起搏点自律性高于窦性频率时发生。由于心室与窦房结两个起搏点轮流控制心室节律，融合波常出现于心律失常的开始与终止时，心室夺获亦很常见。

加速性室性自主心律失常发生于心脏病患者，特别是急性心肌梗死再灌注期间、心脏手术、心肌病、风湿热与洋地黄中毒。发作短暂或间歇。患者一般无症状，亦不影响预后。通常无须治疗。

三、心房扑动

心房扑动简称房扑，是一种快速而规则、药物难以控制的心房异位心律，较心房颤动少见。

(一)病因

心房扑动常发生于器质性心脏病，如风湿性心脏病、冠心病、高血压性心脏病、心肌病等。此外，肺栓塞、慢性充血性心力衰竭，二、三尖瓣狭窄与反流导致心房扩大，亦可出现心房扑动。其他病因有甲状腺功能亢进症、酒精中毒、心包炎等，亦可见于一些无器质性心脏病的患者。

(二)发病机制

心脏电生理研究表明，房扑由折返所致。因这些折返环占领了心房的大部分区域，故称之为"大折返"。下腔静脉至三尖瓣环间的峡部常为典型房扑折返环的关键部位。围绕三尖瓣环呈逆钟向折返的房扑最常见，称典型房扑(Ⅰ型)；围绕三尖瓣环呈顺时针向折返的房扑较少见，称非典型房扑(Ⅱ型)。

(三)临床表现

心房扑动往往有不稳定的倾向，可恢复为窦性心律或进展为心房颤动，亦可持续数月或数年。按摩颈动脉窦能突然成比例减慢心房扑动者的心室率，停止按摩后又恢复至原先心室率水平。令患者运动、施行增加交感神经张力或降低迷走神经张力的方法，可促进房室传导，使心房扑动的心室率成倍数增加。

房扑患者常有心悸、呼吸困难、乏力或胸痛等症状。有些房扑患者症状较为隐匿，仅表现为活动时乏力。如房扑伴有极快的心室率，可诱发心绞痛、心力衰竭。体检可见快速的颈静脉扑动。房室传导比例发生改变时，第一心音强度也随之变化。未得到控制且心室率极快的房扑，长期发展会导致心动过速性心肌病。

(四)诊断

1.心电图特征

(1)反映心房电活动的窦性 P 波消失，代之以规律的锯齿状扑动波称为 F 波，扑动波之间的等电位线消失，在 Ⅱ、Ⅲ、aVF 或 V_1 导联最为明显，典型房扑在 Ⅱ、Ⅲ、aVF 导联上的扑动波呈负向，V_1 导联上的扑动波呈正向，移行至 V_6 导联时则扑动波演变成负向波。心房率为 250～350 次/分钟。非典型房扑，表现为 Ⅱ、Ⅲ、aVF 导联上的正向扑动波和 V_1 导联上的负向扑动波，移行至 V_6 导联时则扑动波演变正向扑动波，心房率为 340～430 次/分钟。

(2)心室率规则或不规则，取决于房室传导比例是否恒定。当心房率为 300 次/分钟，未经药物治疗时，心室率通常为 150 次/分钟(2∶1 房室传导)。使用奎尼丁、普罗帕酮等药物，心房率减慢至 200 次/分钟以下，房室传导比例可恢复 1∶1，导致心室率显著加速。预激综合征和甲状腺功能亢进症并发房扑，房室传导比例如为 1∶1，可产生极快的心室率。不规则的心室率是由于房室传导比例发生变化，如 2∶1 与 4∶1 传导交替所致。

(3)QRS 波群呈室上性，时限正常。当合并预激综合征、室内差异性传导和束支传导阻滞时，QRS 波增宽、畸形(图 5-4)。

2.评估

(1)有无严重的血流动力学障碍。

(2)判断有无器质性心脏病、心功能状态和发作的诱因。

(3)判断房扑的持续时间。

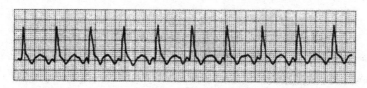

图 5-4 心房扑动

(五)急诊处理

心房扑动常发生于器质性心脏病,在吸氧、心电监护、建立静脉通路后,根据患者基础的心脏状况、有无血流动力学障碍作出处理。房扑急诊处理的目的是在对原发病进行治疗的基础上将其转复为窦性心律,预防复发或单纯减慢心率以缓解临床症状。

1.心律转复

(1)直流电同步复律:是终止房扑最有效的方法。房扑发作时有严重的血流动力学障碍或出现心力衰竭,应首选直流电复律;对持续性房扑药物治疗无效者,亦宜用电复律。大多数房扑仅需50 J的单相波或更小的双相波电击,即能成功地将房扑转复为窦性心律。成功率为95%～100%。

(2)心房快速起搏:适用于电复律无效者,或已应用大剂量洋地黄不适宜复律者。成功率为70%～80%。对典型房扑(Ⅰ型)效果较好而非典型房扑(Ⅱ型)无效。对于房扑伴1∶1传导或旁路前向传导,由于快速心房起搏可诱发快速心室率甚至心室颤动,故为心房快速起搏禁忌。将电极导管插至食管的心房水平,或经静脉穿刺插入电极导管至右心房处,以快于心房率10～20次/分钟开始,当起搏至心房夺获后突然终止起搏,常可有效地转复房扑为窦性心律。当初始频率不能终止房扑时,在原来起搏频率基础上增加10～20次/分钟,必要时重复上述步骤。终止房扑最有效的起搏频率一般为房扑频率的120%～130%。

(3)药物复律:对房扑复律有效的药物有以下几种。①伊布利特:转复房扑的有效率为38%～76%,转复时间平均为30 min。研究证实,其复律成功与否与房扑持续时间无关。严重的器质性心脏病、Q-T间期延长或有窦房结病变的患者,不应给予伊布利特治疗。②普罗帕酮:急诊转复房扑的成功率为40%。③索他洛尔:1.5 mg/kg转复房扑成功率远不如伊布利特。

2.药物控制心室率

对血流动力学稳定的患者,首先以降低心室率为治疗目的。

(1)洋地黄制剂:是房扑伴心功能不全患者的首选药物。可用毛花苷C 0.4～0.6 mg稀释后缓慢静脉注射,必要时于2 h后再给0.2～0.4 mg,使心率控制在100次/分钟以下后改为口服地高辛维持。房扑大多数先转为房颤,如继续使用或停用洋地黄过程中,可能恢复窦性心律;少数从心房扑动转为窦性心律。

(2)钙通道阻滞剂:首选维拉帕米,5～10 mg稀释后缓慢静脉注射,偶可直接复律,或经房颤转为窦性心律,口服疗效差。静脉应用地尔硫䓬亦能有效控制房扑的心室率。主要不良反应为低血压。

(3)β受体阻滞剂:可减慢房扑之心室率。

(4)对于房扑伴1∶1房室传导,多为旁道快速前向传导。可选用延缓旁道传导的普罗帕酮、胺碘酮、普鲁卡因胺等,禁用延缓房室传导、增加旁道传导而加快室率的洋地黄和维拉帕米等。

3.药物预防发作

多非利特、氟卡尼、胺碘酮均可用于预防发作。但ⅠC类抗心律失常药物治疗房扑时必须与β受体阻滞剂或钙通道阻滞剂合用,原因是ⅠC类抗心律失常药物可减慢房扑频率,并引起1∶1

房室传导。

4.抗凝治疗

新近观察显示,房扑复律过程中栓塞的发生率为 1.7%～7.0%,未经充分抗凝的房扑患者直流电复律后栓塞风险为 2.2%。房扑持续时间超过 48 h 的患者,在采用任何方式的复律之前均应抗凝治疗。只有在下列情况下才考虑心律转复:患者抗凝治疗达标(凝血酶原时间国际标准化比率值为 2.0～3.0)、房扑持续时间少于 48 h 或经食管超声未发现心房血栓。食管超声阴性者,也应给予抗凝治疗。

四、心房颤动

心房颤动亦称心房纤颤,简称房颤,指心房丧失了正常的、规则的、协调的、有效的收缩功能而代之以 350～600 次/分钟的不规则颤动,是一种十分常见的心律失常。绝大多数见于器质性心脏病患者,可呈阵发性或呈持续性。在人群中的总发病率约为 0.4%,65 岁以上老年人发病率为 3%～5%,80 岁后发病率可达 8%～10%。合并房颤后心脏病病死率增加 2 倍,如无适当抗凝,脑卒中增加 5 倍。

(一)病因

房颤常发生于原有心血管疾病者,常见于风湿性心脏病、冠心病、高血压性心脏病、甲状腺功能亢进、缩窄性心包炎、心肌病、感染性心内膜炎及慢性肺源性心脏病等。房颤发生在无心脏病变的中青年,称为孤立性房颤。老年房颤患者中部分是心动过缓-心动过速综合征的心动过速期表现。

(二)发病机制

目前得到公认的是多发微波折返学说和快速发放冲动学说。多发微波折返学说认为:多发微波以紊乱方式经过心房,互相碰撞、再启动和再形成,并有足够的心房组织块来维持折返。快速发放冲动学说认为:左右心房、肺静脉、腔静脉、冠状静脉窦等开口部位,或其内一定距离处(存在心房肌袖)有快速发放冲动灶,驱使周围心房组织产生心房颤动,由多发微波折返机制维持,快速发放冲动停止后心房颤动仍会持续。

(三)临床表现

房颤时心房有效收缩消失,心排血量比窦性心律时减少 25% 或更多。症状的轻重与患者心功能和心室率的快慢有关。轻者可仅有心悸、气促、乏力、胸闷;重者可致急性肺水肿、心绞痛、心源性休克甚至昏厥。阵发性房颤者自觉症状常较明显。房颤伴心房内附壁血栓者,可引起栓塞症状。房颤的典型体征是第一心音强弱不等,心律绝对不规则,脉搏短绌。

(四)诊断

1.心电图特点

(1)各导联中正常 P 波消失,代之以形态、间距及振幅均绝对不规则的心房颤动波(f 波),频率350～600 次/分钟,通常在 Ⅱ、Ⅲ、aVF 或 V₁ 导联较为明显。

(2)R-R 间期绝对不规则,心室率较快;但在并发完全性房室传导阻滞或非阵发性交界性心动过速时,R-R 规则,此时诊断依靠 f 波的存在。

(3)QRS 波群呈室上性,时限正常。当合并预激综合征、室内差异性传导和束支传导阻滞时,QRS 波群增宽、畸形,此时心室率又很快时,极易误诊为室速,食管导联心电图对诊断很有帮助。

(4)在长 R-R 间期后出现的短 R-R 间期,其 QRS 波群呈室内差异性传导(常为右束支传导阻滞型)称为 Ashman 现象;差异传导连续发生时称为蝉联现象(图 5-5)。

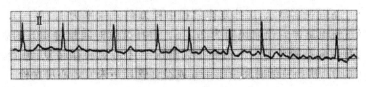

图 5-5　心房颤动

2.房颤的分类

(1)阵发性房颤:持续时间<7 d(通常在 48 h 内),能自行终止,反复发作。

(2)持续性房颤:持续时间>7 d,或以前转复过,非自限性,反复发作。

(3)永久性房颤:终止后又复发,或患者无转复愿望,持久发作。

3.评估

(1)根据病史和体格检查确定患者有无器质性心脏病、心功能不全、电解质紊乱,是否正在使用洋地黄制剂。

(2)心电图中是否间歇出现或持续存在 δ 波,如存在则表明为预激综合征,洋地黄制剂和维拉帕米为禁忌药物。

(3)紧急复律是否有益处,如快速心室率所致的心肌缺血、肺水肿、血流动力学不稳定。

(4)复律后是否可维持窦律,如甲状腺疾病、左心房增大、二尖瓣疾病。

(5)发生栓塞并发症的危险因素有哪些,即是否需要抗凝治疗。

(五)急诊处理

房颤急诊处理的原则及目的:①恢复并维持窦性心律;②控制心室率;③抗凝治疗预防栓塞并发症。

1.复律治疗

(1)直流电同步复律:急性心肌梗死、难治性心绞痛、预激综合征等伴房颤患者,如有严重血流动力学障碍,首选直流电同步复律,初始能量 200 J。初始电复律失败,保持血钾在 4.5～5.0 mmol/L,30 min 静脉注射胺碘酮 300 mg(随后 24 h 静脉滴注 900～1 200 mg),尝试进一步除颤。血流动力学稳定、房颤时心室率快(>100 次/分钟),用洋地黄难以控制,或房颤反复诱发心力衰竭或心绞痛,药物治疗无效,也需尽快电复律。

(2)药物复律:房颤发作在 7 d 内的患者药物复律的效果最好。大多数这样的患者房颤是第一次发作,不少患者发作后 24～48 h 可自行复律。房颤时间较长的患者(>7 d)很少能自行复律,药物复律的成功率也大大减少。复律成功与否与房颤的持续时间的长短、左心房大小和年龄有关。已证实有效的房颤复律药物有:胺碘酮、普罗帕酮、氟卡尼、伊布利特、多非利特、奎尼丁。

1)普罗帕酮:用于≤7 d 的房颤患者,单剂口服 450～600 mg,转复有效率可达 60% 左右。但不能用于 75 岁以上的老年患者、心力衰竭、病态窦房结综合征、束支传导阻滞、QRS ≥0.12 s、不稳定型心绞痛、6 个月内有过心肌梗死、二度以上房室传导阻滞者等。

2)胺碘酮:可静脉或口服应用。口服用药住院患者 1.2～1.8 g/d,分次服,直至总量达 109,然后0.2～0.4 g/d 维持;门诊患者 0.6～0.8 g/d,分次服,直至总量达 10 g 后 0.2～0.4 g/d 维持。静脉用药者为 30～60 min 内静脉注射 5～7 mg/kg,然后 1.2～1.8 g/d 持续静脉滴注或分次口服,直至总量达 10 g 后0.2～0.4 g/d 维持。转复有效率为 20%～70%。

3)伊布利特:适用于 7 d 左右的房颤。1 mg 静脉注射 10 min,若 10 min 后未能转复可重复 1 mg。应用时必须心电监护 4 h。转复有效率为 20%~75%。

2.控制心室率

(1)短期迅速控制心室率:血流动力学稳定的患者最初治疗目标是迅速控制心室率,使患者心室率≤100 次/分钟,保持血流动力学稳定,减轻患者症状,以便赢得时间,进一步选择最佳治疗方案。初次发作且在 24~48 h 的急性房颤或部分阵发性患者心室率控制后,可能自行恢复为窦性心律。

1)毛花苷 C:是伴有心力衰竭、肺水肿患者的首选药物。0.2~0.4 mg 稀释后缓慢静脉注射,必要时于 2~6 h 后可重复使用,24 h 内总量一般不超过 1.2 mg。若近期曾口服洋地黄制剂者,可在密切观察下给毛花苷 C 0.2 mg。

2)钙通道阻滞剂:地尔硫草 15 mg,稀释后静脉注射,时间 2 min,必要时 15 min 后重复 1 次,继以 15 mg/h 维持,调整静脉滴注速度,使心室率达到满意控制。维拉帕米 5~10 mg,稀释后静脉注射,时间 10 min,必要时 30~60 min 后重复 1 次。应注意这两种药物均有一定的负性肌力作用,可导致低血压,维拉帕米更明显,伴有明显心力衰竭者不用维拉帕米。

3)β 受体阻滞剂:普萘洛尔 1 mg 静脉注射,时间 5 min,必要时每 5 min 重复 1 次,最大剂量至 5 mg,维持剂量为每 4 h 1~3 mg;或美托洛尔 5 mg 静脉注射,时间 5 min,必要时每 5 分钟重复 1 次,最大剂量 10~15 mg;艾司洛尔 0.25~0.5 mg/kg 静脉注射,时间>1 min,继以 50 μg/(kg·min)静脉滴注维持。低血压与心力衰竭者忌用 β 受体阻滞剂。

上述药物应在心电监护下使用,心室率控制后应继续口服该药进行维持。地尔硫草或 β 受体阻滞剂与毛花苷 C 联合治疗能更快控制心室率,且毛花苷 C 的正性肌力作用可减轻地尔硫草和 β 受体阻滞剂的负性肌力作用。

4)特殊情况下房颤的药物治疗。①预激综合征伴房颤:控制心室率避免使用 β 受体阻滞剂、钙通道阻滞剂、洋地黄制剂和腺苷等,因这些药物延缓房室结传导、房颤通过旁路下传使心室率反而增快。对心功能正常者,可选用胺碘酮、普罗帕酮、普鲁卡因胺或伊布利特等抗心律失常药物,使旁路传导减慢从而降低心室率,恢复窦律。胺碘酮用法为 150 mg(3~5 mg/kg),用 5% 葡萄糖溶液稀释,于 10 min 注入。首剂用药 10~15 min 后仍不能转复,可重复 150 mg 静脉注射。继以 1.0~1.5 mg/min 速度静脉滴注 1 h,以后根据病情逐渐减量,24 h 总量不超过 1.2 g。②急性心肌梗死伴房颤:提示左心功能不全,可静脉注射毛花苷 C 或胺碘酮以减慢心室率,改善心功能。③甲状腺功能亢进症伴房颤:首先予积极的抗甲状腺药物治疗。应选用非选择性 β 受体阻滞剂(如卡维地洛)。④急性肺疾病或慢性肺部疾病伴房颤:应纠正低氧血症和酸中毒,尽量选择钙通道阻滞剂控制心室率。

(2)长期控制心室率:持久性房颤的治疗目的为控制房颤过快的心室率,可选用 β 受体阻滞剂、钙通道阻滞剂或地高辛。但应注意这些药物的禁忌证。

3.维持窦性心律

房颤心律转复后要用药维持窦性心律。除伊布利特外,用于复律的药物也用于转复后维持窦律,因此,常用普罗帕酮、胺碘酮和多非利特,还可使用阿奇利特、索他洛尔。

4.预防栓塞并发症

慢性房颤(永久性房颤)患者有较高的栓塞发生率。过去有栓塞病史、瓣膜病、高血压、糖尿病、老年患者、左心房扩大、冠心病等使发生栓塞的危险性增大。存在以上任何一种情况,均应接受长期抗凝治疗。口服华法林,使凝血酶原时间国际标准化比率维持在 2.0～3.0,能安全而有效的预防脑卒中的发生。不宜应用华法林的患者及无以上危险因素的患者,可改用阿司匹林(每天 100～300 mg)。房颤持续时间不超过 2 d,复律前无须做抗凝治疗。否则应在复律前接受3周的华法林治疗,待心律转复后继续治疗 4 周。紧急复律治疗可选用静脉注射肝素或皮下注射低分子量肝素,复律后仍给予 4 周的抗凝治疗。在采取上述治疗的同时,要积极寻找房颤的原发疾病和诱发因素,给予相应处理。对房颤发作频繁、心室率很快、药物治疗无效者可施行射频消融、外科手术等。

五、心室扑动与心室颤动

心室扑动和心室颤动是最严重的心律失常,简称室扑和室颤。前者心室有快而微弱的收缩,后者心室各部分肌纤维发生快而不协调的颤动,对血流动力学的影响等同于心室停搏。室扑常为室颤的先兆,很快即转为室颤。而室颤则是导致心脏性猝死的常见心律失常,也是临终前循环衰竭的心律改变。原发性室颤为无循环衰竭基础上的室颤,常见于冠心病,以及时电除颤可逆转。在各种心脏病的终末期发生的室扑和室颤,为继发性室扑和室颤,预后极差。

(一)病因

各种器质性心脏病及许多心外因素均可导致室扑和室颤,以冠心病、原发性心肌病、瓣膜性心脏病、高血压性心脏病为最常见。原发性室颤则好发于急性心肌梗死、心肌梗死溶栓再灌注后、原发性心肌病、病态窦房结综合征、心肌炎、触电、低温、麻醉、低血钾、高血钾、酸碱平衡失调、奎尼丁、普鲁卡因胺、锑剂和洋地黄等药物中毒、长 Q-T 间期综合征、预激综合征合并房颤等。

(二)发病机制

室颤可以被发生于心室易损期的期前收缩所诱发,即"R-on-T"现象。然而,室颤也可在没有"R-on-T"的情况下发生,故有理论认为当一个行进的波正面碰到解剖障碍时可碎裂产生多个子波,后者可以单独存在并作为高频率的兴奋起源点触发室颤。多数学者认为,心室肌结构的不均一是形成自律性增高和折返的基质,而多个研究都提示起源于浦肯野系统的触发活动在室颤发生起始阶段的重要作用。

(三)诊断

1.临床特点

典型的表现为阿-斯综合征:患者突然抽搐,意识丧失,面色苍白,几次断续的叹息样呼吸之后呼吸停止;此时心音、脉搏、血压消失、瞳孔散大。部分患者阿-斯综合征表现不明显即已猝死。

2.心电图

(1)心室扑动:正常的 QRS-T 波群消失,代之以连续、快速的大振幅波动,频率为 150～250 次/分钟,一般在发生心室扑动后,常迅速转变为心室颤动,但也可转变为室性心动过速,极少数恢复窦性心律。室扑与室性心动过速的区别在于后者 QRS 与 T 波能分开,波间有等电位线,且 QRS 时限不如室扑宽。

(2)心室颤动:QRS-T 波群完全消失,代之以形状不同、大小各异、极不均匀的波动,频率250～500 次/分钟,开始时波幅尚较大,以后逐渐变小,终于消失。室颤与室扑的区别在于前者波形及节律完全不规则,且电压极小(图 5-6)。

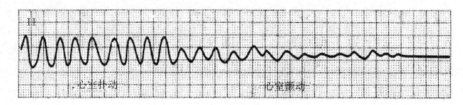

图 5-6　心室扑动与心室颤动

3.临床分型

(1)据室颤波振幅分型。①粗颤型:室颤波振幅＞0.5 mV,多见于心肌收缩功能较好的患者,心肌蠕动幅度相对粗大有力,张力较好,对电除颤效果好;②细颤型:室颤波振幅＜0.5 mV,多见于心肌收缩功能较差的情况,对电除颤疗效差。

(2)据室颤前心功能分型。①原发性室颤:又称非循环衰竭型室颤。室颤前无低血压、心力衰竭或呼吸衰竭,循环功能相对较好。室颤的发生与心肌梗死等急性病变有关。除颤成功率为80%。②继发性室颤:又称循环衰竭型室颤。室颤前常有低血压、心力衰竭或呼吸衰竭,常同时存在药物、电解质紊乱等综合因素,除颤成功率低(＜20%)。③特发性室颤:室颤发生前后均未发现器质性心脏病,室颤常突然发生,多数来不及复苏而猝死,部分自然终止而幸存。室颤幸存者常有复发倾向,属于单纯的心电疾病。④无力型室颤:又称临终前室颤。临终患者有50%可出现室颤,室颤波频率慢,振幅低。

(四)急诊处理

1.非同步直流电击除颤

心室扑动或心室颤动一旦发生,紧急给予非同步直流电击除颤1次,单相波能量选择360 J,双相波选择150～200 J。电击除颤后不应检查脉搏、心律,应立即进行胸外心脏按压,2 min或5个30∶2按压/通气周期后如仍然是室颤,再予除颤1次。

2.药物除颤

2～3次电击后仍为室颤首选胺碘酮静脉注射,无胺碘酮或有 Q-T 间期延长,可使用利多卡因,并重复电除颤。

3.病因处理

由严重低血钾引起的室颤反复发作,应静脉滴注大量氯化钾,一般用2～3 g氯化钾溶于5%葡萄糖溶液500 mL内,在监护下静脉滴注,最初24 h内常需给氯化钾10 g左右,持续到心电图低血钾表现消失为止。由锑剂中毒引起的室颤反复发作,可反复用阿托品1～2 mg静脉注射或肌内注射,同时亦需补钾。由奎尼丁或普鲁卡因胺引起的室颤不宜用利多卡因,需用阿托品或异丙肾上腺素治疗。

4.复苏后处理

若经以上治疗心脏复跳,但仍有再次骤停的危险,并可能继发脑、心、肾损害,从而发生严重并发症和后遗症。因此应积极的防治发生心室颤动的原发疾病,维持有效的循环和呼吸功能及水、电解质和酸碱平衡,防治脑水肿、急性肾衰竭和继发感染。

六、房室传导阻滞

房室传导阻滞又称房室阻滞,是指房室交界区脱离了生理不应期后、冲动从心房传至心室的过程中异常延迟、传导部分中断或完全被阻断。房室传导阻滞可为暂时性或持久性。根据心电图上的表现分三度：一度房室传导阻滞，指 P-R 间期延长，如心率＞50 次/分钟且无明显症状，一般不需要特殊处理，但在急性心肌梗死时要观察发展变化；二度房室传导阻滞指心房冲动有部分不能传入心室，又分为Ⅰ型（莫氏Ⅰ型即文氏型）与Ⅱ型（莫氏Ⅱ型）；三度房室传导阻滞指房室间传导完全中断，可引起严重临床后果，要积极治疗。

二度以上的房室传导阻滞，由于心搏脱漏，可有心动过缓及心悸、胸闷等症状；高度或完全性房室传导阻滞时严重的心动过缓可致心源性晕厥，需急诊抢救治疗。

(一)病因

正常人或运动员可发生二度Ⅰ型房室传导阻滞，与迷走神经张力增高有关，常发生于夜间。导致房室传导阻滞的常见病变为：急性心肌梗死、冠状动脉痉挛、病毒性心肌炎、心肌病、急性风湿热、钙化性主动脉瓣狭窄、心脏肿瘤（特别是心包间皮瘤）、原发性高血压、心脏手术、电解质紊乱、黏液性水肿等。

(二)发病机制

一度及二度Ⅰ型房室传导阻滞，阻滞部位多在房室结，病理改变多不明显，或仅有暂时性房室结缺血、缺氧、水肿、轻度炎症。二度Ⅱ型及三度房室传导阻滞，病理改变广泛而严重，且常持久存在，包括传导系统的炎症或局限性纤维化、急性前壁心肌梗死及希氏束、左右束支分叉处或双侧束支坏死、束支的广泛纤维性变。先天性完全性房室传导阻滞，可见房室结或希氏束的传导组织完全中断或缺如。

(三)临床表现

一度房室传导阻滞常无自觉症状。二度房室传导阻滞由于心搏脱漏，可有心悸、乏力等症状，亦可无症状。三度房室传导阻滞的症状决定于心室率的快慢与伴随病变，症状包括疲倦、乏力、头晕、晕厥、心绞痛、心力衰竭。如合并室性心律失常，患者可感到心悸不适。当一度、二度突然进展为三度房室传导阻滞，因心室率过缓，每分钟心排血量减少，导致脑缺血，患者可出现暂时性意识丧失，甚至抽搐，称为阿-斯综合征，严重者可引起猝死。往往感觉疲劳、软弱、胸闷、心悸、气短或晕厥，听诊心率缓慢规律。

一度房室传导阻滞，听诊时第一心音强度减弱。二度Ⅰ型房室传导阻滞的第一心音强度逐渐减弱并有心搏脱漏。二度Ⅱ型房室传导阻滞亦有间歇性心搏脱漏，但第一心音强度恒定。三度房室传导阻滞的第一心音强度经常变化。第二心音可呈正常或反常分裂，间或听到响亮亢进的第一心音。凡遇心房与心室同时收缩，颈静脉出现巨大的 a 波（大炮波）。

(四)诊断

1.心电图特征

(1)一度房室传导阻滞：每个心房冲动都能传导至心室，仅 P-R 间期＞0.20 s，儿童＞0.18 s（图 5-7）。房室传导束的任何部位传导缓慢，均可导致 P-R 间期延长。如 QRS 波群形态与时限正常，房室传导延缓部位几乎都在房室结，极少数在希氏束。QRS 波群呈现束支传导阻滞图形者，传导延缓可能位于房室结和/或希氏束-浦肯野系统。希氏束电图记录可协助确定部位。

(2)二度Ⅰ型房室传导阻滞：是最常见的二度房室传导阻滞类型。表现为 P-R 间期随每一心搏逐次延长，直至一个 P 波受阻不能下传心室，QRS 波群脱漏，如此周而复始；P-R 间期增量逐次减少；脱漏前的 P-R 间期最长，脱漏后的 P-R 间期最短；脱漏前 R-R 间期逐渐缩短，且小于脱漏后的 R-R 间期（图 5-8）。最常见的房室传导比率为 3：2 和 5：4。在大多数情况下，阻滞位于房室结,QRS 波群正常,极少数位于希氏束下部,QRS 波群呈束支传导阻滞图形。二度 I 型房室传导阻滞很少发展为三度房室传导阻滞。

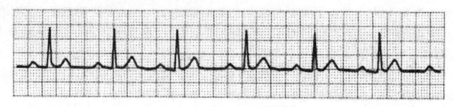

图 5-7　一度房室传导阻滞

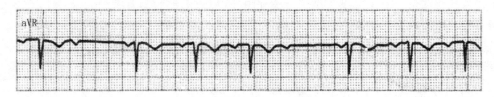

图 5-8　二度 I 型房室传导阻滞

(3)二度 II 型房室传导阻滞:P-R 间期固定,可正常或延长,QRS 波群呈周期性脱漏,房室传导比例可为 2:1、3:1、3:2、4:3、5:4 等。房室传导比例呈 3:1 或 3:1 以上者称为高度房室传导阻滞。当 QRS 波群增宽、形态异常时,阻滞位于希氏束-浦肯野系统。若 QRS 波群正常,阻滞可能位于房室结(图 5-9)。

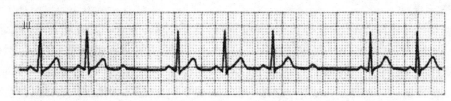

图 5-9　二度 II 型房室传导阻滞

(4)三度房室传导阻滞:又称完全性房室传导阻滞。全部 P 波不能下传,P 波与 ORS 波群无固定关系,形成房室脱节。P-P 间期<R-R 间期。心室起搏点在希氏束分叉以上或之内为房室交界性心律,QRS 波群形态与时限正常,心室率 40～60 次/分钟,心律较稳定;心室起搏点在希氏束以下,心室率 30～40 次/分钟,心律常不稳定(图 5-10)。

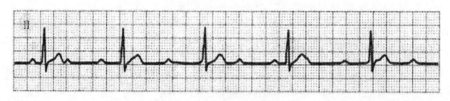

图 5-10　三度房室传导阻滞

2.评估

(1)据病史、体格检查、实验室和其他检查判断有无器质性心脏病、心功能状态和诱因。

(2)判断血流动力学状态。

(五)急诊处理

病因治疗主要针对可逆性病因和诱因。如急性感染性疾病控制感染,洋地黄中毒的治疗和电解质紊乱的纠正等。应急治疗可用药物和电起搏。

1.二度Ⅰ型房室传导阻滞

二度Ⅰ型房室传导阻滞常见于急性下壁心肌梗死,阻滞是短暂的。若心室率＞50 次/分钟,无症状者不必治疗,可先严密观察,注意勿发展为高度房室传导阻滞。当心室率＜50 次/分钟,有头晕、心悸症状者可用阿托品 0.5～1.0 mg 静脉注射,或口服麻黄碱 25 mg,3 次/天。异丙肾上腺素 1～2 mg 加入生理盐水500 mL,静脉滴注,根据心室率调节滴速。

2.二度Ⅱ型房室传导阻滞

二度Ⅱ型房室传导阻滞可见于急性前壁心肌梗死,病变范围较广泛,常涉及右束支、左前分支、左后分支或引起三度房室传导阻滞,病死率极高。经用上述药物治疗不见好转,需安装临时起搏器。

3.洋地黄中毒的治疗

洋地黄中毒可停用洋地黄;观察病情,非低钾者一般应避免补钾;静脉注射阿托品;试用抗地高辛抗体。

4.药物应急治疗的选择

(1)异丙肾上腺素:为肾上腺能 β 受体激动剂。兴奋心脏高位节律点窦房结和房室结,增快心率,加强心肌的收缩力,改善传导功能,提高心律的自律性,适用于三度房室传导阻滞伴阿-斯综合征急性发作、病态窦房结综合征。心肌梗死、心绞痛患者禁用或慎用。

(2)肾上腺素:兴奋 α 受体及 β 受体,可增强心肌收缩力,增加心排血量,加快心率;扩张冠状动脉,增加血流量,使周围小血管及内脏血管收缩(对心、脑、肺血管收缩作用弱);松弛平滑肌,解除支气管及胃肠痉挛;可兴奋心脏的高位起搏点及心脏传导系统,故心脏停搏时肾上腺素是首选药物。可用于二度或三度房室传导阻滞者。

(3)麻黄碱:为间接及直接兼有作用的拟肾上腺素药,对 α 受体、β 受体有兴奋作用,升压作用弱而持久,有加快心率作用,适用于二度或三度房室传导阻滞症状较轻的患者。

(4)阿托品:主要是解除迷走神经对心脏的抑制作用,使心率加快。适用于治疗各种类型的房室传导阻滞、窦性心动过缓、病态窦房结综合征。

(5)肾上腺皮质激素:具有消炎、抗过敏、抗内毒素、抑制免疫反应,减轻机体对各种损伤的病理反应,有利于房室传导改善,适用于炎症或水肿等引起的急性获得性完全性心脏传导阻滞。5％碳酸氢钠或11.2％乳酸钠,除能纠正代谢性酸中毒外,还有兴奋窦房结的功能。适用于酸中毒、高血钾所致完全性房室传导阻滞及心脏停搏。

5.起搏

起搏适用于先天性或慢性完全性心脏传导阻滞。通常选用永久按需起搏器,急性获得性完全性心脏传导阻滞可选用临时按需起搏器。

七、重症心律失常的护理

(一)护理目标

(1)及时发现并记录严重心律失常,提供诊断依据。

(2)保障最佳治疗契机,提高抢救成功率。

(3)有效配合紧急电除颤、起搏等治疗。

(4)减轻患者身体、心理的不适。

(二)护理措施

1.严密监测病情

发生严重心律失常时立即连续监测心率、心律、血压、呼吸变化。当突发心室纤颤时,心脏有效机械收缩骤停,血液循环中断,脑供血停止,立即出现意识丧失,全身抽搐,呼吸微弱或喘息样呼吸以致呼吸停止,心音及大动脉搏动消失,全身发绀,瞳孔散大,神经反射消失,心电图正常QRS波群消失,代之以不规则的连续快速极不均匀的颤动波。即使是无心电监护的条件下,患者一旦出现上述表现,首先应考虑为室颤发生,是最紧急的恶性心律失常。若发现其他快速或缓慢心律失常,患者出现血压下降、意识不清、抽搐等症状时,均应迅速做好抢救准备,建立静脉通道,备好除颤器、临时起搏器、心律失常药物及其他抢救药品,配合医师开始抢救及复苏。

心律失常发作时的心电图是确诊心律失常的重要依据,因此护士在协助医师抢救的同时,立即记录体表心电图,紧急情况下从监护导联或者连接肢体导联记录图,最好记录Ⅱ或 V₁ 导联的长图,对临床诊断有重要帮助。恶性心律失常具有突发性、复杂多变性、致死性等特点,护士要掌握心电图的基本知识,识别恶性心律失常的前兆心电图表现,如急性心肌梗死患者出现短阵室速或有多源、频发室性期前收缩、室性期前收缩"R-on-T"者;预激综合征伴发房颤且心室率较快者;心房扑动2:1传导伴心功能较差、有可能突然发生1:1下传而引发阿-斯综合征;快速房颤心室率>180 次/分钟等均属危险征兆,必须立即通知医师尽快处理,避免病情进展或发生猝死。

2.紧急电复律的护理

凡血流动力学不稳定的快速性心律失常均应电复律。护士要熟练掌握电复律操作流程,反复模拟练习,强化操作过程,建立自信心,遇到紧急情况要沉着、冷静、准确做出判断,通知值班医师。保证在紧急情况下协助或准确无误地使用除颤器,提高心源性猝死等突发事件的抢救成功率。

(1)除颤器准备:连接电源或使用直流电,开机,电极板涂导电膏,选择非同步或同步,选择能量,充电。非同步电复律仅适用于心室颤动或扑动,后者是电复律的紧急指标,能量 360 J。同步电复律适用于心房颤动、心房扑动、室上性及室性心动过速等的复律。复律电量:心房颤动(房颤)150~250 J,心房扑动(房扑)、室性心动过速(室速)100~150 J;室上性心动过速 50~100 J。

(2)患者准备:使要实施紧急电复律的患者仰卧于木板床上,暴露前胸,解开衣领,心室颤动者立即电击复律。对清醒患者实施紧急电复律时,建立静脉通道,按医嘱给予镇静药或诱导麻醉药如咪达唑仑、地西泮、氯胺酮等,记录心电图和各项生命体征的数据,解释到位。备抢救车,吸氧、吸痰装置,气管插管装置。

(3)电复律后护理:立即记录全导联心电图,记录神志、心率、心律、血压、呼吸、瞳孔、皮肤及肢体活动情况,注意有无局部皮肤灼伤,可对症处理。连续监护和卧床休息至少 24 h。神志不清时头转向一侧,防止呕吐物误吸。清醒后 2 h 内禁食。遵医嘱给予抗心律失常药物,以维持窦性心律。

(4)维护电复律机:用后检查,保证机器各部件完好,保持预充电状态,接线板连线要充足,确保不受地点限制。每天检查并交接班。做好使用、检查、送修情况登记,定位放置。

3.刺激迷走神经终止心动过速的护理配合

确诊为阵发性室上性心动过速时,可首先采用刺激迷走神经的方法终止发作。在进行颈动脉窦按摩、按压眼球时,为避免发生低血压、心脏停搏等意外,护士先将患者置平卧位并心电图监测,开通静脉通道,做好抢救准备。

4.抗心律失常药物护理

护士要熟悉常用抗心律失常药物的分类、作用、不良反应、用量、用法,用药过程中要密切观察心律、心率、血压的变化,严格掌握配药浓度和注药速度,避免操作不当导致的不良反应。抗心律失常药物有致心律失常作用,即服用治疗量或亚治疗量抗心律失常药物后引起用药前没有的新的心律失常或使原有的心律失常恶化,因此在用药后应注意观察疗效和不良反应。

Vaughn Williams 分类法将抗心律失常药物分四大类。Ⅰ类是细胞钠通道阻滞剂,抑制心房、心室及浦肯野纤维快反应组织的传导速度。可再分为ⅠA、ⅠB和ⅠC三个亚类,分别以奎尼丁、利多卡因和普罗帕酮为代表性药物;Ⅱ类为肾上腺素能β受体阻滞剂;Ⅲ类延长心脏复极过程,延长动作电位时程和不应期,胺碘酮为代表性药物;Ⅳ类为钙通道阻滞剂,以维拉帕米、地尔硫草为代表性药物。

Ⅰ类药物增加病死率主要由于其致心律失常作用,如 Q-T 间期$\geq$0.55 s,QRS 间期$\geq$原有的 150%,是停药指征。对有器质性心脏病者应用时,要特别慎重,尽量采用短期少量用药,并进行严密心电监护,注意观察有无 Q-T 间期延长、新出现心律失常尤其是室性期前收缩及室内传导阻滞,注意防止和纠正低钾血症,以及时处理心肌缺血,控制合并的严重高血压等,避免发生严重变态反应;Ⅲ类抗心律失常药胺碘酮每分子含 2 个碘原子,胺碘酮脱碘后每天释放 6 mg 游离碘进入血循环,比日常摄入量高 20～40 倍,容易造成甲状腺功能损害,胺碘酮导致的心动过缓也很常见;Ⅲ类药物索他洛尔、多非利特和伊布利特会引起尖端扭转性室速,当患者有低钾血症、心动过缓或肾功能异常时,护士要加倍注意观察其心电图和症状的变化。

5.临时起搏器的护理

临时性心脏起搏可通过经静脉、经食道、经胸壁等途径来实现。经静脉临时心脏起搏是目前最常用的方法,用于紧急抢救心脏停搏和严重心动过缓患者。

(1)临时起搏的途径:通常采用经皮穿刺股静脉、颈内静脉、锁骨下静脉路径,在 X 线透视下(紧急或不具备条件时用心电图引导)的引导下将起搏电极送入起搏心腔(右心室心尖),最后连接电极导线近端与起搏器,起搏心内膜。临床上采用股静脉途径最多,此时下肢活动略受限制,但电极不易发生移位。

(2)临时起搏适用的临床情况:各种原因引起的心脏停搏导致的阿-斯综合征;急性心肌梗死合并房室传导阻滞或严重的缓慢心律失常药物治疗无效时;某些室速的转复;预防性临时起搏等。

(3)安置临时性起搏器的护理。

1)术前护理。①物品准备:静脉置管穿刺包(内有必需的无菌扩张管、外套管、导引钢丝等);起搏电极(5F～7F 的双极电极)。提前做好电路导通、阻抗测试及消毒工作。体外携带式临时起搏器,注意电源更新。准备急救药物及设备。②患者准备。给清醒患者讲解手术过程、术后注意事项,消除紧张、恐惧、焦虑等不良情绪,使患者配合治疗。根据穿刺部位备皮。如行经胸壁起搏,电极放置前要清洁并擦干皮肤,如有胸毛应用剪除,不必剃刮,保证电极与皮肤的良好接触。③检查确认是否签署手术知情同意书。

2)术后护理:①护士要明确临时起搏设定的频率,该起搏方式应有的心电图表现,并记录 12 导联心电图。持续监护心电变化,观察心率、心律、起搏信号,以及时发现并报告医师处理与起搏相关的或其他的心律失常。②随时观察脉冲发生器与电极导线的连接是否可靠,定时遵医嘱测定起搏参数并调整,以免发生起搏及感知障碍。③固定好体外的起搏电极,防止意外脱落或移位。固定电极时避免任何张力。锁骨下静脉入路,用托板保持上肢伸直,股静脉入路不能下床步行。鼓励患者卧床 24～48 h,平卧或左侧卧位。起搏器电极与皮肤之间予以衬垫,预防皮肤破损。④体外起搏器固定在患者身体上或者床上,外用硅胶套包裹,起到绝缘作用。各种操作前事先将其安置好,以免参数被意外碰触而改变。⑤定时观察穿刺部位有无红、肿、压痛、分泌物。穿刺部位每天消毒,更换覆盖的无菌敷料,保持局部干燥,预防感染。每天 4 次测量体温,如有体温升高立即通知医师。⑥确保用电安全,所有使用的电器要接地良好,避免电干扰。保证患者床单位干燥。

3)停用临时性起搏器:由股静脉插入的导管一般不宜超过 2 周,防止引起静脉血栓。拔除后轻压伤口 10～15 min,预防出血。放置永久性的起搏电极后,临时电极不宜立即拔除,观察病情稳定后再去除,以免急需时使用。

6.永久起搏器的护理

永久人工心脏起搏器植入术是将人工心脏起搏器脉冲发生器永久埋藏在患者皮下组织内,发放脉冲电流刺激心脏,使之兴奋和收缩,以代替心脏起搏点,控制心脏按脉冲电流的频率有效地搏动。永久心脏起搏器由脉冲发生器、电极及导线、电源 3 个部分组成。

永久人工心脏起搏器植入术常用于各种原因引起的心脏起搏或传导功能障碍,如病态窦房结综合征、窦性心动过缓、高度或完全性房室传导阻滞等缓慢性心律失常。近年来也用于肥厚型心肌病、慢性难治性心力衰竭等的治疗。

(1)永久心脏起搏器植入术的术前护理。

1)术前教育:①向患者及家属介绍起搏器植入术的目的、治疗价值和安全性,术中需要配合的地方、可能出现的不适及术后注意事项。②向患者简要介绍导管室的环境、麻醉方法、手术过程、手术医师等,并告诉患者在清醒状态下接受手术。安排导管室护士术前访视,增强与患者沟通,消除其紧张情绪。③指导患者适应床上用餐、排便,训练床上排便。④患者因担心手术意外、起搏器失灵、术中的危险性等产生焦虑心情,护士配合医师主动与患者交流沟通,给予精神上的安慰。向患者介绍手术的重要性和技术的成熟性,鼓励患者配合手术。

2)术前准备:①遵医嘱留取术前常规检查标本,查血、尿、粪常规及出凝血时间、肝功能、肾功能、乙肝 5 项等,协助患者外出做超声心动图、心电图、胸片等检查。②遵医嘱停用口服阿司匹林、华法林 5～7 d。③皮肤清洁准备,预防切口感染。部位包括左侧颈部、左肩、左胸部、左上臂、手术部位 20 cm 范围、会阴部、左大腿内侧。④做好抗生素药物敏感试验并做好记录。⑤术前4～6 h 禁食、禁水,避免术中呕吐。停用低分子量肝素等抗凝剂。⑥术前用镇静剂,使情绪安定。⑦患者去导管室后更换消毒被服,紫外线消毒床单位和病室空气消毒。

(2)永久心脏起搏器植入术的术中护理配合。①导管室要提前消毒,患者进入前设定好适宜的室温。②备齐各种急救药品。检查除颤器、临时起搏器的状态及性能,使之处于备用状态。校准生理记录仪。备齐术后监护仪等设备。③亲切迎接患者,减轻其紧张感,脱去多余衣物。术前即刻描记全导联心电图以备案。建立静脉通道。连接监护。④植入起搏器过程中,护士巡视监护,时刻注意患者的生命体征,密切心电、血压监护,记录患者的心率、心律。电极到达心室时刺激室壁可引起室早、室速甚至室颤,此时要加强监护,一旦出现意外及时处理。⑤配合临时性起搏器的连接、遵医嘱设置参数和启用。⑥配合永久起搏器参数的测定。

(3)永久心脏起搏器植入术后护理。

1)保持水平体位安置患者至床上,连续心电监护,监测心率变化,注意起搏器的感知功能是否正常,有无异常心律。记录全导心电图,术后 3 d 内每 6 h 描记 1 次心电图,观察起搏心电图波形有无改变、脉冲信号、脉冲信号与 QRS 波群的关系,如果只有脉冲信号而其后无宽大畸形的左束支传导阻滞型的波形,提示阈值升高、电极移位或阻抗增加,应即刻报告医师,以及时处理。观察体温变化,每 2 h 测量体温 1 次,一旦有发热立即报告医师。

2)注意用于患者的各种电子医疗仪器接地良好。

3)局部伤口处沙袋压迫 4～6 h。每天观察伤口有无红、肿、热、痛、分泌物等发炎征象,按无菌原则更换敷料。

4)起搏器安置后早期电极导管移位 90％发生于术后 1 周内,发生的原因之一与患者起床活动过早有关。因此,患者术后体位护理非常重要。患者术后 48 h 内取平卧或略向左侧卧位,期间患侧肩肘关节制动,最好用绷带固定,卧床期间腕关节以下包括手指可以活动,健侧肢体和双下肢活动、颈项活动不受限制,卧床期间护士协助生活护理,协助患者每 2 h 深呼吸、咳嗽 1 次。48 h 后可抬高头部或半卧位,72 h 后逐渐下床活动。术后第一次下床要有护士协助,动作宜缓慢,防止摔倒,下床活动幅度不宜过大。

5)术后 1 周协助医师检测起搏器的感知功能和起搏等各项参数,如电流、电阻、能量、阈值等。

(4)永久心脏起搏器植入术后健康指导:由于起搏器是植入体内的电子设备,可能受外界的干扰发生故障,危及患者生命,护士必须做好起搏器的相关指导。

1)告知患者术后可进行一般性运动,但应避免造成胸部冲击和剧烈的甩手、外展等动作的运动,如打网球、举重、从高处往下跳,以免电极导线发生移位、断裂。

2)避免接近高压电区及强磁场如大功率发电机、变电站、电台发射器、理疗用的微波治疗仪、电刀、电钻、磁共振检查等。但家庭用电一般不影响起搏器工作,告诉患者电视机、收音机、洗衣机、微波炉、电饭煲、电冰箱、吸尘器、电动剃须刀等电器可照常使用。手提电话使用时要距离起搏器 15 cm 以外(用植入起搏器的对侧肢体)。嘱患者一旦接触某种环境或电器后出现胸闷、头晕等不适应立即离开现场或不再使用该电器。

3)告知患者及家属植入起搏器的设定频率,学会自测脉搏,指导患者每天早晚各测脉搏 1 次,并注意与起搏器设定频率是否一致。若脉搏比原起搏心率少且感觉胸闷、心悸、头晕、乏力、黑矇等应立即来医院就诊;如果脉搏与设置起搏心率一致,但患者出现心悸、头晕、易疲劳、活动耐力下降、血管搏动等不适,要警惕起搏器综合征,也应就诊。

4)外出时要携带起搏器识别卡,注明姓名、住址、联系人电话、起搏器型号、生产商、植入日期、植入医院地址、医师姓名和电话、起搏器设定频率、工作方式等,以便发生起搏器失灵等突发事件时,以及时联络处理。另外,就医或通过机场安全门时,将识别卡展示给医师或检查人员,便于进行医源性的预防措施或解除金属警报以通过检查。

5)保持局部清洁、干燥,局部体表隆起处需用棉垫保护皮肤。衣着应宽大,患侧不宜过紧,以免皮损引起感染。嘱患者如发现伤口有渗液、红肿、起搏器外突等异常情况应立即就医。

6)强调术后定期复查的重要性,与医师共同制定复查时间表。出院后 1 个月、3 个月、6 个月各随访 1 次,测试起搏功能,以后每半年随访 1 次。告知患者及家属起搏器使用年限,接近有效期时出现脉搏减少是电池耗竭的预兆,应随时来院检测、更换起搏器。

7.射频消融术的护理

射频消融术(radiofrequency catheter ablation,RFCA)是目前临床治疗快速性心律失常的最有效的方法。RFCA是通过放入心脏的射频导管头端的电极,释放射频电能,在导管头端与局部心肌之间,这种低电压高频电能转化为热能,使靶点组织温度升高、细胞水分蒸发、产生局部凝固坏死,从而消除病灶,根治快速心律失常。具有疗效好、创伤小、复发率低的特点。

(1)RFCA的适应证:适用于各种机制的室上性心动过速;房性心动过速;特发性室速;持续性心房颤动;预激综合征合并阵发性心房颤动和快速心室率;发作频繁、心室率不易控制的典型房扑;发作频繁、心室率不易控制的非典型房扑等。

(2)RFCA的基本方法:首先进行心内电生理检查,明确诊断和确定合适的消融靶点,选用大头导管引入射频电流。消融左侧房室旁路时,大头导管经股动脉逆行置入;消融右侧房室旁路或改良房室结时,大头导管经股静脉置入,到达靶点并放电消融。

(3)术前护理。

1)协助完善术前检查:安排尽快完成血、尿、便常规和常规生化(血糖、肝功能、肾功能,必要时查心肌肌酶谱等),凝血功能4项、肝炎病毒标志物、抗人类免疫缺陷病毒、梅毒等化验及胸片、12导联心电图、心脏超声等检查,必要时做动态心电图、运动负荷心电图等检查。给患者讲解术前检查的意义,取得配合。

2)术前患者准备:①术前指导护士简单介绍手术过程及术中可能的不适、需患者配合的事项。告知患者手术医师、麻醉方式。安排导管室护士术前访视患者。条件许可安排患者参观导管室环境。通过术前指导降低患者紧张和恐惧感。术前1~2 d练习床上排便。②遵医嘱停用所有抗心律失常药物至少5个半衰期。术前晚睡前口服地西泮5 mg,术前30 min肌内注射地西泮(安定)10 mg。③术前1 d沐浴,双侧腹股沟、会阴部、前上胸部、双侧颈部、腋窝备皮。检查双侧足背动脉搏动情况并记录。④术前禁食、禁水6 h,术前30 min排空大小便。⑤确认手术协议书签字手续完善(患者及家属共同签字)后,更换消毒病员服,备好病历、沙袋、平车,护送患者入导管室。

3)环境准备:患者去导管室后,紫外线消毒床单位和病室空气消毒。准备好心电监护仪。

(4)术中护理配合。

1)亲切迎接患者,帮助摆好体位。测血压、心率、心律和呼吸频率等,记录一份12导联心电图,录入患者基本资料,连接电生理仪,保证接地良好。准确安放背部电极板。

2)导管室物品准备。备好消融导管、各种电极导管、急救药物、肝素、生理盐水,多导电生理仪、射频仪、除颤器、心电图机、血压计及负压吸引器等。确保物品齐备、抢救物品处于备用状态。

3)术中观察。①手术开始后经常询问患者有无不适,安抚患者。密切观察生命体征、一般情况、体表及心内电图。多巡视,鼓励患者说出不适,解答患者疑虑,发现异常及时提醒医师处理。②密切注意医师操作进程和意图,主动进行配合,以及时发现病情变化或设备异常。在射频消融放电时,应特别密切监护生命体征,观察患者反应,并告知患者此时心前区可能有烧灼感或者刺痛,如果疼痛难忍要及时通知医护人员。③详细记录放电次数、时间、功率、电流、阻抗值、温度等参数,防止房室传导阻滞发生。如阻抗迅速升高,说明局部组织烧焦、碳化,应立即通知医师停止放电。密切观察X线影像有无心影扩大、心脏搏动显著减弱、肺脏有无压缩或胸腔液平等,以及时发现心脏压塞并发症。出现严重心律失常协助抢救。④对于手术时间较长的患者,要注意是否因出汗而脱水,注意补液速度。对于全身麻醉的患者,要注意保障呼吸道通畅,密切观察呼吸情况和血氧饱和度的变化。

4)手术结束后再次记录1份12导联心电图。帮助医师局部包扎固定,检查静脉通路并妥善固定。将患者移动到运送床或担架上,护送其回病房。

(5)术后护理。①患者回病室后持续心电监护 24～48 h,密切观察患者神志、血压、心律、心率、呼吸等变化。少数患者偶有发作心动过速的感觉,心电图显示窦性心动过速,心率可达100 次/分钟左右,在很短时间内可以恢复正常,无须处理。②观察穿刺部位有无出血、穿刺侧肢体温度及颜色、足背动脉搏动情况,并记录。穿刺动脉时沙袋加压 6 h,穿刺静脉者沙袋加压 4 h,术后绝对卧床 12 h,术后 72 h 内避免剧烈活动,防止穿刺部位出血。穿刺侧肢体给予被动按摩,防止动脉血栓及下肢静脉血栓形成。帮助患者取舒适卧位。③密切观察患者有无胸痛、胸闷及呼吸困难,以及时发现心脏压塞、房室传导阻滞等并发症。有异常症状和心电变化及时报告医师检查和处理。④遵医嘱常规应用抗生素 3～4 d。

(许珍珍)

第十四节 急性心肌梗死

急性心肌梗死是在冠状动脉病变的基础上,冠状动脉血供急剧减少或中断,使相应的心肌发生严重而持久的急性缺血导致的心肌细胞坏死。临床表现为持久的胸骨后剧烈疼痛、发热、白细胞计数和血清心肌坏死标志物增高以及心电图进行性改变,可发生心律失常、休克、心力衰竭和猝死,属急性冠状动脉综合征的严重类型。

一、病因和发病机制

基本病因是冠状动脉粥样硬化,导致一支或多支冠状动脉管腔狭窄和心肌供血不足,而侧支循环尚未充分建立。在此基础上,在各种生理和病理因素的促发下,不稳定的粥样斑块破裂、出血,激活血小板和凝血系统,形成富含血小板的血栓或形成以纤维蛋白和红细胞为主的闭塞性血栓(红色血栓),从而造成冠状动脉血流明显减少或中断,使心肌发生严重而持久性的急性缺血,达 30 min,即可发生心肌梗死。

促使粥样斑块破裂出血及血栓形成的诱因:①晨起 6～12 时交感神经活动增加,机体应激反应增强,心肌收缩力、心率、血压增高,冠状动脉张力增高;②在饱餐特别是进食多量脂肪后,血脂增高、血黏度增高;③重体力活动、情绪激动、血压剧增或用力大便时,使左心室负荷明显加重;④休克、脱水、出血、严重心律失常或外科手术,致心排血量骤降,冠状动脉灌注锐减。

急性心肌梗死可发生在频发心绞痛的患者,也可发生在从无症状者。急性心肌梗死后发生的严重心律失常、休克或心力衰竭,均可使冠状动脉灌流量进一步减少,心肌坏死范围扩大。

二、病理变化

(一)冠状动脉病变

绝大多数急性心肌梗死患者冠状动脉内可在粥样斑块的基础上有血栓形成,使管腔闭塞,而由冠状动脉痉挛引起管腔闭塞者,个别可无严重粥样硬化病变。

(1)左冠状动脉前降支闭塞,引起左心室前壁、心尖部、下侧壁、前间壁和二尖瓣前乳头肌梗死。

（2）右冠状动脉闭塞，引起左心室膈面（右冠状动脉占优势时）、后间壁和右心室梗死，并可累及窦房结和房室结。

（3）左冠状动脉回旋支闭塞，引起左心室高侧壁、膈面（左冠状动脉占优势时）和左心房梗死，可累及房室结。

（4）左冠状动脉主干闭塞，引起左心室广泛梗死。

（二）心肌病变

1.坏死心肌

冠状动脉闭塞后 20～30 min，局部心肌即有少数坏死。1～2 h 绝大部分心肌呈凝固性坏死，心肌间质充血、水肿，伴有多量炎症细胞浸润。以后，坏死的心肌纤维逐渐溶解，形成肌溶灶，随后逐渐有肉芽组织形成。大面积心肌梗死累及心室壁全层或大部分者常见，心电图上相继出现 ST 段抬高、T 波倒置和 Q 波，称为 Q 波性心肌梗死（透壁性心肌梗死）。可累及心包而致心包炎症，累及心内膜而致心腔内附壁血栓。当冠状动脉闭塞不完全或自行再通形成小面积心肌梗死呈灶性分布，急性期心电图上仍有 ST 段抬高，但不出现 Q 波的称为非 Q 波性心肌梗死，较少见。缺血坏死仅累及心肌壁的内层，不到心肌壁厚度的一半，伴有 ST 段压低或 T 波变化，心肌坏死标志物增高者过去称为心内膜下心肌梗死，现已归类为非 ST 段抬高心肌梗死。在心腔内压力作用下，坏死心肌向外膨出，可产生心脏破裂，心室游离壁破裂则形成心脏压塞或逐渐形成室壁瘤；室间壁破裂则形成室间隔穿孔；乳头肌断裂则造成二尖瓣反流。坏死组织1～2 周后开始吸收，并逐渐纤维化，6～8 周形成瘢痕而愈合，称为陈旧性心肌梗死。

2.顿抑心肌

顿抑心肌指梗死心肌周围急性严重缺血或冠状动脉再灌注后尚未发生坏死的心肌，虽已恢复血供，但引起的心肌结构、代谢和功能的改变，需要数小时、数天乃至数周才能恢复。某些心肌梗死患者，恢复期出现左心室功能进行性改善，可能与梗死周围濒死的顿抑心肌功能逐渐恢复有关。

3.冬眠心肌

冬眠心肌指慢性持久的缺血心肌，其代谢需氧量亦随之减少而保持低水平，以维持脆弱的心肌代谢平衡，即维持在功能的最低状态。一般认为，这是心肌的一种保护性机制，一旦供血改善则心肌功能可完全恢复。

三、病理生理

（一）心功能改变

急性心肌梗死，尤其是透壁性心肌梗死发生后，常伴有不同程度的左心功能舒张和收缩功能障碍和血流动力学的改变，主要包括心脏收缩力减弱，室壁顺应性减低，心肌收缩不协调，致泵衰竭。前向衰竭者，导致每搏量和心排血量下降，出现低血压或休克；后向衰竭者，左心室射血分数减低，左心室舒张末压增高，左心室舒张期和收缩末期容量增加，导致肺淤血、肺水肿。

（二）心律失常

急性心肌缺血可导致细胞膜电学不稳定，引起严重心律失常，甚至心室颤动而猝死。

（三）右心室梗死

右心室梗死在心肌梗死患者中少见，其主要病理生理改变是急性右心衰竭的血流动力学变化,右心房压增高,高于左心室舒张末压,心排血量减低,血压下降。

四、临床表现

临床表现与心肌梗死面积的大小、部位、侧支循环情况有关。

(一)前驱症状

50%～81.2%的患者在发病前数天有乏力、胸部不适、心悸、烦躁、心绞痛等前驱症状,其中,以不稳定型心绞痛为突出。心绞痛发作较以往频繁、性质加剧、持续时间长、硝酸甘油疗效差。疼痛时伴有恶心、呕吐、大汗和心动过缓,或伴有心功能不全,严重心律失常、血压大幅度波动等,同时心电图有 ST 段明显抬高或减低、T 波倒置或增高等。

(二)症状

1.疼痛

疼痛是最早出现的症状,多发生于清晨,疼痛部位和性质与心绞痛相同,但多无明显诱因,且常发生于安静时,程度较重,持续时间较长,可达数小时或数天,休息和含用硝酸甘油均不能缓解。患者常烦躁不安、出汗、恐惧或有濒死感。少数患者无疼痛,尤其老年人,糖尿病患者,一开始即表现为休克或急性心力衰竭。部分患者疼痛不典型,表现为上腹痛、颈部痛、背部上方痛、肢体痛等。

2.全身症状

全身症状有发热、心动过速、白细胞计数增高和红细胞沉降率增快等,由坏死物质吸收引起。一般在发病后24～48 h出现,程度与梗死范围成正相关,体温一般在 38 ℃左右,持续1周。

3.胃肠道症状

胃肠道症状多见于下壁心肌梗死,尤其是在发病早期及疼痛剧烈时,表现为频繁恶心、呕吐和上腹部胀痛,与迷走神经张力增高或组织灌注不足有关。

4.心律失常

心律失常见于75%～90%的患者,多发生在起病1～2天,而以 24 h 内最多见。各种心律失常中以室性心律失常最多,尤其是室性期前收缩,它可以频发(每分钟 5 次以上)、成对出现或呈短阵、多源性室性心动过速或 R-on-T 型,常为心室颤动先兆。心室颤动是急性心肌梗死早期,特别是入院前主要的死因。下壁梗死多见房室传导阻滞,前壁梗死常易发生室性心律失常及室内束支传导阻滞。若发生房室传导阻滞,则表示病变范围广泛,病情严重。

5.低血压和休克

疼痛剧烈时血压下降和血容量不足时血压降低均未必是休克,纠正以上情况后收缩压仍然低于10.7 kPa(80 mmHg),有烦躁不安、面色苍白、皮肤湿冷、脉搏细速、大汗淋漓、尿量减少(<20 mL/h)、神志反应迟钝甚至晕厥者,则为休克表现。休克多在病后数小时至 1 周内发生,主要为心源性(心肌梗死面积>40%),其次有血容量不足或神经反射引起的周围血管扩张等因素参与。

6.心力衰竭

本病主要是急性左心衰竭,可在起病最初几天内发生,或在疼痛、休克好转阶段出现,为梗死后心脏收缩力显著减弱或不协调所致,发生率为 32%～48%。出现呼吸困难、咳嗽、发绀、烦躁等症状,严重者可发生肺水肿,后期也可出现右心衰竭。右心室梗死可在病初即出现右心衰竭表现,并伴有血压下降。

急性心肌梗死引起的心力衰竭称为泵衰竭,按 Killip 分级法分为:① Ⅰ 级,尚无明显心力衰竭;② Ⅱ 级,有左心衰竭,肺部啰音<50%肺野;③ Ⅲ 级,有急性肺水肿,全肺大、小、干、湿啰音;④ Ⅳ 级,有心源性休克,伴有或不伴有急性肺水肿。

(三)体征

1.心脏体征

心脏浊音界可正常也可轻度至中度增大;心率多增快,少数也可减慢;心尖部第一心音减弱;可出现第四心音(心房性)奔马律,心功能不全时常出现第三心音(心室性)奔马律;10%～20%的患者在病后第2～3天出现心包摩擦音,为纤维素性心包炎所致;心尖部可出现粗糙的收缩期杂音或伴有收缩中晚期咯喇音,为二尖瓣乳头肌功能失调或断裂所致。

2.血压

除极早期有血压增高外,几乎所有患者血压均有所降低。

3.其他

可有与心律失常、心力衰竭及休克相应的体征。

五、实验室及其他检查

(一)心电图

1.特征性改变

ST 段抬高心肌梗死者心电图特点:①ST 段抬高呈弓背向上型,在面向坏死区周围心肌损伤区的导联出现;②深而宽的 Q 波,在面向心肌坏死区的导联出现;③T 波倒置,在面向损伤区周围心肌缺血区的导联出现。

在背向梗死区的导联则出现相反的改变,即 R 波增高、ST 段压低和 T 波直立并增高。

非 ST 段抬高心肌梗死者心电图有 2 种类型:①无病理性 Q 波,有普遍性 ST 段压低≥0.1 mV,但 aVR 导联(有时还有 V_1 导联)ST 段抬高,或有对称性 T 波倒置,为心内膜下心肌梗死所致;②无病理性 Q 波,也无 ST 段变化,仅有 T 波倒置改变。

2.动态改变

ST 段抬高心肌梗死改变如下。①超急性期改变:起病数小时内,可尚无异常或出现异常高大、两肢不对称的 T 波。②急性期改变:起病数小时后,ST 段明显抬高,弓背向上,与直立的 T 波相连,形成单相曲线。数小时至 2 d 出现病理性 Q 波,同时 R 波降低。Q 波在 3～4 d 稳定不变。③亚急性期改变:在早期不进行治疗,ST 段抬高持续数天至 2 周左右,逐渐回到基线水平,T 波则变为平坦、倒置。④慢性期改变:数周至数月后,T 波呈 V 形倒置,两肢对称,波谷尖锐。T 波倒置可永久存在,也可在数月或数年内逐渐恢复。

非 ST 段抬高心肌梗死:①先是 ST 段普遍压低(除 aVR 导联,有时 V_1 导联外),继而T 波倒置加深呈对称性,ST-T 改变持续数天或数周后恢复;②T 波改变在1～6个月恢复。

3.定位诊断

可根据特征性的改变来判定(表 5-1)。

(二)超声心动图

二维和 M 型超声心动图也有助于了解室壁运动、室壁瘤和左心室功能,尤其是对心肌梗死的并发症如乳头肌断裂、室间隔穿孔、心室游离壁破裂、室壁瘤等诊断的敏感性与特异性都相当高。

表 5-1　ST 段抬高心肌梗死的心电图定位诊断

导联	前间壁	局限前壁	前侧壁	广泛前壁	下壁	下间壁	下侧壁	高侧壁	正后壁
V_1	+			+		+			
V_2	+			+		+			
V_3	+	+		+		+			
V_4		+		+					
V_5		+	+	+			+		
V_6			+				+		
V_7			+				+		
V_8									+
aVR									+
aVL		±	±		−	−	−	+	
aVF					+	+	+		
Ⅰ		±	±	±	−	−	−	+	
Ⅱ					+	+	+		
Ⅲ					+	+	+	+	

注：为"+"正面改变，表示典型 ST 段抬高、Q 波及 T 波变化；"−"为反面改变，表示 QRS 主波向上，ST 段压低及与"+"部位的 T 波方向相反的 T 波；"±"为可能有正面改变。

(三)实验室检查

1.白细胞计数

白细胞计数升高至 $(10\sim20)\times10^9/L$，中性粒细胞增多，红细胞沉降率增快，C 反应蛋白增高，均可持续 1~3 周。

2.血清心肌坏死标志物测定

(1)肌红蛋白(Mb)起病后 2 h 内升高，12 h 内达高峰，24~48 h 恢复正常。

(2)肌钙蛋白 I(cTnI)或 T(cTnT)起病 3~4 h 后升高，cTnI 于 11~24 h 达高峰，7~10 d 降至正常；cTnT 于 24~48 h 达高峰，10~14 d 降至正常。这些心肌结构蛋白含量的增高是诊断心肌梗死的敏感指标。

(3)肌酸激酶同工酶(CK-MB)升高，起病后 4 h 内增高，16~24 h 达高峰，3~4 d 恢复正常，其增高的程度能较准确地反映梗死的范围。其高峰出现时间是否提前有助于判断溶栓治疗是否成功。

肌红蛋白在急性心肌梗死后出现最早，也十分敏感，但特异性不很强。cTnI 和 cTnT 出现稍迟，而特异性很高，在症状出现后 6 h 内测定为阴性则 6 h 后应再复查，其缺点是持续时间达 10~14 d，对在此期间出现胸痛，判断是否有新的梗死不利。CK-MB 虽不如 cTnI、cTnT 敏感，但对早期(<4 h)急性心肌梗死诊断有较重要价值。

六、诊断与鉴别诊断

根据典型的临床表现、心电图特征性的改变和动态演变及血清心肌坏死标志物测定，诊断本病并不困难。老年患者突然发生严重心律失常、休克、心力衰竭而原因未明，或突然发生较重而持久的胸闷或胸痛者，都应考虑本病可能。宜先按急性心肌梗死来处理，短期内进行心电图、血心肌坏死标志物测定等动态观察以确定诊断。对非 ST 段抬高心肌梗死，血肌钙蛋白测定的诊断价值更大。鉴别诊断要考虑以下一些疾病。

(一)心绞痛

胸痛性质及部位与心肌梗死相似，但程度较轻，持续时间较短，休息或含化硝酸甘油可迅速缓解，发作常有明显诱因，无发热、呼吸困难、休克、心力衰竭等表现，心电图改变为一过性，无 ST-T 演变，也无血清心肌坏死标志物变化。

(二)主动脉夹层动脉瘤

本病以剧烈的胸痛起病，类似急性心肌梗死。但疼痛一开始即达高峰，常放射至背、肋、腹、腰和下肢，两上肢血压、脉搏可有明显差别，少数有主动脉瓣关闭不全，可有下肢暂时性瘫痪或偏瘫，但无血清心肌坏死标志物升高。X 线检查示主动脉影明显增宽，CT 或磁共振主动脉断层显像以及超声心动图探测到主动脉夹层内的血液，可确立诊断。

(三)急性心包炎

尤其是急性非特异性心包炎可有较剧烈而持久的心前区疼痛。但心包炎的疼痛与发热同时出现，呼吸与咳嗽时加剧，早期即有心包摩擦音，疼痛和心包摩擦音在心包腔内出现渗液时均消失；全身症状一般不如心肌梗死严重；心电图除 aVR 导联外，其余导联均有 ST 段呈弓背向下的抬高，伴 T 波低平或倒置、QRS 波群低电压，但无异常 Q 波。

(四)急性肺动脉栓塞

本病可发生胸痛，常伴有咯血、呼吸困难和休克，并伴有右心室负荷急剧加重的表现，肺动脉第二音亢进、颈静脉充盈、肝大以及特异性心电图改变等可资鉴别。

(五)急腹症

急性胰腺炎、消化性溃疡穿孔、急性胆囊炎、胆石症等，均有上腹部疼痛。仔细询问病史和进行体格检查，行血清心肌坏死标志物测定及心电图检查可协助鉴别。

七、并发症

(一)乳头肌功能失调或断裂

本病发生率可达 40%～50%。乳头肌因缺血、坏死而致功能障碍，导致二尖瓣关闭不全，心尖部出现收缩中晚期喀喇音和吹风样收缩期杂音，可引起心力衰竭。轻者可以恢复，杂音也可消失；重者多发生在乳头肌断裂患者，常因下壁心肌梗死累及后乳头肌所致，心力衰竭严重，预后不佳。

(二)心脏破裂

本病较少见，常在起病后 1 周内出现，多为心室游离壁破裂，造成心包积血、心脏压塞而猝死。也有心室间隔破裂而穿孔，在胸骨左缘 3～4 肋间出现Ⅱ级以上收缩期杂音，并伴有震颤，可引起心力衰竭和休克，可在起病数天至 2 周内死亡。

(三)栓塞

栓塞发生率为 1%～6%，见于起病后 1～2 周，为左心室附壁血栓脱落所致，可引起脑、肾或四肢等动脉栓塞。由下肢静脉血栓部分脱落则产生肺栓塞。

(四)心室膨胀瘤

本病主要见于左心室，发生率为 5%～20%。体格检查可有左侧心界扩大，心脏冲动范围较广,可有收缩期杂音,心音较低钝。心电图 ST 段持续抬高。超声心动图、放射性核素检查及心血管造影均可确诊。

(五)梗死后综合征

本病发生率为 10%。于心肌梗死后数周或数月出现,可反复发生,表现为心包炎、胸膜炎或肺炎,有发热、胸痛等症状,可能为机体对坏死物质的变态反应。

八、急诊处理

治疗原则:改善心肌供血,挽救濒死心肌,防止心肌梗死面积扩大,缩小心肌缺血范围,维护心脏功能,及时处理严重心律失常、泵衰竭和各种并发症,防止猝死。

(一)院前急救

流行病学调查发现,50%的患者发病后 1 h 内在院外猝死,死因主要是可救治的心律失常。因此,院前急救的基本任务是将急性心肌梗死患者安全、迅速地转送到医院,以便尽早开始再灌注治疗。重点是缩短患者就诊延误的时间和院前检查、处理、转运所用时间。

1.诊断评估

(1)测量生命体征。

(2)通过对疼痛部位、性质、持续时间、缓解方式、伴随症状的询问确定缺血性胸痛,查明心、肺、腹、血管等有无异常体征。

(3)描记 18 导联心电图。

(4)根据缺血性胸痛病史和心电图特点迅速进行简明的鉴别诊断,做出初步诊断。一旦确诊或可疑急性心肌梗死时应及时转送并给予紧急处理。

2.紧急处理及转运

(1)吸氧,嘱患者停止任何主动性活动和运动。

(2)迅速建立至少两条静脉通路。静脉滴注硝酸甘油或立即含服硝酸甘油 1 片,每 5 min 可重复使用。

(3)镇静止痛:吗啡 5～10 mg 皮下注射或哌替啶 50～100 mg 肌内注射。

(4)口服水溶性阿司匹林或嚼服肠溶阿司匹林 300 mg。

(5)持续监测心电、血压和血氧饱和度。除颤仪应随时处于备用状态。

(6)有频发、多源室性期前收缩或室性心动过速者,静脉注射利多卡因 50～100 mg,5～10 min 后可重复 1 次,必要时 10 min 后可再重复 1 次,然后按 1～3 mg/min 静脉滴注。有心动过缓者,如心率<50 次/分钟,可静脉注射阿托品 1 mg,必要时每 3～5 min 可重复使用,总量应<2.5 mg。

(7)对心搏骤停者,立即就地心肺复苏,待心律、血压、呼吸稳定后再转送入院。

(8)对有低血压、心动过速、休克或肺水肿体征者,可直接送至有条件进行冠状动脉血管重建术的医院。

(9)有条件可在救护车内进行静脉溶栓治疗。

(10)对于转诊途中可能发生的意外情况应向家属交代,并签署转诊同意书。

(二)ST 段抬高或伴左束支传导阻滞的急性心肌梗死院内急诊处理

急诊医师应力争在 10 min 内完成病史采集、临床检查、18 导联心电图描记,尽快明确诊断,对病情做出基本评价并确定即刻处理方案;送检血常规、血型、凝血系列、血清心肌坏死标志物、血糖、电解质等;建立静脉通路,保持给药途径畅通。对有适应证的患者在就诊后 90 min 内进行急诊经皮冠状动脉介入治疗(PCI)或 30 min 内在急诊科或 CCU 开始静脉溶栓治疗。

1.监护和一般治疗

急性心肌梗死患者来院后应立即开始一般治疗,并与诊断同时进行,重点是监测和防治急性心肌梗死的不良事件或并发症。

(1)监测:持续心电、血压和血氧饱和度监测,及时发现和处理心律失常、血流动力学异常和低氧血症。必要时还可监测肺毛细血管楔压和静脉压。

(2)卧床休息:可降低心肌耗氧量,减少心肌损害。血流动力学稳定且无并发症的患者一般卧床休息 1~3 d,病情不稳定及高危患者卧床时间应适当延长。

(3)镇痛:剧烈胸痛使患者交感神经过度兴奋,产生心动过速、血压升高和心肌收缩功能增强,从而增加心肌耗氧量,并易诱发快速室性心律失常,应迅速给予有效镇痛。可给吗啡 5~10 mg 皮下注射或哌替啶 50~100 mg 肌内注射,必要时 1~2 h 后再注射 1 次,以后每 4~6 小时可重复。不良反应有恶心、呕吐、低血压和呼吸抑制。一旦出现呼吸抑制,可每隔 3 min 静脉注射纳洛酮 0.4 mg(最多 3 次)以拮抗之。

(4)吸氧:持续鼻导管或面罩吸氧,有严重左心衰竭、肺水肿和有机械并发症的患者,应加压给氧或气管插管行机械通气。

(5)硝酸甘油:以 10 μg/min 开始静脉滴注,每 5~10 min 增加 5~10 μg,直至症状缓解,血压正常者动脉收缩压降低 1.3 kPa(10 mmHg)或高血压患者动脉收缩压降低 4.0 kPa(30 mmHg)为有效剂量,最高剂量以不超过 100 μg/min 为宜。在静脉滴注过程中如心率明显加快或收缩压≤12.0 kPa(90 mmHg),应减慢滴速或暂停使用。该药的禁忌证为急性心肌梗死合并低血压[收缩压≤12.0 kPa(90 mmHg)]或心动过速(心率>100 次/分),下壁梗死伴右心室梗死时即使无低血压也应慎用。急性心肌梗死早期通常给予硝酸甘油静脉滴注 24~48 h,也可静脉滴注二硝基异山梨酯。静脉用药后可使用二硝基异山梨酯或 5-单硝山梨醇酯口服。

(6)抗血小板治疗。①阿司匹林:所有急性心肌梗死患者只要无禁忌证均应口服水溶性阿司匹林或嚼服肠溶阿司匹林 300 mg,1 次/天,3 d 后改为 75~150 mg,1 次/天,长期服用;②二磷酸腺苷受体(ADP)拮抗药:常用的有氯吡格雷和噻氯匹定,由于噻氯匹定导致粒细胞减少症和血小板减少症的发生率高于氯吡格雷,在患者不能应用氯吡格雷时再选用噻氯匹定替代。对于阿司匹林过敏或不能耐受的患者,可使用氯吡格雷替代,或与阿司匹林联合用于置入支架的冠心病患者。初始剂量 300 mg 口服,维持量每天75 mg。循证医学显示对 ST 段抬高的急性心肌梗死患者,阿司匹林与氯吡格雷联用的效果优于单用阿司匹林。

2.再灌注治疗

再灌注治疗可使闭塞的冠状动脉再通,心肌得到再灌注,挽救濒死的心肌,缩小梗死范围,改善心功能,降低死亡率,是一种积极的治疗措施。

(1)经皮冠状动脉介入(PCI)治疗。经皮冠状动脉介入治疗与溶栓治疗相比,梗死相关血管再通率高,再闭塞率低,缺血复发少,且出血(尤其脑出血)的危险性低,目前已被公认为首选的安全有效的恢复心肌再灌注的治疗手段。包括直接 PCI、转运 PCI 和补救性 PCI。

直接 PCI:是指对所有发病 12 h 以内的 ST 段抬高急性心肌梗死患者采用介入手段直接开通梗死相关动脉的方法。对于 ST 段抬高的急性心肌梗死患者直接 PCI 是最有效降低死亡率的治疗。

直接 PCI 适应证：①所有 ST 段抬高心肌梗死患者，发病 12 h 以内，就诊-球囊扩张时间 90 min以内；②适合再灌注治疗而有溶栓治疗禁忌证者；③发病时间>3 h 的患者更趋首选 PCI；④心源性休克患者，年龄<75 岁，心肌梗死发病<36 h，休克<18 h；⑤对年龄>75 岁的心源性休克患者，如心肌梗死发病<36 h，休克<18 h，权衡利弊后可考虑 PCI；⑥发病 12～24 h，仍有缺血证据，或有心功能障碍或血流动力学不稳定或严重心律失常者。

应注意：①对发病 12 h 以上无症状，血流动力学和心电稳定患者不推荐直接 PCI；②患者血流动力学稳定时，不推荐直接 PCI 干预非梗死相关动脉；③要由有经验者施术，以免延误时机。有心源性休克者宜先行主动脉内球囊反搏术，待血压稳定后再施行 PCI。

转运 PCI：转运 PCI 是直接 PCI 的一种，主要适用于患者所处医院无行直接 PCI 的条件，而患者有溶栓治疗的禁忌证，或虽无溶栓治疗的禁忌证但发病已>3 h 且<12 h，尤其为较大范围心肌梗死和/或血流动力学不稳定的患者。

补救性 PCI：是指溶栓失败后梗死相关动脉仍处于闭塞状态，而针对梗死相关动脉所行的 PCI。溶栓剂输入后 45～60 min 的患者，胸痛无缓解和心电图 ST 段无回落临床提示溶栓失败。

补救性 PCI 适应证：①溶栓治疗 45～60 min 后仍有持续心肌缺血症状或表现者；②合并心源性休克年龄<75 岁，心肌梗死发病<36 h，休克<18 h 者；③心肌梗死发病<12 h，合并心力衰竭或肺水肿者；④年龄>75 岁的心源性休克患者，如心肌梗死发病<36 h，休克<18 h，权衡利弊后可考虑补救性 PCI；⑤血流动力学或心电不稳定的患者。

溶栓治疗再通者的 PCI：溶栓治疗成功的患者，如无缺血复发表现，可经 7～10 d 行冠状动脉造影，如残留的狭窄病变适宜 PCI 可行 PCI 治疗。

(2)溶栓治疗。

适应证：①两个或两个以上相邻导联 ST 段抬高，在肢体导联≥0.1 mV、胸导≥0.2 mV，或新出现的或可能新出现的左束支传导阻滞，发病时间<12 h，年龄<75 岁；②ST 段显著抬高的心肌梗死患者，年龄>75 岁，经慎重权衡利弊仍可考虑溶栓治疗；③ST 段抬高，发病 12～24 h，有进行性胸痛和 ST 段广泛抬高患者，仍可考虑溶栓治疗；④高危心肌梗死，就诊时收缩压≥24.0 kPa(180 mmHg)和/或舒张压≥14.7 kPa(110 mmHg)，经认真权衡溶栓治疗的益处与出血性卒中的危险性后，应首先镇痛、降低血压(如应用硝酸甘油静脉滴注、β 受体阻滞剂等)，将血压降至≤20.0/12.0 kPa(150/90 mmHg)时再考虑溶栓治疗(若有条件应考虑直接 PCI)。

下列情况首选溶栓：①不具备 24 h 急诊 PCI 治疗条件或不具备迅速转运条件或不能在 90 min内转运 PCI，符合溶栓的适应证及无禁忌证者；②具备 24 h 急诊 PCI 治疗条件，患者就诊早(发病≤3 h 且不能及时进行心导管治疗)；③具备 24 h 急诊 PCI 治疗条件，但是就诊-球囊扩张与就诊-溶栓时间相差超过 60 min、就诊-球囊扩张时间超过 90 min；④对于再梗死的患者应该及时进行血管造影并根据情况进行血运重建治疗，包括 PCI 或冠状动脉旁路移植术(CABG)。如不能立即(症状发作后 60 min 内)进行血管造影和 PCI，则给予溶栓治疗。

禁忌证：①有出血性脑卒中或 1 年内有缺血性脑卒中(包括 TIA)；②颅内肿瘤；③近期(2～4 周)内有活动性出血(消化性溃疡、咯血、痔、月经来潮、出血倾向)；④严重高血压，血压>24.0/14.7 kPa(180/110 mmHg)，或不能除外主动脉夹层动脉瘤；⑤目前正在使用治疗剂量的抗凝药；⑥近期(<2 周)曾穿刺过不易压迫止血的深部动脉；⑦近期(2～4 周)创伤史，包括头部外伤、创伤性心肺复苏或较长时间(>10 min)的心肺复苏；⑧近期(<3 周)外科大手术。

溶栓药物的应用：以纤溶酶原激活药激活纤溶酶原，使之转变为纤溶酶而溶解冠状动脉内的血栓。

溶栓药物主要有以下几种。①尿激酶:150万U(2.2万U/kg)溶于100 mL 0.9%氯化钠液中,30 min内静脉滴入。溶栓结束12 h皮下注射肝素7 500 U或低分子量肝素,2次/天,共3～5 d。②链激酶或重组链激酶:150万U溶于100 mL 0.9%氯化钠液中,60 min内静脉滴入。溶栓结束12 h皮下注射肝素7 500 U或低分子量肝素,2次/天,共3～5 d。③阿替普酶:首先静脉注射15 mg,继而30 min内静脉滴注50 mg,其后60 min内再静脉滴注35 mg。④瑞替普酶:10 MU溶于5～10 mL注射用水中静脉注射,时间>2 min,30 min后重复上述剂量。⑤替奈普酶:一般为30～50 mg溶于10 mL生理盐水中静脉注射。根据体质量调整剂量:如体质量>60 kg,剂量为30 mg;体质量每增加10 kg,剂量增加5 mg,直至体质量>90 kg,最大剂量为50 mg。

用阿替普酶、瑞替普酶、替奈普酶前先用肝素60 U/kg(最大量4 000 U)静脉注射,用药后以每小时12 U/kg(最大量1 000 U/h)的速度持续静脉滴注肝素48 h,将活化部分凝血活酶时间调整至50～70 s;以后改为7 500 U,2次/天,皮下注射,连用3～5 d(也可用低分子量肝素)。

溶栓再通临床指征。①心电图抬高的ST段于在2 h内回降>50%。②胸痛在2 h内基本消失。③2 h内出现再灌注性心律失常。④血清CPK-MB酶峰值提前出现(14 h内),肌钙蛋白峰值提前到12 h内。

3.消除心律失常

首先应加强针对急性心肌梗死、心肌缺血的治疗。溶栓、急诊PCI、β受体阻滞剂、纠正电解质紊乱均可预防或减少心律失常发生。

(1)急性心肌梗死并发室上性快速心律失常的治疗。①房性期前收缩:与交感神经兴奋或心功能不全有关,本身无须特殊治疗。②心房颤动:常见且与预后有关。血流动力学不稳定的患者应迅速行同步电复律。血流动力学稳定的患者,以减慢心室率为目标。常选用美托洛尔、维拉帕米、地尔硫䓬、洋地黄制剂或胺碘酮治疗。

(2)急性心肌梗死并发室性快速心律失常的治疗。①心室颤动、持续多形性室性心动过速:立即非同步电复律;②持续单形性室性心动过速:伴心绞痛、肺水肿、低血压,应予同步电复律;不伴上述情况,可首先给予药物治疗,如胺碘酮150 mg于10 min内静脉注射,必要时可重复,然后1 mg/min静脉滴注6 h,再0.5 mg/min维持静脉滴注;亦可应用利多卡因;③频发室性期前收缩、成对室性期前收缩、非持续性室性心动过速:可严密观察或利多卡因治疗(使用不超24 h);④偶发室性期前收缩、加速性室性自主心律:严密观察,不予特殊处理。

(3)缓慢心律失常的治疗。①无症状窦性心动过缓:可暂做观察,不予特殊处理。②症状性窦性心动过缓、二度Ⅰ型房室传导阻滞、三度房室传导阻滞伴窄QRS波搏心律,患者常有低血压、头晕、心功能障碍、心动过缓<50次/分钟等,可先静脉注射阿托品0.5 mg,3～5 min重复1次,至心率达60次/分钟。最大可用至2 mg。③二度Ⅱ型房室传导阻滞,三度房室传导阻滞伴宽QRS波群逸搏心律、心室停搏,症状性窦性心动过缓、二度Ⅰ型房室传导阻滞、三度房室传导阻滞伴窄QRS波群逸搏心律经阿托品治疗无效及双侧束支传导阻滞患者,均需行临时起搏治疗。

4.其他治疗

(1)β受体阻滞剂:通过减慢心率,降低体循环血压和减弱心肌收缩力使心肌耗氧量减少,对改善缺血区的氧供需失衡,缩小心肌梗死面积,降低急性期病死率有肯定的疗效。在无禁忌证的情况下应及早常规使用。用药过程中需严密观察,使用剂量必须个体化。常用美托洛尔25～50 mg,口服,2～3次/天;或阿替洛尔6.25～25 mg,口服,2次/天。前壁急性心肌梗死伴剧烈胸痛或高血压者,可静脉注射美托洛尔5 mg,间隔 5 min 后可再给予 1～2 次,继之口服维持。

(2)血管紧张素转换酶抑制药:近年来研究认为,心肌梗死时应用血管紧张素转换酶抑制药有助于改善恢复期心肌的重构,降低心力衰竭的发生率,从而降低死亡率。前壁心肌梗死伴有心功能不全的患者获益最大。在无禁忌证的情况下,溶栓治疗后血压稳定即可开始使用,但剂量和时限应视患者情况而定。通常应从小剂量开始,逐渐增加剂量。如卡托普利 6.25 mg,口服,作为试验剂量,一天之内可加至 12.5 mg 或 25 mg,次日加至 12.5～25 mg,2～3 次/天。有心力衰竭的患者宜长期服用。

(3)羟甲基戊二酸单酰辅酶 A 还原酶抑制药:近年来的研究表明,本类调脂药可以稳定斑块,改善内皮细胞的功能,建议早期使用,如辛伐他汀 20～40 mg/d,普伐他汀 10～40 mg/d,氟伐他汀 20～40 mg/d,阿托伐他汀 10～80 mg/d。

(4)葡萄糖-胰岛素-氯化钾溶液:研究结果提示,在急性心肌梗死的早期使用 GIK 静脉滴注及进行代谢调整是可行的。目前不主张常规补镁治疗。

5.右心室心肌梗死的院内急诊处理

治疗措施与左心室梗死略有不同。右心室心肌梗死引起右心衰竭伴低血压,而无左心衰竭的表现时,宜扩张血容量。在血流动力学监测下静脉滴注输液,直到低血压得到纠正或肺毛细血管压达2.0～2.4 kPa(15～18 mmHg)。如输液 1～2 L 低血压未能纠正可用正性肌力药,以多巴酚丁胺为优。不宜用利尿剂。伴有房室传导阻滞者可予临时起搏。

6.非 ST 段抬高的急性心肌梗死院内急诊处理

对非 ST 段抬高的急性心肌梗死进行危险性分层的主要目的是为迅速做出治疗决策提供依据。临床上主要根据症状、体征、心电图以及血流动力学指标对其进行危险性分层。

(1)低危患者:无并发症、血流动力学稳定、不伴有反复缺血发作的患者。

(2)中、高危患者(符合以下一项或多项):①心肌坏死标志物升高;②心电图有 ST 段压低(<2 mm);③强化抗缺血治疗 24 h 内反复发作胸痛;④有心肌梗死病史;⑤造影显示冠状动脉狭窄病史;⑥PCI 或 CABG 后;⑦左心室射血分数<40%;⑧糖尿病;⑨肾功能不全(肾小球滤过率<60 mL/min)。

(3)极高危患者(符合以下一项或多项):①严重胸痛持续时间长、无明显间歇或>30 min,濒临心肌梗死表现。②心肌坏死物标志物显著升高和/或心电图 ST 段显著压低(≥2 mm)持续不恢复或范围扩大。③有明显血流动力学变化及严重低血压、心力衰竭或心源性休克表现。④严重恶性心律失常:室性心动过速、心室颤动。

非 ST 段抬高的急性心肌梗死多是非 Q 波性,此类患者不宜溶栓治疗。低危患者以阿司匹林和肝素尤其是低分子量肝素治疗为主。对中、高危患者行早期 PCI(72 h 内)。对极高危患者行紧急 PCI(2 h 内)。其他治疗与 ST 段抬高的患者相同。

九、急救护理

(一)护理目标

(1)患者了解自身病情,预防或减少心肌梗死并发症的发生。

(2)患者及家属相信安全和正确的护理,有助于减少进一步的损害。

(3)提高护士对心肌梗死的相关知识和实践技能。

(4)为患者提供更优质的护理。

(二)护理措施

AMI 患者来院后应立即开始治疗,重点是监测和预防 AMI 不良事件和并发症。

1.心理护理

急性心肌梗死患者病情危急,疼痛剧烈,伴有濒死感,常有恐惧心理,家属也十分紧张。护士应做好患者和家属的安慰工作,关心体贴患者,并重视患者及其家属的感受。保持环境的安静,避免不良刺激。不要在患者面前讨论其病情,用积极的态度和语言开导患者,帮助其树立战胜疾病的信心。

2.监测

持续心电、血压监测,及时发现和处理心律失常、血流动力学异常和低氧血症。

3.卧床休息

血流动力学参数稳定且无并发症的 AMI 患者一般卧床休息 1～3 d,病情不稳定极高危患者卧床时间应适当延长。采取平卧位或半坐卧位,患者进食、洗漱、翻身等活动由护士完成。1 周后可逐渐过渡到床边活动,有并发症者酌情延长卧床时间。2 周后可由床边、室内活动再过渡到室外活动。在活动过程中应监测心率、血压、询问其感受,观察其反应。

4.吸氧

给予鼻导管吸氧(2～4 L/min)。持续吸入经 3～5 d,可按病情间断或停吸氧。

5.镇痛

应迅速给予有效镇痛剂,可给吗啡 3 mg 静脉注射,必要时每 5 min 重复 1 次,总量不超过 15 mg。注意观察有无恶心、呕吐、低血压和呼吸抑制等不良反应。

6.饮食和通便

疼痛剧烈时禁食。最初 2～3 d 以流质饮食为主,以后逐渐过渡至半流食、软食和普食。食物应低脂、低胆固醇、易消化,禁止摄取太冷或太热的饮料。宜少食多餐,忌饱餐。保持大便通畅,切忌大便用力。适量进食水果和蔬菜,常规给予缓泻剂。

7.症状护理

(1)疼痛:①遵医嘱及时给予止痛药物,如肌内注射哌替啶、吗啡或罂粟碱;②吸氧,以增加心肌氧的供给;③溶栓疗法和急诊 PTCA 是解除疼痛最根本的方法。

(2)心律失常:持续监测心电示波情况,出现异常情况及时报告医师并随时做好急救准备。前壁心肌梗死易出现室性心律失常,下壁心肌梗死易出现缓慢型心律失常,在溶栓治疗和 PTCA 治疗后,容易出现再灌注心律失常。

8.再灌注治疗的护理

(1)溶栓治疗的护理:①溶栓前介绍溶栓的目的、注意事项,给予用药指导;②采血查凝血常规,活化部分凝血活酶时间维持在 60～80 s;③尿激酶 150 万 U 静脉滴注,30 min 内完成,或输液泵泵入;④溶栓过程中观察出血情况:注意观察并记录溶栓效果及皮肤黏膜、消化道、呼吸道、泌尿系统出血情况,尤其是脑出血,记录出血程度及出血量;⑤溶栓开始后 3 h 内每半小时记录 1 次心电图,每 2 h 抽血查心肌酶学检查至酶峰值后 2 h,观察 ST-T 回落及酶学情况。倾听患者主诉,了解胸痛缓解情况。

(2)介入治疗护理。

1)术前护理:①检查所需的各项检查是否完备,如血常规、生化Ⅱ、凝血常规、免疫组合、心电图等;②术前宣教:介绍手术目的、穿刺点的部位,手术的简要过程,手术中配合的要点及术后的注意事项;③训练床上排便;④备皮:备双侧腹股沟及外阴部皮肤(选择桡动脉穿刺除外);⑤遵医嘱行抗生素、碘过敏试验,服用抗凝剂(波立维 300 mg 口服);⑥正常饮食,少饮水;⑦排空大小便,左侧肢体建立静脉通路(尽量使用静脉留置针和可来福,以备术中急用)。

2)术后护理。①术后即刻护理:协助搬运患者,给予患者舒适卧位。测血压、心率、呼吸,触足背动脉搏动情况,做十二导联心电图,观察切口敷料情况及患者返回病房时间。②每 0.5 小时观察 1 次,共观察 4 次,记录患者的心率、呼吸、切口敷料有无渗出及足背动脉搏动情况。如均平稳,则每 2 小时观察 1 次,记录至 24 h。③高危患者需持续心电监护,观察有无心律失常及 ST-T 变化。④术侧肢体制动,防止鞘管滑出及出血。⑤拔除鞘管即刻护理:ACT 测定(<140 s);心电监护;测血压;观察患者面色、神志,有无恶心、呕吐等迷走神经亢进表现;鞘管拔除后,手指压迫穿刺点局部止血20~30 min(压迫至止血为止),然后用 4 层纱布和弹性绷带加压包扎,沙袋压迫 6 h,术侧肢体制动 12 h,卧床休息 24 h。桡动脉穿刺者,穿刺侧前臂及手腕制动6~12 h,术后患者可在室内自由活动。⑥观察患者排便情况,及时解除尿潴留。术后多饮水或在心功能允许情况下大量输液,使造影剂尽快排出体外,同时注意观察尿量、颜色和性质。沙袋去除后,遵医嘱协助患者下床活动。⑦遵医嘱应用抗生素 3~5 d,口服抗凝剂,观察体温的变化,凝血酶原时间及活动度测定结果。⑧协助患者进食、排便等,下蹲动作宜缓慢,防止伤口出血,满足生活需要。⑨注意倾听患者主诉,观察并发症:PCI 术后最严重的并发症是冠脉的急性闭塞、心律失常、股动脉并发症(栓塞、血肿、出血等)。桡动脉穿刺者观察血液回流情况。

9.健康教育

(1)饮食调节:适度饮酒,限制钠盐,多食水果、蔬菜和低脂奶类食品。要求饱和脂肪占总热量的7%以下,胆固醇少于 200 mg/d。

(2)康复指导:以达到最大心率的 60%~65% 的低强度长期锻炼为安全有效。最好的运动方式是步行、慢跑、骑自行车等有氧运动。最低目标:每周 3~4 次,每次 30 min;理想目标:每天运动30~60 min。个人卫生活动、家务劳动、娱乐活动对个人也是有益的。无并发症患者心肌梗死 6~8 周可以恢复性生活。

(3)戒烟:戒烟是心肌梗死后二级预防的重要措施。积极劝导患者戒烟。

(4)心理健康:保持乐观平和的心情,正确对待疾病可以有效地防止心肌梗死再发。动员家庭和社会力量的支持,可为患者创造良好的休养氛围,利于康复。

(5)用药指导:告知患者药物的作用和不良反应,并教会患者定时测量脉搏,定期随诊。

(赖艳芳)

第 六 章

急诊科护理

第一节 中 暑

中暑是指在高温、高湿及无风的环境中,患者体温调节中枢功能发生障碍,汗腺功能衰竭及水、电解质代谢紊乱,从而出现一系列与之有关临床表现的疾病。根据发病机制和临床表现的不同,重症中暑一般可分为热痉挛、热衰竭、热射病或日射病 3 种类型。这些病征的病因和发病机制略有差异,因而症状和体征也不尽相同,在预防这些病征的过程中,采取的措施也有不同。据统计,在美国运动员中,热射病及日射病是继脊髓损伤和心搏骤停后第三位死亡原因。

一、临床表现

在现代临床中,根据临床表现的轻重,一般将中暑分为先兆中暑、轻症中暑和重症中暑。一般来说,上述三种情况按顺序发展。

(一)先兆中暑

在高温环境中劳动或活动一定时间后,患者出现多汗、口渴、轻微头痛、头晕、头昏、全身乏力、胸闷、心悸、恶心、注意力不集中、动作不协调等症状,患者体温正常或略有升高,一般不超过 37.5 ℃。如果及时采取防御措施,如离开高温现场、适当补水和钠盐,一般短时间里可以恢复。

(二)轻症中暑

患者除具有先兆中暑的症状外,还会出现颜面潮红、心率加快、皮肤灼热,体温一般在 38 ℃以上,可有早期周围循环衰竭的表现,如恶心、呕吐、面色苍白、四肢皮肤湿冷、多汗、脉搏细速、血压下降等。如及时对症处理,一般在数小时内即可以恢复。

(三)重症中暑

重症中暑包括热痉挛、热衰竭、热射病和日射病。它是最严重的中暑,如不及时处理,易引起全身衰竭而导致死亡。

(1)热痉挛:患者神志清楚、体温正常或仅有低热,多因大量出汗而饮水不多、钠盐补充不足而引起,从而使血中电解质离子浓度迅速降低,表现为四肢无力、肌肉痉挛、疼痛、以腓肠肌多见,也可累及腹直肌、肠道平滑肌痉挛而引起腹痛。

(2)热衰竭:以老年人、体弱者及不适高温环境者发病多见,患者体温正常或稍有偏高,患者发病较急,可有头痛、头晕、多汗、恶心、呕吐,继而出现口渴、胸闷、面色苍白、皮肤湿冷、脉搏细速、直立性低血压、抽搐和昏迷。

（3）热射病：高热伴神志障碍，体温可达 40 ℃，多见于在高温环境中从事体力劳动较长者，患者发病早期有大量出汗、之后出现皮肤干燥无汗，呼吸浅快、脉搏细速、血压正常或者偏低、逐渐转入昏迷伴有抽搐。严重者可发生肺水肿、心功能不全、弥散性血管内凝血、肝功能损害、肾功能损害等严重并发症。

（4）患者出现剧烈头痛、头昏、眼花、耳鸣、呕吐、烦躁不安，继而出现昏迷及抽搐。

二、实验室检查

可发现低血钾、高血钙、白细胞计数增高、血小板计数减少，肌酐、尿素氮、丙氨酸转移酶、乳酸脱氢酶、肌酸激酶增高，心电图示心律失常和心肌损害。

三、诊断要点和鉴别要点

根据易患人群在高温环境下，较长时间剧烈运动或劳动后出现相应的临床表现，如体温呈高热、抽搐、昏迷或神志改变等并排除其他疾病方可诊断。需与食物中毒、化学中毒及其他中毒等相鉴别。

四、治疗要点

迅速脱离高温现场，降低体温，补液及纠正电解质紊乱，对症处理，防治多器官功能不全。

（一）先兆中暑

脱离高温现场至通风阴凉处休息一段时间即可，无须特殊处理。

（二）轻症中暑

立即将患者移到通风、阴凉、干燥的地方，患者仰卧，解开衣扣，更换湿透衣裤，同时应用冷湿毛巾敷其头部，开电扇或空调，以尽快散热。同时可以口服含盐冰冻饮料，对于不能饮水者，可以静脉滴注生理盐水或者林格液。

（三）重症中暑

1.热痉挛

以补液为主，如生理盐水，也可以口服含盐低温饮料，进行皮肤肌肉按摩，还可以给予 10% 葡萄糖酸钙 15～20 mL 缓慢静脉注射。

2.热衰竭

使患者尽快脱离高温现场，移到通风、阴凉、干燥的地方，口服含盐低温饮料，无须特殊处理，一般可以恢复。

3.日射病

应迅速头部降温，予以甘露醇治疗脑水肿，吸氧、心电监护等对症治疗，但患者一般预后不好，病死率较高。

4.热射病

及时降低患者的体温是治疗的关键（尽量在半小时之内，固有"黄金半小时"之称），分为物理降温和药物降温。

（1）物理降温：使患者尽快脱离高温现场，移到通风、阴凉、干燥的地方，脱去衣服，促进局部散热，对于无虚脱者：冷水浸浴（cold water immersion，CWI）或冰水浸浴（ice water immersion，

IWI)是迅速降低患者体温的金标准。将患者颈部以下躯体全部浸润在 1.7 ℃～14.0 ℃冷水中，并不断搅拌冷水，用湿毛巾包裹冰块降低头部体温，20 min 后观察患者体温变化，一般可以将体温降至 40 ℃以下。对于虚脱者：临床一般采用蒸发散热降温，如用 15 ℃左右的冷水反复擦拭患者皮肤，或者用电风扇和空气调节器，把体温降至 39 ℃之后停止降温。如果上述方法无效，可以采用冰盐水进行胃或直肠灌洗。或者采用生理盐水进行腹腔灌洗或血液透析治疗。

（2）药物降温：首选氯丙嗪。氯丙嗪 25～50 mg 加入生理盐水或 5% 的葡萄糖溶液 500 mL 静脉滴注，对于严重的患者，可将氯丙嗪 25 mg 及异丙嗪 25 mg 稀释于 5% 葡萄糖溶液或生理盐水 100～200 mL 中缓慢静脉注射。应监测血压变化，如发现血压过低，应停用氯丙嗪使用升压药。在整个降温过程中，密切监测肛温，当温度降至 38 ℃时，应停止药物降温。

（3）对症和支持治疗：对于昏迷患者，应实行气管插管，保持呼吸道通畅，防止误吸；对于颅内高压患者，静脉输注甘露醇 1～2 g/kg，30～60 min 输入；对于癫痫发作患者，静脉输注地西泮。纠正水、低血容量、电解质紊乱及酸碱失衡，血压过低可使用升压药，补液速度不宜过快，以免加重心脏负担，造成心力衰竭和肺水肿。心力衰竭时，选用毛花苷 C，多巴酚丁胺。无尿、高钾血症及尿毒症发生时，应进行血液透析治疗等。

五、注意要点

中暑后须大量补充水分和盐分，但过量饮用热水时会更加大汗淋漓，反而造成体内水分盐分进一步的大量流失，严重时会引起抽风现象。如此便是得不偿失。正确的方法应是少量多次，每次饮水量以不超过 300 mL 为宜。

六、病情观察与评估

（1）了解患者是否长时间处于高温环境中。

（2）监测生命体征，观察患者体温升高程度。

（3）观察患者有无眩晕、恶心、呕吐、头痛等症状。

（4）观察患者的意识、瞳孔变化及尿量。

七、护理措施

（一）迅速脱离高温环境

迅速将患者置于通风处或空调室，室温 20 ℃～25 ℃，平卧位，松解衣裤。

（二）降温护理

（1）迅速有效降温，根据患者情况采用冰（冷）水擦浴、40%～50% 乙醇擦浴、头戴冰帽、冰袋冷敷大血管处、冰水灌肠或洗胃、人工冬眠等措施，使患者在 1 h 内，直肠温度降至 37.8 ℃～38.9 ℃，减少组织损伤。

（2）严密观察体温变化，每 10～15 min 测量肛温一次，若患者体温下降、四肢末梢转暖、发绀减轻或消失，提示治疗有效。

（3）直肠温度下降至 37.5 ℃～38 ℃暂停降温。

（4）患者出现昏迷、呼吸抑制、血压下降明显［收缩压低于 10.7 kPa(80 mmHg)］，停止药物降温。

（5）降温时静脉输入冷葡萄糖盐水，前 5～10 min 缓慢滴入，以 30～40 滴/分钟为宜，以免诱发心律失常。

(三)纠正水、电解质紊乱

(1)轻度中暑者给予清凉的含盐饮料或盐水口服,酌情静脉输入葡萄糖盐水。

(2)发生循环衰竭的患者,可输入5%葡萄糖盐水1 500~2 000 mL,热痉挛患者主要是因为钠丢失过多,故重点补钠。

(四)保护肾功能

留置导尿管,观察尿量、尿比重及性状,碱化尿液,保护肾脏功能,保证每小时尿量在60~80 mL,必要时做血液透析。

(五)预防脑水肿

密切观察患者意识、瞳孔、脉搏、呼吸变化,遵医嘱使用激素和脱水剂。

(六)预防感染及弥散性血管内凝血

监测体温变化,观察皮肤、黏膜、穿刺部位有无出血倾向,监测动脉血气、凝血酶原时间、血小板计数和纤维蛋白原等,预防弥散性血管内凝血发生。

八、健康指导

(1)告知患者及其家属中暑的危害性、降温治疗的重要性及配合要点,取得配合。

(2)告知患者及家属高温时减少户外活动或尽量避开正午前后时段。

(3)指导患者学习预防中暑及中暑发生后的自救、互救知识。

(4)教会高温作业患者识别先兆中暑症状(高温环境下出现大汗、口渴、头晕、胸闷、心悸、体温升高等),以及时就医。

(王训文)

第二节　急性呼吸窘迫综合征

一、概述

急性呼吸窘迫综合征(acute respiratory distress syndrome,ARDS)是由严重创伤、感染、休克、误吸等引起的,以肺泡毛细血管损坏为主要表现,以进行性呼吸窘迫、顽固性低氧血症、肺顺应性下降、肺广泛严重渗出、肺水肿为特征的临床综合征,属于急性肺损伤(acute lung injury,ALI)最严重阶段或类型。

二、病情观察与评估

(1)监测生命体征,观察有无呼吸急促、心率增快。

(2)观察有无口唇及肢端发绀、鼻翼翕动、三凹征、辅助呼吸肌参与呼吸等呼吸困难的表现。

(3)评估肺部呼吸音是否偏低,有无干、湿啰音。

(4)评估动脉血气分析和生化检验结果。ARDS以低氧分压(PaO_2)≤8.0 kPa(60 mmHg)(吸空气时)、低二氧化碳分压($PaCO_2$)[通常<4.7 kPa(35 mmHg)]为典型表现,氧合指数

$(PaO_2/FiO_2) \leqslant 40.0$ kPa(300 mmHg)[正常为 $53.3 \sim 66.7$ kPa($400 \sim 500$ mmHg)]。

三、护理措施

(一)体位

严格卧床,半卧位或坐位,机械通气患者可取仰卧位。

(二)氧疗

使用面罩高浓度($>50\%$)氧气吸入,使 $PaO_2 > 8.0$ kPa(60 mmHg)或 $SaO_2 > 90\%$。必要时采用无创或有创机械通气。

(三)用药护理

1.镇痛药物

常用吗啡 2 mg/h 或芬太尼 $4 \sim 8$ μg/h 持续静脉泵入,观察镇痛效果,根据不同的患者选择适宜的疼痛评估工具,维持疼痛评分在理想状态,吗啡和芬太尼对呼吸有抑制作用,观察呼吸的频率、节律和氧饱和度,一旦出现呼吸抑制,立即暂停药物泵入,予以简易呼吸器或呼吸机辅助呼吸。

2.镇静药物

根据医嘱选择适宜的镇静药物,常用丙泊酚 $3 \sim 8$ mL/h 或咪达唑仑 $2 \sim 5$ mL/h 静脉持续泵入。根据患者情况选择适宜的镇静评估工具,维持镇静评分在理想状态。单次静脉注射丙泊酚或咪达唑仑时可出现暂时性呼吸抑制和血压下降,血压下降与剂量有关,因此,单次输注时剂量不宜过大,密切观察呼吸和血压变化。

四、健康指导

(1)指导患者戒烟,避免吸入有害烟雾或刺激性气体。

(2)教会患者缩唇呼吸、腹式呼吸、有效咳嗽排痰的方法。

(王训文)

第三节　急性肝衰竭

一、概述

急性肝衰竭是多种原因引起肝细胞缺血或坏死而导致肝功能严重受损,机体代谢功能发生紊乱,短时间内出现的严重临床综合征。常见原因为肝炎及肝硬化,也见于细菌、病毒感染,毒物中毒、药物性肝损伤、酒精性肝损害、妊娠急性脂肪肝等。

二、病情观察与评估

(1)监测生命体征,观察有无发热、心率增快、血压降低等表现。

(2)观察有无黄疸、乏力和食欲缺乏等黄疸型肝炎的表现;有无尿色加深,皮肤、黏膜及巩膜黄染。

(3)观察有无因腹水及内毒素导致肠麻痹而引起的腹胀。

(4)观察有无皮下出血、瘀点、瘀斑、鼻出血、黏膜出血等表现。

(5)观察患者有无行为或性格改变、辨向力或计算能力下降、兴奋或嗜睡等。

(6)观察有无少尿或无尿,肌酐或尿素氮升高等氮质血症表现。

(7)评估有无因意识障碍导致跌倒(坠床)的危险。

(8)评估有无因活动受限、低蛋白血症、水肿、腹水等导致压疮的危险。

三、护理措施

(一)卧位与休息
卧床休息,取半卧位。

(二)饮食护理
低盐、高糖、高维生素、易消化的流食或半流食,禁食蛋白质,以碳水化合物为主。禁食粗糙、干硬食物防止消化道出血。

(三)用药护理
(1)治疗中有利尿剂、清蛋白、血浆时,先输清蛋白和血浆提高胶体渗透压,再予以利尿剂提高利尿效果。

(2)凝血因子要及时快速输入。

(3)尽量避免使用镇静药物或大剂量利尿剂。

(四)记录出入量
严重腹水患者限制液体入量,每天测量腹围和体质量,记录 24 h 出入量。

(五)感染监测
监测体温、白细胞、降钙素原、肺部 X 片变化,以及早发现并处理感染征象,减少侵入性操作,严格遵循无菌技术原则。

(六)监测重要化验结果
监测出凝血时间、血常规、肝肾功能、电解质,保持水、电解质酸碱平衡。

(七)人工肝治疗护理
(1)治疗前了解患者病史、病程时间,肝、肾功能,特别是总胆红素、凝血酶原时间、血型、有无出血史、血小板计数,有无肝昏迷前期表现等,做到心中有数,以利治疗时的观察。

(2)对血浆有过敏史者,治疗前预防性抗过敏治疗,可减少治疗中过敏的危险性,避免因过敏而造成治疗中断。具有高过敏体质患者可选用胆红素吸附治疗。

(3)治疗过程中监测体温、脉搏、呼吸、血压、心率,发现异常及时处理。

(4)治疗结束后复测生化检验指标,观察疗效。

(5)妥善固定和维护血管通路,预防导管脱落和感染。

(八)跌倒(坠床)预防
(1)患者出现精神或行为异常时专人守护,使用双侧床栏,必要时实施适当保护性约束,避免跌倒(坠床)。

(2)给活动移位困难的患者提供适当辅具,如厕时护理人员全程陪伴,移动时使用移位固定带辅助,避免跌倒(坠床)。

(九)压疮预防

(1)卧床患者保持床褥清洁、平整、干燥。至少每2 h翻身一次,使用高规格弹性泡沫床垫,可延长至每4 h翻身一次,避免推、拖、拉、拽等动作。坐位患者每15～30 min减压15～30 s。

(2)为低蛋白血症、水肿患者制定营养干预计划,保证其摄入平衡膳食/营养补充制剂,必要时提供肠外肠内营养支持。

(3)保持皮肤清洁、干燥,使用清水或pH为中性的皮肤清洁剂,易受浸渍处使用皮肤保护膜,不可用力擦洗或按摩骨隆突部位皮肤,热装置不直接接触皮肤。

四、健康指导

(1)告知患者不要用手指挖鼻或用牙签剔牙、不用硬牙刷刷牙,注射后局部至少压迫10～15 min,避免出血。

(2)告知患者避免劳累、暴饮暴食、饮酒、服用肝损害药物等诱发因素。

(3)指导患者出院后应全休1～3个月,第一个月每半个月复查相关指标1次,以后每1～2个月复查1次,半年后每3～6个月复查1次。病情稳定后可适当工作,避免重体力劳动或剧烈运动,肝功能正常3个月以上可恢复工作,但仍需定期复查。

(4)告知患者若出现胃部不适、呕吐、黑便、皮肤出血点等出血症状,或患者出现异常兴奋、定向力减退、行为异常等肝性脑病先兆时,以及时就诊。

(王训文)

第七章

神经内科护理

第一节 癫　痫

癫痫是多种原因导致的、脑部神经元高度同步化异常放电所引起的临床综合征,临床表现具有发作性、短暂性、重复性和刻板性等特点。临床上每次发作或每种发作的过程称为痫性发作。

一、病因与发病机制

(一)病因

癫痫不是独立的疾病,而是一组疾病或综合征。引起癫痫的病因非常复杂,根据病因学不同,癫痫可分为三大类。

1.症状性癫痫

由各种明确的中枢神经系统结构损伤和功能异常引起,如脑肿瘤、脑外伤、脑血管病、中枢神经系统感染、寄生虫、遗传代谢性疾病、神经系统变性疾病。

2.特发性癫痫

病因不明,未发现脑部有足以引起癫痫发作的结构性损伤或功能异常,可能与遗传因素密切相关。

3.隐源性癫痫

病因不明,但临床表现提示为症状性癫痫,现有的检查手段不能发现明确的病因。其占全部癫痫的 $60\%\sim70\%$。

(二)发病机制

癫痫的发病机制非常复杂,至今尚未能完全了解其全部机制,但发病的一些重要环节已被探知。

1.痫性放电的起始

神经元异常放电是癫痫发病的电生理基础。

2.痫性放电的传播

异常高频放电反复通过突触联系和强化后的易化作用诱发周边及远处的神经元的同步放电,从而引起异常电位的连续传播。

3.痫性放电的终止

目前机制尚未完全明了。

二、临床表现

(一)痫性发作

1.部分性发作

部分性发作包括以下几种。①单纯部分性发作:常以发作性一侧肢体、局部肌肉节律性抽动或感觉障碍为特征,发作时程短。②复杂部分性发作:表现为意识障碍,多有精神症状和自动症;③部分性发作继发全面性发作:上述部分性发作后出现全身性发作。

2.全面性发作

这类发作起源于双侧脑部,发作初期即有意识丧失,根据其临床表现的不同,可分为以下几种。

(1)全面强直-阵挛发作:以意识丧失、全身抽搐为主要临床特征。早期出现意识丧失、跌倒,随后的发作过程分为三期:强直期、阵挛期和发作后期。发作过程可有喉部痉挛、尖叫、心率增快、血压升高、瞳孔散大、呼吸暂停等症状,发作后各项体征逐渐恢复正常。

(2)失神发作:典型表现为正常活动中突然发生短暂的意识丧失,两眼凝视且呼之不应,发作停止后立即清醒,继续原来的活动,对发作没有丝毫记忆。

(3)强直性发作:多在睡眠中发作,表现为全身骨骼肌强直性阵挛,常伴有面色潮红或苍白、瞳孔散大等症状。

(4)阵挛性发作:表现为全身骨骼肌阵挛伴意识丧失,见于婴幼儿。

(5)肌阵挛发作:表现为短暂、快速、触电样肌肉收缩,一般无意识障碍。

(6)失张力发作:表现为全身或部分肌肉张力突然下降,造成张口、垂颈、肢体下垂甚至跌倒。

3.癫痫持续状态

癫痫持续状态指一次癫痫发作持续 30 min 以上,或连续多次发作致发作间期意识或神经功能未恢复至通常水平。可见于各种类型的癫痫,但通常是指全面强直-阵挛发作持续状态。可因不适当地停用抗癫痫药物或治疗不规范、感染、精神刺激、过度劳累、饮酒等诱发。

(二)癫痫综合征

特定病因引发的由特定症状和体征组成的癫痫。

三、辅助检查

(1)脑电图检查:脑电图检查是诊断癫痫最有价值的辅助检查方法,典型表现是尖波、棘波、棘-慢或尖-慢复合波。

(2)血液检查:通过血糖、血常规、血寄生虫等检查,可了解有无低血糖、贫血、寄生虫病。

(3)影像学检查:应用数字减影血管造影、CT、MRI 等检查可发现脑部器质性病变,为癫痫的诊断提供依据。

四、治疗要点

目前癫痫治疗仍以药物治疗为主,药物治疗应达到 3 个目的:①控制发作或最大限度地减少发作次数;②长期治疗无明显变态反应;③使患者保持或恢复其原有的生理、心理和社会功能状态。

（一）病因治疗

祛除病因,避免诱因。如全身代谢性疾病导致癫痫的、应先纠正代谢紊乱,睡眠不足诱发癫痫的要保证充足的睡眠,对于颅内占位性病变引起者首先考虑手术治疗,对于脑寄生虫病行驱虫治疗。

（二）发作时治疗

立即让患者就地平卧,保持呼吸道通畅,以及时给氧;防止外伤,预防并发症;应用药物预防再次发作,如地西泮、苯妥英钠等。

（三）发作间歇期治疗

合理应用抗癫痫药物,常用的抗癫痫药物有地西泮、氯硝西泮、卡马西平、丙戊酸、苯妥英钠、苯巴比妥、扑痫酮、拉莫三嗪、奥卡西平、左乙拉西坦、加巴喷丁等。强直性发作、部分性发作和部分性发作继发全面性发作首选卡马西平;全面强直-阵挛发作、典型失神、肌阵挛发作、阵挛性发作首选丙戊酸。

（四）癫痫持续状态的治疗

保持稳定的生命体征和进行性心肺功能支持;终止呈持续状态的癫痫发作,减少癫痫发作对脑部神经元的损害;寻找并尽可能根除病因及诱因;处理并发症。可依次选用地西泮、异戊巴比妥钠、苯妥英钠和水合氯醛等药物。及时纠正血酸碱度和电解质失衡,发生脑水肿时给予甘露醇和呋塞米注射,注意预防和控制感染。

（五）其他治疗

对于药物难治性、有确定癫痫灶的癫痫可采用手术治疗,中医学针灸治疗对某些癫痫也有一定疗效。

五、护理措施

（一）一般护理

（1）饮食:为患者提供充足的营养,癫痫持续状态的患者可给予鼻饲,嘱发作间歇期的患者进食清淡、无刺激、富于营养的食物。

（2）休息与运动:癫痫发作后宜卧床休息,平时应劳逸结合,保证充足的睡眠,生活规律,避免不良刺激。

（3）纠正水、电解质及酸碱平衡紊乱,预防并发症。

（二）病情观察

密切观察生命体征、意识状态、瞳孔变化、大小便等情况;观察并记录发作的类型、频率和持续时间;观察发作停止后意识恢复的时间,有无疲乏、头痛及行为异常。

（三）安全护理

告知患者有发作先兆时立即平卧。活动中发作时,立即将患者置于平卧位,避免摔伤。摘下眼镜、手表、义齿等硬物,用软垫保护患者关节及头部,必要时用约束带适当约束,避免外伤。用牙垫或厚纱布置于患者口腔一侧上下磨牙间,防止口、舌咬伤。发作间歇期,应为患者创造安静、安全的休养环境,避免或减少诱因,防止意外的发生。

（四）保持呼吸道通畅

发作时立即解开患者领扣、腰带以减少呼吸道受压,以及时清除口腔内食物、呕吐物和分泌物,防止呼吸道阻塞。让患者平卧、头偏向一侧,必要时用舌钳拉出舌头,避免舌后坠阻塞呼吸道。必要时可行床旁吸引和气管切开。

(五)用药护理

有效的抗癫痫药物治疗可使80%的患者发作得到控制。告诉患者抗癫痫药物治疗的原则及药物疗效与变态反应的观察,指导患者遵医嘱坚持长期正确服药。

1.服药注意事项

服药注意事项包括:①根据发作类型选择药物;②药物一般从小剂量开始,逐渐加量,以尽可能控制发作、又不致引起毒性反应的最小有效剂量为宜;③坚持长期有规律服药,完全不发作后还需根据发作类型、频率,再继续服药2～3年,然后逐渐减量至停药,切忌服药控制发作后就自行停药;④间断不规则服药不利于癫痫控制,易导致癫痫持续状态发生。

2.常用抗癫痫药物变态反应

每种抗癫痫药物均有多种变态反应。变态反应轻者一般不需停药,从小剂量开始逐渐加量或与食物同服可以减轻,严重反应时应减量或停药、换药。服药前应做血、尿常规和肝、肾功能检查,服药期间定期监测血药浓度,复查血常规和生化检查。

(六)避免促发因素

1.癫痫的诱因

疲劳、饥饿、缺睡、便秘、经期、饮酒、感情冲动、一过性代谢紊乱和变态反应。过度换气对于失神发作、过度饮水对于强直性阵挛发作、闪光对于肌阵挛发作也有诱发作用。有些反射性癫痫还应避免如声光刺激、惊吓、心算、阅读、书写、下棋、玩牌、刷牙、起步、外耳道刺激等特定因素。

2.癫痫持续状态的诱发因素

常为突然停药、减药、漏服药及换药不当;其次为发热、感冒、劳累、饮酒、妊娠与分娩;使用异烟肼、利多卡因、氨茶碱或抗抑郁药亦可诱发。

(七)手术的护理

对于手术治疗癫痫的患者,术前应做好心理护理以减少恐惧和紧张。密切观察意识、瞳孔、肢体活动和生命体征等情况,并按医嘱做好术前检查和准备;术后麻醉清醒后应采取头高脚低位,以减轻脑水肿的发生。严密监测病情,做好术后常规护理、用药护理和安全护理。

(八)心理护理

病情反复发作、长期服药常会给患者带来沉重的精神负担,易产生焦虑、恐惧、抑郁等不良心理状态。护士应多关心患者,随时关注其心理状态并给予安慰和疏导,缓解患者的心理负担,使其更好地配合治疗。

(九)健康指导

(1)向患者及其家属介绍疾病治疗和预防的相关知识,教会其癫痫的基本护理方法,安静的环境、规律的生活、合理的饮食、充足的睡眠、远离不良刺激等均有利于患者的康复。

(2)告知患者及家属遵医嘱长期、规律用药,不可突然减药甚至停药,定期复查,病情变化立即就诊。

(3)应尽量避免患者单独外出,不参与蹦极、游泳等可能危及生命的活动,避免紧张、劳累。

(4)特发性癫痫且有家族史的女性患者,婚后不宜生育,双方均有癫痫,或一方患病,另一方有家族史者不宜婚配。

(张万丽)

第二节 面神经炎

一、疾病概述

(一)概念和特点

面神经炎是由茎乳孔内面神经非特异性炎症所致的周围性面瘫,又称为特发性面神经麻痹,或称贝尔麻痹,是一种最常见的面神经瘫痪疾病。

(二)相关病理生理

其早期病理改变主要为神经水肿和脱髓鞘,严重者可出现轴突变性,以茎乳孔和面神经管内部分尤为显著。

(三)病因与诱因

面神经炎的病因尚未完全阐明。受凉、感染、中耳炎、茎乳孔周围水肿及面神经在面神经管出口处受压、缺血、水肿等均可引起发病。

(四)临床表现

(1)本病任何年龄、任何季节均可发病,男性比女性略多。一般为急性发病,常于数小时或1~3 d症状达到高峰。

(2)主要表现为一侧面部表情肌瘫痪,额纹消失,不能皱额蹙眉;眼裂闭合不能或闭合不完全;病侧鼻唇沟变浅,口角歪向健侧(露齿时更明显);吹口哨及鼓腮不能等。

(3)病初可有侧耳后麻痹或下颌角后疼痛。少数人可有茎乳孔附近及乳突压痛。面神经病变在中耳鼓室段者可出现说话时回响过度和病侧舌前 2/3 味觉缺失。影响膝状神经节者,除上述表现外,还出现病侧乳突部疼痛,耳郭与外耳道感觉减退,外耳道或鼓膜出现疱疹,称为 Hunt 综合征。

(五)辅助检查

面神经传导检查对早期(起病5~7 d)完全瘫痪者的预后判断是一项有用的检查方法,肌电图检查表现为病侧诱发的肌电动作电位 M 波波幅明显减低,如为对侧正常的 30% 或以上者,则可望在 2 个月内完全恢复。如为 10%~29% 者则需要 2~8 个月才能恢复,且有一定程度的并发症;如仅为 10% 以下者则需要 6~12 个月才有可能恢复,并常伴有并发症(面肌痉挛等);如病后 10 d 内出现失神经电位,恢复时间将延长。

(六)治疗原则

改善局部血液循环,减轻面部神经水肿,促使功能恢复。治疗要点如下。

(1)急性期应尽早使用糖皮质激素,可用泼尼松 30 mg 口服,1 次/天,或地塞米松静脉滴注 10 mg/d,疗程 1 周左右,并用大剂量维生素 B_1、维生素 B_{12} 肌内注射,还可以采用红外线照射或超短波透热疗法。若为带状疱疹引起者,可口服阿昔洛韦 7~10 d。眼裂不能闭合,可根据情况使用眼膏、眼罩,或缝合眼睑以保护角膜。

(2)恢复期可进行面肌的被动或主动运动训练,也可采用碘离子透入理疗、针灸、高压氧等治疗。

（3）2～3 个月后，对自愈较差的高危患者可行面神经减压手术，以争取恢复的机会。发病后1 年以上仍未恢复者，可考虑整容手术或面-舌下神经或面-副神经吻合术。

二、护理评估

（一）一般评估

1.生命体征

一般无特殊。体温升高常见于感染。

2.患者的主诉

（1）诱因：发病前有无受凉、感染、中耳炎。

（2）发作症状：发作时有无侧耳后麻痹或下颌角后疼痛，一侧面部表情肌瘫痪，额纹消失，不能皱额蹙眉；眼裂闭合不能或闭合不完全；病侧鼻唇沟变浅，口角歪向健侧（露齿时更明显）；不能吹口哨及鼓腮。

（3）发病形式：是否急性发病，持续时间，症状的部位、范围、性质、严重程度等。

（4）既往检查、治疗经过及效果，是否有遵医嘱治疗。目前情况包括使用药物的名称、剂量、用法和有无变态反应。

3.其他

体质量与身高、体位、皮肤黏膜、饮食状况及排便情况的评估和/或记录结果。口腔卫生评估：评估患者的口腔卫生清洁程度，患侧脸颊是否留有食物残渣。疼痛的评估：使用口诉言词评分法、数字等级评定量表、面部表情测量图对疼痛程度、疼痛控制及疼痛不良作用的评估。

（二）身体评估

1.头颈部

（1）外观评估：患侧额皱纹是否浅，眼裂是否增宽。鼻唇沟是否浅，口角是否低，口是否向健侧歪斜。

（2）运动评估：让患者做皱额、闭眼、吹哨、露齿、鼓气动作，比较两侧是否相等。

（3）味觉评估：让患者伸舌，检查者以棉签或毛笔蘸少许试液（醋、盐、糖等），轻擦于舌之前部，如有味觉可以手指预定符号表示之，不能伸舌和讲话。先试可疑一侧再试健侧。每种味觉试验完毕时，需用温水漱口，一般舌尖对甜、咸味最敏感，舌后边对酸味最敏感。

2.胸部

无特殊。

3.腹部

无特殊。

4.四肢

无特殊。

（三）心理-社会评估

（1）了解患者对疾病知识特别是预后的了解。

（2）观察患者有无心理异常的表现，患者面部肌肉出现瘫痪，自身形象改变，容易导致其焦虑和急躁的情绪。

（3）了解其患者家庭经济状况，家属及社会支持程度。

(四)辅助检查结果的评估

1.常规检查

一般无特殊,注意监测体温、血常规有无异常。

2.面神经传导检查

有无异常。

(五)常用药物治疗效果的评估

主要是糖皮质激素。

(1)服用药物的具体情况:是否餐后服用,主要剂型、剂量与持续用药时间。

(2)胃肠道反应评估:这是口服糖皮质激素最常见的变态反应,主要表现为上腹痛、恶心及呕吐等。

(3)出血评估:糖皮质激素可致诱发或加剧胃和十二指肠溃疡的发生,严重时引起出血甚至穿孔。患者服药期间,应定期检测血常规和异常出血的情况。

(4)体温变化及其相关感染灶的表现:皮质激素对机体免疫反应有多个环节的抑制作用,削弱机体的抵抗力。容易诱发各种感染的发生有关,尤其是上呼吸道、泌尿系统、皮肤(含肛周)的感染。

(5)神经精神症状的评估:小剂量皮质激素可引起精神欣快感,而大剂量则出现兴奋、多语、烦躁不安、失眠、注意力不集中和易激动等精神症状,少数尚可出现幻觉、幻想谵妄、昏睡等症状,也有企图自杀者,这种精神失常可迅速恶化。

三、主要护理诊断/问题

(一)身体意象紊乱

与面神经麻痹所致口角歪斜等有关。

(二)疼痛:下颌角或乳突部疼痛

与面神经病变累及膝状神经节有关。

四、护理措施

(一)心理护理

患者突然出现面部肌肉瘫痪,自身形象改变,害怕遇见熟人,不敢出现在公共场所。容易导致焦虑、急躁情绪。应观察有无心理异常的表现,鼓励患者表达对面部形象改变后的心理感受和对疾病预后担心的真实想法;告诉患者本病大多预后良好,并介绍治愈患者,指导克服焦躁情绪和害羞心理,正确对待疾病,积极配合治疗;同时护士在与患者谈话时应语言柔和、态度和蔼亲切,避免任何伤害患者自尊的言行。

(二)休息与修饰指导

急性期注意休息,防风、防寒,尤其患侧耳后茎乳孔周围应予保护,预防诱发。外出时可戴口罩,系围巾,或使用其他改善自身形象的恰当修饰。

(三)饮食护理

选择清淡饮食,避免粗糙、干硬、辛辣食物,有味觉障碍的患者应注意食物的冷热度,以防烫伤口腔黏膜;指导患者饭后及时漱口,清除口腔患侧滞留食物,保持口腔清洁,预防口腔感染。

(四)预防眼部并发症

眼睑不能闭合或闭合不全者予以眼罩、眼镜遮挡及点眼药等保护,防止角膜炎、溃疡。

(五)功能训练

指导患者尽早开始面肌的主动与被动运动。只要患侧面部能运动,就应进行面肌功能训练,可对着镜子做皱眉、抬额、闭眼、露齿、鼓腮和吹口哨等运动,每天数次,每次 5～15 min,并辅以面肌按摩,以促进早日康复。

(六)就诊指标

受凉、感染、中耳炎后出现一侧面部表情肌瘫痪,额纹消失,不能皱额蹙眉;眼裂闭合不能或闭合不完全;病侧鼻唇沟变浅,口角歪向健侧(露齿时更明显);不能吹口哨及鼓腮及侧耳后麻痹或下颌角后疼痛,以及时就医。

五、护理效果评价

(1)患者能够正确对待疾病,积极配合治疗。

(2)患者能够掌握相关疾病知识,做好外出的自我防护。

(3)患者口腔清洁舒适,无口腔异物、异味及口臭,无烫伤。

(4)患者无角膜炎、溃疡的发生。

(5)患者积极参与康复锻炼,坚持自我面肌功能训练。

(6)患者对治疗效果满意。

(张万丽)

第三节　三叉神经痛

一、疾病概述

(一)概念和特点

三叉神经痛是一种原因未明的三叉神经分布区内闪电样反复发作的剧痛,不伴三叉神经功能破坏的症状,又称为原发性三叉神经痛。

(二)相关病理生理

三叉神经感觉根切断术活检可见神经节细胞消失、炎症细胞浸润,神经鞘膜不规则增厚、髓鞘瓦解,轴索节段性蜕变、裸露、扭曲、变形等。

(三)病因与诱因

原发性三叉神经痛病因尚未完全明了,周围学说认为病变位于半月神经节到脑桥间部分,是由于多种原因引起的压迫所致;中枢学说认为三叉神经痛为一种感觉性癫痫样发作,异常放电部位可能在三叉神经脊束核或脑干。

发病机制迄今仍在探讨之中。较多学者认为是各种原因引起三叉神经局部脱髓鞘产生异位冲动,相邻轴索纤维假突触形成或产生短路,轻微痛觉刺激通过短路传入中枢,中枢传出冲动亦通过短路传入,如此叠加造成三叉神经痛发作。

(四)临床表现

(1)有 70%～80%的患者发生在 40 岁以上,女性稍多于男性,多为一侧发病。

(2)以面部三叉神经分布区内突发的剧痛为特点,似触电、刀割、火烫样疼痛,以面颊部、上下颌或舌疼痛最明显;口角、鼻翼、颊部和舌等处最敏感,轻触、轻叩即可诱发,故有"触发点"或"扳机点"之称。严重者洗牙、刷牙、谈话、咀嚼都可以诱发,以致不敢做这些动作。发作时患者常常双手紧握拳或握物或用力按压痛部,或用手擦痛部,以减轻疼痛。因此,患者多出现面部皮肤粗糙,色素沉着、眉毛脱落等现象。

(3)每次发作从数秒至 2 min。其发作来去突然,间歇期完全正常。

(4)疼痛可固定累及三叉神经的某一分支,尤以第二、三支多见,也可以同时累及两支,同时三支受累者少见。

(5)病程可呈周期性,开始发作次数较少,间歇期长,随着病程进展使发作逐渐频繁,间歇期缩短,甚至整日疼痛不止。本病可以缓解,但极少自愈。

(6)原发性三叉神经痛者神经系统检查无阳性体征。继发性三叉神经疼痛,多伴有其他脑神经及脑干受损的症状及体征。

(五)辅助检查

1.螺旋 CT 检查

螺旋 CT 检查能更好地显示颅底三孔区正常和病理的颅脑组织结构和骨质结构。对于发现和鉴别继发性三叉神经痛的原因及病变范围尤为有效。

2.MRI 综合成像

快速梯度回波加时间飞跃法即 TOF 法技术。它可以同时兼得三叉神经和其周围血管的影像,已作为 MRI 对于三叉神经痛诊断和鉴别诊断的首选检查。

(六)治疗原则

1.药物治疗

卡马西平首选,开始为 0.1 g,2 次/天,以后每天增加 0.1 g,最大剂量不超过 1.0 g/d。直到疼痛消失,然后再逐渐减量,最小有效维持剂量常为 0.6～0.8 g/d。如卡马西平无效可考虑苯妥英钠 0.1 g 口服 3 次/天。如两药无效时可试用氯硝西泮 6～8 mg/d 口服。40%～50%患者可有效控制发作,25%疼痛明显缓解。可同时服用大剂量维生素 B_{12},1 000～2 000 μg,肌内注射,2～3 次/周,4～8 周为 1 个疗程,部分患者可缓解疼痛。

2.经皮半月神经节射频电凝治疗法

采用射频电凝治疗对大多数患者有效,可缓解疼痛数月至数年。但可致面部感觉异常、角膜炎、复视、咀嚼无力等并发症。

3.封闭治疗

药物治疗无效者可行三叉神经纯乙醇或甘油封闭治疗。

4.手术治疗

以上治疗长达数年无效且又能耐受开颅手术者可考虑三叉神经终末支或半月神经节内感觉支切断术,或行微血管减压术。虽然手术治疗止痛效果良好,但也有可能失败,或产生严重的并发症,术后复发,甚至有生命危险等。因此,只有经过上述几种治疗后仍无效且剧痛难忍者才考虑手术治疗。

二、护理评估

(一)一般评估

1.生命体征

一般无特殊。

2.患者的主诉

有无三叉神经痛的临床表现。

3.相关记录

患者神志、年龄、性别、体质量、体位、饮食、睡眠、皮肤等记录结果。尤其疼痛的评估:包括对疼痛程度、疼痛控制及疼痛不良作用的评估。主要包括以下 3 个方面。

(1)疼痛强度的单维测量。

(2)疼痛分成感觉强度和不愉快两个维度来测量。

(3)对疼痛经历的感觉、情感及认知评估方面的多维评估。

(二)身体评估

1.头颈部

(1)角膜反射:患者向一侧注视,用捻成细束的棉絮由外向内轻触角膜,反射动作为双侧直接和间接的闭眼活动。角膜反射可以受多种病变的影响。如一侧三叉神经受损造成角膜麻木时,刺激患侧角膜则双侧均无反应,而在做健侧角膜反射时,仍可引起双侧反应。

(2)腭反射:用探针或棉签轻刺软腭弓、咽腭弓边缘,正常时可引起腭帆上提,伴恶心或呕吐反应。当一侧反射消失,表明检查侧三叉神经、舌咽神经和迷走神经损害。

(3)眉间反射:用叩诊锤轻轻叩击两眉之间的部位,可出现两眼轮匝肌收缩和两眼睑闭合。一侧三叉神经及面神经损害,均可使该侧眉间反射减弱或消失。

(4)运动功能的评估:检查时,首先应注意观察患者两侧颞部及颌部是否对称,有无肌萎缩,然后让患者用力反复咬住磨牙,检查时双手掌按触两侧咬肌和颞肌,如肌肉无收缩,或一侧有明显肌收缩减弱,即有判断价值。另外可嘱患者张大口,观察下颌骨是否有偏斜,如有偏斜证明三叉神经运动支受损。

(5)感觉功能的评估:检查时,可用探针轻划(测触感)与轻刺(测痛感)患侧的三叉神经各分布区的皮肤与黏膜,并与健侧相比较。如果痛觉丧失时,需再做温度觉检查,以试管盛冷热水试之。可用两支玻璃管分盛 0 ℃～10 ℃的冷水和 40 ℃～50 ℃温水交替地接触患者的皮肤,请其报出"冷"和"热"。

2.胸部

无特殊。

3.腹部

无特殊。

4.四肢

无特殊。

(三)心理-社会评估

1.疾病知识

患者对疾病的性质、过程、防治及预后知识的了解程度。

2.心理状况

了解疾病对其日常生活、学习和工作的影响,患者能否面对现实、适应角色转变,有无人格改变、反应迟钝、记忆力及计算力下降或丧失等精神症状。

3.社会支持系统

了解家庭的组成、经济状况、文化教育背景;家属对患者的关心、支持及对患者所患疾病的认识程度;了解患者的工作单位或医疗保险机构所能承担的帮助和支持情况;患者出院后的继续就医条件,居住地的社区保健资源或继续康复治疗的可能性。

(四)辅助检查结果的评估

1.常规检查

一般无特殊,注意监测肝、肾功能有无异常。

2.头颅 CT

颅底三孔区的颅脑组织结构和骨质结构有无异常。

3.MRI 综合成像

三叉神经和其周围血管的影像有无异常。

(五)常用药物治疗效果的评估

1.卡马西平

(1)用药剂量、时间、方法的评估与记录。

(2)变态反应的评估:头晕、嗜睡、口干、恶心、消化不良等,多可消失。出现皮疹、共济失调、昏迷、肝功能受损、心绞痛、精神症状时需立即停药。

(3)血液系统毒性反应的评估:本药最严重的变态反应,但较少见,可产生持续性白细胞计数减少、单纯血小板计数减少及再生障碍性贫血。

2.苯妥英钠

(1)服用药物的具体情况:是否餐后服用,主要剂型、剂量与持续用药时间。

(2)变态反应的评估:本品变态反应小,长期服药后常见眩晕、嗜睡、头晕、恶心、呕吐、厌食、失眠、便秘、皮疹等反应,亦可有变态反应。有时有牙龈增生(儿童多见,并用钙盐可减轻),偶有共济失调、白细胞计数减少、巨细胞贫血、神经性震颤;严重时有视力障碍及精神错乱、紫癜等。长期服用可引起骨质疏松,孕妇服用有可能致胎儿畸形。

3.氯硝西泮

(1)服用药物的具体情况:是否按时服用,主要剂型、剂量与持续用药时间。

(2)变态反应的评估:最常见的变态反应为嗜睡和步态不稳及行为紊乱,老年患者偶见短暂性精神错乱,停药后消失。偶有一过性头晕、全身瘙痒、复视等变态反应。对孕妇及闭角性青光眼患者禁用。对肝肾功能有一定的损害,故对肝肾功能不全者应慎用或禁用。

三、主要的护理诊断/问题

(一)疼痛

面颊、上下颌及舌疼痛 与三叉神经受损(发作性放电)有关。

(二)焦虑

与疼痛反复、频繁发作有关。

四、护理措施

(一)避免发作诱因

由于本病为突然、反复发作的阵发性剧痛,患者非常痛苦,加之咀嚼、哈欠和讲话均可能诱发,患者常不敢洗脸、刷牙、进食和大声说话等,故表现为面色憔悴、精神抑郁和情绪低落,应指导患者保持心情愉快,生活有规律、合理休息、适度娱乐;选择清淡、无刺激的饮食,严重者可进食流质;帮助患者尽可能减少刺激因素,如保持周围环境安静、室内光线柔和,避免因周围环境刺激而产生焦虑情绪,以致诱发或加重疼痛。

(二)疼痛护理

观察患者疼痛的部位、性质,了解疼痛的原因与诱因;与患者讨论减轻疼痛的方法与技巧,鼓励患者运用指导式想象、听轻音乐、阅读报纸杂志等分散注意力,以达到精神放松、减轻疼痛。

(三)用药护理

指导患者遵医嘱正确服用止痛药,并告知药物可能出现的变态反应,如服用卡马西平应先行血常规检查以了解患者的基本情况,用药 2 个月内应 2 周检查血常规 1 次。如无异常情况,以后每 3 个月检查血常规 1 次。

(四)就诊指标

出现头晕、嗜睡、口干、恶心、步态不稳、肝功能损害、皮疹和白细胞计数减少及时就医;患者不要随意更换药物或自行停药。

五、护理效果评价

(1)患者疼痛程度得到有效控制,达到预定疼痛控制目标。

(2)患者能正确认识疼痛并主动参与疼痛治疗护理。

(3)患者不舒适被及时发现,并予以相应处理。

(4)患者掌握相关疾病知识,遵医行为好。

(5)患者对治疗效果满意。

(张万丽)

第四节 偏 头 痛

偏头痛是一类发作性且常为单侧的搏动性头痛。发病率各家报告不一,Solomon 描述约 6% 的男性,18% 的女性患有偏头痛,男女之比为 1∶3;Wilkinson 的报告为约 10% 的英国人口患有偏头痛;Saper 报告在美国约有 2 300 万人患有偏头痛,其中男性占 6%,女性占 17%。偏头痛多开始于青春期或成年早期,约 25% 的患者于 10 岁以前发病,55% 的患者发生在 20 岁以前,90% 以上的患者发生于 40 岁以前。在美国,偏头痛造成的社会经济负担为 10 亿~17 亿美元。在我国也有大量患者因偏头痛而影响工作、学习和生活。多数患者有家庭史。

一、病因与发病机制

偏头痛的确切病因及发病机制仍处于讨论之中。很多因素可诱发、加重或缓解偏头痛的发作。通过物理或化学的方法,学者们也提出了一些学说。

(一)激发或加重因素

对于某些个体而言,很多外部或内部环境的变化可激发或加重偏头痛发作。

(1)激素变化:口服避孕药可增加偏头痛发作的频度;月经是偏头痛常见的触发或加重因素("周期性头痛");妊娠、性交可触发偏头痛发作("性交性头痛")。

(2)某些药物:某些易感个体服用硝苯地平、异山梨酯或硝酸甘油后可出现典型的偏头痛发作。

(3)天气变化:特别是天气转热、多云或天气潮湿。

(4)某些食物添加剂和饮料:最常见者是酒精性饮料,如某些红葡萄酒;奶制品,奶酪,特别是硬奶酪;咖啡;含亚硝酸盐的食物,如汤、热狗;某些水果,如柑橘类水果;巧克力("巧克力性头痛");某些蔬菜;酵母;人工甜食;发酵的腌制品如泡菜;味精。

(5)运动:头部的微小运动可诱发偏头痛发作或使之加重,有些患者因惧怕乘车引起偏头痛发作而不敢乘车;踢足球的人以头顶球可诱发头痛("足球运动员偏头痛");爬楼梯上楼可出现偏头痛。

(6)睡眠过多或过少。

(7)一顿饭漏吃或延后。

(8)抽烟或置身于烟中。

(9)闪光、灯光过强。

(10)紧张、生气、情绪低落、哭泣("哭泣性头痛"):很多女性逛商场或到人多的场合可致偏头痛发作;国外有人骑马时尽管拥挤不到 1 min,也可使偏头痛加重。

在激发因素中,剂量、联合作用及个体差异尚应考虑。如对于敏感个体,吃一枚橘子可能不致引起头痛,而吃数枚橘子则可引起头痛。有些情况下,吃数枚橘子也不引起头痛发作,但如同时有月经的影响,这种联合作用就可引起偏头痛发作。有的个体在商场中待一会儿即出现发作,而有的个体仅于商场中久待才出现偏头痛发作。

偏头痛尚有很多改善因素。有人在偏头痛发作时静躺片刻,即可使头痛缓解。有人在光线较暗淡的房间闭目而使头痛缓解。有人在头痛发作时喜以双手压迫双颞侧,以期使头痛缓解,有人通过冷水洗头使头痛得以缓解。妇女绝经后及妊娠 3 个月后偏头痛趋于缓解。

(二)有关发病机制的几个学说

1.血管活性物质

在所有血管活性物质中,5-HT 学说是学者们提及最多的一个。人们发现偏头痛发作期血小板中5-HT浓度下降,而尿中 5-HT 代谢物 5-HT 羟吲哚乙酸增加。脑干中 5-HT 能神经元及去甲肾上腺素能神经元可调节颅内血管舒缩。很多 5-HT 受体拮抗剂治疗偏头痛有效。以利血压耗竭 5-HT 可加速偏头痛发生。

2.三叉神经血管脑膜反应

曾通过刺激啮齿动物的三叉神经,可使其脑膜产生炎性反应,而治疗偏头痛药物麦角胺,双氢麦角碱、舒马普坦等可阻止这种神经源性炎症。在偏头痛患者体内可检测到由三叉神经所释放的降钙素基因相关肽,而降钙素基因相关肽为强烈的血管扩张剂。双氢麦角碱、舒马普坦既能缓解头痛,又能降低降钙素基因相关肽含量。因此,偏头痛的疼痛是由神经血管性炎症产生的无菌性脑膜炎。Wilkinson 认为三叉神经分布于涉痛区域,偏头痛可能就是一种神经源性炎症。

Solomon 在复习儿童偏头痛的研究文献后指出,儿童眼肌瘫痪型偏头痛的复视源于海绵窦内颈内动脉的肿胀伴第Ⅲ对脑神经的损害。另一种解释是小脑上动脉和大脑后动脉肿胀造成的第Ⅲ对脑神经的损害,也可能为神经的炎症。

3.内源性疼痛控制系统障碍

中脑水管周围及第四脑室室底灰质含有大量与镇痛有关的内源性阿片肽类物质,如脑啡肽、β-内啡肽等。正常情况下,这些物质通过对疼痛传入的调节而起镇痛作用。虽然报告的结果不一,但多数报告显示偏头痛患者脑脊液或血浆中 β-内啡肽或其类似物降低,提示偏头痛患者存在内源性疼痛控制系统障碍。这种障碍导致患者疼痛阈值降低,对疼痛感受性增强,易于发生疼痛。鲑钙紧张素治疗偏头痛的同时可引起患者血浆 β-内啡肽水平升高。

4.自主功能障碍

自主功能障碍很早即引起了学者们的重视。瞬时心率变异及心血管反射研究显示,偏头痛患者存在交感功能低下。24 h 动态心率变异研究提示,偏头痛患者存在交感、副交感功能平衡障碍。也有学者报道偏头痛患者存在瞳孔直径不均,提示这部分患者存在自主功能异常。有人认为在偏头痛患者中的猝死现象可能与自主功能障碍有关。

5.偏头痛的家族聚集性及基因研究

偏头痛患者具有肯定的家族聚集性倾向。遗传因素最明显,研究较多的是家族性偏瘫型偏头痛及基底型偏头痛。有先兆偏头痛比无先兆偏头痛具有更高的家族聚集性。有先兆偏头痛和偏瘫发作可在同一个体交替出现,并可同时出现于家族中,基于此,学者们认为家族性偏瘫型偏头痛和非复杂性偏头痛可能具有相同的病理生理和病因。Baloh 等报告了数个家族,其家族中多个成员出现偏头痛性质的头痛,并有眩晕发作或原发性眼震,有的晚年继发进行性周围性前庭功能丧失,有的家族成员发病年龄趋于一致,如均于 25 岁前出现症状发作。

有报告,偏瘫型偏头痛家族基因缺陷与 19 号染色体标志点有关,但也有发现提示有的偏瘫型偏头痛家族与 19 号染色体无关,提示家族性偏瘫型偏头痛存在基因的变异。与 19 号染色体有关的家族性偏瘫型偏头痛患者出现发作性意识障碍的频度较高,这提示在各种与 19 号染色体有关的偏头痛发作的外部诱发阈值较低是由遗传决定的。Ophoff 报告 34 例与 19 号染色体有关的家族性偏瘫型偏头痛家族,在电压闸门性钙通道 α_1 亚单位基因代码功能区域存在 4 种不同的错义突变。

有一种伴有发作间期眼震的家族性发作性共济失调,其特征是共济失调。眩晕伴以发作间期眼震,为显性遗传性神经功能障碍,这类患者约有 50% 出现无先兆偏头痛,临床症状与家族性偏瘫型偏头痛有重叠,二者也均与基底型偏头痛的典型状态有关,且均可有原发性眼震及进行性共济失调。Ophoff 报告了 2 例伴有发作间期眼震的家族性共济失调家族,存在 19 号染色体电压依赖性钙通道基因的突变,这与在家族性偏瘫型偏头痛所探测到的一样。所不同的是其阅读框架被打断,并产生一种截断的 α_1 亚单位,这导致正常情况下可在小脑内大量表达的钙通道密度的减少,由此可能解释其发作性及进行性加重的共济失调。同样的错义突变如何导致家族性偏瘫型偏头痛中的偏瘫发作尚不明。

Baloh 报告了三个伴有双侧前庭病变的家族性偏头痛家族。家族中多个成员经历偏头痛性头痛、眩晕发作(数分钟)、晚年继发前庭功能丧失,晚期,当眩晕发作停止,由于双侧前庭功能丧失导致平衡障碍及走路摆动。

6.血管痉挛学说

颅外血管扩张可伴有典型的偏头痛性头痛发作。偏头痛患者是否存在颅内血管的痉挛尚有争议。以往认为偏头痛的视觉先兆是由血管痉挛引起的,现在有确切的证据表明,这种先兆是由于皮层神经元活动由枕叶向额叶的扩布抑制(3 mm/min)造成的。血管痉挛更像是视网膜性偏头痛的始动原因,一些患者经历短暂的单眼失明,于发作期检查,可发现视网膜动脉的痉挛。另外,这些患者对抗血管痉挛剂有反应。与偏头痛相关的听力丧失和/或眩晕可基于内听动脉耳蜗和/或前庭分支的血管痉挛来解释。血管痉挛可导致内淋巴管或囊的缺血性损害,引起淋巴液循环损害,并最终发展成为水肿。经颅多普勒超声(TCD)脑血流速度测定发现,不论是在偏头痛发作期还是发作间期,均存在血流速度的加快,提示这部分患者颅内血管紧张度升高。

7.离子通道障碍

很多偏头痛综合征所共有的临床特征与遗传性离子通道障碍有关。偏头痛患者内耳存在局部细胞外钾的积聚。当钙进入神经元时钾退出。因为内耳的离子通道在维持富含钾的内淋巴和神经元兴奋功能方面是至关重要的,脑和内耳离子通道的缺陷可导致可逆性毛细胞除极及听觉和前庭症状。偏头痛中的头痛则是继发现象,这是细胞外钾浓度增加的结果。偏头痛综合征的很多诱发因素,包括情绪紧张、月经,可能是激素对有缺陷的钙通道影响的结果。

8.其他学说

有人发现偏头痛于发作期存在血小板自发聚集和黏度增加。另有人发现偏头痛患者存在TXA_2、PGI_2平衡障碍、P物质及神经激肽的改变。

二、临床表现

(一)偏头痛发作

Saper在描述偏头痛发作时将其分为五期来叙述。需要指出的是,这五期并非每次发作所必备的,有的患者可能只表现其中的数期,大多数患者的发作表现为两期或两期以上,有的仅表现其中的一期。另外每期特征可以存在很大不同,同一个体的发作也可不同。

1.前驱期

60%的偏头痛患者在头痛开始前数小时至数天出现前驱症状。前驱症状并非先兆,不论是有先兆偏头痛还是无先兆偏头痛均可出现前驱症状。可表现为精神、心理改变,如精神抑郁、疲乏无力、懒散、昏昏欲睡,也可情绪激动。易激惹、焦虑、心烦或欣快感等。尚可表现为自主神经症状,如面色苍白、发冷、厌食或明显的饥饿感、口渴、尿少、尿频、排尿费力、打哈欠、颈项发硬、恶心、肠蠕动增加、腹痛、腹泻、心慌、气短、心率加快,对气味过度敏感等,不同患者前驱症状具有很大的差异,但每例患者每次发作的前驱症状具有相对稳定性。这些前驱症状可在前驱期出现,也可于头痛发作中、甚至持续到头痛发作后成为后续症状。

2.先兆

约有20%的偏头痛患者出现先兆症状。先兆多为局灶性神经症状,偶为全面性神经功能障碍。典型的先兆应符合下列4条特征中的3条,即:重复出现,逐渐发展、持续时间不多于1 h,并跟随出现头痛。大多数患者先兆持续5~20 min。极少数情况下先兆可突然发作,也有的患者于头痛期间出现先兆性症状,尚有伴迁延性先兆的偏头痛,其先兆不仅始于头痛之前,尚可持续到头痛后数小时至7 d。

先兆可为视觉性的、运动性的、感觉性的,也可表现为脑干或小脑性功能障碍。最常见的先兆为视觉性先兆,约占先兆的90%。如闪电、暗点、单眼黑蒙、双眼黑蒙、视物变形、视野外空白等。闪光可为锯齿样或闪电样闪光、城垛样闪光。视网膜动脉型偏头痛患者眼底可见视网膜水肿,偶可见樱红色黄斑。仅次于视觉现象的常见先兆为麻痹。典型的是影响一侧手和面部,也可出现偏瘫。如果优势半球受累,可出现失语。数十分钟后出现对侧或同侧头痛,多在儿童期发病。这称为偏瘫型偏头痛。偏瘫型偏头痛患者的局灶性体征可持续7 d以上,甚至在影像学上发现脑梗死。偏头痛伴迁延性先兆和偏头痛性偏瘫以前曾被划入"复杂性偏头痛"。偏头痛反复发作后出现眼球运动障碍称为眼肌瘫痪型偏头痛。多为动眼神经麻痹所致,其次为滑车神经和展神经麻痹。多有无先兆偏头痛病史,反复发作者麻痹可经久不愈。如果先兆涉及脑干或小脑,则这种状况被称为基底型偏头痛,又称基底动脉型偏头痛。可出现头昏、眩晕、耳鸣、听力障碍、共济失调、复视,视觉症状包括闪光、暗点、黑蒙、视野缺损、视物变形。双侧损害可出现意识抑制,后者尤见于儿童。尚可出现感觉迟钝,偏侧感觉障碍等。

偏头痛先兆可不伴头痛出现,称为偏头痛等位症。多见于儿童偏头痛。有时见于中年以后,先兆可为偏头痛发作的主要临床表现而头痛很轻或无头痛。也可与头痛发作交替出现,可表现为闪光、暗点、腹痛、腹泻、恶心、呕吐、复发性眩晕、偏瘫、偏身麻木及精神心理改变。如儿童良性发作性眩晕、前庭性梅尼埃病、成人良性复发性眩晕。有跟踪研究显示,为数不少的以往诊断为梅尼埃病的患者,其症状大多数与偏头痛有关。有报告描述了一组成人良性复发性眩晕患者,年龄在7~55岁,晨起发病症状表现为反复发作的头晕、恶心、呕吐及大汗,持续数分钟至4 d不等。发作开始及末期表现为位置性眩晕,发作期间无听觉症状。发作间期几乎所有患者均无症状,这些患者眩晕发作与偏头痛有着几个共同的特征,包括可因乙醇、睡眠不足、情绪紧张造成及加重,女性多发,常见于经期。

3.头痛

头痛可出现于围绕头或颈部的任何部位,可位于颞侧、额部、眶部。多为单侧痛,也可为双侧痛,甚至发展为全头痛,其中单侧痛者约占2/3。头痛性质往往为搏动性痛,但也有的患者描述为钻痛。疼痛程度往往为中、重度痛,甚至难以忍受。往往是晨起后发病,逐渐发展,达高峰后逐渐缓解。也有的患者于下午或晚上起病,成人头痛大多历时4 h至3 d,而儿童头痛多历时2 h至2 d。尚有持续时间更长者,可持续数周。有人将发作持续3 d以上的偏头痛称为偏头痛持续状态。

头痛期间不少患者伴随出现恶心、呕吐、视物不清、畏光、畏声等,喜独居。恶心为最常见伴随症状,达一半以上,且常为中、重度恶心。恶心可先于头痛发作,也可于头痛发作中或发作后出现。近一半的患者出现呕吐,有些患者的经验是呕吐后发作即明显缓解。其他自主功能障碍也可出现,如尿频、排尿障碍、鼻塞、心慌、高血压、低血压甚至可出现心律失常。发作累及脑干或小脑者可出现眩晕、共济失调、复视、听力下降、耳鸣、意识障碍。

4.头痛终末期

此期为头痛开始减轻至最终停止这一阶段。

5.后续症状期

为数不少的患者于头痛缓解后出现一系列后续症状。表现怠倦、昏昏欲睡。有的感到精疲力竭、饥饿感或厌食、多尿、头皮压痛、肌肉酸痛。也可出现精神心理改变,如烦躁、易怒、心境高涨或情绪低落、少语、少动等。

(二)儿童偏头痛

儿童偏头痛是儿童期头痛的常见类型。儿童偏头痛与成人偏头痛在一些方面有所不同。性别方面,发生于青春期以前的偏头痛,男女患者比例大致相等,而成人期偏头痛,女性比例大大增加,约为男性的3倍。

儿童偏头痛的诱发及加重因素有很多与成人偏头痛一致,如劳累和情绪紧张可诱发或加重头痛,为数不少的儿童可因运动而诱发头痛,儿童偏头痛患者可有睡眠障碍,而上呼吸道感染及其他发热性疾病在儿童比成人更易使头痛加重。

在症状方面,儿童偏头痛与成人偏头痛也有区别。儿童偏头痛持续时间常较成人短。偏瘫型偏头痛多在儿童期发病,成年期停止,偏瘫发作可从一侧到另一侧,这种类型的偏头痛常较难控制。反复的偏瘫发作可造成永久性神经功能缺损,并可出现病理征,也可造成认知障碍。基底动脉型偏头痛,在儿童也比成人常见,表现闪光、暗点、视物模糊、视野缺损,也可出现脑干、小脑及耳症状,如眩晕、耳鸣、耳聋、眼球震颤。在儿童出现意识恍惚者比成人多,尚可出现跌倒发作。有些偏头痛儿童尚可仅出现反复发作性眩晕,而无头痛发作。一个平时表现完全正常的儿童可突然恐惧、大叫、面色苍白、大汗、步态蹒跚、眩晕、旋转感,并出现眼球震颤,数分钟后可完全缓解,恢复如常,称之为儿童良性发作性眩晕,属于一种偏头痛等位症。这种眩晕发作始于4岁以前,可每天数次发作,其后发作次数逐渐减少,多数于7~8岁后不再发作。与成人不同,儿童偏头痛的前驱症状常为腹痛,有时可无偏头痛发作而代之以腹痛、恶心、呕吐、腹泻,称为腹型偏头痛等位症。在偏头痛的伴随症状中,儿童偏头痛出现呕吐较成人更加常见。

儿童偏头痛的预后较成人偏头痛好。6年后约有一半儿童不再经历偏头痛,约1/3的偏头痛得到改善。而始于青春期以后的成人偏头痛常持续几十年。

三、诊断与鉴别诊断

(一)诊断

偏头痛的诊断应根据详细的病史做出,特别是头痛的性质及相关的症状非常重要。如头痛的部位、性质、持续时间、疼痛严重程度、伴随症状及体征、既往发作的病史、诱发或加重因素等。

对于偏头痛患者应进行细致的一般内科查体及神经科检查,以除外症状与偏头痛有重叠、类似或同时存在的情况。诊断偏头痛虽然没有特异性的实验室指标,但有时给予患者必要的实验室检查非常重要,如血、尿、脑脊液及影像学检查,以排除器质性病变。特别是中年或老年期出现的头痛,更应排除器质性病变。当出现严重的先兆或先兆时间延长时,有学者建议行颅脑CT或MRI检查。也有学者提议当偏头痛发作每月超过2次时,应警惕偏头痛的原因。

国际头痛协会头痛分类委员会于1962年制定了一套头痛分类和诊断标准,这个旧的分类与诊断标准在世界范围内应用了二十余年,至今我国尚有部分学术专著仍在沿用或参考这个分类。1988年国际头痛协会头痛分类委员会制定了新的关于头痛、脑神经痛及面部痛的分类和诊断标准。目前临床及科研多采用这个标准。本标准将头痛分为13个主要类型,包括了总数129个头痛亚型。其中常见的头痛类型为偏头痛、紧张型头痛、丛集性头痛和慢性发作性偏头痛,而偏头痛又被分为七个亚型(表7-1~表7-4)。这七个亚型中,最主要的两个亚型是无先兆偏头痛和有先兆偏头痛,其中最常见的是无先兆偏头痛。

国际头痛协会的诊断标准为偏头痛的诊断提供了一个可靠的、可量化的诊断标准,对于临床和科研的意义是显而易见的,有学者特别提到其对于临床试验及流行病学调查有重要意义。但临床上有时遇到患者并不能完全符合这个标准,对这种情况学者们建议随访及复查,以确定诊断。

表 7-1　偏头痛分类

无先兆偏头痛

有先兆偏头痛

  偏头痛伴典型先兆

  偏头痛伴迁延性先兆

  家族性偏瘫型偏头痛

  基底动脉型偏头痛

  偏头痛伴急性先兆发作

眼肌瘫痪型偏头痛

视网膜型偏头痛

可能为偏头痛前驱或与偏头痛相关联的儿童期综合征

  儿童良性发作性眩晕

  儿童交替性偏瘫

偏头痛并发症

  偏头痛持续状态

  偏头痛性偏瘫

不符合上述标准的偏头痛性障碍

表 7-2　国际头痛协会(1988)关于无先兆偏头痛的定义

无先兆偏头痛

诊断标准:

1.至少 5 次发作符合第 2～4 项标准

2.头痛持续 4～72 h(未治疗或没有成功治疗)

3.头痛至少具备下列特征中的 2 条

  (1)位于单侧

  (2)搏动性质

  (3)中度或重度(妨碍或不敢从事每天活动)

  (4)因上楼梯或类似的日常体力活动而加重

4.头痛期间至少具备下列 1 条

  (1)恶心和/或呕吐

  (2)畏光和畏声

5.至少具备下列 1 条

  (1)病史、体格检查和神经科检查不提示器质性障碍

  (2)病史和/或体格检查和/或神经检查确实提示这种障碍(器质性障碍),但被适当的观察所排除

  (3)这种障碍存在,但偏头痛发作并非在与这种障碍有密切的时间关系上首次出现

表 7-3 国际头痛协会(1988)关于有先兆偏头痛的定义

有先兆偏头痛

先前用过的术语:经典型偏头痛,典型偏头痛;眼肌瘫痪型、偏身麻木型、偏瘫型、失语型偏头痛

诊断标准:

1.至少 2 次发作符合第 2 项标准

2.至少符合下列 4 条特征中的 3 条

(1)一个或一个以上提示局灶大脑皮质或脑干功能障碍的完全可逆性先兆症状

(2)至少一个先兆症状逐渐发展超过 4 min,或 2 个及 2 个以上的症状接着发生

(3)先兆症状持续时间不超过 60 min,如果出现 1 个以上先兆症状,持续时间可相应增加

(4)继先兆出现的头痛间隔期在 60 min 之内(头痛尚可在先兆前或与先兆同时开始)

3.至少具备下列 1 条

(1)病史:体格检查及神经科检查不提示器质性障碍

(2)病史和/或体格检查和/或神经科检查确实提示这障碍,但通过适当的观察被排除

(3)这种障碍存在,但偏头痛发作并非在与这种障碍有密切的时间关系上首次出现

有典型先兆的偏头痛

诊断标准:

1.符合有先兆偏头痛诊断标准,包括第 2 项全部 4 条标准

2.有 1 条或 1 条以上下列类型的先兆症状

(1)视觉障碍

(2)单侧偏身感觉障碍和/或麻木

(3)单侧力弱

(4)失语或非典型言语困难

表 7-4 国际头痛协会(1988)关于儿童偏头痛的定义

1.至少 5 次发作符合第(1)、(2)项标准

(1)每次头痛发作持续 2～48 h

(2)头痛至少具备下列特征中的 2 条

①位于单侧

②搏动性质

③中度或重度

④可因常规的体育活动而加重

2.头痛期间内至少具备下列 1 条

(1)恶心和/或呕吐

(2)畏光和畏声

由于国际头痛协会的诊断标准掌握起来比较复杂,为了便于临床应用,国际上一些知名的学者一直在探讨一种简单化的诊断标准。其中 Solomon 介绍了一套简单标准,符合这个标准的患者 99％符合国际头痛协会关于无先兆偏头痛的诊断标准。

(1)具备下列 4 条特征中的任何 2 条,即可诊断无先兆偏头痛:①疼痛位于单侧;②搏动性

痛;③恶心;④畏光或畏声。

(2)另有 2 条附加说明:①首次发作者不应诊断;②应无器质性疾病的证据。

在临床工作中尚能遇到患者有时表现为紧张型头痛,有时表现为偏头痛性质的头痛,为此有学者查阅了国际上一些临床研究文献后得到的答案是,紧张型头痛和偏头痛并非截然分开的,其临床上确实存在着重叠,故有学者提出二者可能是一个连续的统一体。有时遇到有先兆偏头痛患者可表现为无先兆偏头痛,同样,学者们认为二型之间既可能有不同的病理生理,又可能是一个连续的统一体。

(二)鉴别诊断

偏头痛应与下列疼痛相鉴别。

1.紧张型头痛

紧张型头痛又称肌收缩型头痛。其临床特点是头痛部位较弥散,可位于前额、双颞、顶、枕及颈部。头痛性质常呈钝痛,头部压迫感、紧箍感,患者常述犹如戴着一个帽子。头痛常呈持续性,可时轻时重。多有头皮、颈部压痛点,按摩头颈部可使头痛缓解,多有额、颈部肌肉紧张。多少伴有恶心、呕吐。

2.丛集性头痛

丛集性头痛又称组胺性头痛,Horton 综合征。表现为一系列密集的、短暂的、严重的单侧钻痛。与偏头痛不同,头痛部位多局限并固定于一侧眶部、球后和额颞部。发病时间常在夜间,并使患者痛醒。发病时间固定,起病突然而无先兆,开始可为一侧鼻部烧灼感或球后压迫感,继之出现特定部位的疼痛,常疼痛难忍,并出现面部潮红,结膜充血、流泪、流涕、鼻塞。为数不少的患者出现 Horner 征,可出现畏光,不伴恶心、呕吐。诱因可为发作群集期饮酒、兴奋或服用扩血管药引起。发病年龄常较偏头痛晚,平均 25 岁,男女之比约4∶1。罕见家族史。治疗包括:非类固醇类抗炎止痛剂;激素治疗;睾丸素治疗;吸氧疗法(国外介绍为100%氧,8~10 L/min,共 10~15 min,仅供参考);麦角胺咖啡因或双氢麦角碱睡前应用,对夜间头痛特别有效;碳酸锂疗效尚有争议,但多数介绍其有效,但中毒剂量有时与治疗剂量很接近,曾有老年患者(精神患者)服一片致昏迷者,建议有条件者监测血锂水平,变态反应有胃肠道症状、肾功能改变、内分泌改变、震颤、眼球震颤、抽搐等;其他药物尚有钙通道阻滞剂、舒马普坦等。

3.痛性眼肌麻痹

痛性眼肌麻痹又称 Tolosa-Hunt 综合征,是一种以头痛和眼肌麻痹为特征,涉及特发性眼眶和海绵窦的炎性疾病。病因可为颅内颈内动脉的非特异性炎症,也可能涉及海绵窦。常表现为球后及眶周的顽固性胀痛、刺痛,数天或数周后出现复视,并可有第Ⅲ、Ⅳ、Ⅵ对脑神经受累表现,间隔数月数年后复发,需行血管造影以排除颈内动脉瘤。皮质类固醇治疗有效。

4.颅内占位所致头痛

占位早期,头痛可为间断性或晨起为重,但随着病情的发展,多成为持续性头痛,进行性加重,可出现颅内高压的症状与体征,如头痛、恶心、呕吐、视盘水肿,并可出现局灶症状与体征,如精神改变。偏瘫、失语、偏身感觉障碍、抽搐、偏盲、共济失调、眼球震颤等,典型者鉴别不难。但需注意,也有表现为十几年的偏头痛,最后被确诊为巨大血管瘤者。

四、防治

(一)一般原则

偏头痛的治疗策略包括两个方面:对症治疗及预防性治疗。对症治疗的目的在于消除、抑制或减轻疼痛及伴随症状。预防性治疗用来减少头痛发作的频度及减轻头痛严重性。对偏头痛患者是单用对症治疗还是同时采取对症治疗及预防性治疗，要具体分析。一般说来，如果头痛发作频度较小，疼痛程度较轻，持续时间较短，可考虑单纯选用对症治疗。如果头痛发作频度较大，疼痛程度较重，持续时间较长，对工作、学习、生活影响较明显，则在给予对症治疗的同时，给予适当的预防性治疗。总之，既要考虑到疼痛对患者的影响，又要考虑到药物变态反应对患者的影响，有时还要参考患者个人的意见。Saper 的建议是每周发作 2 次以下者单独给予药物性对症治疗，而发作频繁者应给予预防性治疗。

不论是对症治疗还是预防性治疗均包括两个方面，即药物干预及非药物干预。

非药物干预方面，强调患者自助。嘱患者详细记录前驱症状、头痛发作与持续时间及伴随症状，找出头痛诱发及缓解的因素，并尽可能避免。如避免某些食物，保持规律的作息时间、规律饮食。不论是在工作日，还是周末抑或假期，坚持这些方案对于减轻头痛发作非常重要，接受这些建议对 30％患者有帮助。另有人倡导有规律的锻炼，如长跑等，可能有效地减少头痛发作。认知和行为治疗，如生物反馈治疗等，已被证明有效，另有患者于头痛时进行痛点压迫，于凉爽、安静、暗淡的环境中独处，或以冰块冷敷均有一定效果。

(二)药物对症治疗

偏头痛对症治疗可选用非特异性药物治疗，包括简单的止痛药，非甾体抗炎药及麻醉剂。对于轻、中度头痛，简单的镇痛药及非甾体抗炎药常可缓解头痛的发作。常用的药物有脑清片、对乙酰氨基酚、阿司匹林、萘普生、吲哚美辛、布洛芬、罗痛定等。麻醉药的应用是严格限制的，Saper 提议主要用于严重发作，其他治疗不能缓解，或对偏头痛特异性治疗有禁忌或不能忍受的情况下应用。偏头痛特异性 5-羟色胺(5-HT)受体拮抗剂主要用于中、重度偏头痛。偏头痛特异性 5-HT 受体拮抗剂结合简单的止痛剂，大多数头痛可得到有效的治疗。

5-HT 受体拮抗剂治疗偏头痛的疗效是肯定的。麦角胺咖啡因既能抑制去甲肾上腺素的再摄取，又能拮抗其与 β-肾上腺素受体的结合，于先兆期或头痛开始后服用 1 片，常可使头痛发作终止或减轻。如效不显，于数小时后加服 1 片，每天不超过 4 片，每周用量不超过 10 片。该药缺点是变态反应较多，并且有成瘾性，有时剂量会越来越大。常见变态反应为消化道症状、心血管症状，如恶心、呕吐、胸闷、气短。孕妇、心肌缺血、高血压、肝肾疾病等忌用。

麦角碱衍生物酒石酸麦角胺，舒马普坦和双氢麦角碱为偏头痛特异性药物，均为 5-HT 受体拮抗剂。这些药物作用于中枢神经系统和三叉神经中受体介导的神经通路，通过阻断神经源性炎症而起到抗偏头痛作用。

酒石酸麦角胺主要用于中、重度偏头痛，特别是当简单的镇痛治疗效果不足或不能耐受时。其有多项作用：既是 $5-HT_{1A}$、$5-HT_{1B}$、$5-HT_{1D}$ 和 $5-HT_{1F}$ 受体拮抗剂，又是 α-肾上腺素受体拮抗剂，通过刺激动脉平滑肌细胞 5-HT 受体而产生血管收缩作用；它可收缩静脉容量性血管、抑制交感神经末端去甲肾上腺素再摄取。作为 $5-HT_1$ 受体拮抗剂，它可抑制三叉神经血管系统神经源性炎症，其抗偏头痛活性中最基础的机制可能在此，而非其血管收缩作用。其对中枢神经递质的作用对缓解偏头痛发作也是重要的。给药途径有口服、舌下及直肠给药。生物利用度与给药途径关系密切。口服及舌下含化吸收不稳定，直肠给药起效快，吸收可靠。为了减少过多应用导致麦角胺依赖性或反跳性头痛，一般每周应用不超过 2 次，应避免大剂量连续用药。

Saper 总结酒石酸麦角胺在下列情况下慎用或禁用：年龄 55～60 岁（相对禁忌）；妊娠或哺乳；心动过缓（中至重度）；心室疾病（中至重度）；胶原-肌肉病；心肌炎；冠心病，包括血管痉挛性心绞痛；高血压（中至重度）；肝、肾损害（中至重度）；感染或高热/败血症；消化性溃疡性疾病；周围血管病；严重瘙痒。另外，该药可加重偏头痛造成的恶心、呕吐。

舒马普坦也适用于中、重度偏头痛发作。作用于神经血管系统和中枢神经系统，通过抑制或减轻神经源性炎症而发挥作用。曾有人称舒马普坦为偏头痛治疗的里程碑。皮下用药 2 h，约 80% 的急性偏头痛有效。尽管 24～48 h 内 40% 的患者重新出现头痛，这时给予第 2 剂仍可达到同样的有效率。口服制剂的疗效稍低于皮下给药，起效也稍慢，通常在 4 h 内起效。皮下用药后 4 h 给予口制剂不能预防再出现头痛，但对皮下用药后 24 h 内出现的头痛有效。

舒马普坦具有良好的耐受性，其变态反应通常较轻和短暂，持续时间常在 45 min 以内。包括注射部位的疼痛、耳鸣、面红、烧灼感、热感、头昏、体质量增加、颈痛及发音困难。少数患者于首剂时出现非心源性胸部压迫感，仅有很少患者于后续用药时再出现这些症状。罕见引起与其相关的心肌缺血。

Saper 总结应用舒马普坦注意事项及禁忌证为：年龄超过 55 岁（相对禁忌证）；妊娠或哺乳；缺血性心肌病（心绞痛、心肌梗死病史、记录到的无症状性缺血）；不稳定型心绞痛；高血压（未控制）；基底型或偏瘫型偏头痛；未识别的冠心病（绝经期妇女，男性>40 岁，心脏病危险因素如高血压、高脂血症、肥胖、糖尿病、严重吸烟及强阳性家族史）；肝肾功能损害（重度）；同时应用单胺氧化酶抑制剂或单胺氧化酶抑制剂治疗终止后 2 周内；同时应用含麦角胺或麦角类制剂（24 h 内），首次剂量可能需要在医师监护下应用。

酒石酸双氢麦角碱的效果超过酒石酸麦角胺。大多数患者起效迅速，在中、重度发作特别有用，也可用于难治性偏头痛。与酒石酸麦角胺有共同的机制，但其动脉血管收缩作用较弱，有选择性收缩静脉血管的特性，可静脉注射、肌内注射及鼻腔吸入。静脉注射途径给药起效迅速。肌内注射生物利用度达 100%。鼻腔吸入的绝对生物利用度 40%，应用酒石酸双氢麦角碱后再出现头痛的频率较其他现有的抗偏头痛剂小，这可能与其半衰期长有关。

酒石酸双氢麦角碱较酒石酸麦角胺具有较好的耐受性、恶心和呕吐的发生率及程度非常低，静脉注射最高，肌内注射及鼻吸入给药低。极少成瘾和引起反跳性头痛。通常的变态反应包括胸痛、轻度肌痛、短暂的血压上升。不应给予有血管痉挛反应倾向的患者，包括已知的周围性动脉疾病，冠状动脉疾病（特别是不稳定型心绞痛或血管痉挛性心绞痛）或未控制的高血压。注意事项和禁忌证同酒石酸麦角胺。

（三）药物预防性治疗

偏头痛的预防性治疗应个体化，特别是剂量的个体化。可根据患者体质量，一般身体情况、既往用药体验等选择初始剂量，逐渐加量，如无明显变态反应，可连续用药 2～3 d，无效时再使用其他药物。

1.抗组织胺药物

苯噻啶为一有效的偏头痛预防性药物。可每天 2 次，每次 0.5 mg 起，逐渐加量，一般可增加至每天 3 次，每次 1.0 mg，最大量不超过 6 mg/d。变态反应为嗜睡、头昏、体质量增加等。

2.钙通道阻滞剂

氟桂利嗪，每晚 1 次，每次 5～10 mg，变态反应有嗜睡、锥体外系反应、体质量增加、抑郁等。

3.β受体阻滞剂

普萘洛尔，开始剂量 3 次/天，每次 10 mg，逐渐增加至 60 mg/d，也有介绍 120 mg/d，心率<60 次/分钟者停用。哮喘、严重房室传导阻滞者禁用。

4.抗抑郁药

阿米替林每天 3 次,每次 25 mg,逐渐加量。可有嗜睡等变态反应,加量后变态反应明显。氟西汀(我国商品名百优解)20 mg/片,每晨 1 片,饭后服,该药初始剂量及有效剂量相同,服用方便,变态反应有睡眠障碍、胃肠道症状等,常较轻。

5.其他

非甾体抗炎药,如萘普生;抗惊厥药,如卡马西平、丙戊酸钠等;舒必剂、硫必利;中医中药(辨证施治、辨经施治、成方加减、中成药)等皆可试用。

(四)关于特殊类型偏头痛

与偏头痛相关的先兆是否需要治疗及如何治疗,目前尚无定论。通常先兆为自限性的、短暂的,大多数患者于治疗尚未发挥作用时可自行缓解。如果患者经历复发性、严重的、明显的先兆,考虑舌下含化尼非地平,但头痛有可能加重,且疗效也不肯定。给予舒马普坦及酒石酸麦角胺的疗效也尚处观察之中。

(五)关于难治性、严重偏头痛性头痛

这类头痛主要涉及偏头痛持续状态,头痛常不能为一般的门诊治疗所缓解。患者除持续的进展性头痛外尚有一系列生理及情感症状,如恶心、呕吐、腹泻、脱水、抑郁、绝望,甚至自杀倾向。用药过度及反跳性依赖、戒断症状常促发这些障碍。这类患者常需收入急症室观察或住院,以纠正患者存在的生理障碍,如脱水等;排除伴随偏头痛出现的严重的神经内科或内科疾病;治疗纠正药物依赖;预防患者于家中自杀等。应注意患者的生命体征,可做心电图检查。药物可选用酒石酸双氢麦角碱、舒马普坦、鸦片类及止吐药,必要时也可谨慎给予氯丙嗪等。可选用非肠道途径给药,如静脉或肌内注射给药。一旦发作控制,可逐渐加入预防性药物治疗。

(六)关于妊娠妇女的治疗

Schulman 建议给予地美罗注射剂或片剂,并应限制剂量。还可应用泼尼松,其不易穿过胎盘,在妊娠早期不损害胎儿,但不宜应用太频。如欲怀孕,最好尽最大可能不用预防性药物并避免应用麦角类制剂。

(七)关于儿童偏头痛

儿童偏头痛用药的选择与成人有很多重叠,如止痛药物、钙通道阻滞剂、抗组织胺药物等,但也有人质疑酒石酸麦角胺药物的疗效。如能确诊,重要的是对儿童及其家长进行安慰,使其对本病有一个全面的认识,以缓解由此带来的焦虑,对治疗当属有益。

五、护理

(一)护理评估

1.健康史

(1)了解头痛的部位、性质和程度:询问是全头疼还是局部头疼;是搏动性头疼还是胀痛、钻痛;是轻微痛、剧烈痛还是无法忍受的疼痛。偏头疼常描述为双侧颞部的搏动性疼痛。

(2)头疼的规律:询问头疼发病的急缓,是持续性还是发作性,起始与持续时间,发作频率,激发或缓解的因素,与季节、气候、体位、饮食、情绪、睡眠、疲劳等的关系。

(3)有无先兆及伴发症状:如头晕、恶心、呕吐、面色苍白、潮红、视物不清、闪光、畏光、复视、耳鸣、失语、偏瘫、嗜睡、发热、晕厥等。典型偏头疼发作常有视觉先兆和伴有恶心、呕吐、畏光。

(4)既往史与心理社会状况:询问患者的情绪、睡眠、职业情况及服药史,了解头疼对日常生活、工作和社交的影响,患者是否因长期反复头疼而出现恐惧、忧郁或焦虑心理。大部分偏头疼患者有家族史。

2.身体状况

检查意识是否清楚,瞳孔是否等大等圆、对光反射是否灵敏;体温、脉搏、呼吸、血压是否正常;面部表情是否痛苦,精神状态怎样;眼睑是否下垂、有无脑膜刺激征。

3.主要护理问题及相关因素

(1)偏头疼:与发作性神经血管功能障碍有关。

(2)焦虑:与偏头疼长期、反复发作有关。

(3)睡眠形态紊乱:与头疼长期反复发作和/或焦虑等情绪改变有关。

(二)护理措施

1.避免诱因

告知患者可能诱发或加重头疼的因素,如情绪紧张、进食某些食物、饮酒、月经来潮、用力性动作等;保持环境安静、舒适、光线柔和。

2.指导减轻头疼的方法

如指导患者缓慢深呼吸,听音乐、练气功、生物反馈治疗,引导式想象,冷、热敷及理疗、按摩、指压止痛法等。

3.用药护理

告知止痛药物的作用与变态反应,让患者了解药物依赖性或成瘾性的特点,如大量使用止痛剂,滥用麦角胺咖啡因可致药物依赖。指导患者遵医嘱正确服药。

(张万丽)

第五节 蛛网膜下腔出血

一、疾病概述

(一)概念和特点

蛛网膜下腔出血指各种原因致脑底部或脑表面的血管破裂,血液直接流入蛛网膜下腔引起的一种临床综合征,又称为原发性蛛网膜下腔出血。还可见因脑实质内,脑室出血,硬膜外或硬膜下血管破裂,血液穿破脑组织流入蛛网膜下腔,称为继发性蛛网膜下腔出血。约占急性脑卒中的10%,是一种非常严重的常见疾病。世界卫生组织调查显示中国发病率约为 2.0/(10 万人·年),也有报道为每年(6~20)/10 万人。

(二)相关病理生理

血液进入蛛网膜下腔后、血性脑脊液刺激血管、脑膜和神经根等脑组织,引起无菌性脑膜炎反应。脑表面常有薄层凝块掩盖,其中有时可找到破裂的动脉瘤或血管。随时间推移,大量红细胞开始溶解,释放出含铁血黄素,使软脑膜有不同程度的粘连。如脑沟中的红细胞溶解,蛛网膜绒毛细胞间小沟再开道,则脑脊液的回吸收可以恢复。

(三)病因与诱因

凡能引起脑出血的病因都能引起本病,但以颅内动脉瘤、动静脉畸形、高血压动脉硬化症、脑底异常血管网和血液病等为最常见。本病多在情绪激动或过度用力时发病(如排便)。

(四)临床表现

(1)突然发生的剧烈头痛、恶心、呕吐和脑膜刺激征,以颈项强直最为典型,伴或不伴局灶体征。

(2)部分患者,尤其是老年患者头痛、脑膜刺激征等临床表现常不典型,而精神症状较明显。

(3)原发性中脑出血的患者症状较轻,CT 表现为中脑或脑桥周围脑池积血,血管造影未发现动脉瘤或其他异常,一般不发生再出血或迟发型血管痉挛等情况,临床预后良好。

(五)辅助检查

1.头颅影像学检查

(1)CT:是诊断蛛网膜下腔出血的首选方法,CT 显示蛛网膜下腔内高密度影可以确诊蛛网膜下腔出血。

(2)MRI:当病后数天 CT 的敏感性降低时,MRI 可发挥较大作用。4 d 后 T_1 像能清楚地显示外渗的血液,血液高信号可持续至少 2 周,在 FLAIR 像则持续更长时间。因此,当病后 1～2 周,CT 不能提供蛛网膜下腔出血的证据时,MRI 可作为诊断蛛网膜下腔出血和了解破裂动脉瘤部位的一种重要方法。

2.脑血管影像学检查

(1)数字减影血管造影:是诊断颅内动脉瘤最有价值的方法,阳性率达 95%,可以清楚显示动脉瘤的位置、大小、与载瘤动脉的关系、有无血管痉挛等,血管畸形和烟雾病也能清楚显示。但以出血 3 d 内或 3～4 周后进行为宜。

(2)CT 血管成像(CTA)和 MR 血管成像(MRA):CTA 和 MRA 是无创性的脑血管显影方法,但敏感性、准确性不如数字减影血管造影。主要用于动脉瘤患者的随访及急性期不能耐受数字减影血管造影检查的患者。

(3)其他:经颅超声多普勒(TCD)。

3.实验室检查

血常规、凝血功能、肝功能及免疫学检查有助于寻找出血的其他原因。

(六)治疗原则

制止继续出血,防止血管痉挛及复发,以降低病死率。

二、护理评估

(一)一般评估

1.生命体征

患者的血压、脉搏、呼吸、体温有无异常。

2.患者主诉

患者发病时间、方式,有无明显诱因,有无头晕、剧烈头痛、恶心、呕吐等症状出现。患者既往有无高血压,动脉粥样硬化,血液病和家族脑卒中病史。患者的平时生活方式和饮食情况,患者的性格特点。

3.相关记录

体质量、身高、上臂围、皮肤、饮食等记录结果。

(二)身体评估

1.头颈部

患者意识是否清楚,眼睛运动是否正常。两侧瞳孔是否等大等圆、瞳孔对光反射是否灵敏,角膜反射是否正常。有无面色苍白、口唇发绀、皮肤湿冷、烦躁不安,是否存在吞咽困难和饮水呛咳,咽反射是否存在或消失,有无声音嘶哑或其他语言障碍。注意头颅有无局部肿块或压痛,头痛是否为爆炸样。有无头部活动受限、不自主活动及抬头无力。脑膜刺激征是否阳性,颈椎、脊柱、肌肉有无压痛。颈动脉听诊是否闻及血管杂音。

2.胸部

脊柱有无畸形,心脏及肺部听诊是否异常。

3.腹部

上腹部有无疼痛、饱胀,肠鸣音是否正常。有无大、小便失禁,并观察大小便的颜色、量和性质。

4.四肢

有无肢体活动障碍或感觉缺失,四肢肌力及肌张力等情况。

(三)心理-社会评估

了解患者及其家属对疾病的了解程度,经济状况,对患者的支持关心程度等。

(四)辅助检查结果评估

评估血液检查、影像学检查、脑血管影像学检查等结果。

(五)常用药物治疗效果的评估

对意识清醒者给予适量的止痛剂和镇静剂,如罗通定、苯巴比妥等,禁用吗啡以免抑制呼吸。患有高血压的蛛网膜下腔出血患者,可有一过性反应性血压升高,注意监测,必要时使用降压药,血压过低可导致脑组织灌注不足,过高则有再出血的危险,降血压控制在正常范围内。预防和缓解血管痉挛的药物,在静脉滴注过程中,应注意滴速,定时测血压及观察患者的意识状态。用20%甘露醇降低颅内压时,应按时给药,以保持颅内压的稳定性。

三、主要护理诊断/问题

(一)疼痛:头痛

与脑水肿、颅内高压、血液刺激脑膜或继发出血有关。

(二)潜在并发症

(1)再出血:与病情变化有关。

(2)肺部感染:与长期卧床有关。

(三)焦虑

与担心疾病预后有关。

(四)生活自理缺陷

与医源性限制有关。

四、护理措施

(一)一般护理

绝对卧床休息,卧床时间应在 4 周以上,尽量减少搬动,减少人员探视,避免精神刺激,亲属探望过多,会引起情绪激动,身体劳累诱发再出血。

(二)严密观察病情变化

注意脑血管痉挛发生:脑血管痉挛是蛛网膜下腔出血的主要并发症,继发于出血后 4~5 d,这是出血后患者死亡和致残的主要原因。因此除观察体温、脉搏、呼吸、血压外,应特别观察瞳孔、头痛、呕吐和抽搐等情况的变化。

(三)保持呼吸道通畅预防肺部感染

保持呼吸道通畅,预防肺部感染并发症,对昏迷患者尤为重要,因为昏迷患者咳嗽及吞咽反射减弱或消失。口腔呼吸道分泌物及呕吐物误吸或坠积于肺部而发生肺部感染。此外,也可引起窒息,患者应取侧卧位,头部略抬高稍后仰,吸痰时,吸痰管从鼻腔或口腔内插入,轻轻地吸出,避免损伤黏膜。

(四)保持大便通畅

患者因长期卧床,肠蠕动减少,或不习惯于床上排便,常常引起便秘,用力排便可使血压突然升高,再次出血。因此,应培养患者良好的生活习惯,多吃高维生素,粗纤维饮食,锻炼床上大小便能力,防止便秘及尿潴留,对便秘者可用开塞露,液状石蜡或缓泻剂昏迷者可留置导尿管。切忌灌肠,以免腹压突然增加,患者烦躁不安,加重出血。

(五)再出血的护理

蛛网膜下腔再出血是病情变化的重要因素,一般在病后 2~3 周发生,发生率及病死率均较高。如患者经治疗后出现剧烈头痛,意识障碍进行性加重,频繁呕吐,瞳孔不等大应高度怀疑再出血的发生。预防再出血要做到:①绝对卧床休息 8 周以上,饮食,大小便均不能下床;②保持大便通畅,排便时不能用力过猛;③避免情绪激动以免引起再出血。

(六)心理护理

护士要细心观察患者的心理反应,以及时做好心理疏导工作,耐心安慰患者,向其介绍疾病的特点和病程转归,使他对疾病有正确的认识,取得合作,同时指导患者学会自我调节,保持情绪稳定,避免情绪激动和突然用力,对于合并肢体瘫痪患者,帮助其进行功能锻炼。

(七)健康教育

1.饮食指导

指导患者了解肥胖、吸烟、酗酒及饮食因素与脑血管病的关系,改变不合理的饮食习惯和饮食结构。选择低盐、低脂、充足蛋白质和丰富维生素的饮食,如多食谷类和鱼类、新鲜蔬菜水果,少吃糖类和甜食。限制钠盐和动物油的摄入及辛辣、油炸食物和暴饮暴食;注意粗细搭配,荤素搭配,戒烟限酒,控制食物热量,保持理想体质量。

2.避免诱因

指导患者尽量避免使血压骤然升高的各种因素。如保持情绪稳定和心态平衡,避免过分喜悦、愤怒、焦虑、恐惧和悲伤等不良心理和惊吓等刺激;建立健康的生活方式,保证充足睡眠,适当运动,避免体力和脑力的过度劳累和突然用力过猛;养成定时排便的习惯,保持大便通畅,避免用力排便,戒烟酒。

3.检查指导

蛛网膜下腔出血患者一般在首次出血 3 周后进行数字减影血管造影检查,应告知脑血管造影的相关知识,指导患者积极配合,已明确病因,尽早手术,解除隐患或危险。

4.照顾者指导

家属应关心体贴患者,为其创造良好的修养环境,督促尽早检查和手术,发现再出血征象及时就诊。

5.就诊指标

患者出现意识障碍、肢体麻木、无力、头痛、头晕、视物模糊等症状及时就诊;定期门诊复查。

五、护理效果评估

(1)患者头痛得到减轻。

(2)患者没有出现再次出血或能及时发现再次出血并得到很好控制。

(3)患者心理得到很好的疏导,能很好配合治疗。

(4)患者无其他并发症发生。

（张万丽）

第八章

呼吸内科护理

第一节　急性上呼吸道感染

一、概述

(一)疾病概述

急性上呼吸道感染简称上感,为外鼻孔至环状软骨下缘包括鼻腔、咽或喉部急性炎症的概称。主要病原体是病毒,少数是细菌,免疫功能低下者易感。通常病情较轻、病程短、可自愈,预后良好。但由于发病率高,不仅影响工作和生活,有时还可伴有严重并发症,并具有一定的传染性,应积极防治。

多发于冬、春季节,多为散发,且可在气候突变时小规模流行。主要通过患者打喷嚏和含有病毒的飞沫经空气传播,或经污染的手和用具接触传播。可引起上感的病原体大多为自然界中广泛存在的多种类型病毒,同时健康人群亦可携带,且人体对其感染后产生的免疫力较弱、短暂,病毒间也无交叉免疫,故可反复发病。

(二)相关病理生理

组织学上可无明显病理改变,亦可出现上皮细胞的破坏。可有炎症因子参与发病,使上呼吸道黏膜血管充血和分泌物增多,伴单核细胞浸润,浆液性及黏液性炎性渗出。继发细菌感染者可有中性粒细胞浸润及脓性分泌物。

(三)急性上呼吸道感染的病因与诱因

1.基本病因

急性上感有 70%～80% 由病毒引起,包括鼻病毒、冠状病毒、腺病毒、流感和副流感病毒,以及呼吸道合胞病毒、埃可病毒和柯萨奇病毒等。另有 20%～30% 的上感为细菌引起,可单纯发生或继发于病毒感染之后发生,以口腔定植菌溶血性链球菌为多见,其次为流感嗜血杆菌、肺炎链球菌和葡萄球菌等,偶见革兰阴性杆菌。

2.常见诱因

淋雨、受凉、气候突变、过度劳累等可降低呼吸道局部防御功能,致使原存的病毒或细菌迅速繁殖,或者直接接触含有病原体的患者打喷嚏、空气、污染的手和用具诱发本病。老幼体弱,免疫功能低下或有慢性呼吸道疾病如鼻窦炎、扁桃体炎者更易发病。

(四)临床表现

临床表现有以下几种类型。

1.普通感冒

普通感冒俗称"伤风",又称急性鼻炎或上呼吸道卡他,为病毒感染引起。起病较急,主要表现为鼻部症状,如打喷嚏、鼻塞、流清水样鼻涕,也可表现为咳嗽、咽干、咽痒或烧灼感甚至鼻后滴漏感。咽干、咳嗽和鼻后滴漏与病毒诱发的炎症介质导致的上呼吸道传入神经高敏状态有关。2~3 d 后鼻涕变稠,可伴咽痛、头痛、流泪、味觉迟钝、呼吸不畅、声嘶等,有时由于咽鼓管炎致听力减退。严重者有发热、轻度畏寒和头痛等。体检可见鼻腔黏膜充血、水肿、有分泌物,咽部可为轻度充血。一般经 5~7 d 痊愈,伴并发症者可致病程迁延。

2.急性病毒性咽炎和喉炎

急性病毒性咽炎和喉炎由鼻病毒、腺病毒、流感病毒、副流感病毒及肠病毒、呼吸道合胞病毒等引起。临床表现为咽痒和灼热感,咽痛不明显,咳嗽少见。急性喉炎多为流感病毒、副流感病毒及腺病毒等引起,临床表现为明显声嘶、讲话困难,可有发热、咽痛或咳嗽,咳嗽时咽喉疼痛加重。体检可见喉部充血、水肿,局部淋巴结轻度肿大和触痛,有时可闻及喉部的喘息声。

3.急性疱疹性咽峡炎

急性疱疹性咽峡炎多由柯萨奇病毒 A 引起,表现为明显咽痛、发热,病程约为一周。查体可见咽部充血,软腭、腭垂、咽及扁桃体表面有灰白色疱疹及浅表溃疡,周围伴红晕。多发于夏季,多见于儿童,偶见于成人。

4.急性咽结膜炎

急性咽结膜炎主要由腺病毒、柯萨奇病毒等引起。表现为发热、咽痛、畏光、流泪、咽及结膜明显充血。病程 4~6 d,多发于夏季,由游泳传播,儿童多见。

5.急性咽扁桃体炎

病原体多为溶血性链球菌,其次为流感嗜血杆菌、肺炎链球菌、葡萄球菌等。起病急,咽痛明显,伴发热、畏寒,体温可达 39 ℃。查体可发现咽部明显充血,扁桃体肿大、充血,表面有黄色脓性分泌物。有时伴有颌下淋巴结肿大、压痛,而肺部查体无异常体征。

(五)辅助检查

1.血液学检查

因多为病毒性感染,白细胞计数常正常或偏低,伴淋巴细胞比例升高。细菌感染者可有白细胞计数与中性粒细胞增多和核左移现象。

2.病原学检查

因病毒类型繁多,且明确类型对治疗无明显帮助,一般无须明确病原学检查。需要时可用免疫荧光法、酶联免疫吸附法、血清学诊断或病毒分离鉴定等方法确定病毒的类型。细菌培养可判断细菌类型并做药物敏感试验以指导临床用药。

(六)主要治疗原则

由于目前尚无特效抗病毒药物,以对症处理为主,同时戒烟、注意休息、多饮水、保持室内空气流通和防治继发细菌感染。对有急性咳嗽、鼻后滴漏和咽干的患者应给予伪麻黄碱治疗以减轻鼻部充血,亦可局部滴鼻应用。必要时适当加用解热镇痛类药物。

(七)药物治疗

1.抗菌药物治疗

目前已明确普通感冒无须使用抗菌药物。除非有白细胞计数升高、咽部脓苔、咯黄痰和流鼻涕等细菌感染证据,可根据当地流行病学史和经验用药,可选口服青霉素、第一代头孢菌素、大环内酯类或喹诺酮类。

2.抗病毒药物治疗

由于目前有滥用造成流感病毒耐药现象,所以如无发热,免疫功能正常,发病超过2 d一般无须应用。对于免疫缺陷患者,可早期常规使用。利巴韦林和奥司他韦有较广的抗病毒谱,对流感病毒、副流感病毒和呼吸道合胞病毒等有较强的抑制作用,可缩短病程。

二、护理评估

(一)病因评估

主要评估患者健康史和发病史,是否有受凉感冒史。对流行性感冒者,应详细询问患者及家属的流行病史,以有效控制疾病进展。

(二)一般评估

1.生命体征

患者体温可正常或发热;有无呼吸频率加快或节律异常。

2.患者主诉

有无鼻塞、流涕、咽干、咽痒、咽痛、畏寒、发热、咳嗽、咳痰、声嘶、畏光、流泪、眼痛等症状。

3.相关记录

体温,痰液颜色、性状和量等记录结果。

(三)身体评估

1.视诊

咽喉部有无充血;鼻腔黏膜有无充血、水肿及分泌物情况;扁桃体有无充血、肿大(肿大扁桃体的分度),有无黄色脓性分泌物;眼结膜有无充血等情况。

2.触诊

有无颌下、耳后等头颈部部位浅表淋巴结肿大,肿大淋巴结有无触痛。

3.听诊

有无异常呼吸音;双肺有无干、湿啰音。

(四)心理-社会评估

患者在疾病治疗过程中的心理反应与需求,家庭及社会支持情况,引导患者正确配合疾病的治疗与护理。

(五)辅助检查结果评估

1.血常规检查

有无白细胞计数降低或升高、有无淋巴细胞比值升高、有无中性粒细胞增多及核左移等。

2.胸部 X 线检查

有无肺纹理增粗、炎性浸润影等。

3.痰培养

有无细菌生长,药物敏感试验结果如何。

（六）治疗常用药效果的评估

对于呼吸道病毒感染,尚无特异的治疗药物。一般以对症处理为主,辅以中医治疗,并防治继发细菌感染。

三、主要护理诊断/问题

（一）舒适受损

鼻塞、流涕、咽痛、头痛与病毒、细菌感染有关。

（二）体温过高

体温过高与病毒、细菌感染有关。

四、护理措施

（一）病情观察

观察生命体征及主要症状,尤其是体温、咽痛、咳嗽等的变化。高热者联合使用物理降温与药物降温,并及时更换汗湿衣物。

（二）环境与休息

保持室内温、湿度适宜和空气流通,症状轻者应适当休息,病情重者或年老者卧床休息为主。

（三）饮食

选择清淡、富含维生素、易消化的食物,并保证足够热量。发热者应适当增加饮水量。

（四）口腔护理

进食后漱口或按时给予口腔护理,防止口腔感染。

（五）防止交叉感染

注意隔离患者,减少探视,以避免交叉感染。指导患者咳嗽时应避免对着他人。患者使用过的餐具、痰盂等用品应按规定及时消毒。

（六）用药护理

遵医嘱用药且注意观察药物的不良反应。为减轻马来酸氯苯那敏或苯海拉明等抗过敏药的头晕、嗜睡等不良反应,宜指导患者在临睡前服用,并告知驾驶员和高空作业者应避免使用。

（七）健康教育

1.疾病预防指导

生活规律、劳逸结合、坚持规律且适当的体育运动,以增强体质,提高抗寒能力和机体的抵抗力。保持室内空气流通,避免受凉、过度疲劳等感染的诱发因素。在高发季节少去人群密集的公共场所。

2.疾病知识指导

指导患者采取适当的措施避免疾病传播,防止交叉感染。患病期间注意休息,多饮水并遵医嘱用药。

3.预防感染的措施

注意保暖,防止受凉,尤其是要避免呼吸道感染。

4.就诊的指标

告诉患者如果出现下列情况应及时到医院就诊。

(1)经药物治疗症状不缓解。

(2)出现耳鸣、耳痛、外耳道流脓等中耳炎症状。

(3)恢复期出现胸闷、心悸、眼睑水肿、腰酸或关节疼痛。

五、护理效果评估

(1)患者自觉症状好转(鼻塞、流涕、咽部不适感、发热、咳嗽咳痰等症状减轻)。

(2)患者体温恢复正常。

(3)身体评估。①视诊:患者咽喉部充血减轻;鼻腔黏膜充血、水肿减轻情况;扁桃体无充血、肿大程度减轻,无脓性分泌物;眼结膜无充血等情况。②听诊:患者无异常呼吸音;双肺无干、湿啰音。

(陈秋芬)

第二节 急性气管-支气管炎

一、概述

(一)疾病概述

急性气管-支气管炎是由生物、物理、化学刺激或过敏等因素引起的急性气管-支气管黏膜炎症。多为散发,无流行倾向,年老体弱者易感。临床症状主要为咳嗽和咳痰。常发生于寒冷季节或气候突变时,也可由急性上呼吸道感染迁延不愈所致。

(二)相关病理生理

由病原体、吸入冷空气、粉尘、刺激性气体或因吸入致敏原引起气管-支气管急性炎症反应。其共同的病理表现为气管、支气管黏膜充血水肿,淋巴细胞和中性粒细胞浸润;同时可伴纤毛上皮细胞损伤,脱落;黏液腺体肥大增生。合并细菌感染时,分泌物呈脓性。

(三)急性气管-支气管炎的病因与诱因

病原体导致的感染是最主要病因,过度劳累、受凉、年老体弱是常见诱因。

1.病原体

病原体与上呼吸道感染类似。常见病毒为腺病毒、流感病毒(甲、乙)、冠状病毒、鼻病毒、单纯疱疹病毒、呼吸道合胞病毒和副流感病毒。常见细菌为流感嗜血杆菌、肺炎链球菌、卡他莫拉菌等,近年来衣原体和支原体感染明显增加,在病毒感染的基础上继发细菌感染亦较多见。

2.物理、化学因素

冷空气、粉尘、刺激性气体或烟雾(如二氧化硫、二氧化氮、氨气、氯气等)的吸入,均可刺激气管-支气管黏膜引起急性损伤和炎症反应。

3.变态反应

常见的吸入致敏原包括花粉、有机粉尘、真菌孢子、动物毛皮排泄物;或对细菌蛋白质的过敏,钩虫、蛔虫的幼虫在肺内的移行均可引起气管-支气管急性炎症反应。

(四)临床表现

临床主要表现为咳嗽咳痰。一般起病较急,通常全身症状较轻,可有发热。初为干咳或少量黏液痰,随后痰量增多,咳嗽加剧,偶伴血痰。咳嗽、咳痰可延续 2～3 周,如迁延不愈,可演变成慢性支气管炎。伴支气管痉挛时,可出现程度不等的胸闷气促。

(五)辅助检查

1.血液检查

病毒感染时,血常规检查白细胞计数多正常;细菌感染较重时,白细胞计数和中性粒细胞计数增高。血沉检查可有血沉快。

2.胸部 X 线检查

多无异常,或仅有肺纹理的增粗。

3.痰培养

细菌或支原体衣原体感染时,可明确病原体;药物敏感试验可指导临床用药。

(六)治疗要点

1.对症治疗

咳嗽无痰或少痰,可用右美沙芬、喷托维林(咳必清)镇咳。咳嗽有痰而不易咳出,可选用盐酸氨溴索、溴己新(必嗽平),桃金娘油提取物化痰,也可雾化帮助祛痰。较为常用的为兼顾止咳和化痰的棕色合剂,也可选用中成药止咳祛痰。发生支气管痉挛时,可用平喘药如茶碱类、β_2 受体激动剂等。发热可用解热镇痛药对症处理。

2.抗菌药物治疗

有细菌感染证据时应及时使用。可以首选新大环内酯类、青霉素类,亦可选用头孢菌素类或喹诺酮类等药物。多数患者口服抗菌药物即可,症状较重者可经肌内注射或静脉滴注给药,少数患者需要根据病原体培养结果指导用药。

3.一般治疗

多休息,多饮水,避免劳累。

二、护理评估

(一)病因评估

主要评估患者健康史和发病史,近期是否有受凉、劳累,是否有粉尘过敏史,是否有吸入冷空气或刺激性气体史。

(二)一般评估

1.生命体征

患者体温可正常或发热;有无呼吸频率加快或节律异常。

2.患者主诉

有无发热、咳嗽、咳痰、喘息等症状。

3.相关记录

体温,痰液颜色、性状和量等情况。

(三)身体评估

听诊有无异常呼吸音;有无双肺呼吸音变粗,两肺可否闻及散在的干、湿啰音,湿啰音部位是否固定,咳嗽后湿啰音是否减少或消失。有无闻及哮鸣音。

(四)心理-社会评估

患者在疾病治疗过程中的心理反应与需求,家庭及社会支持情况,引导患者正确配合疾病的治疗与护理。

(五)辅助检查结果评估

1.血液检查

有无白细胞总数和中性粒细胞百分比升高,有无血沉加快。

2.胸部 X 线检查

有无肺纹理增粗。

3.痰培养

有无致病菌生长,药物敏感试验结果如何。

(六)治疗常用药效果的评估

1.应用抗生素的评估要点

(1)记录每次给药的时间与次数,评估有无按时,按量给药,是否足疗程。

(2)评估用药后患者发热、咳嗽、咳痰等症状有否缓解。

(3)评估用药后患者是否出现皮疹、呼吸困难等变态反应。

(4)评估用药后患者有无较明显的恶心、呕吐、腹泻等不良反应。

2.应用止咳祛痰剂效果的评估

(1)记录每次给药的时间与药量。

(2)评估用祛痰剂后患者痰液是否变稀,是否较易咳出。

(3)评估用止咳药后,患者咳嗽频繁是否减轻,夜间睡眠是否改善。

3.应用平喘药后效果的评估

(1)记录每次给药的时间与量。

(2)评估用药后,患者呼吸困难是否减轻,听诊哮鸣音有否消失。

(3)如应用氨茶碱时间较长,需评估有无茶碱中毒表现。

三、主要护理诊断/问题

(一)清理呼吸道无效

清理呼吸道无效与呼吸道感染、痰液黏稠有关。

(二)气体交换受损

气体交换受损与过敏、炎症引起支气管痉挛有关。

四、护理措施

(一)病情观察

观察生命体征及主要症状,尤其是咳嗽,痰液的颜色、性质、量等的变化;有无呼吸困难与喘息等表现;监测体温情况。

(二)休息与保暖

急性期应减少活动,增加休息时间,室内空气新鲜,保持适宜的温度和湿度。

(三)保证充足的水分及营养

鼓励患者多饮水,必要时由静脉补充。给予易消化营养丰富的饮食,发热期间进食流质或半流质食物为宜。

（四）保持口腔清洁

由于患者发热、咳嗽、痰多且黏稠,咳嗽剧烈时可引起呕吐,故要保持口腔卫生,以增加舒适感,增进食欲,促进毒素的排泄。

（五）发热护理

热度不高不需特殊处理,高热时要采取物理降温或药物降温措施。

（六）保持呼吸道通畅

观察呼吸道分泌物的性质及能否有效地咳出痰液,指导并鼓励患者有效咳嗽;若为细菌感染所致,按医嘱使用敏感的抗生素。若痰液黏稠,可采用超声雾化吸入或蒸气吸入稀释分泌物;对于咳嗽无力的患者,宜经常更换体位,拍背,使呼吸道分泌物易于排出,促进炎症消散。

（七）给氧与解痉平喘

有咳喘症状者可给予氧气吸入或按医嘱采用雾化吸入平喘解痉剂,严重者可口服。

（八）健康教育

1.疾病预防指导

预防急性上呼吸道感染的诱发因素。增强体质,可选择合适的体育活动,如健康操、太极拳、跑步等,可进行耐寒训练,如冷水洗脸、冬泳等。

2.疾病知识指导

患病期间增加休息时间,避免劳累;饮食宜清淡、富含营养;按医嘱用药。

3.就诊指标

如2周后症状仍持续应及时就诊。

五、护理效果评估

（1）患者自觉症状好转(咳嗽咳痰、喘息、发热等症状减轻)。

（2）患者体温恢复正常。

（3）患者听诊时双肺有无闻及干、湿啰音。

（陈秋芬）

第三节　慢性支气管炎

慢性支气管炎是由于感染或非感染因素引起气管、支气管黏膜及其周围组织的慢性非特异性炎症。临床以咳嗽、咳痰或伴有喘息反复发作为特征,每年持续3个月以上且连续2年以上。

一、病因和发病机制

慢性支气管炎的病因极为复杂,迄今尚有许多因素还不够明确,往往是多种因素长期相互作用的综合结果。

（一）感染

病毒、支原体和细菌感染是本病急性发作的主要原因。病毒感染以流感病毒、鼻病毒、腺病毒和呼吸道合胞病毒常见;细菌感染以肺炎链球菌、流感嗜血杆菌和卡他莫拉菌及葡萄球菌常见。

(二)大气污染

化学气体如氯气、二氧化氮、二氧化硫等刺激性烟雾,空气中的粉尘等均可刺激支气管黏膜,使呼吸道清除功能受损,为细菌入侵创造条件。

(三)吸烟

吸烟为本病发病的主要因素。吸烟时间的长短与吸烟量决定发病率的高低,吸烟者的患病率较不吸烟者高 2～8 倍。

(四)过敏因素

喘息型支气管患者多有过敏史。患者痰中嗜酸性粒细胞和组胺的含量及血中 IgE 明显高于正常。此类患者实际上应属慢性支气管炎合并哮喘。

(五)其他因素

气候变化,特别是寒冷空气对慢性支气管炎的病情加重有密切关系。自主神经功能失调,副交感神经功能亢进,老年人肾上腺皮质功能减退,慢性支气管炎的发病率增加。维生素 C 缺乏,维生素 A 缺乏,易患慢性支气管炎。

二、临床表现

(一)症状

患者常在寒冷季节发病,出现咳嗽、咳痰,尤以晨起显著,白天多于夜间。病毒感染痰液为白色黏液泡沫状,继发细菌感染,痰液转为黄色或黄绿色黏液脓性,偶可带血。慢性支气管炎反复发作后,支气管黏膜的迷走神经感受器反应性增高,副交感神经功能亢进,可出现过敏现象而发生喘息。

(二)体征

早期多无体征。急性发作期可有肺底部闻及干、湿啰音。喘息型支气管炎在咳嗽或深吸气后可闻及哮鸣音,发作时有广泛哮鸣音。

(三)并发症

(1)阻塞性肺气肿:为慢性支气管炎最常见的并发症。

(2)支气管肺炎:慢性支气管炎蔓延至支气管周围肺组织中,患者表现寒战、发热、咳嗽加剧、痰量增多且呈脓性;白细胞总数及中性粒细胞增多;X 线胸片显示双下肺野有斑点状或小片阴影。

(3)支气管扩张症。

三、诊断

(一)辅助检查

1.血常规

白细胞总数及中性粒细胞数可升高。

2.胸部 X 线

单纯型慢性支气管炎,X 线片检查阴性或仅见双下肺纹理增多、增粗、模糊、呈条索状或网状。继发感染时为支气管周围炎症改变,表现为不规则斑点状阴影,重叠于肺纹理之上。

3.肺功能检查

早期病变多在小气道,常规肺功能检查多无异常。

(二)诊断要点

凡咳嗽、咳痰或伴有喘息,每年发作持续 3 个月,连续 2 年或 2 年以上者,并排除其他心、肺疾病(如肺结核、肺尘埃沉着病、支气管哮喘、支气管扩张症、肺癌、肺脓肿、心脏病、心功能不全等)、慢性鼻咽疾病后,即可诊断。如每年发病不足 3 个月,但有明确的客观检查依据(如胸部 X 线片、肺功能等)亦可诊断。

(三)鉴别诊断

1.支气管扩张症

多于儿童或青年期发病,常继发于麻疹、肺炎或百日咳后,并有咳嗽、咳痰反复发作的病史,合并感染时痰量增多,并呈脓性或伴有发热,病程中常反复咯血。在肺下部周围可闻及不易消散的湿啰音。晚期重症患者可出现杵状指(趾)。胸部 X 线上可见双肺下野纹理粗乱或呈卷发状。薄层高分辨 CT(HRCT)检查有助于确诊。

2.肺结核

活动性肺结核患者多有午后低热、消瘦、乏力、盗汗等中毒症状。咳嗽痰量不多,常有咯血。老年肺结核的中毒症状多不明显,常被慢性支气管炎的症状所掩盖而误诊。胸部 X 线上可发现结核病灶,部分患者痰结核菌检查可获阳性。

3.支气管哮喘

支气管哮喘常为特质性患者或有过敏性疾病家族史,多于幼年发病。一般无慢性咳嗽、咳痰史。哮喘多突然发作,且有季节性,血和痰中嗜酸性粒细胞常增多,治疗后可迅速缓解。发作时双肺布满哮鸣音,呼气延长,缓解后可消失且无症状,但气道反应性仍增高。慢性支气管炎合并哮喘的患者,病史中咳嗽、咳痰多发生在喘息之前,迁延不愈较长时间后伴有喘息,且咳嗽、咳痰的症状多较喘息更为突出,平喘药物疗效不如哮喘等可资鉴别。

4.肺癌

肺癌多发生于 40 岁以上男性,并有多年吸烟史的患者,刺激性咳嗽常伴痰中带血和胸痛。胸部 X 线检查肺部常有块影或反复发作的阻塞性肺炎。痰脱落细胞及支气管镜等检查,可明确诊断。

5.慢性肺间质纤维化

慢性咳嗽,咳少量黏液性非脓性痰,进行性呼吸困难,双肺底可闻及爆裂音(Velcro 啰音),严重者发绀并有杵状指。X 线胸片见中下肺野及肺周边部纹理增多紊乱呈网状结构,期间见弥漫性细小斑点阴影。肺功能检查呈限制性通气功能障碍,弥散功能减低,动脉血氧分压(PaO_2)下降。肺活检是确诊的手段。

四、治疗

(一)急性发作期及慢性迁延期的治疗

以控制感染、祛痰、镇咳为主,同时解痉平喘。

1.抗感染药物

及时、有效、足量,感染控制后及时停用,以免产生细菌耐药或二重感染。一般患者可按常见致病菌用药。可选用青霉素 G 80×10^4 U 肌内注射;复方磺胺甲噁唑,每次 2 片,2 次/天;阿莫西林 2~4 g/d,3~4 次口服;氨苄西林 2~4 g/d,分 4 次口服;头孢氨苄 2~4 g/d 或头孢拉定 1~2 g/d,分 4 次口服;头孢呋辛 2 g/d 或头孢克洛 0.5~1 g/d,分 2~3 次口服。亦可选择新一代大环内酯类抗生素,如罗红霉素,0.3 g/d,2 次口服。抗菌治疗疗程一般为 7~10 d,反复感染患者可适当延长。严重感染时,可选用氨苄西林、环丙沙星、氧氟沙星、阿米卡星、奈替米星或头孢菌素类联合静脉滴注给药。

2.祛痰镇咳药

刺激性干咳者不宜单用镇咳药物,否则痰液不易咳出。可给盐酸溴环己胺醇 30 mg 或羧甲基半胱氨酸 500 mg,3 次/天,口服。乙酰半胱氨酸(富露施)及氯化铵甘草合剂均有一定的疗效。α-糜蛋白酶雾化吸入亦有消炎祛痰的作用。

3.解痉平喘

解痉平喘主要为解除支气管痉挛,利于痰液排出。常用药物为氨茶碱 0.1~0.2 g,8 次/小时,口服;丙卡特罗 50 mg,2 次/天;特布他林 2.5 mg,2~3 次/天。慢性支气管炎有可逆性气道阻塞者应常规应用支气管舒张剂,如异丙托溴铵(异丙阿托品)气雾剂、特布他林等吸入治疗。阵发性咳嗽常伴不同程度的支气管痉挛,应用支气管扩张症药后可改善症状,并有利于痰液的排出。

(二)缓解期的治疗

应以增强体质,提高机体抗病能力和预防发作为主。

(三)中药治疗

采取扶正固本原则,按肺、脾、肾的虚实辨证施治。

五、护理措施

(一)常规护理

1.环境

保持室内空气新鲜、流通,安静,舒适,温湿度适宜。

2.休息

急性发作期应卧床休息,取半卧位。

3.给氧

持续低流量吸氧。

4.饮食

给予高热量、高蛋白、高维生素易消化饮食。

(二)专科护理

(1)解除气道阻塞,改善肺泡通气。及时清除痰液,神志清醒患者应鼓励咳嗽,痰稠不易咯出时,给予雾化吸入或雾化泵药物喷入,减少局部淤血水肿,以利痰液排出。危重体弱患者,定时更换体位,叩击背部,使痰易于咯出,餐前应给予胸部叩击或胸壁震荡。患者取侧卧位,护士两手手指并拢,手背隆起,指关节微屈,自肺底由下向上、由外向内叩拍胸壁,震动气管,边拍边鼓励患者咳嗽,以促进痰液的排出,每侧肺叶叩击 3~5 min。对神志不清者,可进行机械吸痰,需注意无菌操作,抽吸压力要适当,动作轻柔,每次抽吸时间不超过 15 s,以免加重缺氧。

(2)合理用氧,减轻呼吸困难。根据缺氧和二氧化碳潴留的程度不同,合理用氧,一般给予低流量、低浓度、持续吸氧,如病情需要提高氧浓度,应辅以呼吸兴奋剂刺激通气或使用呼吸机改善通气,吸氧后如呼吸困难缓解、呼吸频率减慢、节律正常、血压上升、心率减慢、心律正常、发绀减轻、皮肤转暖、神志转清、尿量增加等,表示氧疗有效。若呼吸过缓,意识障碍加深,需考虑二氧化碳潴留加重,必要时采取增加通气量措施。

(陈秋芬)

第四节　支气管扩张症

一、疾病概述

(一)概念和特点

支气管扩张症是由于急、慢性呼吸道感染和支气管阻塞后,反复发生支气管炎症,致使支气管组织结构病理性破坏,引起的支气管异常和持久性扩张。临床上以慢性咳嗽、大量脓痰和/或反复咯血为特征,患者多有童年麻疹、百日咳或支气管肺炎等病史。

(二)相关病理生理

支气管扩张症的主要病因是支气管-肺组织感染和支气管阻塞,两者相互影响,促使支气管扩张症的发生和发展。支气管扩张症发生于有软骨的支气管近端分支,主要分为柱状、囊状和不规则扩张3种类型,腔内含有多量分泌物并容易积存。呼吸道相关疾病损伤气道清除机制和防御功能,使其清除分泌物的能力下降,易发生感染和炎症;细菌反复感染使气道内因充满包含炎性介质和病原菌的黏稠液体而逐渐扩大、形成瘢痕和扭曲;炎症可导致支气管壁血管增生,并伴有支气管动脉和肺动脉终末支的扩张和吻合,形成小血管瘤而易导致咯血。病变支气管反复炎症,使周围结缔组织和肺组织纤维化,最终引起肺的通气和换气功能障碍。继发于支气管肺组织感染病变的支气管扩张症多见于下肺,尤以左下肺多见。继发于肺结核则多见于上肺叶。

(三)病因与诱因

1.支气管-肺组织感染

支气管扩张症与扁桃体炎、鼻窦炎、百日咳、麻疹、支气管肺炎、肺结核等呼吸道感染密切相关,引起感染的常见病原体为铜绿假单胞菌、流感嗜血杆菌、卡他莫拉菌、肺炎克雷伯杆菌、金黄色葡萄球菌、非结核分枝杆菌、腺病毒和流感病毒等。婴幼儿期支气管-肺组织感染是支气管扩张症最常见的病因。

2.支气管阻塞

异物、肿瘤、外源性压迫等可使支气管阻塞导致肺不张,胸腔负压直接牵拉支气管管壁导致支气管扩张症。

3.支气管先天性发育缺损与遗传因素

支气管先天性发育缺损与遗传因素也可形成支气管扩张症,可能与软骨发育不全或弹性纤维不足导致局部管壁薄弱或弹性较差有关。部分遗传性 α-抗胰蛋白酶缺乏者也可伴有支气管扩张症。

4.其他全身性疾病

支气管扩张症可能与机体免疫功能失调有关,目前已发现类风湿关节炎、溃疡性结肠炎、克罗恩病、系统性红斑狼疮等疾病同时伴有支气管扩张症。

（四）临床表现

1.症状

（1）慢性咳嗽、大量脓痰：咳嗽多为阵发性，与体位改变有关，晨起及晚上临睡时咳嗽和咳痰尤多。严重程度可用痰量估计，轻度每天少于 10 mL，中度每天 10～150 mL，重度每天多于 150 mL。感染急性发作时，黄绿色脓痰量每天可达数百毫升，将痰液放置后可出现分层的特征，即上层为泡沫，下悬脓性成分；中层为浑浊黏液；下层为坏死组织沉淀物。合并厌氧菌感染时，痰和呼气具有臭味。

（2）咯血：反复咯血为本病的特点，可为痰中带血或大量咯血。少量咯血每天少于 100 mL，中量咯血每天 100～500 mL，大量咯血每天多于 500 mL 或一次咯血量多于 300 mL。咯血量有时与病情严重程度、病变范围不一致。部分病变发生在上叶的"干性支气管扩张症"患者以反复咯血为唯一症状。

（3）反复肺部感染：由于扩张的支气管清除分泌物的功能丧失，引流差，易反复发生感染，其特点是同一肺段反复发生肺炎并迁延不愈。

（4）慢性感染中毒症状：可出现发热、乏力、食欲减退、消瘦、贫血等，儿童可影响发育。

2.体征

早期或病变轻者无异常肺部体征，病变严重或继发感染时，可在病变部位尤其下肺部闻及固定而持久的局限性粗湿啰音，有时可闻及哮鸣音，部分患者伴有杵状指（趾）。

（五）辅助检查

1.影像学检查

（1）胸部 X 线检查：囊状支气管扩张症的气道表现为显著的囊腔，腔内可存在气液平面，纵切面可显示"双轨征"，横切面显示"环形阴影"，并可见气道壁增厚。

（2）胸部 CT 检查：可在横截面上清楚地显示扩张的支气管。高分辨 CT 进一步提高了诊断敏感性，成为支气管扩张症的主要诊断方法。

2.纤维支气管镜检查

纤维支气管镜检查有助于发现患者的出血部位或阻塞原因。还可局部灌洗，取灌洗液做细菌学和细胞学检查。

（六）治疗原则

保持引流通畅，处理咯血，控制感染，必要时手术治疗。

1.保持引流通畅、改善气流受限

清除气道分泌物保持气道通畅能减少继发感染和减轻全身中毒症状，如应用祛痰药物（盐酸氨溴索、溴己新、α-糜蛋白酶）等稀释痰液，痰液黏稠时可加用雾化吸入。应用振动、拍背、体位引流等方法促进气道分泌物的清除。应用支气管舒张剂可改善气流受限，伴有气道高反应及可逆性气流受限的患者疗效明显。如体位引流排痰效果不理想，可用纤维支气管镜吸痰法以保持呼吸道通畅。

2.控制感染

急性感染期的主要治疗措施。应根据症状、体征、痰液性状，必要时根据痰培养及药物敏感试验选择有效的抗生素。常用阿莫西林、头孢类抗生素、氨基糖苷类等药物，重症患者，尤其是铜绿假单胞菌感染者，常需第三代头孢菌素加氨基糖苷类药联合静脉用药。如有厌氧菌混合感染，加用甲硝唑或替硝唑等。

3.外科治疗

保守治疗不能缓解的反复大咯血且病变局限者,可考虑手术治疗。经充分的内科治疗后仍反复发作且病变为局限性支气管扩张症,可通过外科手术切除病变组织。

二、护理评估

(一)一般评估

1.患者的主诉

有无胸闷、气促、心悸、疲倦、乏力等症状。

2.生命体征

严密观察呼吸的频率、节律、深浅和音响,患者呼吸可正常或增快,感染严重时或合并咯血可伴随不同程度的呼吸困难和发绀。患者体温正常或偏高,感染严重时可为高热。

3.咳嗽咳痰情况

观察咳嗽咳痰的发作时间、频率、持续时间、伴随的症状和影响因素等,患者反复继发肺部感染,支气管引流不畅,痰不易咳出时可导致咳嗽加剧,大量脓痰咳出后,患者感觉轻松,体温下降,精神改善。重点观察痰液的量、颜色、性质、气味和与体位的关系,痰液静置后的分层现象,记录24 h痰液排出量。注意患者是否出现面色苍白、出冷汗、烦躁不安等出血的症状,观察咯血的颜色、性质及量。

4.其他

血气分析、血氧饱和度、体质量、体位等记录结果。

(二)身体评估

1.头颈部

患者的意识状态,面部颜色(贫血),皮肤黏膜有无脱水、是否粗糙干燥;呼吸困难和缺氧的程度(有无气促、口唇有无发绀、血氧饱和度数值等)。

2.胸部

检查胸廓的弹性,有无胸廓的挤压痛,两肺呼吸运动是否一致。病变部位可闻及固定而持久的局限性粗湿啰音或哮鸣音。

3.其他

患者有无杵状指(趾)。

(三)心理-社会评估

询问健康史、发病原因、病程进展时间及以往所患疾病对支气管扩张症的影响,评估患者对支气管扩张症的认识;另外,患者常因慢性咳嗽、咳痰或痰量多、有异味等症状产生恐惧或焦虑的心理,并对疾病治疗缺乏治愈的自信。

(四)辅助检查阳性结果评估

血氧饱和度的数值;血气分析结果报告;胸部CT检查明确的病变部位。

(五)常用药物治疗效果的评估

抗生素使用后咳嗽咳痰症状有无减轻,原有增高的血白细胞计数有无回降至正常范围,核左移情况有无得到纠正。

三、主要护理诊断/问题

(一)清理呼吸道无效
清理呼吸道无效与大量脓痰滞留呼吸道有关。

(二)有窒息的危险
有窒息的危险与大咯血有关。

(三)营养失调
低于机体需要量与慢性感染导致机体消耗有关。

(四)焦虑
焦虑与疾病迁延、个体健康受到威胁有关。

(五)活动无耐力
活动无耐力与营养不良、贫血等有关。

四、护理措施

(一)环境
保持室内空气新鲜、无臭味,定期开窗换气使空气流通,维持适宜的温湿度,注意保暖。

(二)休息和活动
休息能减少肺活动度,避免因活动诱发咯血。小量咯血者以静卧休息为主,大量咯血患者应绝对卧床休息,尽量避免搬动。取患侧卧位,可减少患侧胸部的活动度,既防止病灶向健侧扩散,同时有利于健侧肺的通气功能。缓解期患者可适当进行户外活动,但要避免过度劳累。

(三)饮食护理
提供高热量、高蛋白质、富含维生素易消化的饮食,多进食含铁食物有利于纠正贫血,饮食中富含维生素 A、C、E 等(如新鲜蔬菜、水果),以提高支气管黏膜的抗病能力。大量咯血者应禁食,小量咯血者宜进少量温、凉流质饮食,避免冰冷食物诱发咳嗽或加重咯血,少食多餐。为痰液稀释利于排痰,鼓励患者多饮水,每天为 1 500~2 000 mL。指导患者在咳痰后及进食前后漱口,以祛除口臭,促进食欲。

(四)病情观察
严密观察病情,正确记录每天痰量及痰的性质,留好痰标本。有咯血者备好吸痰和吸氧设备。

(五)用药护理
遵医嘱使用抗生素、祛痰剂和支气管舒张剂,指导患者进行有效咳嗽,辅以叩背及时排出痰液。指导患者掌握药物的疗效、剂量、用法和不良反应。

(六)体位引流的护理
体位引流是利用重力作用促使呼吸道分泌物流入气管、支气管排出体外的方法,其效果与需引流部位所对应的体位有关。体位引流的护理措施如下。

(1)体位引流由康复科医师执行,引流前向患者说明体位引流的目的、操作过程和注意事项,消除顾虑取得合作。

(2)操作前测量生命体征,听诊肺部明确病变部位。引流前 15 min 遵医嘱给予支气管舒张剂(有条件可使用雾化器或手按定量吸入器)。备好排痰用纸巾或一次性容器。

（3）根据病变部位、病情和患者经验选择合适体位（自觉有利于咳痰的体位）。引流体位的选择取决于分泌物潴留的部位和患者的耐受程度，原则上抬高病灶部位的位置，使引流支气管开口向下，有利于潴留的分泌物随重力作用流入支气管和气管排出。首先引流上叶，然后引流下叶后基底段。如果患者不能耐受，应及时调整姿势。头部外伤、胸部创伤、咯血、严重心血管疾病和病情状况不稳定者，不宜采用头低位进行体位引流。

（4）引流时鼓励患者做腹式深呼吸，辅以胸部叩击或震荡，指导患者进行有效咳嗽等措施，以提高引流效果。

（5）引流时间视病变部位、病情和患者身体状况而定，一般每天 1～3 次，每次 15～20 min。在空腹或饭前一个半小时前进行，早晨清醒后立即进行效果最好。咯血时不宜进行体位引流。

（6）引流过程应有护士或家人协助，注意观察患者反应，如出现咯血、面色苍白出冷汗、头晕、发绀、脉搏细弱、呼吸困难等情况，应立即停止引流。

（7）体位引流结束后，协助患者采取舒适体位休息，给予清水或漱口液漱口。记录痰液的性质、量及颜色，复查生命体征和肺部呼吸音及啰音的变化，评价体位引流的效果。

（七）窒息的抢救配合

（1）对大咯血及意识不清的患者，应在病床旁备好急救器械。

（2）一旦患者出现窒息征象，应立即取头低脚高 45°俯卧位，面向一侧，轻拍背部，迅速排出气道和口咽部的血块，或直接刺激咽部以咳出血块。嘱患者不要屏气，以免诱发喉头痉挛。必要时用吸痰管进行负压吸引，以解除呼吸道阻塞。

（3）给予高浓度吸氧，做好气管插管或气管切开的准备与配合工作。

（4）咯血后为患者漱口，擦净血迹，防止因口咽部异物刺激引起剧烈咳嗽而诱发咯血，以及时清理患者咯出的血块及污染的衣物、被褥，安慰患者，以助于稳定情绪，增加安全感，避免因精神过度紧张而加重病情。对精神极度紧张、咳嗽剧烈的患者，可按医嘱给予小剂量镇静剂或镇咳剂。

（5）密切观察咯血的量、颜色、性质及出血的速度，观察生命体征及意识状态的变化，有无胸闷、气促、呼吸困难、发绀、面色苍白、出冷汗、烦躁不安等窒息征象；有无阻塞性肺不张、肺部感染及休克等并发症的表现。

（6）用药护理：①垂体后叶素可收缩小动脉，减少肺血流量，从而减轻咯血。但也能引起子宫、肠道平滑肌收缩和冠状动脉收缩，故冠心病、高血压患者及孕妇忌用。静脉滴注时速度勿过快，以免引起恶心、便意、心悸、面色苍白等不良反应。②年老体弱、肺功能不全者在应用镇静剂和镇咳药后，应注意观察呼吸中枢和咳嗽反射受抑制情况，以早期发现因呼吸抑制导致的呼吸衰竭和不能咯出血块而发生窒息。

（八）心理护理

护士应以亲切的态度多与患者交谈，讲明支气管扩张症反复发作的原因和治疗进展，帮助患者树立战胜疾病的信心，解除焦虑不安心理。呼吸困难患者应根据其病情采用恰当的沟通方式，以及时了解病情，安慰患者。

（九）健康教育

（1）预防感冒等呼吸道感染，吸烟患者戒烟。不要滥用抗生素和止咳药。

（2）疾病知识指导：帮助患者和家属正确认识和对待疾病，了解疾病的发生、发展与治疗、护理过程，与患者及家属共同制订长期防治计划。

（3）保健知识的宣教：学会自我监测病情，一旦发现症状加重，应及时就诊。指导掌握有效咳嗽、胸部叩击、雾化吸入及体位引流的排痰方法，长期坚持，以控制病情的发展。

（4）生活指导：讲明加强营养对机体康复的作用，使患者能主动摄取必需的营养素，以增加机体抗病能力。鼓励患者参加体育锻炼，建立良好的生活习惯，劳逸结合，消除紧张心理，防止病情进一步恶化。

（5）及时到医院就诊的指标：体温过高，痰量明显增加；出现胸闷、气促、呼吸困难、发绀、面色苍白、出冷汗、烦躁不安等症状；咯血。

五、护理效果评估

（1）呼吸道保持通畅，痰易咳出，痰量减少或消失，血氧饱和度、动脉血气分析值在正常范围。

（2）肺部湿啰音或哮鸣音减轻或消失。

（3）患者体质量增加，无并发症（咯血等）发生。

（陈秋芬）

第五节　支气管哮喘

支气管哮喘是由多种细胞（如嗜酸性粒细胞、肥大细胞、T淋巴细胞、中性粒细胞等）和细胞组分参与的气道慢性炎症性疾病，这种慢性炎症与气道高反应性相关，通常出现广泛而多变的可逆性气流受限，并引起反复发作的喘息、气急、胸闷或咳嗽等症状，多数患者可自行缓解或经治疗缓解。

典型表现为发作性呼气性呼吸困难或发作性胸闷和咳嗽，伴哮鸣音，症状可在数分钟内发生，并持续数小时至数天，夜间及凌晨发作或加重是哮喘的重要临床特征。目前尚无特效的根治办法，糖皮质激素可以有效控制气道炎症，β_2肾上腺素受体激动剂是控制哮喘急性发作的首选药物。经过长期规范化治疗和管理，80%以上的患者可以达到哮喘的临床控制。

一、一般护理

（1）执行内科一般护理常规。

（2）室内环境舒适、安静、冷暖适宜。保持室内空气流通，避免患者接触变应原，如花草、尘螨、花露水、香水等，扫地和整理床单位时可请患者室外等候，或采取湿式清洁方法，避免尘埃飞扬。病室避免使用皮毛、羽绒或蚕丝织物等。

（3）卧位与休息：急性发作时协助患者取坐位或半卧位，以增加舒适度，利于膈肌的运动，缓解呼气性呼吸困难。端坐呼吸的患者为其提供床旁桌支撑，以减少体力消耗。

二、饮食护理

约有20%的成年患者和50%的患儿是因不适当饮食而诱发或加重哮喘，因此应给予患者营养丰富、清淡、易消化、无刺激的食物。若能找出与哮喘发作有关的食物，如鱼、虾、蟹、蛋类、牛奶等应避免食用。某些食物添加剂如酒石黄和亚硝酸盐可诱发哮喘发作，应引起注意。

三、用药护理

治疗哮喘的药物分为控制性药物和缓解性药物。控制性药物是指需要长期每天规律使用，主要用于治疗气道慢性炎症，达到哮喘临床控制目的；缓解性药物指按需使用的药物，能迅速解除支气管痉挛，从而缓解哮喘症状。哮喘发作时禁用吗啡和大量镇静剂，以免抑制呼吸。

(一)糖皮质激素

糖皮质激素简称激素，是目前控制哮喘最有效的药物。激素给药途径包括吸入、口服、静脉应用等。吸入性糖皮质激素由于其局部抗感染作用强、起效快、全身不良反应少（黏膜吸收、少量进入血液），是目前哮喘长期治疗的首选药物。常用药物有布地奈德、倍氯米松等。通常需规律吸入1~2周方能控制。吸药后嘱患者清水含漱口咽部，可减少不良反应的发生。长期吸入较大剂量激素者，应注意预防全身性不良反应。布地奈德雾化用混悬液制剂，经压缩空气泵雾化吸入，起效快，适用于轻、中度哮喘急性发作的治疗。吸入激素无效或需要短期加强治疗的患者可采用泼尼松和泼尼松龙等口服制剂，症状缓解后逐渐减量，然后停用或改用吸入剂。不主张长期口服激素用于维持哮喘控制的治疗。口服用药宜在饭后服用，以减少对胃肠道黏膜的刺激。重度或严重哮喘发作时应及早静脉给予激素，可选择琥珀酸氢化可的松或甲泼尼龙。无激素依赖倾向者，可在3~5 d停药；有激素依赖倾向者应适当延长给药时间，症状缓解后逐渐减量，然后改口服或吸入剂维持。

(二)β₂肾上腺素受体激动剂

短效 β_2 肾上腺素受体激动剂为治疗哮喘急性发作的首选药物。有吸入、口服和静脉三种制剂，首选吸入给药。常用药物有沙丁胺醇和特布他林。吸入剂包括定量气雾剂、干粉剂和雾化溶液。短效 β_2 肾上腺素受体激动剂应按需间歇使用，不宜长期、单一大剂量使用，因为长期应用可引起 β_2 受体功能下降和气道反应性增高，出现耐药性。主要不良反应有心悸、骨骼肌震颤、低钾血症等。长效 β_2 肾上腺素受体激动剂与吸入性糖皮质激素（ICS）联合是目前最常用的哮喘控制性药物。常用的有布地奈德粉吸入剂、舒利迭（氟替卡松/沙美特罗干粉吸入剂）。

(三)茶碱类

具有增强呼吸肌的力量及增强气道纤毛清除功能等，从而起到舒张支气管和气道抗感染作用，并具有强心、利尿、扩张冠状动脉、兴奋呼吸中枢等作用，是目前治疗哮喘的有效药物之一。氨茶碱和缓释茶碱是常用的口服制剂，尤其后者适用于夜间哮喘症状的控制。静脉给药主要用于重症和危重症哮喘。注射茶碱类药物应限制注射浓度，速度不超过 0.25 mg/(kg·min)，以防不良反应发生。其主要不良反应包括恶心、呕吐、心律失常、血压下降及尿多，偶可兴奋呼吸中枢，严重者可引起抽搐乃至死亡。由于茶碱的"治疗窗"窄及茶碱代谢存在较大个体差异，有条件者应在用药期间监测其血药浓度。发热、妊娠、小儿或老年，患有肝、心、肾功能障碍及甲状腺功能亢进者尤须慎用。合用西咪替丁、喹诺酮类、大环内酯类药物等可影响茶碱代谢而使其排泄减慢，尤应观察其不良反应的发生。

(四)胆碱 M 受体拮抗剂

胆碱 M 受体拮抗剂分为短效（维持4~6 h）和长效（维持 24 h）两种制剂。异丙托溴铵是常用的短效制剂，常与 β_2 受体激动剂联合雾化应用，代表药可比特（异丙托溴铵/沙丁胺醇）。少数患者可有口苦或口干等不良反应。噻托溴铵是长效选择性 M_1、M_2 受体拮抗剂，目前主要用于哮喘合并慢性阻塞性肺疾病及慢性阻塞性肺疾病患者的长期治疗。

(五)白三烯拮抗剂

通过调节白三烯的生物活性而发挥抗感染作用,同时舒张支气管平滑肌,是目前除吸入性糖皮质激素外唯一可单独应用的哮喘控制性药物,尤其适用于阿司匹林哮喘、运动性哮喘和伴有过敏性鼻炎哮喘患者的治疗。常用药物为孟鲁司特和扎鲁司特。不良反应通常较轻微,主要是胃肠道症状,少数有皮疹、血管性水肿、转氨酶升高,停药后可恢复正常。

四、病情观察

(1)哮喘发作时,协助取舒适卧位,监测生命体征、呼吸频率、血氧饱和度等指标,观察患者喘息、气急、胸闷或咳嗽等症状,是否出现三凹征,辅助呼吸肌参与呼吸运动,语言沟通困难,大汗淋漓等中、重度哮喘的表现。当患者不能讲话,嗜睡或意识模糊,胸腹矛盾运动,哮鸣音减弱甚至消失,脉率变慢或不规则,严重低氧血症和高碳酸血症时,需转入重症加强护理病房(重症监护室)行机械通气治疗。

(2)注意患者有无鼻咽痒、咳嗽、打喷嚏、流涕、胸闷等哮喘早期发作症状,对于夜间或凌晨反复发作的哮喘患者,应注意是否存在睡眠低氧表现,睡眠低氧可以诱发喘息、胸闷等症状。

五、健康指导

(1)对哮喘患者进行哮喘知识教育,寻找变应原,有效改变环境,避免诱发因素,要贯穿整个哮喘治疗全过程。

(2)指导患者定期复诊、检测肺功能,做好病情自我监测,掌握峰流速仪的使用方法,记哮喘日记。与医师、护士共同制订防止复发、保持长期稳定的方案。

(3)掌握正确吸入技术,如沙丁胺醇气雾剂、信必可都保(布地奈德/福莫特罗粉吸入剂)、舒利迭的使用方法。知晓药物的作用和不良反应的预防。

(4)帮助患者养成规律生活习惯,保持乐观情绪,避免精神紧张、剧烈运动、持续地喊叫等过度换气动作。

(5)熟悉哮喘发作的先兆表现,如打喷嚏、咳嗽、胸闷、喉结发痒等,学会在家中自行监测病情变化并进行评定。及哮喘急性发作时进行简单的紧急自我处理方法,如吸入沙丁胺醇气雾剂1~2喷、布地奈德1~2吸,缓解喘憋症状,尽快到医院就诊。

(陈秋芬)

第九章

消化内科护理

第一节 消化性溃疡

消化性溃疡是指主要发生在胃和十二指肠的慢性溃疡,即胃溃疡和十二指肠溃疡。胃酸/胃蛋白酶对黏膜的消化作用是溃疡形成的基本因素,临床表现特点为慢性过程、周期性发作、节律性上腹部疼痛。

一、病因与发病机制

(一)病因

1.幽门螺杆菌感染

幽门螺杆菌感染是引起消化性溃疡的重要病因。

2.非甾体抗炎药

非甾体抗炎药是引起消化性溃疡的另一个常见原因。

3.胃酸和胃蛋白酶

消化性溃疡的形成最终是由于胃酸-胃蛋白酶自身消化所致。

4.胃黏膜保护作用减弱

吸烟、药物及咖啡、烈酒、辛辣食物均可破坏胃黏膜屏障而致溃疡。

5.胃、十二指肠运动异常

胃排空快、胃排空延缓或十二指肠-胃反流等。

6.遗传作用

消化性溃疡的发生具有明显的遗传倾向。

7.应激及精神因素

急性应激和精神刺激可引起应激性溃疡。

8.其他

某些解热镇痛药、抗癌药均可致溃疡。此外,环境因素、季节、吸烟、辛辣食物、不良生活习惯与消化性溃疡的发生也有一定的关系。

（二）发病机制

1.幽门螺杆菌感染

幽门螺杆菌感染致使胃酸分泌增加、黏膜屏障削弱或破坏，导致溃疡发生。

2.胃酸和胃蛋白酶的作用机制

消化性溃疡的最终形成是由于胃酸/胃蛋白酶对黏膜的自身消化所致。胃酸的存在是发生溃疡的决定因素。

3.其他

非甾体抗炎药损伤胃、十二指肠黏膜主要通过抑制前列腺素合成，削弱其对黏膜的保护作用。应激和心理因素，通过影响神经干扰胃、十二指肠的分泌、运动和黏膜血流。吸烟能增加胃酸分泌、降低幽门括约肌张力和影响胃黏膜前列腺素合成。

二、临床表现

具有慢性过程、周期性发作与节律性上腹部疼痛三个特点。其临床表现如下。

（一）症状

1.腹痛

疼痛是溃疡病的突出症状，可为隐痛、钝痛、胀痛、烧灼痛甚至剧痛，或呈现饥饿样不适感。具有以下特点。

（1）长期性：慢性过程呈反复发作，病史可达几年甚至十几年。

（2）周期性：发作期和缓解期相互交替，发作有季节性，多在秋冬、冬春之交发病。

（3）节律性：多数患者疼痛具有典型的节律性，胃溃疡和十二指肠溃疡上腹痛特点的比较见表9-1。

表 9-1　**胃溃疡和十二指肠溃疡腹痛特点的比较**

	胃溃疡	十二指肠溃疡
疼痛部位	中上腹或剑突下偏左	中上腹或中上腹偏右
疼痛时间	常在餐后 1/2～1 h 发生，持续 1～2 h 后缓解	常在两餐之间，至下次进餐或服用抗酸剂后缓解；也可于睡前或半夜出现，称"空腹痛"或"午夜痛"
疼痛节律	进食－疼痛－缓解	疼痛－进食－缓解

（4）疼痛常因精神刺激、过度疲劳、饮食不慎、药物影响、气候变化等因素诱发或加重。

2.其他

消化性溃疡还可有胃灼热、反酸、嗳气、恶心、呕吐等胃肠道症状及失眠、多汗、脉缓等自主神经功能失调表现。胃溃疡因疼痛而影响进食，长期食物摄入不足可导致消瘦、贫血。十二指肠溃疡患者常因进食可缓解疼痛而频繁进食，体质量增加，但有慢性出血者也可引起缺铁性贫血。

（二）体征

溃疡活动期剑突下可有一固定而局限的压痛点，缓解时无明显体征。

（三）特殊类型的消化性溃疡

（1）无症状性溃疡。

（2）老年人消化性溃疡。

(3)复合型溃疡。

(4)幽门管溃疡。

（四）并发症

1.出血

最常见的并发症,表现为呕血和/或黑便。

2.穿孔

以急性穿孔最常见,也是消化性溃疡最严重的并发症,常于饮食过饱和饭后剧烈运动时发生。饮酒、劳累、服用非甾体抗炎药等可诱发急性穿孔,主要表现为突发的剧烈腹痛、大汗淋漓、烦躁不安,部分患者出现休克。

3.幽门梗阻

临床表现为餐后加重的上腹胀痛,频繁大量呕吐,呕吐物为有酸腐味的宿食,呕吐后腹部症状减轻。胃蠕动波、空腹振水音及空腹抽出胃液＞200 mL 为幽门梗阻的特征性表现。

4.癌变

少数胃溃疡可发生癌变。

三、辅助检查

（一）胃镜和胃黏膜活组织检查

胃镜和胃黏膜活组织检查是确诊消化性溃疡的首选方法。

（二）X 线钡餐检查

龛影是消化性溃疡的 X 线直接征象,有确诊价值。

（三）粪便隐血试验

粪便隐血试验持续阳性提示溃疡处于活动期。

（四）幽门螺杆菌检测

幽门螺杆菌检测是消化性溃疡的常规检测项目,可作为根除治疗后复查的首选方法。

四、治疗

治疗目的是消除病因,缓解症状,促进溃疡愈合,防止复发和防治并发症。治疗原则为整体与局部治疗相结合、药物与非药物治疗相结合、内科与外科治疗相结合。

（一）一般治疗

生活规律,劳逸结合,避免过度劳累和精神紧张;定时进餐,避免辛辣、高盐、刺激性食物及浓茶、咖啡等饮料;戒烟戒酒,避免服用非甾体抗炎药。

（二）药物治疗

1.降低胃酸

常用抗酸药和抑制胃酸分泌药物。抗酸药主要为碱性抗酸药如氢氧化铝等;抑制胃酸分泌药物主要为 H_2 受体拮抗剂和质子泵抑制剂两大类,H_2 受体拮抗剂常用西咪替丁、雷尼替丁等,质子泵抑制剂常用奥美拉唑、泮托拉唑等,质子泵抑制剂作用比 H_2 受体拮抗剂更强、更持久。

2.根除幽门螺杆菌治疗

目前推荐根除幽门螺杆菌三联疗法,即采用胶体铋剂或一种质子泵抑制剂加两种抗生素(如克拉霉素、阿莫西林、甲硝唑等)的三联治疗方案。

3.保护胃黏膜治疗

常用硫糖铝和枸橼酸铋钾等胃黏膜保护剂。

(三)并发症治疗

相关并发症也要对症治疗。

五、护理措施

本病重点的护理措施是合理休息与饮食,严密观察病情变化,预防并发症的发生。

(一)一般护理

1.休息与活动

溃疡活动期、症状较重或有并发症者,卧床休息1~2周。溃疡缓解期,鼓励患者规律生活,适当活动,劳逸结合,以不感到劳累和诱发疼痛为原则;避免诱发因素。

2.饮食护理

(1)急性发作期要给予温凉、清淡易于消化且含蛋白质、糖类、维生素较高的半流质饮食或软食,少量多餐,每天进食4~5次。此期应严格限制对胃黏膜有机械性刺激的食物和有化学刺激性的食物及药物,限制高脂食物摄入。

(2)恢复期应以清淡和无刺激性的易消化饮食为主,原则是定时定量、细嚼慢咽、少食多餐,每天进食5~6次,可适当增加蛋白质、糖、脂肪和食盐的摄入量。

(二)病情观察

观察疼痛的规律及特点;监测生命体征及腹部体征;及时发现和处理并发症。

(三)疼痛护理

(1)了解疼痛特点,指导缓解疼痛的方法,如十二指肠溃疡为空腹痛或午夜痛,可准备碱性食物(如苏打饼干)在疼痛前进食或遵医嘱服用抗酸药物防止疼痛发生。

(2)采用局部热敷或针灸镇痛。

(3)帮助患者认识和去除病因,服用非甾体抗炎药者,病情允许应停药,嘱患者合理饮食,戒烟戒酒。

(4)指导患者采取转移注意力、看报、听轻音乐、精神放松法、呼吸控制训练法、气功松弛法等放松做法,消除紧张感,减轻疼痛。

(四)用药护理

遵医嘱用药,注意观察药效及变态反应。

1.抗酸药

如氢氧化铝凝胶等,应在饭后1 h和睡前服用。片剂应嚼服,乳剂使用前应充分摇匀。抗酸药与奶制品应避免同时服用;不可与酸性食物及饮料同服。氢氧化铝凝胶能引起食欲缺乏、软弱无力等症状,严重者可致骨质疏松,甚至造成肾损害。若服用镁制剂则易引起腹泻。

2.H_2受体拮抗剂

药物应在餐中或餐后即刻服用,或将1 d剂量在睡前顿服。若需同时服用抗酸药,则两药应间隔1 h以上;若静脉给药应注意控制速度,速度过快可引起低血压和心律失常。西咪替丁有轻度抗雄性激素作用,停药后症状即可消失。用药期间应监测肾功能,孕妇和哺乳期妇女禁用。

3.质子泵抑制剂

奥美拉唑用药初期可引起头晕,应嘱患者避免开车或做其他必须高度集中注意力的工作。

此外,奥美拉唑与地西泮、苯妥英钠等药物联合使用时,需防止药物蓄积中毒。兰索拉唑、泮托拉唑的不良反应较少。埃索美拉唑不良反应也较少见,静脉滴注时只能溶于 0.9％氯化钠溶液中使用。

4.其他药物

硫糖铝片宜在进餐前 1 h 服用,可有便秘、口干、皮疹、眩晕、嗜睡等变态反应,不能与多酶片同服。

(五)健康指导

1.疾病知识指导

向患者及家属介绍消化性溃疡发病的原因、加重因素及常见并发症的表现和特点,帮助他们了解病情,解除思想顾虑。

2.生活指导

指导良好的生活方式,规律生活,劳逸结合,合理作息,保证充足睡眠,避免过度紧张劳累,戒除烟酒,选择合适的锻炼方式,提高机体免疫力。

3.饮食指导

建立合理的饮食结构,规律进食,少食多餐,避免摄入粗纤维食物及辛辣等刺激性饮料;饮食不宜过酸、过甜、过咸,烹调方法以蒸、煮、炖、烩为主。

4.用药指导

指导患者按医嘱正确服药,学会观察药效及变态反应,不得擅自停药或减量,防止溃疡复发。慎用或勿用致溃疡加重的药物。

5.定时复诊。

根据医嘱定时去门诊复查。

(陈秋芬)

第二节 急性胃炎

急性胃炎是由多种病因引起的急性胃黏膜炎症,内镜检查可见胃黏膜充血、水肿、出血、糜烂及浅表溃疡等一过性病变。临床上以急性糜烂出血性胃炎最常见。

一、病因与发病机制

(一)药物

最常引起胃黏膜炎症的药物是非甾体抗炎药,如阿司匹林、吲哚美辛等,可破坏胃黏膜上皮层,引起黏膜糜烂。

(二)急性应激

严重的重要脏器衰竭、严重创伤、大手术、大面积烧伤、休克甚至精神心理因素等引起的急性应激,导致胃黏膜屏障破坏和 H^+ 弥散进入黏膜,引起胃黏膜糜烂和出血。

(三)其他

乙醇具有亲脂性和溶脂能力,高浓度乙醇可直接破坏胃黏膜屏障。某些急性细菌或病毒感染、胆汁和胰液反流、胃内异物及肿瘤放疗后的物理性损伤,可造成胃黏膜损伤引起上皮细胞损害、黏膜出血和糜烂。

二、临床表现

(一)症状

轻者大多无明显症状;有症状者主要表现为非特异性消化不良的表现。上消化道出血是该病突出的临床表现。

(二)体征

上腹部可有不同程度的压痛。

三、辅助检查

(一)实验室检查

大便隐血试验呈阳性。

(二)内镜检查

纤维胃镜检查是诊断的主要依据。

四、治疗

治疗原则是去除致病因素和积极治疗原发病。药物引起者,立即停药。急性应激者,在积极治疗原发病的同时,给予抑制胃酸分泌的药物。发生上消化道大出血时,按上消化道出血处理。

五、护理措施

(一)休息与活动

注意休息,减少活动。急性应激致病者应卧床休息。

(二)饮食护理

定时、规律进食,少食多餐,避免辛辣刺激性食物。

(三)用药指导

指导患者遵医嘱慎用或禁用对胃黏膜有刺激作用的药物,并指导患者正确服用抑酸剂、胃黏膜保护剂等药物。

(陈秋芬)

第三节 慢 性 胃 炎

慢性胃炎是由各种病因引起的胃黏膜慢性炎症。其发病率在各种胃病中居首位。

一、病因

(一)幽门螺杆菌感染

幽门螺杆菌感染被认为是慢性胃炎最主要的病因。

(二)饮食和环境因素

饮食中高盐和缺乏新鲜蔬菜、水果与发生慢性胃炎相关。幽门螺杆菌可增加胃黏膜对环境因素损害的易感性。

(三)物理及化学因素

可削弱胃黏膜的屏障功能,使其易受胃酸-胃蛋白酶的损害。

(四)自身免疫

由于壁细胞受损,机体产生壁细胞抗体和内因子抗体,使胃酸分泌减少乃至缺失,还可影响维生素 B_{12} 吸收,导致恶性贫血。

(五)其他因素

慢性胃炎与年龄相关。

二、临床表现

(一)症状

$70\% \sim 80\%$ 的患者可无任何症状,部分患者表现为非特异性的消化不良,症状常与进食或食物种类有关。

(二)体征

多不明显,有时上腹部轻压痛。

三、辅助检查

(一)实验室检查

胃酸分泌正常或偏低。

(二)幽门螺杆菌检测

可通过侵入性和非侵入性方法检测。

(三)胃镜及胃黏膜活组织检查

胃镜及胃黏膜活组织检查是诊断慢性胃炎最可靠的方法。

四、治疗

治疗原则是消除病因、缓解症状、控制感染、防治癌前病变。

(一)根除幽门螺杆菌感染

对幽门螺杆菌感染引起的慢性胃炎,尤其在活动期,目前多采用三联疗法,即一种胶体铋剂或一种质子泵抑制剂加上两种抗菌药物。

(二)根据病因给予相应处理

若因非甾体抗炎药引起,应停药并给予抑酸剂或硫糖铝;若因胆汁反流,可用氢氧化铝凝胶来吸附,或予以硫糖铝及胃动力药物以中和胆盐,防止反流。

(三)对症处理

有胃动力学改变者,可服用多潘立酮、西沙必利等;自身免疫性胃炎伴有恶性贫血者,遵医嘱肌内注射维生素 B_{12}。

五、护理措施

(一)一般护理

1.休息与活动

急性发作或伴有消化道出血时应卧床休息,并可用转移注意力、做深呼吸等方法来减轻焦虑、缓解疼痛。病情缓解时,进行适当的运动和锻炼,注意避免过度劳累。

2.饮食护理

以高热量、高蛋白、高维生素及易消化的饮食为原则,宜定时定量、少食多餐、细嚼慢咽,避免摄入过咸、过甜、过冷、过热及辛辣刺激性食物。

(二)病情观察

观察患者消化不良症状,腹痛的部位及性质,呕吐物和粪便的颜色、量及性状等,用药前后患者的反应。

(三)用药护理

注意观察药物的疗效及变态反应。

1.刺激胃黏膜的药物

慎用或禁用阿司匹林、吲哚美辛等对胃黏膜有刺激的药物。

2.胶体铋剂

枸橼酸铋钾宜在餐前半小时用吸管吸入服用。部分患者服药后出现便秘和大便呈黑色,停药后可自行消失。

3.抗菌药物

服用阿莫西林前应询问患者有无青霉素过敏史,应用过程中注意有无迟发性变态反应。甲硝唑可引起恶心、呕吐等胃肠道反应。

(四)症状、体征的护理

腹部疼痛或不适者,避免精神紧张,采取转移注意力、做深呼吸等方法缓解疼痛;或用热水袋热敷胃部,以解除痉挛,减轻腹痛。

六、健康指导

(一)疾病知识指导

向患者及其家属介绍本病的相关病因和预后,避免诱发因素。

(二)饮食指导

指导患者加强饮食卫生和营养,规律饮食。

(三)生活方式指导

指导患者保持良好的心态,生活要有规律,合理安排工作和休息时间,劳逸结合。

(四)用药指导

指导患者遵医嘱服药,如有异常及时就诊,定期门诊复查。

(陈秋芬)

第十章

普外科护理

第一节　细菌性肝脓肿

一、概述

(一)病因

因化脓性细菌侵入肝脏形成的肝化脓性病灶,称为细菌性肝脓肿。细菌性肝脓肿的主要病因是继发于胆管结石、胆管感染,尤其是肝内胆管结石并引发化脓性胆管炎时,在肝内胆管结石梗阻的近端部位可引起散在多发小脓肿。此外,在肝外任何部位或器官的细菌性感染病灶,均可因脓毒血症的血行播散而发生本病。总之,不论是何种病因引起细菌性肝脓肿,绝大多数都为多发性,其中可能有一个较大的脓肿,单个细菌性脓肿很少见。

(二)病理

化脓性细菌侵入肝脏后,正常肝脏在巨噬细胞作用下不发生脓肿。当机体抵抗力下降时,细菌在组织中发生炎症,形成脓肿。血源性感染通常为多发性,胆源性感染脓肿也为多发性,且与胆管相通。肝脓肿形成发展过程中,大量细菌毒素被吸收而引起败血症、中毒性休克、多器官功能衰竭或形成膈下脓肿、腹膜炎等。

二、护理评估

(一)健康史

了解患者的饮食、活动等一般情况,是否有胆管病史及胆管感染病史,体内部位有无化脓性病变,是否有肝外伤史。

(二)临床表现

(1)寒战和高热:最常见的症状。往往寒热交替,反复发作,多呈一天数次的弛张热,体温为38 ℃~41 ℃,伴有大量出汗,脉率增快。

(2)腹痛:为右上腹肝区持续性胀痛,如位于肝右叶膈顶部的脓肿,则可引起右肩部放射痛。

(3)肝大:肝大而有压痛,若脓肿在肝脏面的下缘,则在右肋缘下可扪到肿大的肝或波动性肿块,有明显触痛及腹肌紧张;若脓肿浅表,则可见右上腹隆起;若脓肿在膈面,则横膈抬高,肝浊音界上升。

(4)乏力、食欲缺乏、恶心和呕吐,少数患者还出现腹泻、腹胀及难以忍受的呃逆等症状。

(5)黄疸:可有轻度黄疸;若继发于胆管结石胆管炎,可有中度或重度黄疸。

(三)辅助检查

1.实验室检查

血常规检查提示白细胞计数明显升高,中性粒细胞数在 0.90 以上,有核左移现象或中毒颗粒。肝功能、血清转氨酶、碱性磷酸酶升高。

2.影像学检查

X 线检查能分辨肝内直径为 2 cm 的液性病灶,并明确部位与大小,CT、磁共振检查有助于诊断肝脓肿。

3.诊断性穿刺

B 超可以测定脓肿部位、大小及距体表深度,为确定脓肿穿刺点或手术引流提供了方便,可作为首选的检查方法。

(四)治疗原则

非手术治疗,应在治疗原发病灶的同时,使用大剂量有效抗生素和全身支持疗法。手术治疗,可进行脓肿切开引流术和肝切除术。

三、护理问题

(一)疼痛

疼痛与腹腔内感染、手术切口、引流管摩擦牵拉有关。

(二)体温过高

体温过高与感染、手术损伤有关。

(三)焦虑

焦虑与环境改变及不清楚疾病的预后、病情危重有关。

(四)口腔黏膜改变

口腔黏膜改变与高热、进食、进水量少有关。

(五)体液不足

体液不足与高热后大汗、液体摄入不足、引流液过多有关。

(六)潜在并发症

并发症如腹腔感染。

四、护理目标

(一)患者疼痛减轻或缓解

其表现为能识别并避免疼痛的诱发因素,能运用减轻疼痛的方法自我调节,不再应用止痛药。

(二)患者体温降低

这表现为体温恢复至正常范围或不超过 38.5 ℃,发热引起的身心反应减轻或消失,舒适感增加。

(三)患者焦虑减轻

其表现为能说出焦虑的原因及自我表现;能有效运用应对焦虑的方法;焦虑感减轻,生理和心理上舒适感有所增加;能客观地正视存在的健康问题,对生活充满信心。

(四)患者口腔黏膜无改变

这主要表现为患者能配合口腔护理;口腔清洁卫生,无不适感;口腔黏膜完好。

(五)患者组织灌注良好

组织灌注良好表现为患者循环血容量正常,皮肤黏膜颜色、弹性正常;生命体征平稳,体液平衡,无脱水现象。

(六)患者不发生并发症

不发生并发症或并发症能及时被发现和处理。

五、护理措施

(一)减轻或缓解疼痛

(1)观察、记录疼痛的性质、程度、伴随症状,评估诱发因素。

(2)加强心理护理,给予精神安慰。

(3)咳嗽、深呼吸时用手按压腹部,以保护伤口,减轻疼痛。

(4)妥善固定引流管,防止引流管来回移动所引起的疼痛。

(5)严重时注意生命体征的改变及疼痛的演变。

(6)指导患者使用松弛术、分散注意力等方法,如听音乐、相声或默数,以减轻患者对疼痛的敏感性,减少止痛药物的用量。

(7)在疼痛加重前,遵医嘱给予镇痛药,并观察、记录用药后的效果。

(8)向患者讲解用药知识,如药物的主要作用、用法,用药间隔时间,疼痛时及时应用止痛药。

(二)降低体温,妥善保暖

(1)评估体温升高程度及变化规律,观察生命体征、意识状态变化及食欲情况,以便及时处理。

(2)调节病室温度、湿度,保持室温为 18 ℃～20 ℃,湿度为 50%～70%,保证室内通风良好。

(3)给予清淡、易消化的高热量、高蛋白、高维生素的流质或半流质饮食,鼓励患者多饮水或饮料。

(4)嘱患者卧床休息,保持舒适体位,保持病室安静,以免增加烦躁情绪。

(5)有寒战者,增加盖被或用热水袋、电热毯保暖,并做好安全护理,防止坠床。

(6)保持衣着及盖被适中,大量出汗后要及时更换内衣、床单,可在皮肤与内衣之间放入毛巾,以便更换。

(7)物理降温。体温超过 38.5 ℃,根据病情选择不同的降温方法,如冰袋外敷、温水或乙醇擦浴、冰水灌肠等,降温半小时后测量体温 1 次,若降温时出现颤抖等不良反应,立即停用。

(8)药物降温。经物理降温无效后,可遵医嘱给予药物降温,并注意用药后反应,防止因大汗致使虚脱发生。

(9)高热患者应给予吸氧,氧浓度不超过 40%,流量 2～4 L/min,可保证各重要脏器有足够的氧供应,减轻组织缺氧。

(10)保持口腔、皮肤清洁,口唇干燥应涂抹液状石蜡或护唇油,预防口腔、皮肤感染。

(11)定时测量并记录体温,观察、记录降温效果。

(12)向患者及家属介绍简单物理降温方法及发热时的饮食、饮水要求。

（三）减轻焦虑

（1）评估患者焦虑表现，协助患者寻找焦虑原因。

（2）向患者讲解情绪与疾病的关系，以及保持乐观情绪的重要性；总结以往对付挫折的经验，探讨正确的应对方式。

（3）为患者创造安全、舒适的环境：①多与患者交谈，但应避免自己的情绪反应与患者情绪反应相互起反作用；②帮助患者尽快熟悉环境；③用科学、熟练、安全的技术护理患者，取得患者信任；④减少对患者的不良刺激，如限制患者与其他焦虑情绪的患者或家属接触。

（4）帮助患者减轻情绪反应：①鼓励患者诉说自己的感觉，让其发泄愤怒、焦虑情绪；②理解、同情患者，耐心倾听，帮助其树立战胜疾病的信心；③分散患者注意力，如听音乐、与人交谈等；④消除对患者产生干扰的因素，如解决失眠等问题。

（5）帮助患者正确估计目前病情，配合治疗及护理。

（四）做好口腔护理

（1）评估口腔黏膜完好程度；讲解保持口腔清洁的重要性，使患者接受。

（2）向患者及家属讲解引起口腔黏膜改变的危险因素，介绍消除危险因素的有效措施，让其了解预防口腔感染的目的和方法。

（3）保持口腔清洁、湿润，鼓励进食后漱口，早、晚刷牙，必要时进行口腔护理。

（4）鼓励患者进食、饮水，温度要适宜，避免过烫、过冷饮食以损伤黏膜。

（5）经常观察口腔黏膜情况，倾听患者主诉，以及早发现异常情况。

（五）纠正体液不足

（1）评估出血量、出汗量、引流量、摄入量等与体液有关的指标。

（2）准确记录出入水量，以及时了解每小时尿量。若尿量＜30 mL/h，表示体液或血容量不足，应及时报告医师给予早期治疗。

（3）鼓励患者进食、进水，提供可口、营养丰富的饮食，增加机体摄入量。

（4）若有恶心、呕吐，应对症处理，防止体液丧失严重而引起代谢失衡。

（5）抽血监测生化值，以及时纠正失衡。

（6）密切观察生命体征变化及末梢循环情况。

（7）告诉患者体液不足的症状及诱因，使之能及时反映情况并配合治疗、护理。

（六）腹腔感染的防治

（1）严密监测患者体温、外周血白细胞计数、腹部体征，定期做引流液或血液的培养、抗生素敏感试验，以指导用药。

（2）指导患者妥善固定引流管的方法，活动时勿拉扯引流管，保持适当的松度，防止滑脱而使管内脓液流入腹腔。

（3）保持引流管通畅，避免扭曲受压，如有堵塞，可用少量等渗盐水低压冲洗及抽吸。

（4）观察引流液的量、性质，并做好记录。

（5）注意保护引流管周围皮肤，以及时更换潮湿的敷料，保持其干燥，必要时涂以氧化锌软膏。

（6）在换药及更换引流袋时，严格执行无菌操作，避免逆行感染。

（7）告诉患者腹部感染时的腹痛变化情况，并应及时报告。

六、健康教育

(1)合理休息,注意劳逸结合,保持心情舒畅,增加患者适应性反应,减少心理应激,从而促进疾病康复。

(2)合理用药,有效使用抗生素,并给予全身性支持治疗,改善机体状态。

(3)保持引流有效性,注意观察引流的量、颜色,防止引流管脱落。

(4)当出现高热、腹痛等症状时,应及时有效处理,控制疾病进展。

(5)向患者讲解疾病相关知识,了解疾病病因、症状及注意事项,指导患者做好口腔护理,多饮水,预防并发症发生。

(呼海燕)

第二节 肝 硬 化

肝硬化是长期肝细胞坏死继发广泛纤维化伴结节形成的结果。一种或多种致病因子长期或反复损伤肝实质,致使肝细胞弥漫性变性、坏死和再生,进而引起肝脏结缔组织弥漫性增生和肝细胞再生,最后导致肝小叶结构破坏和重建,肝内血液循环发生障碍。肝功能损害和门静脉高压为本病的主要临床表现,晚期常出现严重的并发症。

肝硬化是世界性疾病,所有种族、不论国籍、年龄或性别均可罹患。男性和中年人易罹患。在我国主要为肝炎后肝硬化。血吸虫病性、单纯乙醇性、心源性、胆汁性肝硬化均少见。

一、病因

引起肝硬化的病因很多,以病毒性肝炎最为常见。同一患者可由一种、两种或两种以上病因同时或先后作用引起,有些患者则原因不明。

(一)病毒性肝炎

病毒性肝炎经慢性活动性肝炎阶段逐步演变为肝硬化,称为肝炎后肝硬化。乙型肝炎和丙型肝炎常见,甲型肝炎一般不发展为肝硬化。由急性或亚急性肝坏死演变的肝硬化称为坏死后肝硬化。

(二)寄生虫感染

感染血吸虫病时,大量血吸虫卵进入肝窦前的门脉小血管内,刺激结缔组织增生引起门静脉高压。肝细胞的坏死和增生一般不明显,没有肝细胞的结节再生。但如伴发慢性乙型肝炎,其结果多为混合结节型肝硬化。

(三)酒精中毒

酒精中毒主要由乙醇的中间代谢产物(乙醛)对肝脏的直接损害引起。酗酒引起长期营养失调,使肝脏对某些毒性物质的抵抗力降低,在发病机制上也起一定作用。

(四)胆汁淤积

肝外胆管阻塞或肝内胆汁淤积持续存在时,高浓度的胆酸和胆红素对肝细胞有损害作用,久之可发展为肝硬化。由于肝外胆管阻塞引起的肝硬化称为继发性胆汁性肝硬化。由原因未明的肝内胆汁淤积引起的肝硬化称为原发性胆汁性肝硬化。

(五)循环障碍

慢性充血性心力衰竭、缩窄性心包炎和各种病因引起肝小静脉阻塞综合征等,导致肝脏充血、肝细胞缺氧,引起小叶中央区肝细胞坏死及纤维组织增生,最终发展为肝硬化。

(六)药物和化学毒物

长期服用某些药物如双醋酚汀、辛可芬、异烟肼、甲基多巴、对氨基酸水杨酸钠和利福平等或反复接触化学毒物如四氯化碳、磷、砷、氯仿等均可损伤肝脏,引起中毒性肝炎,最后演变为肝硬化。

(七)遗传和代谢性疾病

血友病、肝豆状核变性、半乳糖血症、糖原贮积等遗传代谢性疾病,亦可发展为肝硬化,称之代谢性肝硬化。

(八)慢性肠道感染和营养不良

慢性菌痢、溃疡性结肠炎等常引起消化和吸收障碍,发生营养不良,同时肠内的细菌毒素及蛋白质腐败的分解产物等经门静脉到达肝内,引起肝细胞损害,演变为肝硬化。

(九)隐匿性肝硬化

病因难以肯定的称为隐匿性肝硬化,其中很大部分患者可能与隐匿性无黄疸型肝炎有关。

二、临床表现

肝硬化的病程一般比较缓慢,可能隐伏数年至数十年之久。由于肝脏具有很强的代偿功能,因此,早期临床表现常不明显或缺乏特征性。肝硬化的临床分期为肝功能代偿期和肝功能失代偿期。

(一)肝功能代偿期

一般症状较轻,缺乏特征性。常有乏力、食欲减退、消化不良、恶心、厌油、腹胀、中上腹隐痛或不适及腹泻,部分有踝部水肿、鼻出血、齿龈出血等。上述症状多呈间歇性,常因过度疲劳而发病,经适当休息及治疗可缓解。体征一般不明显,肝脏可轻度大,无或有轻度压痛,部分患者可有脾大。肝功能检查结果多在正常范围内或有轻度异常。

(二)肝功能失代偿期

随着疾病的进展,症状逐渐明显,肝脏常逐渐缩小,质变硬。临床表现主要是肝功能减退和门静脉高压。

1.肝功能减退

(1)营养障碍:表现为消瘦、贫血、乏力、水肿、皮肤干燥而松弛、面色灰暗、黝黑、口角炎、毛发稀疏无光泽等。

(2)消化道症状:早期出现的食欲缺乏、腹胀、恶心、腹泻等消化道症状逐渐明显,稍进油腻肉食,即引起腹泻。部分患者还可出现轻度黄疸。

(3)出血倾向:轻者有鼻出血、齿龈出血,重者有胃肠道黏膜弥漫性出血及皮肤紫癜。这与肝脏合成凝血因子减少,脾大及脾功能亢进引起血小板减少有关。毛细血管脆性增加是出血倾向的附加因素。

(4)发热:部分患者可有低热,多为病变活动及肝细胞坏死时释出的物质影响体温调节中枢所致。此类发热用抗生素治疗无效,只有肝病好转时才能消失。如持续发热或高热,则提示合并有感染、血栓性门静脉炎、原发性肝癌等。

(5)黄疸:表现为巩膜浅黄、尿色黄。如巩膜甚至全身皮肤黏膜呈深度金黄色,应考虑有肝硬化伴肝内胆汁瘀积的可能。

(6)内分泌功能失调的表现:肝对雌激素灭活作用减退导致脸、颈、肩、手背及上胸处的蜘蛛痣及(或)毛细血管扩张。肝掌表现为大、小鱼际和指尖斑点状发红,加压后褪色。可出现男性乳房发育、睾丸萎缩、性功能减退,女性月经不调、闭经、不孕等。皮肤色素沉着,面色污黑、晦暗,可能由继发性肾上腺皮质功能减退所致,也可能与肝脏不能代谢黑色素有关。继发性醛固酮、抗利尿激素增加导致水、钠潴留,尿量减少,对水肿与腹水的形成亦起重要促进作用。

2.门静脉高压症

在肝硬化发展过程中,肝细胞的坏死、再生结节的形成、结缔组织增生和肝细胞结构的改建,使门静脉小分支闭塞、扭曲,门静脉血流障碍,导致门脉压力升高。

(1)脾大及脾功能亢进:门脉压力升高时,脾淤血、纤维结缔组织及网状内皮细胞增生,使脾大(多为正常的2~3倍,部分可平脐或达脐下)。脾大时常伴有脾功能亢进,表现为末梢血中白细胞和血小板计数减少,红细胞也可减少。胃底静脉破裂出血时脾缩小,输血、补液后渐增大。关于脾功能亢进的原因,可能由于增生的网状内皮细胞对血细胞的吞噬、破坏作用加强;或由于脾产生某些体液因素抑制骨髓造血功能或加速血细胞的破坏。

(2)侧支循环的形成:因门静脉回流受阻,门静脉与腔静脉间的吻合支渐次扩张开放,形成侧支循环。胃冠状静脉与食管静脉丛吻合,形成食管下段和胃底静脉曲张。这些静脉位于黏膜下疏松组织中,常由于腹内压突然升高或消化液反流侵蚀及食物的摩擦而破裂出血。脐旁静脉与脐周腹壁静脉沟通,形成脐周腹壁静脉曲张,有时该处可听到连续的静脉杂音。直肠上静脉与直肠中、下静脉吻合扩张形成内痔。门静脉回流受阻时,侧支循环血流方向(图10-1)。

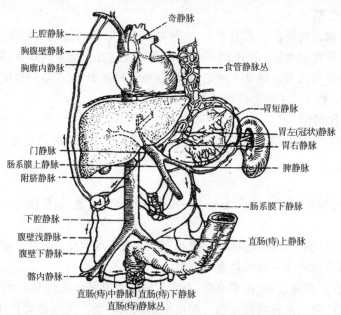

图10-1 门静脉回流受阻时,侧支循环血流方向

(3)腹水:腹水的产生表明肝硬化病情较重。初起时有腹胀感,体检可发现移动性浊音(腹水量>500 mL)。大量腹水可使横膈抬高而致呼吸困难和心悸,腹部膨隆,腹壁皮肤张紧发亮,有

移动性浊音和水波感。腹内压力明显升高时,脐可突出而形成脐疝。在腹水出现的同时,常可发生肠胀气。部分腹水患者伴有胸腔积液,其中以右侧多见,两侧者较少。胸腔积液系腹水通过横膈淋巴管进入胸腔所致。腹水为草黄色漏出液。腹水形成的主要因素有清蛋白合成减少、蛋白质摄入和吸收障碍,当血浆清蛋白<30 g/L 时,血浆胶体渗透压降低,促使血浆外渗;门脉压力升高至 $2.94\sim5.88$ kPa(正常为 $0.785\sim1.18$ kPa),腹腔毛细血管的滤过压增高,组织液回吸收减少而漏入腹腔;进入肝静脉血流受阻使肝淋巴液增加与回流障碍,淋巴管内压增高,造成大量淋巴液从肝包膜及肝门淋巴管溢出;肝脏对醛固酮、抗利尿激素灭活作用减退;腹水形成后循环血容量减少,通过肾小球旁器使肾素分泌增加,产生肾素-血管紧张素-醛固酮系统反应,醛固酮分泌增多,导致肾远曲小管水钠潴留作用加强,腹水进一步加重。

(4)食管和胃底曲张静脉破裂出血:是门静脉高压症的主要并发症,死亡率为 $30\%\sim60\%$。当门静脉压力超过下腔静脉压力达 $1.47\sim1.60$ kPa 时,曲张静脉就可发生出血。曲张静脉大者比曲张静脉小者更易破裂出血。最常见的表现是呕血。出血可以是大量的,并迅速发生休克;也可自行停止,以后再发。偶尔仅表现为便血或黑便。

3.肝肾综合征

肝肾综合征(功能性肾衰竭)指严重肝病患者出现肾功能不良,并排除其他引起肾功不良的原因。肝肾综合征的发病机制尚未明确。肝肾综合征通常见于严重的肝脏疾病患者。主要表现为少尿、蛋白尿、尿钠低(<10 mmol/L),尿与血浆肌酐比值$\geq30:1$,尿与血浆渗透压比值>1。这些尿的改变与急性肾小管坏死不同。肾功能损害的发展不一,一些患者于数天内肾功能完全丧失,另一些患者血清肌酐随肝脏功能逐渐恶化而缓慢上升达数周之久。

4.肝性脑病

肝性脑病指肝衰竭而导致代谢紊乱、中枢神经系统功能失调的综合征。肝性脑病是晚期肝硬化的最严重表现,也是常见致死原因。临床上以意识障碍和昏迷为主要表现。

肝硬化是肝性脑病的最主要原发病因。常见的诱发因素有上消化道出血,感染,摄入高蛋白饮食、含氮药物、大量利尿或放腹水、大手术、麻醉、安眠药和饮酒等。肝性脑病的发病机制尚未明了。主要有氨和硫醇中毒学说,假性神经介质学说、γ-氨基丁酸能神经传导功能亢进等学说。

临床上按意识障碍、神经系统表现和脑电图改变分为 4 期(表 10-1)。

表 10-1 肝性脑病分期

分期	精神状况	运动改变
亚临床期	常规检查无变化;完成工作或驾驶能力受损	完成常规精神运动试验或床边实验,如画图或数字连接的能力受损
Ⅰ期(前驱期)	思维紊乱、淡漠、激动、欣快、不安、睡眠紊乱	细震颤,协调动作缓慢,扑翼样震颤
Ⅱ期(昏迷前期)	嗜睡、昏睡、定向障碍、行为失常	扑翼样震颤,发音困难,初级反射出现
Ⅲ期(昏睡期)	思维明显紊乱,言语费解	反射亢进,巴宾斯基征,尿便失禁,肌阵挛,过度换气
Ⅳ期(昏迷期)	昏迷	去大脑体位,短促的眼头反射,疼痛刺激反应早期存在,进展为反应减弱和刺激反应消失

肝性脑病患者呼气中常具有一种类似烂苹果样臭味,这与肝脏不能分解甲硫氨酸中间产物二甲基硫和甲基硫醇有关,肝臭可在昏迷前出现,是一种预后不良的征象。

5.其他

肝硬化患者常因抵抗力降低,并发各种感染,如支气管炎、肺炎、自发性腹膜炎、结核性腹膜炎、尿道感染等。腹膜炎发生的机制可能是细菌通过血液或淋巴液播散入腹腔,并可穿过肠壁而入腹腔。腹水患者易于发生,病死率高,早期诊断非常重要。自发性腹膜炎起病较急者常为腹痛和腹胀。起病缓者则多为低热或不规则的发热,伴有腹部隐痛、恶心、呕吐及腹泻。体检可发现腹膜刺激征,腹水性质由漏出液转为渗出液。

长期低钠盐饮食,利尿及大量放腹水易发生低钠血症和低钾血症。长期使用高渗葡萄糖溶液与肾上腺糖皮质激素、呕吐及腹泻亦可使钾、氯减少,而产生低钾、低氯血症,并致代谢性碱中毒和肝性脑病。

(三)肝脏体征

肝脏大小不一,早期肝大,质地中等或中等偏硬,晚期缩小、坚硬、表面呈颗粒状或结节状。一般无压痛,但在肝细胞进行性坏死或并发肝炎或肝周围炎时,则可有触痛与叩击痛。肝边缘锐利提示无炎症活动,边缘圆钝表明有炎症、水肿、脂肪浸润或纤维化。肝硬化时右叶下缘不易触及而左叶增大。

三、检查

(一)血常规

白细胞和血小板计数明显减少。失血、营养障碍、叶酸及维生素 B_{12} 缺乏导致缺铁性或巨幼红细胞性贫血。

(二)肝功能检查

早期蛋白电泳即显示球蛋白增高,而清蛋白到晚期才降低。絮状及浊度试验在肝功能代偿期可正常或轻度异常,而在失代偿期多为异常。失代偿期转氨酶活力可呈轻、中度升高,一般以谷丙转氨酶活力升高较明显,肝细胞有严重坏死时,则谷草转氨酶活力常高于谷丙转氨酶。

静脉注射磺溴酞 5 mg/kg 体质量 45 min 后,正常人血内滞留量应低于 5%,肝硬化时多有不同程度的增加。磺溴酞可有变态反应,检查前应做皮内过敏试验。吲哚菁青绿亦是一种染料,一般静脉注射0.5 mg/kg体质量 15 min 后,正常人血中滞留量<10%,肝硬化尤其是结节性肝硬化患者的潴留值明显增高,在 30% 以上。本试验为诊断肝硬化的最好的方法,比溴磺酞试验更敏感,更安全可靠。

肝功能代偿期,血中胆固醇多正常或偏低;失代偿期,血中胆固醇下降,特别是胆固醇酯部分常低于正常水平。凝血酶原时间测定在代偿期可正常,失代偿期则呈不同程度延长,虽注射维生素 K 亦不能纠正。

(三)影像学检查

B超检查可探查肝、脾大小及有无腹水。可显示脾静脉和门静脉增宽,有助于诊断。食管静脉曲张时,吞钡 X 线检查可见蚯蚓或串珠状充盈缺损,纵行黏膜皱襞增宽。胃底静脉曲张时,可见菊花样充盈缺损。放射性核素肝脾扫描可见肝摄取减少、分布不规则,脾摄取增加,脾大可明显显影。

(四)纤维食管镜

纤维食管镜检查可见食管钡餐检查阴性的食管静脉曲张。

(五)肝穿刺活组织检查

肝活组织检查常可明确诊断,但此为创伤性检查,仅在临床诊断确有困难时才选用。

(六)腹腔镜检查

可直接观察肝脏表面、色泽、边缘及脾等改变,并可在直视下进行有目的穿刺活组织检查,对鉴别肝硬化、慢性肝炎和原发性肝癌及明确肝硬化的病因很有帮助。

四、基本护理

(一)观察要点

一般症状和体征的观察:观察患者全身情况,有无消瘦、贫血、乏力、面色灰暗黝黑、口角炎、毛发稀疏无光泽等营养障碍表现。观察皮肤黏膜、巩膜有无黄染,尿色有无变化。注意蜘蛛痣、杵状指、色素沉着、肝臭、水肿、男性乳房发育等体征。了解有无肝区疼痛、食欲缺乏、厌油、恶心、呕吐、排便不规则、腹胀等消化道症状。

(二)并发症的观察

1.门静脉高压症

观察腹水、腹胀和其他压迫症状,腹壁静脉曲张、痔出血、贫血及鼻出血、齿龈出血、瘀点、瘀斑、呕血、黑便。

2.腹水

观察尿量、腹围、体质量变化和有无水肿。

3.肝性脑病

注意意识和精神活动,有无嗜睡、昏睡、昏迷、定向障碍、胡言乱语,有无睡眠节律紊乱和扑翼样震颤。

(三)一般护理

1.合理的休息

研究证明卧位与站立时肝脏血流量有明显差异,前者比后者多 40% 以上。因此合理的休息既可减少体能消耗,又能降低肝脏负荷,增加肝脏血流量,防止肝功能进一步受损和促进肝细胞恢复。肝功能代偿期患者应适当减少活动和工作强度,注意休息,避免劳累。若病情不稳定、肝功能试验异常,则应减少活动,充分休息。有发热、黄疸、腹水等表现的失代偿患者,应以卧床休息为主,并保证充足的睡眠。

2.正确的饮食

饮食营养是改善肝功能的基本措施之一。正确的进食和合理的营养,能促进肝细胞再生,反之则会加重病情,诱发上消化道出血、肝昏迷、腹泻等。肝硬化患者应以高热量、高蛋白、高维生素且易消化的食物为宜。适当限制动物脂肪的摄入。不食增加肝脏解毒负荷的食物和药物。一般要求每天总热量在10.46～12.55 kJ(2.5～3.0 kcal)。蛋白质每天 100～150 g,蛋白食物宜多样化、易消化、含有丰富的必需氨基酸。脂肪每天 40～50 g。要有足量的 B 族维生素、维生素 C 等。为防便秘,可给含纤维素多的食物。肝功能明显减退的晚期患者或有肝昏迷先兆者给予低蛋白饮食,限制蛋白每天在 30 g 左右。伴有腹水者按病情给予低盐(每天 3～5 g)和无盐饮食。腹水严重时应限制每天的入水量。黄疸患者补充胆盐。禁忌饮酒、咖啡、烟草和高盐食物。避免有刺激性及粗糙坚硬的食物,进食时应细嚼慢咽,以防引起食管或胃底静脉破裂出血。教育患者和家属认识到正确饮食和合理营养的意义,并且理解饮食疗法必须长期持续,要有耐心和毅力,使患者能正确的掌握、家属能予以监督。

(四)心理护理

肝硬化患者病程漫长,久治不愈,尤其进入失代偿期后,患者心身遭受很大痛苦,承受的心理压力大,心理变化也大,因此在常规治疗护理中更应强调心理护理,须做好以下几方面。①保持病房的整洁、安静、舒适,从视、听、嗅、触等方面消除不良刺激,使患者在生活起居感到满意。②对病情稳定者,要主动指导患者和家属掌握治疗性自我护理方法,包括通过多种形式宣教有关医疗知识,消除他们恐惧悲观感,树立信心;帮助分析并发症发生的诱因,增强患者预防能力;对心理状态稳定型患者可客观地介绍病情及检查化验结果,以取得其配合。③对病情反复发作者,要热情帮助其恢复生活自理能力,增加其战胜疾病的信心。对忧郁悲观型患者应予极大的同情心,充分理解他们,帮助他们解决困难。对怀疑类型的患者应明确告知诊断无误,客观介绍病情,并使其冷静面对现实。④根据病情需要适当安排娱乐活动。

(五)药物治疗的护理

严重患者特别是老年患者进食少时。可静脉供给能量,以补充机体所需。研究表明,80%～100%的肝硬化患者存在程度不同的蛋白质能量营养不足。因此老年人按每天每千克体质量摄入 1.0 g 蛋白质作为基础要量,附加由疾病相关因素造成的额外丢失。补充蛋白质(氨基酸)时,应提供以必需氨基酸为主的氨基酸溶液。若肝功损害严重,则以含丰富支链氨基酸(45%)的溶液作为氨源为佳。目前冰冻血浆的使用越来越广泛,使用过程中应注意掌握正确的融化方法和输注不良反应的观察。一般融化后不再复冻。

使用利尿剂时,应教会患者正确服用利尿剂物。通常需向患者讲述常用利尿剂的作用及不良反应。指导患者掌握利尿剂观察方法,如体质量每天减少 0.5 kg,尿量每天达 2 000～2 500 mL,腹围逐渐缩小。

(呼海燕)

第三节 胆 囊 炎

胆囊炎是最常见的胆囊疾病,常与胆石症同时存在。女性多于男性。胆囊炎分为急性和慢性两种。

一、临床表现

急性胆囊炎可出现右上腹撑胀疼痛,体位改变和呼吸时疼痛加剧,右肩或后背部放射性疼痛,高热,寒战,并可有恶心,呕吐。慢性胆囊炎,常出现消化不良,上腹不适或钝疼,可有恶心,腹胀及嗳气,进食油腻食物后加剧。

胆囊炎并发胆石症者,结石嵌顿时,可引起穿孔,导致腹膜炎,疼痛加重,甚至出现中毒性休克或衰竭。胆囊炎胆石症可加重或诱发冠心病,引起心肌缺血性改变。有专家认为,胆囊结石是诱发胆囊癌的重要因素之一。胆囊炎胆石症常可引起胰腺炎,由胆管疾病引起的急性胰腺炎约占 50%。

二、治疗原则

(1)无症状的胆囊结石患者根据结石大小数目,胆囊壁病变确定是否手术及手术时机。应择期行胆囊切除术,有条件医院应用腹腔镜行胆囊切除术。

(2)有症状的胆囊结石患者用开放法或腹腔镜方法。

(3)胆囊结石伴有并发症时,如急性、胆囊积液或积脓,急性胆石性胰腺炎胆管结石或胆管炎,应即刻行胆囊切除术。

三、护理措施

(一)术前护理

(1)按一般外科术前常规护理。

(2)低脂饮食。

(3)急性期应给予静脉输液,以纠正电解质紊乱,输血或血浆,以改善全身情况。

(4)患者如有中毒性休克表现,应先补足血容量,用升压药等纠正休克,待病情好转后手术治疗。

(5)黄疸严重者,有皮肤瘙痒,做好皮肤护理,防止瘙痒时皮肤破损,出现皮肤感染,同时注意黄疸患者,由于胆管内胆盐缺乏,维生素 K 吸收障碍,容易引起凝血功能障碍,术前应注射维生素 K。出现高热者,按高热护理常规护理。

(6)协助医师做好各项检查,如肝功能、心电图、凝血酶原时间测定、超声波、胆囊造影等,肝功能损害严重者应给予保肝治疗。

(7)需做胆总管与胆管吻合术时,应做胆管准备。

(8)手术前一天晚餐禁食,术晨按医嘱留置胃管,抽尽胃液。

(二)术后护理

(1)按一般外科手术后护理常规及麻醉后护理常规护理。

(2)血压平稳后改为半坐卧位,以利于引流。

(3)禁食期间,给予静脉输液,维持水电解质平衡。

(4)停留胃管,保持胃管通畅,观察引流液性质并记录量,术后 2~3 d 肠蠕动恢复正常,可拔除胃管,进食流质,以后逐渐改为低脂半流质,注意患者进食后反应。

(5)注意腹部伤口渗液,如渗液多应及时更换敷料。

(6)停留 T 管引流,保持胆管引流管通畅,并记录 24 h 引流量及性质。

(7)引流管停留时间长,引流量多者,要注意患者饮食及消化功能,食欲差者,可口服去氧胆酸、胰酶片或中药。

(8)胆总管内有残存结石或泥沙样结石,术后两周可行 T 管冲洗。

(9)防止 T 管脱落,除手术时要固定牢靠外,应将 T 管用别针固定于腹带上。

(10)防止逆行感染。T 管引流所接的消毒引流瓶(袋)每周更换两次,更换引流袋要在无菌操作下进行。腹壁引流伤口每天更换敷料一次。

(11)注意水电解质平衡,注意有无低钾、低钠症状出现,注意黄疸消退情况。

(12)拔 T 管指征及注意事项:一般术后 10~14 d,患者无发热、无腹痛、大便颜色正常,黄疸消退,胆汁引流量逐天减少至 50 mL 以下,胆汁颜色正常,呈金黄色、澄清时,用低浓度的胆影葡胺做 T 管造影,以了解胆管远端是否通畅。如通畅,可试行钳夹 T 管或提高 T 管距离腋后线 10~20 mL;如有上腹胀痛、发热、黄疸加深等情况出现,说明胆管下端仍有梗阻,应立即开放引流管,继续引流;如钳夹 T 管 48 h 后无任何不适,方可拔管。拔管后1~2 d可有少量胆汁溢出,应及时更换敷料,如有大量胆汁外溢,应报告医师处理。拔管后还应观察患者食欲及腹胀、腹痛、黄疸、体温和大便情况。

(呼海燕)

第四节　胆　囊　结　石

胆囊结石是指原发于胆囊的结石,是胆石症中最多的一种疾病。近年来随着卫生条件的改善及饮食结构的变化,胆囊结石的发病率呈升高趋势,已高于胆管结石。胆囊结石以女性多见,男女之比为 1:(3~4),其以胆固醇结石或以胆固醇为主要成分的混合性结石为主。少数结石可经胆囊管排入胆总管,大多数存留于胆囊内,且结石越聚越大,可呈多颗小米粒状,在胆囊内可存在数百粒小结石,也可呈单个巨大结石,有些终身无症状而在尸检中发现(静止性胆囊结石),大多数反复发作腹痛症状,一般小结石容易嵌入胆囊管发生阻塞引起胆绞痛症状,发生急性胆囊炎。

一、诊断

(一)症状

1.胆绞痛

胆绞痛是胆囊结石并发急性胆囊炎时的典型表现,多在进油腻食物后胆囊收缩,结合移位并嵌顿于胆囊颈部,胆囊压力升高后强力收缩而发生绞痛。小结石通过胆囊管或胆总管时可发生典型的胆绞痛,疼痛位于右上腹,呈阵发性,可向右肩背部放射,伴恶心、呕吐,呕吐物为胃内容物,吐后症状并不减轻。存留在胆囊内的大结石堵塞胆囊腔时并不引起典型的胆绞痛,故胆绞痛常反映结石在胆管内的移动。急性发作、特别是坏疽性胆囊炎时还可出现高热、畏寒等明显的感染症状,严重患者由于炎性渗出或胆囊穿孔可引起局限性腹膜炎,从而出现腹膜刺激症状。胆囊结石一般无黄疸,但30%的患者因伴有胆管炎或肿大的胆囊压迫胆管,肝细胞损害时也可有一过性黄疸。

2.胃肠道症状

大多数慢性胆囊炎患者有不同程度的胃肠道功能紊乱,表现为右上腹隐痛不适、厌油、进食后上腹饱胀感,常被误认为"胃病"。有近半数的患者早期无症状,称为静止性胆囊结石,此类患者在长期随访中仍有部分出现腹痛等症状。

(二)体征

1.一般情况

无症状期间患者大多一般情况良好,少数急性胆囊炎患者在发作期可有黄疸,症状重时可有感染中毒症状。

2.腹部情况

如无急性发作,患者腹部常无明显异常体征,部分患者右上腹可有深压痛。急性胆囊炎患者可有右上腹饱满、呼吸运动受限、右上腹触痛及肌紧张等局限性腹膜炎体征,Murphy 征阳性。有 1/3～1/2 的急性胆囊炎患者,在右上腹可扪及肿大的胆囊或由胆囊与大网膜粘连形成的炎性肿块。

(三)检查

1.化验检查

胆囊结石合并急性胆囊炎有血液白细胞计数升高,少数患者谷丙转氨酶也升高。

2.B 超

B 超检查简单易行,价格低廉,且不受胆囊大小、功能、胆管梗阻或结石含钙多少的影响,诊断正确率可达 96%,是首选的检查手段。典型声像特征是胆囊腔内有强回声光团并伴声影,改变体位时光团可移动。

3.胆囊造影

胆囊造影能显示胆囊的大小及形态并了解胆囊收缩功能,但易受胃肠道功能、肝功能及胆囊管梗阻的影响,应用很少。

4.X 线

腹部 X 线平片对胆囊结石的显示率为 10%～15%。

5.十二指肠引流

有无胆汁可确定是否有胆囊管梗阻,胆汁中出现胆固醇结晶提示结石存在,但此项检查目前已很少用。

6.CT、MRI、内镜逆行胰胆管造影、PTC

在 B 超不能确诊或者怀疑有肝内胆管、肝外胆管结石或胆囊结石术后多年复发又疑有胆管结石者,可酌情选用其中某一项或几项诊断方法。

(四)诊断要点

1.症状

20%～40% 的胆囊结石可终身无症状,称"静止性胆囊结石"。有症状的胆囊结石的主要临床表现:进食后,特别是进油腻食物后,出现上腹部或右上腹部隐痛不适、饱胀,伴嗳气、呃逆等。

2.胆绞痛

胆囊结石的典型表现,疼痛位于上腹部或右上腹部,呈阵发性,可向肩胛部和背部放射,多伴恶心、呕吐。

3.Mirizzi 综合征

持续嵌顿和压迫胆囊壶腹部和颈部的较大结石,可引起肝总管狭窄或胆囊管瘘,以及反复发作的胆囊炎、胆管炎及梗阻性黄疸,称"Mirizzi 综合征"。

4.Murphy 征

右上腹部局限性压痛、肌紧张,阳性。

5.B 超

胆囊暗区有一个或多个强回声光团,并伴声影。

(五)鉴别诊断

1.肾绞痛

胆绞痛需与肾绞痛相鉴别,后者疼痛部位在腰部,疼痛向外生殖器放射,伴有血尿,可有尿路刺激症状。

2.胆囊非结石性疾病

胆囊良、恶性肿瘤、胆囊息肉样病变等,B超、CT等影像学检查可提供鉴别线索。

3.胆总管结石

胆总管结石可表现为高热、黄疸、腹痛,超声等影像学检查可以鉴别,但有时胆囊结石可与胆总管结石并存。

4.消化性溃疡性穿孔

此类患者多有溃疡病史,腹痛发作突然并很快波及全腹,腹壁呈板状强直,腹部X线平片可见膈下游离气体。较小的十二指肠穿孔,或穿孔后很快被网膜包裹,形成一个局限性炎性病灶时,易与急性胆囊炎混淆。

5.内科疾病

一些内科疾病如肾盂肾炎、右侧胸膜炎、肺炎等,亦可发生右上腹疼痛症状,若注意分析,不难获得正确的诊断。

二、治疗

(一)一般治疗

饮食宜清淡,防止急性发作,对无症状的胆囊结石应定期B超随诊,伴急性炎症者宜进食,注意维持水、电解质平衡,并静脉应用抗生素。

(二)药物治疗

溶石疗法服用鹅去氧胆酸或熊去氧胆酸对胆固醇结石有一定溶解效果,主要用于胆固醇结石。但此种药物有肝毒性,服药时间长,反应大,价格贵,停药后结石易复发。其适应证为胆囊结石直径在2 cm以下;结石为含钙少的X线能够透过的结石;胆囊管通畅;患者的肝脏功能正常,无明显的慢性腹泻史。目前多主张采取熊去氧胆酸单用或与鹅去氧胆酸合用,不主张单用鹅去氧胆酸。鹅去氧胆酸总量为15 mg/(kg・d),分次口服。熊去氧胆酸为8～10 mg/(kg・d),分餐后或晚餐后2次口服。疗程1～2年。

(三)手术治疗

对于无症状的静止胆囊结石,一般认为无须施行手术切除胆囊。但有下列情况时,应进行手术治疗:①胆囊造影胆囊不显影;②结石直径为2～3 cm;③并发糖尿病且在糖尿病已控制时;④老年人或有心肺功能障碍者。

腹腔镜胆囊切除术适于无上腹创伤及手术史者,无急性胆管炎、胰腺炎和腹膜炎及腹腔脓肿的患者。对并发胆总管结石的患者应同时行胆总管探查术。

1.术前准备

择期胆囊切除术后引起死亡的最常见原因是心血管疾病。这强调了详细询问病史发现心绞痛和仔细进行心电图检查注意有无心肌缺血或以往心肌梗死证据的重要性。此外还应寻找脑血管疾病特别是一过性缺血发作的症状。若病史阳性或有问题时应做非侵入性颈动脉血流检查。此时对择期胆囊切除术应当延期,按照指征在冠状动脉架桥或颈动脉重新恢复血管流通后施行。除心血管病外,引起择期胆囊切除术后第二位的死亡原因是肝胆疾病,主要是肝硬化。除术中出血外,还可发生肝衰竭和败血症。自从在特别挑选的患者中应用预防性措施以来,择期胆囊切除术后感染中毒性并发症的发生率已有明显下降。慢性胆囊炎患者胆汁内的细菌滋生率占10%～

15%;而在急性胆囊炎消退期患者中则高达50%。细菌菌种为肠道菌如大肠埃希菌、产气克雷伯杆菌和粪链球菌,其次也可见到产气荚膜杆菌、类杆菌和变形杆菌等。胆管内细菌的发生率随年龄而增长,故主张年龄在60岁以上、曾有过急性胆囊炎发作刚恢复的患者,术前应预防性使用抗生素。

2.手术治疗

对有症状胆石症已成定论的治疗是腹腔镜胆囊切除术。虽然此技术的常规应用时间尚短,但是其结果十分突出,以致仅在不能施行腹腔镜手术或手术不安全时,才选用开腹胆囊切除术,包括无法安全地进入腹腔完成气腹,或者由于腹内粘连,或者解剖异常不能安全地暴露胆囊等。外科医师在遇到胆囊和胆管解剖不清及遇到止血或胆汁渗漏而不能满意地控制时,应当及时中转开腹。目前,中转开腹率在5%以下。

(四)其他治疗

体外震波碎石适用于胆囊内胆固醇结石,直径不超过3 cm,且胆囊具有收缩功能。治疗后部分患者可发生急性胆囊炎或结石碎片进入胆总管而引起胆绞痛和急性胆管炎。此外,碎石后仍不能防止结石的复发。因其并发症多,疗效差,现已基本不用。

三、护理措施

(一)术前护理

1.饮食指导

患者选用低脂肪、高蛋白质、高糖饮食。因为脂肪饮食可促进胆囊收缩排出胆汁,加剧疼痛。

2.术前用药

严重的胆石症发作性疼痛可使用镇痛剂和解痉剂,但应避免使用吗啡,因吗啡有收缩胆总管的作用,可加重病情。

3.病情观察

应注意观察胆石症急性发作患者的体温、脉搏、呼吸、血压、尿量及腹痛情况,以及时发现有无感染性休克征兆。注意患者皮肤有无黄染及粪便颜色变化,以确定有无胆管梗阻。

(二)术后护理

(1)症状观察及护理:定时监测患者生命体征的变化,注意有无血压下降、体温升高及尿量减少等全身中毒症状,以及时补充液体,保持出入量平衡。

(2)T管护理:胆总管切开放置T管的目的是引流胆汁,使胆管减压。①T管应妥善固定,防止扭曲、脱落;②保持T管无菌,每天更换引流袋,下地活动时引流袋应低于胆囊水平,避免胆汁回流;③观察并记录每天胆汁引流量、颜色及性质,防止胆汁淤积引起感染;④拔管:如果T管引流通畅,胆汁色淡黄、清澄、无沉渣且无腹痛无发热等症状,术后10~14 d可夹闭管道。开始每天夹闭2~3 h,无不适可逐渐延长时间,直至全日夹管。在此过程中要观察患者有无体温增高,腹痛,恶心,呕吐及黄疸等。经T管造影显示胆管通畅后,再引流2~3 d,以及时排出造影剂。经观察无特殊反应,可拔除T管。

(3)健康指导:进少油腻、高维生素、低脂饮食。烹调方式以蒸煮为宜,少吃油炸类的食物。

(4)适当体育锻炼,提高机体抵抗力。

(呼海燕)

第五节　胃十二指肠溃疡及其并发症

一、胃溃疡和十二指肠溃疡

胃十二指肠溃疡是指发生于胃、十二指肠黏膜的局限性圆形或椭圆形的全层黏膜缺损。因溃疡的形成与胃酸-蛋白酶的消化作用有关,故又称为消化性溃疡。纤维内镜技术的不断完善、新型制酸剂和抗幽门螺杆菌药物的合理应用使得大部分患者经内科药物治疗可以痊愈,需要外科手术的溃疡患者显著减少。外科治疗主要用于溃疡穿孔、溃疡出血、瘢痕性幽门梗阻、药物治疗无效及恶变的患者。

(一)病因与发病机制

胃十二指肠溃疡病因复杂,是多种因素综合作用的结果。其中最为重要的是幽门螺杆菌感染、胃酸分泌异常和黏膜防御机制的破坏,某些药物的作用及其他因素也参与溃疡病的发病。

1.幽门螺杆菌(*Helieobacter pylori*,HP)感染

幽门螺杆菌(*Helieobacter pylori*,HP)感染与消化性溃疡的发病密切相关。90%以上的十二指肠溃疡患者与近70%的胃溃疡患者中检出 HP 感染,HP 感染者发展为消化性溃疡的累计危险率为15%～20%;HP 可分泌多种酶,部分 HP 还可产生毒素,使细胞发生变性反应,损伤组织细胞。HP 感染破坏胃黏膜细胞与胃黏膜屏障功能,损害胃酸分泌调节机制,引起胃酸分泌增加,最终导致胃十二指肠溃疡。幽门螺杆菌被清除后,胃十二指肠溃疡易被治愈且复发率低。

2.胃酸分泌过多

溃疡只发生在经常与胃酸相接触的黏膜。胃酸过多的情况下,激活胃蛋白酶,可使胃、十二指肠黏膜发生自身消化。十二指肠溃疡可能与迷走神经张力及兴奋性过度增高有关,也可能与壁细胞数量的增加及壁细胞对胃泌素、组胺、迷走神经刺激敏感性增高有关。

3.黏膜屏障损害

非甾体抗炎药(nonsteroidal antiinflammatory drug,NSAID)、肾上腺皮质激素、胆汁酸盐、乙醇等均可破坏胃黏膜屏障,造成 H^+ 逆流入黏膜上皮细胞,引起胃黏膜水肿、出血、糜烂,甚至溃疡。长期使用 NSAID 者胃溃疡的发生率显著增加。

4.其他因素

包括遗传、吸烟、心理压力和咖啡因等。遗传因素在十二指肠溃疡的发病中起一定作用。O 型血者患十二指肠溃疡的概率比其他血型者显著增高。

正常情况下,酸性胃液对胃黏膜的侵蚀作用和胃黏膜的防御机制处于相对平衡状态。如平衡受到破坏,侵害因子的作用增强、胃黏膜屏障等防御因子的作用削弱,胃酸、胃蛋白酶分泌增加,最终导致消化性溃疡的形成。

(二)临床表现

典型消化道溃疡的表现为节律性和周期性发作的腹痛,与进食有关,且呈现慢性病程。

1.症状

(1)十二指肠溃疡:主要表现为上腹部或剑突下的疼痛,有明显的节律性,与进食密切相关,

常表现为餐后延迟痛(餐后 3～4 h 发作),进食后腹痛能暂时缓解,服制酸药物能止痛。饥饿痛和夜间痛是十二指肠溃疡的特征性症状,与胃酸分泌过多有关,疼痛多为烧灼痛或钝痛,程度不一。腹痛具有周期性发作的特点,好发于秋冬季。十二指肠溃疡每次发作时,症状持续数周后缓解,间歇 1～2 个月再发。若间歇期缩短,发作期延长,腹痛程度加重,则提示溃疡病变加重。

(2)胃溃疡:腹痛是胃溃疡的主要症状,多于餐后 0.5～1 h 开始疼痛,持续 1～2 h,进餐后疼痛不能缓解,有时反而加重,服用抗酸药物疗效不明显。疼痛部位在中上腹偏左,但腹痛的节律性不如十二指肠溃疡明显。胃溃疡经抗酸治疗后常容易复发,除易引起大出血、急性穿孔等严重并发症外,约有 5%胃溃疡可发生恶变。其他症状:反酸、嗳气、恶心、呕吐、食欲缺失,病程迁延可致消瘦、贫血、失眠、心悸及头晕等症状。

2.体征

溃疡活动期剑突下或偏右有一固定的局限性压痛,十二指肠溃疡压痛点在脐部偏右上方,胃溃疡压痛点位于剑突与脐的正中线或略偏左。缓解期无明显体征。

(三)实验室及其他检查

1.内镜检查

胃镜检查是诊断胃十二指肠溃疡的首选检查方法,可明确溃疡部位,并可经活检做病理学检查及幽门螺杆菌检测。

2.X 线钡餐检查

可在胃、十二指肠部位显示一周围光滑、整齐的龛影或见十二指肠壶腹部变形。上消化道大出血时不宜行钡餐检查。

(四)治疗要点

无严重并发症的胃十二指肠溃疡一般均采取内科治疗,外科手术治疗主要针对胃十二指肠溃疡的严重并发症进行治疗。

1.非手术治疗

(1)一般治疗:包括养成生活规律、定时进餐的良好习惯,避免过度劳累及精神紧张等。

(2)药物治疗:包括根除幽门螺杆菌、抑制胃酸分泌和保护胃黏膜的药物。

2.手术治疗

(1)适应证:①十二指肠溃疡外科手术治疗的主要适应证包括十二指肠溃疡急性穿孔、内科无法控制的急性大出血、瘢痕性幽门梗阻及经内科正规治疗无效的十二指肠溃疡,即顽固性溃疡;②胃溃疡外科手术治疗的适应证包括抗幽门螺杆菌措施在内的严格内科治疗8～12 周,溃疡不愈合或短期内复发者。发生胃溃疡急性大出血、溃疡穿孔及溃疡穿透至胃壁外者。溃疡巨大(直径>2.5 cm)或高位溃疡者。胃十二指肠复合型溃疡者。溃疡不能除外恶变或已经恶变者。

(2)手术方式主要包括胃大部切除术和胃大部切除后胃空肠 Roux-en-Y 吻合术等 3 种。

1)胃大部切除术:这是治疗胃十二指肠溃疡的首选术式。胃大部切除术治疗溃疡的原理是:①切除胃窦部,减少 G 细胞分泌的胃泌素所引起的体液性胃酸分泌;②切除大部分胃体,减少了分泌胃酸、胃蛋白酶的壁细胞和主细胞数量;③切除了溃疡本身及溃疡的好发部位。胃大部切除的范围是胃远侧2/3～3/4,包括部分胃体、胃窦部、幽门和十二指肠壶腹部的近胃部分。胃大部切除术后胃肠道重建的基本术式包括胃、十二指肠吻合或胃空肠吻合。术式包括以下 2 种。

毕(Billrorh)Ⅰ式胃大部切除术:即在胃大部切除后将残胃与十二指肠吻合(图 10-2),多适用于胃溃疡。其优点是重建后的胃肠道接近正常解剖生理状态,胆汁、胰液反流入残胃较少,术后因胃肠功能紊乱而引起的并发症亦较少;缺点是有时为避免残胃与十二指肠吻合口的张力过大致切除胃的范围不够,增加了术后溃疡的复发机会。

毕(Billrorh)Ⅱ式胃大部切除术:即切除远端胃后,缝合关闭十二指肠残端,将残胃与空肠行断端侧吻合(图 10-3)。适用于各种胃及十二指肠溃疡,特别是十二指肠溃疡。十二指肠溃疡切除困难时,可行溃疡旷置。优点是即使胃切除较多,胃空肠吻合口张力也不致过大,术后溃疡复发率低;缺点是吻合方式改变了正常的解剖生理关系,术后发生胃肠道功能紊乱的可能性较毕Ⅰ式大。

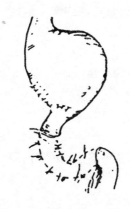

图 10-2　毕Ⅰ式胃大部切除术

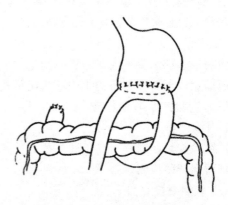

图 10-3　毕Ⅱ式胃大部切除术

2)胃大部切除后胃空肠 Roux-en-Y 吻合术:即胃大部切除后关闭十二指肠残端,在距十二指肠悬韧带 10~15 cm 处切断空肠,将残胃和远端空肠吻合,据此吻合口以下 45~60 cm 处将空肠与空肠近侧断端吻合。此法临床应用较少,但有防止术后胆汁、胰液进入残胃的优点。

3)胃迷走神经切断术:此手术方式临床已较少使用。迷走神经切断术治疗溃疡的原理是:①阻断迷走神经对壁细胞的刺激,消除神经性胃酸分泌;②阻断迷走神经引起的促胃泌素的分泌,减少体液性胃酸分泌。可分为 3 种类型:迷走神经干切断术、选择性迷走神经切断术、高选择性迷走神经切断术。

(五)常见护理诊断/问题

1.焦虑、恐惧

焦虑、恐惧与对疾病缺乏了解,担心治疗效果及预后有关。

2.疼痛

疼痛与胃、十二指肠黏膜受侵蚀及手术后创伤有关。

3.潜在并发症

出血、感染、十二指肠残端破裂、吻合口瘘、胃排空障碍、消化道梗阻、倾倒综合征等。

(六)护理措施

1.术前护理

(1)心理护理:关心、了解患者的心理和想法,告知有关疾病治疗和手术的知识、手术前和手术后的配合,耐心解答患者的各种疑问,消除患者的不良心理,使其能积极配合疾病的治疗和护理。

(2)饮食护理:一般择期手术患者饮食宜少食多餐,给予高蛋白、高热量、高维生素等易消化的食物,忌酸辣、生冷、油炸、浓茶、烟酒等刺激性食品。患者营养状况较差或不能进食者常伴有贫血、低蛋白血症,术前应给予静脉输液,补充足够的热量,必要时补充血浆或全血,以改善患者的营养状况,提高其对手术的耐受力。术前1 d进流质饮食,术前12 h禁食水。

(3)协助患者做好各种检查及手术前常规准备,做好健康教育,如教会患者深呼吸、有效咳嗽、床上翻身及肢体活动方法等。

(4)术日晨留置胃管,必要时遵医嘱留置胃肠营养管,并铺好麻醉床,备好吸氧装置,综合心电监护仪等。

2.术后护理

(1)病情观察:术后严密观察患者生命体征的变化,每30 min测量1次,直至血压平稳,如病情较重仍需每1～2 h测量1次,或根据医嘱给予心电监护。同时观察患者神志、体温、尿量、伤口渗血、渗液情况。并且注意有无内出血、腹膜刺激征、腹腔脓肿等迹象,发现异常,及时通知医师给予处理。

(2)体位:麻患者去枕平卧头后仰偏向一侧,麻醉清醒、血压平稳后改半卧位,以保持腹部松弛,减少切口缝合处张力,减轻疼痛和不适,以利腹腔引流,也有利于呼吸和循环。

(3)引流管护理:十二指肠溃疡术后患者常留有胃管、尿管及腹腔引流管等。护理时应注意:①妥善固定各种引流管,防止松动和脱出,并做好标识,一旦脱出后不可自行插回。②保持引流通畅、持续有效,防止引流管受压、扭曲及折叠等,可经常挤捏引流管以防堵塞。如若堵塞,可在医师指导下用生理盐水冲洗引流管。③密切观察并记录引流液的性质、颜色和量,发现异常及时通知医师,协助处理。

留置胃管可减轻胃肠道张力,促进吻合口愈合。护理时还应注意:胃大部切除术后24 h内可由胃管内引流出少量血液或咖啡样液体,若引流液有较多鲜血,应警惕吻合口出血,需及时与医师联系并处理;术后胃肠减压量减少,腹胀减轻或消失,肠蠕动功能恢复,肛门排气后可拔除胃管。

(4)疼痛护理:术后切口疼痛的患者,可遵医嘱给予镇痛药物或应用自控止痛泵,应用自控止痛泵的患者应注意预防并处理可能发生的并发症,如尿潴留、恶心、呕吐等。

(5)禁食及静脉补液:禁食期间应静脉补充液体。因胃肠减压期间,引流出大量含有各种电解质的胃肠液,加之患者禁食水,易造成水、电解质及酸碱失调和营养缺乏。因此,术后需及时补充患者所需的各种营养物质,包括糖、脂肪、氨基酸、维生素及电解质等,必要时输血、血浆或清蛋白,以改善患者的营养状况,促进切口的愈合。同时详细记录24 h液体出入量,为合理补液提供依据。

(6)早期肠内营养支持的护理:术前或术中放置空肠喂养管的患者,术后早期(术后24 h)可经喂养管输注肠内营养制剂,对改善患者的全身营养状况、维持胃肠道屏障结构和功能、促进肠功能恢复等均有益处。护理时应注意:①妥善固定喂养管,避免过度牵拉,防止滑脱、移动、扭曲和受压;保持喂养管的通畅,每次输注前后及输注中间每隔4～6 h用温开水或温生理盐水冲洗管道,防止营养液残留堵塞管腔;②肠内营养支持早期,应遵循从少到多、由慢至快和由稀到浓的原则,使肠道能更好地适应;③营养液的温度以37 ℃左右为宜,温度偏低会刺激肠道引起肠痉挛,导致腹痛、腹泻;温度过高则可灼伤肠道黏膜,甚至可引起溃疡或出血。同时观察患者有无恶心、呕吐、腹痛、腹胀、腹泻和水电解质紊乱等并发症的发生。

(7)饮食护理:功能恢复、肛门排气后可拔除胃管,拔除胃管后当日可给少量饮水或米汤;如无不适,第 2 天进半量流食,每次 50~80 mL;第 3 天进全量流食,每次 100~150 mL;进食后若无不适,第 4 天可进半流食,以温、软、易于消化的食物为好;术后第 10~14 天可进软食,忌生、冷、硬和刺激性食物。要少食多餐,开始每天5~6餐,以后逐渐减少进餐次数并增加每餐进食量,逐步过渡到正常饮食。术后早期禁食牛奶及甜品,以免引起腹胀及胃酸。

(8)鼓励患者早期活动:围床期间,鼓励并协助患者翻身,病情允许时,鼓励并协助患者早期下床活动。如无禁忌,术日可活动四肢,术后第 1 天床上翻身或坐起做轻微活动,第 2~3 天视情况协助患者床边活动,第 4 天可在室内活动。患者活动量应根据个体差异而定,以不感到劳累为宜。

(9)胃大部切除术后并发症的观察及护理。

1)术后出血:包括胃和腹腔内出血。胃大部切除术后 24 h 内可由胃管内引流出少量血液或咖啡样液体,一般 24 h 内不超过 300 mL,且逐渐减少、颜色逐渐变浅变清,出血自行停止;若术后短期内从胃管不断引流出新鲜血液,24 h 后仍未停止,则为术后出血。发生在术后24 h 以内的出血,多属术中止血不确切;术后 4~6 d 发生的出血,常为吻合口黏膜坏死脱落所致;术后 10~20 d 发生的出血,与吻合口缝线处感染或黏膜下脓肿腐蚀血管有关。术后要严密观察患者的生命体征变化,包括血压、脉搏、心率、呼吸、神志和体温的变化;加强对胃肠减压及腹腔引流的护理,观察和记录胃液及腹腔引流液的量、颜色和性质,若短期内从胃管引流出大量新鲜血液,持续不止,应警惕有术后胃出血;若术后持续从腹腔引流管引出大量新鲜血性液体,应怀疑腹腔内出血,须立即通知医师协助处理。遵医嘱采用静脉给予止血药物、输血等措施,或用冰生理盐水洗胃,一般可控制。若非手术疗法不能有效止血或出血量大于每小时 500 mL 时,需再次手术止血,应积极完善术前准备,并做好相应的术后护理。

2)十二指肠残端破裂:一般多发生在术后 24~48 h,是毕Ⅱ式胃大部切除术后早期的严重并发症,原因与十二指肠残端处理不当及胃空肠吻合口输入襻梗阻引起的十二指肠腔内压力升高有关。临床表现为突发性上腹部剧痛、发热和出现腹膜刺激征及白细胞计数增加,腹腔穿刺可有胆汁样液体。一旦确诊,应立即进行手术治疗。

3)胃肠吻合口破裂或吻合口瘘:是胃大部切除术后早期并发症,常发生在术后 1 周左右。原因与术中缝合技术不当、吻合口张力过大、组织供血不足有关,表现为高热、脉速等全身中毒症状,上腹部疼痛及腹膜炎的表现。如发生较晚,多形成局部脓肿或外瘘。临床工作中应注意观察患者生命体征和腹腔引流情况,一般情况下,患者术后体温逐渐趋于正常,腹腔引流液逐日减少和变清。若术后腹腔引流量仍不减、伴有黄绿色胆汁或呈脓性、带臭味,伴腹痛,体温再次升高,应警惕吻合口瘘的可能,须及时通知医师,协助处理。处理包括:①出现吻合口破裂伴有弥漫性腹膜炎的患者须立即手术治疗,做好急症手术准备;②症状较轻无弥漫性腹膜炎的患者,可先行禁食、胃肠减压、充分引流,合理应用抗生素并给予肠外营养支持,纠正水、电解质紊乱和酸碱平衡失调;③保护瘘口周围皮肤,应及时清洁瘘口周围皮肤并保持干燥,局部可涂以氧化锌软膏或使用皮肤保护膜加以保护,以免皮肤破溃继发感染。经上述处理后多数患者吻合口瘘可在 4~6 周自愈;若经久不愈,须再次手术。

4)胃排空障碍:也称胃瘫,常发生在术后 4~10 d,发病机制尚不完全明了。临床表现为拔除胃管后,患者出现上腹饱胀、钝痛和呕吐,呕吐物含食物和胆汁,消化道 X 线造影检查可见残胃扩张、无张力、蠕动波少而弱,且通过胃肠吻合口不畅。处理措施包括:①禁食、胃肠减压,减少胃肠道积气、积液,降低胃肠道张力,使胃肠道得到充分休息,并记录 24 h 出入量;②输液及肠外营养支持,纠正低蛋白血症,维持水、电解质和酸碱平衡;③应用胃动力促进剂如甲氧氯普安、多潘立酮,促进胃肠功能恢复,也可用 3‰温盐水洗胃。一般经上述治疗均可痊愈。

5)术后梗阻:根据梗阻部位可分为输入襻梗阻、输出襻梗阻和吻合口梗阻。

输入襻梗阻:可分为急、慢性两类。①急性完全性输入襻梗阻,多发生于毕Ⅱ式结肠前输入段对胃小弯的吻合术式。临床表现为上腹部剧烈疼痛,频繁呕吐,呕吐量少、多不含胆汁,呕吐后症状不缓解,且上腹部有压痛性肿块。系输出襻系膜悬吊过紧压迫输入襻,或是输入襻过长穿入输出襻与横结肠的间隙孔形成内疝所致,属闭襻性肠梗阻,易发生肠绞窄,应紧急手术治疗。②慢性不完全性输入襻梗阻患者,表现为进食后出现右上腹胀痛或绞痛,呈喷射状呕吐大量不含食物的胆汁,呕吐后症状缓解。多由于输入襻过长扭曲或输入襻过短在吻合口处形成锐角,使输入襻内胆汁、胰液和十二指肠液排空不畅而滞留。由于消化液潴留在输入襻内,进食后消化液分泌明显增加,输入襻内压力增高,刺激肠管发生强烈的收缩,引起喷射样呕吐,也称输入襻综合征。

输出襻梗阻:多因粘连、大网膜水肿或坏死、炎性肿块压迫所致。临床表现为上腹饱胀、呕吐食物和胆汁。如果非手术治疗无效,应手术解除梗阻。

吻合口梗阻:由吻合口过小或吻合时胃肠壁组织内翻过多而引起,也可因术后吻合口炎性水肿出现暂时性梗阻。患者表现为进食后出现上腹部饱胀感和溢出性呕吐等,呕吐物含或不含胆汁。应即刻禁食,给予胃肠减压和静脉补液等保守治疗。若保守治疗无效,可手术解除梗阻。

6)倾倒综合征:由于胃大部切除术后,胃失去幽门窦、幽门括约肌、十二指肠壶腹部等结构对胃排空的控制,导致胃排空过速所产生的一系列综合征。可分为早期倾倒综合征和晚期倾倒综合征。

早期倾倒综合征:多发生在进食后半小时内,患者以循环系统症状和胃肠道症状为主要表现。患者可出现心悸、乏力、出汗、面色苍白等一过性血容量不足表现,并有恶心、呕吐、腹部绞痛、腹泻等消化道症状。处理:主要采用饮食调整,嘱患者少食多餐,饭后平卧 20~30 min,避免过甜食物、减少液体摄入量并降低食物渗透浓度,多数可在术后半年或 1 年内逐渐自愈。极少数症状严重而持久的患者需手术治疗。

晚期倾倒综合征:主要因进食后,胃排空过快,高渗性食物迅速进入小肠被过快吸收而使血糖急剧升高,刺激胰岛素大量释放,而当血糖下降后,胰岛素并未相应减少,继而发生低血糖,故又称低血糖综合征。表现为餐后 2~4 h,患者出现心慌、无力、眩晕、出汗、手颤、嗜睡以至虚脱。消化道症状不明显,可有饥饿感,出现症状时稍进饮食即可缓解。饮食中减少糖类含量,增加蛋白质比例,少食多餐可防止其发生。

(七)健康指导

(1)向患者及家属讲解有关胃十二指肠溃疡的知识,使之能更好地配合治疗和护理。

(2)指导患者学会自我情绪调整,保持乐观进取的精神风貌,注意劳逸结合,减少溃疡病的客观因素。

(3)指导患者饮食应定时定量,少食多餐,营养丰富,以后可逐步过渡至正常人饮食。少食腌、熏食品,避免进食过冷、过烫、过辣及油煎炸食物,切勿酗酒、吸烟。

(4)告知患者及家属有关手术后期可能出现的并发症的表现和预防措施。

(5)定期随访,如有不适及时就诊。

二、胃十二指肠溃疡急性穿孔

胃十二指肠溃疡急性穿孔是胃十二指肠溃疡的严重并发症,为常见的外科急腹症。起病急,变化快,病情严重,需要紧急处理,若诊治不当可危及生命。其发生率呈逐年上升趋势,发病年龄逐渐趋于老龄化。十二指肠溃疡穿孔男性患者较多,胃溃疡穿孔则多见于老年妇女。

(一)病因及发病机制

溃疡穿孔是活动期胃十二指肠溃疡向深部侵蚀、穿破浆膜的结果。胃溃疡穿孔60%发生在近幽门的胃小弯,而90%的十二指肠溃疡穿孔发生在壶腹部前壁偏小弯侧。急性穿孔后,具有强烈刺激性的胃酸、胆汁、胰液等消化液和食物进入腹腔,引起化学性腹膜炎和腹腔内大量液体渗出,6～8 h后细菌开始繁殖并逐渐转变为化脓性腹膜炎。病原菌以大肠埃希菌、链球菌多见。因剧烈的腹痛、强烈的化学刺激、细胞外液的丢失及细菌毒素吸收等因素,患者可出现休克。

(二)临床表现

1.症状

穿孔多突然发生于夜间空腹或饱食后,主要表现为突发性上腹部刀割样剧痛,很快波及全腹,但仍以上腹为重。患者疼痛难忍,常伴恶心、呕吐、面色苍白、出冷汗、脉搏细速、血压下降、四肢厥冷等表现。其后由于大量腹腔渗出液的稀释,腹痛略有减轻,继发细菌感染后,腹痛可再次加重;当胃内容物沿右结肠旁沟向下流注时,可出现右下腹痛。溃疡穿孔后病情的严重程度与患者的年龄、全身情况、穿孔部位、穿孔大小和时间及是否空腹穿孔密切相关。

2.体征

体检时患者呈急性病容,表情痛苦,蜷屈位、不愿移动;腹式呼吸减弱或消失;全腹有明显的压痛、反跳痛,腹肌紧张呈"木板样"强直,以右上腹部最为明显,肝浊音界缩小或消失、可有移动性浊音,肠鸣音减弱或消失。

(三)实验室及其他检查

1.X线检查

大约80%的患者行站立位腹部X线检查时,可见膈下新月形游离气体影。

2.实验室检查

提示血白细胞计数及中性粒细胞比例增高。

3.诊断性腹腔穿刺

临床表现不典型的患者可行诊断性腹腔穿刺,穿刺抽出液可含胆汁或食物残渣。

(四)治疗要点

根据病情选用非手术或手术治疗。

1.非手术治疗

(1)适应证:一般情况良好,症状及体征较轻的空腹状态下穿孔者;穿孔超过24 h,腹膜炎症已局限者;胃、十二指肠造影证实穿孔已封闭者;无出血、幽门梗阻及恶变等并发症者。

(2)治疗措施:①禁欲食、持续胃肠减压,减少胃肠内容物继续外漏,以利于穿孔的闭合和腹膜炎症消退;②输液和营养支持治疗,以维持机体水、电解质平衡及营养需求;③全身应用抗生素,以控制感染;④应用抑酸药物,如给予H_2受体拮抗剂或质子泵抑制剂等制酸药物。

2.手术治疗

(1)适应证:①上述非手术治疗措施6～8 h,症状无减轻,而且逐渐加重者要改手术治疗;

②饱食后穿孔,顽固性溃疡穿孔和伴有幽门梗阻、大出血、恶变等并发症者,应及早进行手术治疗。

(2)手术方式。①单纯缝合修补术,即缝合穿孔处并加大网膜覆盖。此方法操作简单,手术时间短,安全性高。适用于穿孔时间超过 8 h,腹腔内感染及炎症水肿严重者;以往无溃疡病史或有溃疡病史但未经内科正规治疗,无出血、梗阻并发症者;有其他系统器质性疾病不能耐受急诊彻底性溃疡切除手术者。②彻底的溃疡切除手术(连同溃疡一起切除的胃大部切除术)方式包括胃大部切除术,对十二指肠溃疡穿孔行迷走神经切断加胃窦切除术,或缝合穿孔后行迷走神经切断加胃空肠吻合术,或行高选择性迷走神经切断术。

(五)常见护理诊断/问题

1.疼痛

疼痛与胃十二指肠溃疡穿孔后消化液对腹膜的强烈刺激及手术后切口有关。

2.体液不足

体液不足与溃疡穿孔后消化液的大量丢失有关。

(六)护理措施

1.术前护理/非手术治疗的护理

(1)禁食、胃肠减压:溃疡穿孔患者要禁食禁水,有效地胃肠减压,以减少胃肠内容物继续流入腹腔。做好引流期间的护理,保持引流通畅和有效负压,注意观察和记录胃液的颜色、性质和量。

(2)体位:休克者取休克体位(头和躯干抬高 20°～30°角、下肢抬高 15°～20°角),以增加回心血量;无休克者或休克改善后取半卧位,以利于漏出的消化液积聚于盆腔最低位和便于引流,减少毒素的吸收,同时可降低腹壁张力和减轻疼痛。

(3)静脉输液,维持体液平衡:①观察和记录 24 h 出入量,为合理补液提供依据;②给予静脉输液,根据出入量和医嘱,合理安排输液的种类和速度,以维持水、电解质及酸碱平衡;同时给予营养支持和相应护理。

(4)预防和控制感染:遵医嘱合理应用抗菌药。

(5)做好病情观察:密切观察患者生命体征、腹痛、腹膜刺激征及肠鸣音变化等。若经非手术治疗6～8 h病情不见好转,症状、体征反而加重者,应积极做好急诊手术准备。

2.术后护理

加强术后护理,促进患者早日康复。

三、胃十二指肠溃疡大出血

胃十二指肠溃疡出血是上消化道大出血中最常见的原因,占 50％以上。其中 5％～10％需要手术治疗。

(一)病因与病理

因溃疡基底的血管壁被侵蚀而导致破裂出血,患者过去多有典型溃疡病史,近期可有服用非甾体抗炎药物、疲劳、饮食不规律等诱因。胃溃疡大出血多发生在胃小弯,出血源自胃左、右动脉及其分支或肝胃韧带内较大的血管。十二指肠溃疡大出血通常位于壶腹部后壁,出血多来自胃、十二指肠动脉或胰十二指肠上动脉及其分支;溃疡基底部的血管侧壁破裂出血不易自行停止,可引发致命的动脉性出血。大出血后,因血容量减少、血压下降、血流变慢,可在血管破裂处形成血凝块而暂时止血。由于胃酸、胃肠蠕动和胃、十二指肠内容物与溃疡病灶的接触,部分患者可发生再次出血。

(二)临床表现

1.症状

患者的主要表现是呕血和黑便,多数患者只有黑便而无呕血,迅猛的出血则表现为大量呕血和排紫黑色血便。呕血前患者常有恶心,便前多突然有便意,呕血或便血前后患者常有心悸、目眩、无力甚至昏厥。如出血速度缓慢则血压、脉搏改变不明显。如果短期内失血量超过400 mL时,患者可出现面色苍白、口渴、脉搏快速有力,血压正常或略偏高的循环系统代偿表现;当失血量超过800 mL时,可出现休克症状:患者烦躁不安、出冷汗、脉搏细速、血压下降、呼吸急促、四肢厥冷等。

2.体征

腹稍胀,上腹部可有轻度压痛,肠鸣音亢进。

(三)实验室及其他检查

1.内镜检查

胃、十二指肠纤维镜检查可明确出血原因和部位,出血24 h内阳性率可达70%~80%,超过24 h则阳性率下降。

2.血管造影

选择性腹腔动脉或肠系膜上动脉造影可明确病因与出血部位,并可采取栓塞治疗或动脉注射垂体升压素等介入性止血措施。

3.实验室检查

大量出血早期,由于血液浓缩,血常规变化不大;以后红细胞计数、血红蛋白、血细胞比容均呈进行性下降。

(四)治疗要点

胃十二指肠溃疡出血的治疗原则:补充血容量防止失血性休克,尽快明确出血部位并采取有效止血措施。

1.非手术治疗

(1)补充血容量:迅速建立静脉通路,快速静脉输液、输血。失血量达全身总血量的20%时,应输注右旋糖酐、羟乙基淀粉或其他血浆代用品,出血量较大时可输注浓缩红细胞,必要时可输全血,保持血细胞比容不低于30%。

(2)禁食、留置胃管:用生理盐水冲洗胃腔,清除血凝块,直至胃液变清。还可经胃管注入200 mL含8 mg去甲肾上腺素的生理盐水溶液,每4~6 h 1次。

(3)应用止血、制酸等药物:经静脉或肌内注射巴曲酶等止血药物;静脉给予 H_2 受体拮抗剂(西咪替丁等)、质子泵抑制剂(奥美拉唑)或生长抑素等。

(4)胃镜下止血:急诊胃镜检查明确出血部位后同时实施电凝、激光灼凝、注射或喷洒药物、钛夹夹闭血管等局部止血措施。

2.手术治疗

(1)适应证:①重大出血,短期内出现休克,或短时间内(6~8 h)需输入大量血液(>800 mL)方能维持血压和血细胞比容者;②正在进行药物治疗的胃十二指肠溃疡患者发生大出血,说明溃疡侵蚀性大,非手术治疗难于止血,或暂时止后又复发;③60岁以上伴血管硬化症者自行止血机会较小,应及早手术;④近期发生过类似的大出血或合并溃疡穿孔或幽门梗阻;⑤胃镜检查发现动脉搏动性出血或溃疡底部血管显露、再出血危险性大者。

(2)手术方式:①胃大部切除术,适用于大多数溃疡出血的患者;②贯穿缝扎术,在病情危急,不能耐受胃大部切除手术时,可采用单纯贯穿缝扎止血法;③在贯穿缝扎处理溃疡出血后,可行迷走神经干切断加胃窦切除或幽门成形术。

(五)常见护理诊断/问题

1.焦虑、恐惧

焦虑、恐惧与突发胃十二指肠溃疡大出血及担心预后有关。

2.体液不足

体液不足与胃十二指肠溃疡出血致血容量不足有关。

(六)护理措施

1.非手术治疗的护理(包括术前护理)

(1)缓解焦虑和恐惧:关心和安慰患者,给予心理支持,减轻患者的焦虑和恐惧。及时为患者清理呕吐物。情绪紧张者,可遵医嘱适当给予镇静剂。

(2)体位:取平卧位,卧床休息。有呕血者,头偏向一侧。

(3)补充血容量:迅速建立多条畅通的静脉通路,快速输液、输血,必要时可行深静脉穿刺输液。开始输液时速度宜快,待休克纠正后减慢滴速。

(4)采取止血措施:遵医嘱应用止血药物或冰盐水洗胃,以控制出血。

(5)做好病情观察:严密观察患者生命体征的变化,判断、观察和记录呕血、便血情况,观察患者有无口渴、肢端湿冷、尿量减少等循环血量不足的表现。必要时测量中心静脉压并做好记录。观察有无鲜红色血性胃液从胃管流出,以判断有无活动性出血和止血效果。若出血仍在继续,短时间内(6～8 h)需大量输血(＞800 mL)才能维持血压和血细胞比容,或停止输液、输血后,病情又恶化者,应及时报告医师,并配合做好急症手术的准备。

(6)饮食:出血时暂禁食,出血停止后,可进流质或无渣半流质饮食。

2.术后护理

加强术后护理,促进患者早日康复。

四、胃十二指肠溃疡瘢痕性幽门梗阻

胃十二指肠溃疡患者因幽门管、幽门溃疡或十二指肠壶腹部溃疡反复发作形成瘢痕狭窄、幽门痉挛水肿而造成幽门梗阻。

(一)病因与病理

瘢痕性幽门梗阻常见于十二指肠壶腹部溃疡和位于幽门的胃溃疡。溃疡引起幽门梗阻的机制有幽门痉挛、炎性水肿和瘢痕 3 种。前两种情况是暂时的和可逆的,在炎症消退、痉挛缓解后梗阻解除,无需外科手术;而瘢痕性幽门梗阻属于永久性,需要手术方能解除梗阻。梗阻初期,为克服幽门狭窄,胃蠕动增强,胃壁肌肉代偿性增厚;后期,胃代偿功能减退,失去张力,胃高度扩大,蠕动减弱甚至消失。由于胃内容物潴留引起呕吐而致水、电解质的丢失,导致脱水、低钾低氯性碱中毒;长期慢性不全性幽门梗阻者由于摄入减少,消化吸收不良,患者可出现贫血与营养障碍。

(二)临床表现

1.症状

患者表现为进食后上腹饱胀不适并出现阵发性胃痉挛性疼痛,伴恶心、嗳气与呕吐。呕吐多发生在下午或晚间,呕吐量大,一次达 1 000～2 000 mL,呕吐物内含大量宿食,有腐败酸臭味,但不含胆汁。呕吐后自觉胃部舒适,故患者常自行诱发呕吐以缓解症状。常有少尿、便秘、贫血等慢性消耗表现。体检时可见患者常有消瘦、皮肤干燥、皮肤弹性消失等营养不良的表现。

2.体征

上腹部可见胃型和胃蠕动波,用手轻拍上腹部可闻及振水声。

(三)实验室及其他检查

1.内镜检查

可见胃内有大量潴留的胃液和食物残渣。

2.X 线钡餐检查

可见胃高度扩张,24 h 后仍有钡剂存留(正常 24 h 排空)。已明确幽门梗阻者避免做此检查。

(四)治疗要点

瘢痕性幽门梗阻以手术治疗为主。最常用的术式是胃大部切除术,但年龄较大、身体状况极差或合并其他严重内科疾病者,可行胃空肠吻合加迷走神经切断术。

(五)常见护理诊断/问题

1.体液不足

体液不足与大量呕吐、胃肠减压引起水、电解质的丢失有关。

2.营养失调:低于机体需要量

与幽门梗阻致摄入不足、禁食和消耗、丢失体液有关。

(六)护理措施

1.术前护理

(1)静脉输液:根据医嘱和电解质检测结果合理安排输液种类和速度,以纠正脱水及低钾、低氯性碱中毒。密切观察及准确记录 24 h 出入量,为静脉补液提供依据。

(2)饮食与营养支持:非完全梗阻者可给予无渣半流质饮食,完全梗阻者术前应禁食水,以减少胃内容物潴留。根据医嘱于手术前给予肠外营养,必要时输血或其他血液制品,以纠正营养不良、贫血和低蛋白血症,提高患者对手术的耐受力。

(3)采取有效措施,减轻疼痛,增进舒适。①禁食,胃肠减压:完全幽门梗阻患者,给予禁食,保持有效胃肠减压,减少胃内积气、积液,减轻胃内张力。必要时遵医嘱给予解痉药物,以减轻疼痛,增加患者的舒适度。②体位:取半卧位,卧床休息。呕吐时,头偏向一侧。呕吐后及时为患者清理呕吐物。情绪紧张者,可遵医嘱给予镇静剂。

(4)洗胃:完全幽门梗阻者,除持续胃肠减压排空胃内潴留物外,须做术前胃的准备,即术前 3 d 每晚用 300～500 mL 温盐水洗胃,以减轻胃黏膜水肿和炎症,有利于术后吻合口愈合。

2.术后护理

加强术后护理,促进患者早日康复。

(呼海燕)

第十一章

神经外科护理

第一节 脊髓损伤

脊髓损伤为脊柱骨折或骨折脱位的严重并发症。损伤高度以下的脊神经所支配的身体部位的功能会丧失。直接与间接的外力对脊柱的重击是造成脊髓损伤的主要原因,常见的原因有交通事故、枪伤、刀伤、自高处跌落,或者被掉落的东西击中脊椎,以及现在流行的一些水上运动,诸如划水、冲浪板、跳水等,也都可能造成脊髓损伤。

一、护理评估

(一)病因分析

脊髓损伤是一种致残率高、后果严重的疾病,直接或间接暴力作用于脊柱和脊髓皆可造成脊髓损伤,间接暴力损伤比较常见,脊髓损伤的节段常发生于暴力作用的远隔部位,如从高处坠落,两足或臀部着地,或暴力作用于头顶、肩背部,而脊椎骨折发生在活动度较大的颈部和腰骶部,造成相应部位的脊髓损伤。脊柱骨折造成的脊髓损伤可分为屈曲型损伤、伸展型损伤、纵轴型损伤和旋转型损伤。

(二)临床观察

1.脊髓性休克期

脊髓损伤后,在损伤平面以下立即出现肢体的弛缓性瘫痪,肌张力减低,各种感觉和反射均消失,病理反射阴性,膀胱无张力,尿潴留,大便失禁,低血压[收缩压降至 $9.3\sim10.7$ kPa($70\sim80$ mmHg)]。脊髓休克是损伤平面以下的脊髓节段失去高级中枢调节的结果,一般持续 $2\sim4$ 周,再合并压疮或尿道感染时持续时间还可延长。

2.完全性的脊髓损伤

在损伤平面以下,各种感觉均消失,肢体弛缓性瘫痪,深浅反射均消失,括约肌功能也消失,经 $2\sim4$ 周脊髓休克过后,损伤平面以下肌张力增高,腱反射亢进,病理反射阳性,出现总体反射,即受刺激时,髋、膝关节屈曲,两下肢内收,腹肌收缩,反射性排尿和阴茎勃起等,但运动、感觉和括约肌功能无恢复。

3.不完全性的脊髓损伤

在脊髓休克消失后,可见部分感觉、运动和括约肌功能恢复,但肌张力仍高,腱反射亢进,病理反射可为阳性。

4.脊髓瘫痪

（1）上颈段脊髓损伤：膈肌和肋间肌瘫痪，呼吸困难，四肢瘫痪，死亡率很高。

（2）下颈髓段损伤：两上肢的颈髓受损节段神经支配区，呈下运动神经元损害的表现，该节段支配的肌肉萎缩，呈条状感觉减退区，二头肌或三头肌反射减退；即上肢可有下神经元和上神经元两种损害症状同时存在，而两下肢为上运动神经元损害，表现为痉挛性截瘫。

（3）胸段脊髓损伤：有一清楚的感觉障碍平面，脊髓休克消失后，损伤平面以下、两下肢呈痉挛性瘫痪。

（4）胸腰段脊髓损伤：感觉障碍平面在腹股沟韧带上方或下方，如为第11～12胸椎骨折，脊髓为腰段损伤，两下肢主要呈痉挛性瘫痪；第1～2腰椎骨折，脊髓骶节段和马尾神经上部损伤，两下肢主要呈弛缓性瘫痪，并由于直肠膀胱中枢受损，尿失禁，不能建立膀胱反射性，直肠括约肌松弛，大便也失禁。

（5）马尾神经损伤：第3～5腰椎骨折，马尾神经损伤大多为不全性，两下肢大腿以下呈弛缓性瘫痪，尿便失禁。

（三）辅助诊断

1.创伤局部检查

了解损伤的原因，分析致伤方式，检查局部有无肿胀，压痛，有无脊柱后突畸形，棘突间隙是否增宽等。

2.神经系统检查

急诊患者反复多次检查，以及时发现病情变化。

（1）感觉检查：以手接触患者损伤平面以下的皮肤，如患者有感觉，为不完全性脊髓损伤，然后分别检查触觉、痛觉、温冷觉和深部感觉，划出感觉障碍的上缘，并定时复查其上缘的变化。

（2）运动检查：了解患者肢体有无随意运动，记录肌力的等级，并重复检查，了解肌力变化的情况。

（3）反射检查：脊髓横断性损伤，休克期内所有深浅反射均消失，经2～4周休克消失后，腱反射亢进，病理反射阳性。

（4）括约肌功能检查：了解尿潴留和尿失禁，必要时做膀胱测压。肛门指诊，检查括约肌能否收缩或呈弛缓状态。

3.X线检查

检查脊柱损伤的水平和脱位情况，较大骨折位置及子弹或弹片在椎管内滞留位置及有无骨折，并根据脊椎骨受损位置估计脊椎受损的程度。

4.CT检查

可显示骨折部位，有无椎管内血肿。

5.MRI检查

MRI检查是目前对脊柱脊髓检查最理想的手段，不仅能直接看到脊髓是否有损伤，还能够判定其损伤的程度、类型及治疗后的估计。同时可清晰地看到椎间盘及脊椎损伤压迫脊髓的情况。

二、常见护理问题

（一）肢体麻痹及下半身瘫痪

因脊髓完全受损的部位不同，故肢体麻痹的范围也不同。

(1)第4颈椎以上损伤,会引起完全麻痹,即躯干和四肢麻痹。

(2)第1胸椎以上损伤,会引起不完全麻痹,上肢神经支配完全,但躯干稳定力较差,下肢完全麻痹。

(3)第6胸椎以下受伤,会造成下半身瘫痪。

(二)营养摄入困难

(1)在脊髓受损后48 h之内,胃肠系统的功能可能会减弱。

(2)脊髓损伤后,患者可能会出现消化功能障碍,以致患者对食物的摄取缺乏耐力,易引起恶心、呕吐,且摄入的食物也不易消化吸收。

(三)排泄问题

1.排尿功能障碍

(1)尿潴留:在脊髓休克期膀胱括约肌功能消失,膀胱无收缩功能。

(2)尿失禁:脊髓休克过后,损伤平面以下肌张力增高,膀胱中枢受损不能建立反射性膀胱,尿失禁。

2.排便功能障碍

由于脊髓受损,直肠失去反射,以至大便排出失去控制或不由自主地排出大便,而造成大便失禁。

(四)焦虑不安

患者在受伤后,突然变成下半身麻痹或四肢瘫痪,患者会出现伤心、失望及抑郁等心理反应,而不能面对现实,或对医疗失去信心。

三、护理目标

(1)护士能及时观察患者呼吸、循环功能变化并给予急救护理。

(2)患者知道摆放肢体良肢位的重要性。

(3)患者有足够的营养供应。

(4)患者能规律排尿。

(5)减轻焦虑。

(6)预防并发症。

四、护理措施

(一)做好现场急救护理

对患者迅速及较准确地作出判断,有无合并伤及重要脏器损伤,并根据其疼痛、畸形部位和功能障碍情况,判断有无脊髓损伤及其性质、部位。对颈段脊髓损伤者,首要是稳定生命体征。高位脊髓损伤患者,多有呼吸浅,呼吸困难,应配合医师立即气管切开,气管内插管。插管时特别注意,有颈椎骨折时,头部制动,绝对不能使头颈部多动;气管插管时,宜采用鼻咽插管,借助纤维喉镜插管。

(二)正确运送患者,保持脊柱平直

现场搬运患者时至少要三人蹲在患者一侧,协调一致平起,防止脊柱扭转屈曲,平放在硬板单架上。对有颈椎骨折者,有一人在头顶部,双手托下颌及枕部,保持轻度向头顶牵引,颈部中立位,旁置沙袋以防扭转。胸腰段骨折者在胸腰部垫一软垫,切不可一人抱腋下,另一人抱腿屈曲

搬动,而致脊髓损伤加重。

(三)定时翻身,给予适当的卧位

(1)脊髓损伤患者给其提供硬板床,加用预防压疮的气垫床。

(2)翻身时应采用轴线翻身,保持脊柱呈直线,两人动作一致,防止再次脊髓损伤。每隔两小时翻身1次。

(3)仰卧位:患者仰卧位时髋关节伸展并轻度外展。膝伸展,但不能过伸。踝关节背屈,脚趾伸展。在两腿之间可放一枕头,可保持髋关节轻度外展。肩应内收,中立位或前伸,勿后缩。肘关节伸展,腕背屈约45°。手指轻度屈曲,拇指对掌。患者双上肢放在身体两侧的枕头上,肩下垫枕头要足够高,确保两肩部后缩,也可将两枕头垫在前臂或手下,使手的位置高于肩部,可以预防重力性肿胀。

(4)侧卧位:髋膝关节屈曲,两腿之间垫上软枕,使上面的腿轻轻压在下面的枕头上。踝背屈,脚趾伸展。下面的肩呈屈曲位,上肢放于垫在头下和胸背部的两个枕头之间,以减少肩部受压。肘伸展,前臂旋后。上面的上肢也是旋后位,胸壁和上肢之间垫一枕头。

(四)供给营养

(1)在脊髓损伤初期,先给患者静脉输液,并插入鼻胃管以防腹胀。

(2)观察患者肠蠕动情况,当肠蠕动恢复后,可经口摄入饮食。

(3)给予高蛋白、高维生素、高纤维素的食物,以及足够的水分。

(4)若患者长期卧床不动,应限制含钙的食物的摄取,以防泌尿系统结石。

(5)若患者有恶心、呕吐,应注意防止患者发生吸入性肺炎。

(五)大小便的护理

(1)脊髓损伤后最初几天即脊髓休克期,膀胱呈弛缓性麻痹,患者出现急性尿潴留,应立即留置导尿管引流膀胱的尿液,导尿采用密闭式引流,使用抗反流尿袋。随时保持会阴部的清洁,每天消毒尿道口,定期更换导尿管,以防细菌感染。

(2)患者出现便失禁及时处理,并保持肛周皮肤清洁、干燥无破损,在肛周涂皮肤保护剂。患者出现麻痹性肠梗阻或腹胀时,给予患者脐周顺时针按摩。可遵医嘱给予肛管排气或胃肠减压,必要时给予缓泻剂,使用热水袋热敷脐部。

(3)饮食中少食或不食产气过多的食物,如甜食、豆类食品等。指导患者食用含纤维素多的食物。鼓励患者多饮用热果汁。

(4)训练患者排便、排尿功能恢复。对痉挛性神经性膀胱患者的训练是:定时饮用一定数量的水,使膀胱充盈,定时开放导尿管,引流膀胱内尿液。也可定期刺激膀胱收缩排出尿液,如轻敲患者的下腹部(耻骨上方)、用手刺激大腿内侧,以刺激膀胱收缩。间歇性导尿,即4个小时导尿1次,这种方法可以使膀胱有一定的充盈,形成对排尿反应的生理刺激,这种冲动传到脊髓的膀胱中枢,可促进逼尿肌的恢复。

训练患者排便,应先确定患者患病前的排便习惯,并维持适当的高纤维素饮食与水分的摄取,以患者的习惯,选择一天中的一餐后,进行排便训练,因患者饭后有胃结肠反射,可在患者臀下垫便盆,教导患者有效地以腹部压力来引发排便。若无效,则可戴手套,伸入患者肛门口刺激排便,或再加甘油灌肠,每天固定时间训练。

(六)做好基础护理

患者脊髓受损后可出现四肢瘫或截瘫,生活自理能力缺陷,其一切生活料理均由护理人员来完成。每天定时翻身,变换体位,观察皮肤,保护皮肤完整性。保持床单位的平整。

(七)做好呼吸道管理

(1)$C_{1\sim4}$受损者,膈神经、横膈及肋间肌的活动均丧失,并且无法深呼吸及咳嗽,为了维持生命,而行气管切开,并使用呼吸机辅助呼吸。及时吸痰保持呼吸道通畅。

(2)在损伤后 48 h 应密切观察患者呼吸形态的变化,呼吸的频率和节律。

(3)监测血氧饱和度及动脉血气分析的变化,以了解其缺氧的情况是否加重。

(4)在病情允许的范围内协助患者翻身,并指导患者深呼吸与咳嗽,以预防肺不张及坠积性肺炎等并发症。

(八)观察神经功能的变化

(1)观察脊髓受压的征象,在受伤的 24~36 h,每隔 2~4 h 就要检查患者四肢的肌力、肌张力、痛触觉等,以后每班至少检查 1 次。并及时记录患者感觉平面、肌张力、痛温触觉恢复的情况。

(2)检查发现患者有任何变化时,应立即通知医师,以便及时进行手术减压。

(九)脊髓手术护理

1.手术前护理

(1)观察脊髓受压的情况,特别注意维持患者的呼吸。

(2)观察患者脊柱的功能,以及活动与感觉功能的丧失或恢复情况。

(3)做好患者心理护理,解除患者的恐惧、忧虑和不安的心理。

(4)遵医嘱进行术前准备,灌肠排除肠内粪便。可减少手术后的肿胀和压迫。

2.手术后护理

(1)手术后搬运患者时,应保持患者背部平直,避免不必要的震动、旋转、摩擦和任意暴露患者;如为颈椎手术,则应注意颈部的固定,戴颈托。

(2)颈部手术后,应该去掉枕头平卧。必要时使用沙袋固定头部,保持颈椎平直。

(3)观察患者的一般情况,如皮肤的颜色、意识状况、定向力、生命体征及监测四肢运动、肌力和感觉。

(4)颈椎手术时,由于颈部被固定,不能弯曲。常使口腔的分泌物不易咳出,应及时吸痰保持呼吸道的通畅。

(5)观察伤口敷料是否干燥,有无出血、有无液体自伤口处渗出,观察术后应用止痛泵的效果。

(十)颅骨牵引患者护理

(1)随时观察患者有无局部肿胀或出血的情况。

(2)由于颅骨牵引,时间过长枕部及肩胛骨易发生压疮,可根据情况应用减压贴。

(3)定期检查牵引的位置、功效是否正确,如有松动,以及时报告医师。

(4)牵引时使用便器要小心,不可由于使用便器不当造成牵引位置、角度及功效发生改变。

(十一)预防并发症护理

脊髓损伤后常发生的并发症是压疮、泌尿系统感染和结石、肺部感染、深静脉血栓形成及肢体挛缩。

1.压疮

定时评估患者皮肤情况采用诺顿评分,护士按照评分表中五项内容分别打分并相加总分<14分,可认为患者是发生压疮的高危人群,必须进行严格的压疮预防。可应用气垫床,定时翻身缓解患者的持续受压,对于危险区域的皮肤应用减压贴、透明贴、皮肤保护剂赛肤润,保持床单位平整、清洁,每班加强检查。

2.肺部护理

鼓励患者咳嗽,压住胸壁或腹壁辅助咳嗽。不能自行咳痰者进行气管内吸痰。变换体位、进行体位引流,雾化吸入。颈段脊髓损伤者,必要时行气管切开,辅助呼吸。

3.防深静脉血栓形成

深静脉血栓形成常发生在伤后 10～40 d,主要原因是血流缓慢。临床表现为下肢肿胀、胀痛、皮肤发红,也可肢体温度降低。防治的方法有患肢被动活动,穿预防深静脉血栓的弹力袜。定期测下肢周径,发现肿胀,立即制动。静脉应用抗凝剂,也可行彩色多普勒检查,证实为血栓者可行溶栓治疗,可用尿激酶或东凌克栓酶等。

4.预防痉挛护理

痉挛是中枢神经系统损害后出现的以肌肉张力异常增高为表现的综合征,痉挛可出现在肢体整体或局部,也可出现在胸、背、腹部肌肉。有些痉挛对患者是有利的,比如股四头肌痉挛有助于患者的站立和行走,下肢肌痉挛有助于防止直立性低血压,四肢痉挛有助于防止深静脉血栓形成。但严重的肌痉挛会给患者带来很大的痛苦,妨碍自主运动的恢复,成为功能恢复的主要障碍。痉挛在截瘫患者常表现为以伸肌张力异常增高的痉挛模式,持续的髋膝踝的伸展,最后出现跟腱缩短,踝关节旋前畸形及内收肌紧张。患者从急性期开始采用抗痉挛的良肢体位摆放,下肢伸肌张力增高将下肢摆放为屈曲位。对肢体进行主动运动和被动运动,主动运动:做痉挛肌的拮抗肌适度的主动运动,对肌痉挛有交替性抑制作用。被动运动与按摩:进行肌肉按摩,或温和地被动牵张痉挛肌,可降低肌张力,有利于系统康复训练。冷疗或热疗可使肌痉挛一过性放松。水疗温水浸浴有利于缓解肌痉挛。

(十二)康复护理

(1)在康复医师的指导下,给予患者日常生活活动训练,使患者能自行穿脱衣服,进食、盥洗、大小便、沐浴及开关门窗,电灯、水龙头等改善患者自我照顾的能力。

(2)按照运动计划做肢体运动。颈椎以下受伤的患者,运用各种支具下床行走。

(3)指导患者及家属如何把身体自床上移到轮椅或床边的便器上。

(4)教导患者使用辅助的运动器材,如轮椅、助行器、手杖来加强自我照顾能力。

(十三)健康教育

患者和家属对突然遭受到脊髓外伤所带来的四肢瘫或截瘫事实不能接受,患者和家属都比较紧张,因此对患者和家属的健康教育就非常重要。

(1)教导患者需保持情绪稳定,向患者简单的解释所有治疗的过程。

(2)鼓励家属参加康复治疗活动。

(3)告知患者注意安全,以防发生意外。

(4)教导运动计划的重要性,并能切实执行。

(5)教导家属能适时给予患者协助及心理支持,并时常给予鼓励。

(6)教导患者及家属,重视日常生活的照顾,预防并发症。

(7)定期返院检查。

五、评价

对脊髓损伤的患者,在提供必要的护理措施之后,应进行下列评价。

(1)患者的脊柱是否保持平直。

(2)患者的呼吸功能和循环功能,是否维持在正常状态。

(3)是否提供足够的营养。

(4)是否为患者摆放良肢位,定时为患者翻身。

(5)患者的大小便排泄功能是否已经逐渐恢复正常,是否已经提供必要的协助和训练。

(6)患者是否经常保持皮肤清洁干燥,皮肤是否完整无破损。

(7)患者的运动、感觉、痛温触觉功能是否逐渐恢复。

(8)对脊髓手术的患者,是否提供了完整的手术前及手术后的护理。

(9)对患者是否进行了健康教育,患者接受的程度如何,是否掌握。

(10)对实施颅骨牵引的患者,是否提供了必要的牵引护理。

(11)在护理患者过程中是否避免了并发症的发生。

(12)患者及家属是否能够接受脊髓损伤这种心理冲击,是否提供了心理护理。

(王淑青)

第二节 面肌痉挛

面肌痉挛是指以一侧面神经所支配的肌群不自主地、阵发性、无痛性抽搐为特征的慢性疾病。抽搐多起于眼轮匝肌,从一侧眼轮匝肌很少的收缩开始,缓慢由上向下扩展到半侧面肌,严重可累及颈肩部肌群。抽搐为阵发性、不自主痉挛,不能控制,情绪紧张、过度疲劳可诱发或加重病情。开始抽搐较轻,持续仅几秒,之后抽搐逐渐延长至几分钟,频率增多,严重者致同侧眼不能睁开,口角向同侧歪斜,严重影响身心健康。女性患者多见,左侧多见,通常在青少年出现,神经外科常用手术方法为微血管减压术。

一、护理措施

(一)术前护理

1.心理护理

充分休息,减轻心理负担,消除心理焦虑,并向患者介绍疾病知识、治疗方法及术后患者的康复情况,以及术后可能出现的不适和应对办法,使患者对手术做好充分的准备。

2.饮食护理

营养均衡,可进食高蛋白、低脂肪、易消化食物。

3.术前常规护理

选择性备皮(即术侧耳后向上、向下、向后各备皮约 5 cm,尤其适用于长发女性,可以很好地降低因外貌改变造成的不良心理应激)、配血、灌肠、禁食、禁水。

（二）术后护理

（1）密切观察生命体征、意识、瞳孔变化。

（2）观察有无继发性出血。

（3）保持呼吸道通畅，如有恶心、呕吐，去枕头偏向一侧，以及时清除分泌物，避免吸入性肺炎。

（4）饮食：麻醉清醒 4 h 后且不伴恶心、呕吐，由护士亲自喂第一口水，观察有无呛咳，防止误吸。术后第一天可进流食，逐渐过渡至正常饮食。鼓励营养均衡，并适当摄取汤类食物，多饮水，以缓解低颅内压症状。

（5）体位：去枕平卧 4～6 h，患者无头晕、恶心、呕吐等不适主诉，在主管医师协助下给患者垫薄软枕或毛巾垫。如术后头晕、恶心等明显低颅内压症状，要遵医嘱去枕平卧 1～2 d。术后 2～3 d 可缓慢坐起，如头晕不适，立即平卧，反复锻炼至症状消失，在他人搀扶下可下床活动，注意避免跌倒。

（6）观察有无颅内感染、切口感染。观察伤口敷料，监测体温 4 次/天，了解有无头痛、恶心等不适主诉。

（7）手术效果观察：评估术后抽搐时间、强度、频率。部分患者术后面肌痉挛会立即消失，部分患者需要营养受损的神经，一段时间后可消失。

（8）对患者进行健康宣教，告知完全恢复需要 3 个月时间，加强护患配合。

（9）术后并发症护理。①低颅内压反应：因术中为充分暴露手术视野需放出部分脑脊液，所以导致颅内压降低。术后根据情况去枕平卧 1～3 d，如恶心、呕吐，头偏向一侧，防止误吸。每天补液 1 500～2 000 mL，并鼓励患者多进水、汤类食物，促进脑脊液分泌。鼓励床上活动下肢，防止静脉血栓形成。②脑神经受累：因手术中脑神经根受损可致面部感觉麻木，不完全面瘫。不完全面瘫者注意口腔和眼部卫生，眼睑闭合不全者予抗生素软膏涂抹，饭后及时清理口腔，遵医嘱给予营养神经药物，并做好细致解释，健康指导。③听力下降：因术中损失相邻的听神经，所以导致同侧听力减退或耳聋。密切观察，耐心倾听不适主诉，以及时发现异常。遵医嘱使用营养神经药物，并注意避免使用损害听力的药物，保持安静，避免噪声。

（三）健康指导

（1）避免情绪激动，去除不安、恐惧、愤怒、忧虑等不利因素，保持心情舒畅。

（2）饮食清淡，多吃含水分、含纤维素多的食物；多食蔬菜、水果。忌烟、酒及辛辣刺激性强的食物。

（3）定期复查病情。

二、主要护理问题

（1）知识缺乏：与缺乏面肌痉挛相关疾病知识有关。

（2）自我形象紊乱：与不自主抽搐有关。

（3）有出血的可能：与手术有关。

（4）有体液不足的危险：与体液丢失过多有关。

（5）有感染的危险：与手术创伤有关。

（王淑青）

第三节 颅 脑 损 伤

颅脑损伤是暴力直接或间接作用于头部引起颅骨及脑组织的损伤。可分为开放性颅脑损伤和闭合性颅脑损伤。颅底骨折可出现脑脊液耳漏、鼻漏。脑干损伤时可出现意识障碍、去大脑强直,严重时发生脑疝危及生命。颅脑损伤的临床表现为意识障碍、头痛、恶心、呕吐、癫痫发作、肢体瘫痪、感觉障碍、失语及偏盲等。重度颅脑损伤以紧急抢救、纠正休克、清创、抗感染及手术为主要治疗方法。

一、颅脑损伤的分型

目前国际上通用的是格拉斯哥昏迷量表方法,是 1974 年英国一些学者设计的一种脑外伤昏迷评分法,经改进后被推广,现成为国际上公认评判脑外伤严重程度的准绳,统一了对脑外伤严重程度的目标标准(表 11-1)。根据格拉斯哥昏迷量表对昏迷患者检查睁眼、言语和运动反应进行综合评分。正常总分为 15 分,病情越重,积分越低,最低 3 分。总分越低表明意识障碍越重,伤情越重。总分在 8 分以下表明已达昏迷阶段。

表 11-1 脑外伤严重程度目标标准

项目	记分	项目	记分	项目	记分
睁眼反应		言语反应		运动反应	
正常睁眼	4	回答正确	5	按吩咐动作	6
呼唤睁眼	3	回答错乱	4	刺痛时能定位	5
刺痛时睁眼	2	词句不清	3	刺痛时躲避	4
无反应	1	只能发音	2	刺痛时肢体屈曲	3
		无反应	1	刺痛时肢体伸直	2
				无反应	1

我国的颅脑损伤分型大致划分为:轻型、中型、重型(其中包括特重型)。轻型 13～15 分,意识障碍时间在 30 min 内;中型 9～12 分,意识模糊至浅昏迷状态,意识障碍时间在 12 h 以内;重型 5～8 分,意识呈昏迷状态,意识障碍时间＞12 h;特重型 3～5 分,伤后持续深昏迷。

(一)轻型(单纯脑震荡)

(1)原发意识障碍时间在 30 min 以内。

(2)只有轻度头痛、头晕等自觉症状。

(3)神经系统和脑脊液检查无明显改变。

(4)可无或有颅骨骨折。

(二)中型(轻的脑挫裂伤)

(1)原发意识障碍时间不超过 12 h。

(2)生命体征可有轻度改变。

(3)有轻度神经系统阳性体征,可有或无颅骨骨折。

(三)重型(广泛脑挫伤和颅内血肿)

(1)昏迷时间在 12 h 以上,意识障碍逐渐加重或有再昏迷的表现。

(2)生命体征有明显变化,即出现急性颅内压增高症状。

(3)有明显神经系统阳性体征。

(4)可有广泛颅骨骨折。

(四)特重型(有严重脑干损伤和脑干衰竭现象者)

(1)伤后持续深昏迷。

(2)生命体征严重紊乱或呼吸已停止者。

(3)出现去大脑强直,双侧瞳孔散大等体征者。

二、重型颅脑损伤的护理

(一)卧位

依患者伤情取不同卧位。

(1)低颅内压患者适合取平卧,如头高位时则头痛加重。

(2)颅内压增高时,宜取头高位,以利颈静脉回流,减轻颅内压。

(3)脑脊液漏时,取平卧位或头高位。

(4)重伤昏迷患者取平卧、侧卧与侧俯卧位,以利口腔与呼吸道分泌物向外引流,保持呼吸道通畅。

(5)休克时取平卧或头低卧位,时间不宜过长,避免增加颅内淤血。

(二)营养的维持与补液

重型颅脑损伤的患者由于创伤修复、感染和高热等原因,机体消耗量增加,维持营养及水电解质平衡极为重要。

(1)伤后 2～3 d 一般予以禁食,每天静脉输液量 1 500～2 000 mL,不宜过多或过快,以免加重脑水肿与肺水肿。

(2)应用脱水剂甘露醇时应快速输入。

(3)出血性休克的患者宜先输血。严重脑水肿患者先用脱水剂后酌情输液,补液须缓慢限制入液量,以免脑水肿加重。

(4)脑损伤患者输浓缩人血清清蛋白与血浆,既能增高血浆蛋白,也有利于减轻脑水肿。

(5)长期昏迷,营养与水分摄入不足,可输氨基酸、脂肪乳剂、间断小量输血。

(6)准确记录出入量。

(7)颅脑伤可致消化吸收功能减退,肠鸣音恢复后,可用鼻饲给予高蛋白、高热量、高维生素和易于消化的流质,常用混合奶(每 1 000 mL 所含热量约为 4.6 kJ)或要素饮食用输液泵维持。

(8)患者吞咽反射恢复后,即可试行喂食,开始少量饮水,确定吞咽功能正常后,可喂少量流质饮食,逐渐增加,使胃肠功能逐渐适应,防止发生消化不良或腹泻。

(三)呼吸系统护理

(1)保持呼吸道通畅,防止缺氧、窒息及预防肺部感染。

(2)氧疗:术后(或入监护室后)常规持续吸氧 3～7 d,中等浓度吸氧(氧流量为 2～4 L/min)。

(3)观察呼吸音和呼吸频率、节律并准确描述记录。

（4）深昏迷或长期昏迷、舌后坠影响呼吸道通畅者，早期行气管切开术。

（5）做好切开后护理，监护室做好空气消毒隔离，保持一定温度和湿度（温度 22 ℃～25 ℃，相对湿度约 60%）。

（6）吸痰要及时，按无菌操作，吸痰要充分和有效，动作要轻，防止损伤支气管黏膜，一次性吸痰管可防止交叉感染。一人一盘，每吸一次戴无菌手套，气管内滴入稀释的糜蛋白酶＋生理盐水＋庆大霉素有利于黏稠痰液的排出。

（7）做好给氧，辅助呼吸：呼吸异常，可给氧或进行辅助呼吸，呼吸频率每分钟少于 9 次或超过 30 次，血气分析氧分压过低，二氧化碳分压过高，呼吸无力，以及呼吸不整等都是呼吸异常的征象。通过吸氧及浓度调整，使 PaO_2 维持在 1.3 kPa 以上，$PaCO_2$ 保持在 3.3～4 kPa 代谢性酸中毒者静脉补充碳酸氢钠，代谢性碱中毒者可用静脉补生理盐水给予纠正。

（四）颅内伤情监护

重点是防治继发病理变化，在颅内血肿清除后脑水肿是颅脑损伤后最突出的继发变化，伤后 48～72 h 达到高峰，采用甘露醇或呋塞米＋清蛋白，每 6 h 1 次交替使用。

（1）意识的判断。①清醒：回答问题正确，判断力和定向力正确；②模糊：意识朦胧，可回答简单话但不一定确切，判断力和定向力差，伤员呈嗜睡状；③浅昏迷：意识丧失，对痛刺激尚有反应、角膜、吞咽反射和病理反射均尚存在；④深昏迷：对痛的刺激已无反应，生理反射和病理反射均消失，可出现去脑强直、尿潴留或充溢性失禁。如发现伤员由清醒转为嗜睡或躁动不安，或有进行性意识障碍重时，可考虑有颅内压增高表现，可能有颅内血肿形成，要及时采取措施。应早行CT 扫描确定是否颅内血肿。对原发损伤的程度和继发性损伤的发生、发展均是最可靠的指标。避免过度刺激和连续护理操作，以免引起颅内压持续升高。

（2）严密观察瞳孔（大小、对称、对光反射）变化，病情变化往往在瞳孔细微变化中发现：如瞳孔对称性缩小并有颈项强直、头剧痛等脑膜刺激征，常为伤后出现的蛛网膜下腔出血，可做腰椎穿刺放出 1～2 mL 脑脊液证实。如双侧瞳孔针尖样缩小、光反应迟钝，伴有中枢性高热，深昏迷则多为脑桥损害。如瞳孔光反应消失、眼球固定，伴深昏迷和颈项强直，多为原发性脑干伤。伤后伤侧瞳孔先短暂缩小继之散大，伴对侧肢体运动障碍，则往往提示伤侧颅内血肿。如一侧瞳孔进行性散大，光反射逐渐消失，伴意识障碍加重、生命体征紊乱和对侧肢体瘫痪，是脑疝的典型改变。如瞳孔对称性扩大、对光反射消失，则伤员已濒危。

（3）生命体征对颅内继发伤的反映，以呼吸变化最为敏感和多变。颅脑损伤对呼吸功能的影响主要有：①脑损伤直接导致中枢性呼吸障碍；②间接影响呼吸道发生支气管黏膜下水肿出血、意识障碍者，呼吸道分泌物不能主动排出，咳嗽和吞咽功能降低，引起呼吸道梗阻性通气障碍；③可引起肺部充血、淤血、水肿和神经源性肺水肿致换气障碍，伤后脑细胞脆弱，血氧供给不足将加重脑细胞损害，呼吸功能障碍是颅脑外伤最常见的死亡原因，加强呼吸功能的监护对脑保护是至关重要的。

（4）护理操作时避免引起颅内压变化，头部抬高 30°，保持中位，避免前屈、过伸、侧转（均影响脑部静脉回流），避免胸腹腔压升高，如咳嗽、吸痰、抽搐（胸腹腔内压增高可致脑血流量增高）。

（5）掌握和准确执行脱水治疗，颅脑外伤的病员在抢救治疗中，常用的脱水剂有甘露醇，该药静脉快速注射后，血中浓度迅速增高，产生一时性血中高渗压，将组织间隙中水分吸入血管中，由于脱水剂在体内不易代谢，仍以原形经肾脏排泄而利尿能使组织脱水。颅脑外伤使用脱水剂后，可明显降低颅内压力，一般注射后 10 min 可产生利尿，2～3 h 血中达到高峰，维持 4～6 h。甘露醇脱水静脉滴注时要求 15～30 min 滴完,必要时进行静脉推注,以及时准确收集记录尿量。

(五)消化系统护理

重型颅脑损伤对消化系统的影响,一般认为可能有两个方面。一是由于交感神经麻痹使胃肠血管扩张、淤血,同时又由于迷走神经兴奋使胃酸分泌增加,损害胃黏膜屏障,导致黏膜缺血,局部糜烂。二是重型颅脑损伤均有不同程度缺氧,胃肠道黏膜也受累,缺氧水肿,影响胃肠道正常消化功能。对消化道功能监护主要是观察和防治胃肠道出血和腹泻,尤其是亚低温状态下,伤员胃肠道蠕动恢复慢。伤后几天内应放置胃管,待肠鸣音恢复后给予胃肠道营养。

重型颅脑损伤,特别是丘脑下部损伤的患者,可并发神经原性应激性胃肠道出血。出血之前患者多有呼吸异常、缺氧或并发肺炎、呃逆,随之出现咖啡色胃液及柏油样便,多次大量柏油便,可导致休克和衰竭。在处理上,要改善缺氧,稳定生命体征,记录出血情况,禁食,药物止血,如给予西咪替丁、酚磺乙胺、氨甲苯酸、云南白药等。必要时胃内注入少量肾上腺素稀释液,对止血有帮助。同时采取抗休克措施、输血或血浆,注意水电解质平衡,对于便秘 3 d 以上者可给缓泻剂,润肠剂或开塞露,必要时戴手套掏出干结大便块。

(六)五官护理

(1)注意保护角膜,由于外伤造成眼睑闭合不全,故要防止角膜干燥坏死。一般可戴眼罩,眼部涂眼药膏,必要时暂时缝合上下眼睑。

(2)脑脊液漏及耳漏,宜将鼻、耳血迹擦净,禁用水冲洗、禁加纱条、棉球填塞。患者取半卧位或平卧位多能自愈。

(3)及时做好口腔护理,清除鼻咽与口腔内分泌物与血液。用 3% 过氧化氢溶液或生理盐水或 0.1% 呋喃西林清洗口腔 4 次/天,长期应用多种抗生素者,可并发口腔霉菌,发现后宜用制霉菌素液每天清洗 3～4 次。

(七)皮肤护理

昏迷及长期卧床,尤其是衰竭患者易发生压疮,预防要点如下。

(1)勤翻身,至少 1 次/2 h 翻身,避免皮肤连续受压,采用气垫床、海绵垫床。

(2)保持皮肤清洁干燥,床单平整,大小便浸湿后随时更换。

(3)交接班时,要检查患者皮肤,如发现皮肤发红,只要避免再受压即可消退。

(4)昏迷患者如需应用热水袋,一定按常规温度 50 ℃,避免烫伤。

(八)泌尿系统护理

(1)留置导尿管,每天冲洗膀胱 1～2 次,每周更换导尿管。

(2)注意会阴护理,防止泌尿系统感染,观察有无尿液含血,重型颅脑伤者每天记尿量。

(九)血糖监测

高血糖在脑损伤 24 h 后发生较为常见,它可进一步破坏脑细胞功能,因此对高血糖的监测防治也是必需的。监测方法应每天采血查血糖,应用床边血糖监测仪和尿糖试纸监测血糖和尿糖 4 次/天,脑外伤术后预防性应用胰岛素 12～24 U 静脉滴注,每天 1 次。

护理要点是:①正确掌握血糖、尿糖测量方法;②掌握胰岛素静脉滴注的浓度,每 500 mL 液体中不超过 12 U,滴速＜60 滴/分钟。

(十)伤口观察与护理

(1)开放伤或开颅术后,观察敷料有无血性浸透情况,以及时更换,头下垫无菌巾。

(2)注意是否有脑脊液漏。

(3)避免伤口患侧受压。

(十一)躁动护理

颅脑伤急性期因颅内出血,血肿形成,颅内压急剧增高,常引起躁动。此外,缺氧、休克兴奋期、尿潴留、膀胱过度膨胀、脑外伤恢复期也可有躁动。对患者躁动应适当将四肢加以约束,防止自伤、防止坠床,分析躁动原因针对原因加以处理。

(十二)高热护理

颅脑损伤患者出现高热时,急性期体温可达 38 ℃～39 ℃,经过 5～7 d 逐渐下降。

(1)如体温持续不退或下降后又高热,要考虑伤口、颅内、肺部或泌尿系统并发感染。

(2)颅内出血,尤其是脑室出血也常引起高热。

(3)因丘脑下部损伤发生的高热可以持续较长时间,体温可高达 41 ℃,部分患者因高热不退而死亡。

高热处理:①一般头部枕冰袋或冰帽,酌用冬眠药;②小儿及老年人应着重预防肺部并发症;③长期高热要注意补液;④冬眠低温是治疗重型颅脑伤、防治脑水肿的措施,也用于高热时;⑤目前我们采用亚低温,使患者体温降至 34 ℃左右,一般 3～5 d 可自然复温;⑥冰袋降温时要外加包布,避免发生局部冻伤;⑦在降温时,观察患者需注意区别药物的作用与伤情变化引起的昏迷。

(十三)癫痫护理

颅骨凹陷骨折、急性脑水肿、蛛网膜下腔出血、颅内血肿、颅内压增高、高热等均可引起癫痫发作,应注意以下几点。

(1)防止误吸与窒息,有专人守护,将患者头转向一侧,上下牙之间加牙垫防舌咬伤。

(2)自动呼吸停止时,应即行辅助呼吸。

(3)大发作频繁,连续不止,称为癫痫持续状态,可造成脑缺氧而加重脑损伤。一旦发现,应及时通知医师做有效的处理。

(4)详细记录癫痫发作的形式与频度及用药剂量。

(5)癫痫持续状态用药,常用地西泮、冬眠药、苯妥英钠。

(6)癫痫发作和发作后不安的患者,要倍加防范,避免坠床而发生意外。

(十四)亚低温治疗的护理

亚低温治疗重型颅脑伤是近年临床开展的有效新方法。大量动物实验研究和临床应用结果都表明,亚低温对脑缺血和脑外伤具有肯定的治疗效果,但亚低温保护的确切机制尚不十分清楚,可能包括以下几个方面。

(1)降低脑组织氧耗量,减少脑组织乳酸堆积。

(2)保护血-脑屏障,减轻脑水肿。

(3)抑制内源性毒性产物对脑细胞的损害作用。

(4)减少钙离子内流,阻断钙对神经元的毒性作用。

(5)减少脑细胞结构蛋白破坏,促进脑细胞结构和功能修复。

(6)减轻弥漫性轴索损伤,弥漫性轴索损伤是导致颅脑伤死残的主要病理基础,尤其是脑干网状上行激活系统轴索损伤是导致长期昏迷的确切因素。

亚低温能显著地控制脑水肿,降低颅内压,减少脑组织细胞耗能,减轻神经毒性产物过度释放等。目前临床常用半导体冰毯制冷与药物降温相结合方法,使患者肛温一般维持在 30 ℃～

34 ℃,持续 3～10 d。

亚低温治疗状态下护理要点如下。①生命体征监测:亚低温状态下会引起血压降低和心率缓慢,护理工作中应该严密观察伤员心率、心律、血压等,尤其是儿童和老年患者及心脏病、高血压伤员应该重视,采用床边监护仪连续监测。②降温毯置于患者躯干部,背部和臀部皮肤温度较低,血循环减慢,容易发生压疮,每小时翻身一次,避免长时间压迫,血运减慢而发生压疮。③防治肺部感染。亚低温状态下,伤员自身抵抗力降低,气管切开后较易发生肺部感染。加强翻身叩背、吸痰,呼吸道冲洗时将冲洗液吸净是关键护理措施。

(十五)精神与心理护理

不论伤情轻重,患者都可能对脑损伤存在一定的忧虑,担心今后的工作能否适应、生活是否受影响。护士对患者从机体的代偿功能和可逆性多做解释,给患者安慰和鼓励,以增强自信心。对饮食、看书等不宜过分限制,早期锻炼有利康复。因器质性损伤引起失语、瘫痪者,宜早期进行训练与功能锻炼。

(十六)康复催醒治疗的护理

目前认为颅脑伤患者伤后持续昏迷 1 个月以上为长期昏迷。长期昏迷催醒治疗应包括:预防各种并发症、使用催醒药物,减少或停用苯妥英钠和巴比妥类药物,交通性脑积水外科治疗等。

高压氧是目前用于长期昏迷患者催醒的行之有效的方法之一,颅脑伤昏迷患者一旦伤情平稳,应该尽早接受高压氧治疗,疗程通常过 30 d 左右。对于高热、高血压、心脏病和活动性出血的昏迷患者应该慎用此类治疗,以防发生意外。

长期昏迷的正规康复治疗包括早期和后期康复治疗。早期康复治疗是指患者在伤后住院期间由医护人员所进行的康复治疗;后期康复治疗是指患者出院后转至康复中心,在康复体疗、心理等方面的医护人员指导下进行的康复训练和治疗。康复治疗的原则如下。

(1)从简单基本功能训练开始循序渐进。

(2)放大效应:如收录机音量适当放大,选用大屏幕电视机、放大康复训练器材和生活用具,选择患者喜爱的音像带等。

(3)反馈效应:在整个训练康复过程中,医护人员要经常给患者鼓励、称赞和指导性批评。有条件时将患者整个康复治疗过程进行录像定期放给患者看,使其感到康复的过程中,神经功能较前逐渐恢复,增强自信心。

(4)替代方法:若患者不能行走,则教会其如何使用各种辅助工具行走。

(5)重复训练,是在相当长的康复训练过程中,既要让患者反复训练以促进运动功能重建,又要不断改进训练方法和器材,才能不使患者产生厌倦情绪。迄今已经有大量随机双盲前瞻性临床观察结果表明,正规康复治疗对重型颅脑伤患者运动神经功能恢复、较未接受正规康复治疗患者明显。早期(＜35 d)较晚期(＞35 d)开始正规康复治疗的患者神经功能恢复快 1 倍以上。对正规康复治疗伤后 7 d 内开始与 7 d 以上开始者进行评分,前者明显高于后者。一般情况下,早期康复治疗疗程为 1～3 个月,重残颅脑伤患者需要 1～2 年。

目前临床治疗颅脑伤患者智能障碍的主要药物包括三大类:儿茶酚胺类、胆碱能类和智能增强剂。近年来发现神经节苷脂和促甲状腺释放激素对颅脑伤患者智能的恢复也有促进作用。

颅脑伤患者伤后智能障碍主要临床表现为记忆力障碍、语言障碍和计数能力障碍。记忆力障碍主要包括视觉记忆力障碍、听觉记忆力障碍、空间记忆力障碍和颞叶定向障碍,语言障碍主要包括阅读理解障碍、失认症、失写症、语言理解障碍、发音和拼音障碍等。近年来采用智能训练和药物结合治疗颅脑伤患者智能障碍已受到人们重视。智能康复训练加药物治疗有助于颅脑伤患者的智能恢复。然而,智能康复训练应与体能康复训练同期进行。目前我们的智能康复训练主要包括仪器工具训练、反复操作程度训练及帮助记忆力的技巧训练等。

康复期伤病员需加强心理护理:对于轻型伤员应鼓励尽早自理生活、防止过度依赖医护人员。要鼓励他们树立战胜伤病的信心,清除"脑外伤后综合征"的顾虑。脑外伤后综合征是指脑外伤后患者所出现的临床精神神经症或主诉,主要包括头痛、眩晕、记忆力减退、软弱无力、四肢麻木、恶心、复视和听力障碍等。应该向伤员做适当解释,让伤员知道有些症状属于功能性的,可以恢复。对于遗留神经功能残疾伤员的今后生活工作问题,偏瘫失语的锻炼等问题,应该积极向伤员及家属提出合理建议和正确指导,帮助伤员恢复,鼓励伤员面对现实、树立争取完全康复的信心。

（王淑青）

第四节 脑　　疝

当颅腔内某分腔有占位性病变时,该分腔的压力大于邻近分腔,脑组织由高压力区向低压力区移位,导致脑组织、血管及脑神经等重要结构受压或移位,产生相应的临床症状和体征,称为脑疝。

根据移位的脑组织及其通过的硬脑膜间隙和孔道,可将脑疝分为以下常见的三类:①小脑幕切迹疝,又称颞叶疝,为颞叶的海马回、钩回通过小脑幕切迹被推移至幕下;②枕骨大孔疝,又称小脑扁桃体疝,为小脑扁桃体及延髓经枕骨大孔被推挤向椎管内;③大脑镰下疝,又称扣带回疝,一侧半球的扣带回经镰下孔被挤入对侧分腔(图 11-1)。

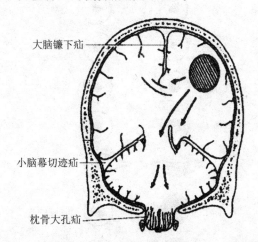

图 11-1　大脑镰下疝(上)、小脑幕切迹疝(中)、枕骨大孔疝(下)

脑疝是颅内压增高的危象和引起死亡的主要原因,常见的有小脑幕切迹疝和枕骨大孔疝。

一、病因与发病机制

(1)外伤所致各种颅内血肿,如硬膜外血肿、硬膜下血肿及脑内血肿。

（2）颅内脓肿。

（3）颅内肿瘤尤其是颅后窝、中线部位及大脑半球的肿瘤。

（4）颅内寄生虫病及各种肉芽肿性病变。

（5）医源性因素，对于颅内压增高患者，进行不适当的操作如腰椎穿刺，放出脑脊液过多过快，使各分腔间的压力差增大，则可促使脑疝形成。

发生脑疝时，移位的脑组织在小脑幕切迹或枕骨大孔处挤压脑干，使脑干受压移位导致其实质内血管受到牵拉，严重时基底动脉进入脑干的中央支可被拉断而致脑干内部出血，出血常为斑片状，有时出血可沿神经纤维走行方向达内囊水平。同侧的大脑脚受到挤压会造成病变对侧偏瘫，同侧动眼神经受到挤压可产生动眼神经麻痹症状。钩回、海马回移位可将大脑后动脉挤压于小脑幕切迹缘上致枕叶皮层缺血坏死。移位的脑组织可致小脑幕切迹裂孔及枕骨大孔堵塞，使脑脊液循环通路受阻，颅内压增高进一步加重，形成恶性循环，使病情迅速恶化。

二、临床表现

（一）小脑幕切迹疝

（1）颅内压增高：剧烈头痛，进行性加重，伴躁动不安，频繁呕吐。

（2）进行性意识障碍：由于阻断了脑干内网状结构上行激活系统的通路，随脑疝的进展，患者出现嗜睡、浅昏迷、深昏迷。

（3）瞳孔改变：脑疝初期由于患侧动眼神经受刺激导致患侧瞳孔变小，对光反射迟钝；随病情进展，患侧动眼神经麻痹，患侧瞳孔逐渐散大，直接和间接对光反射均消失，并伴上睑下垂及眼球外斜；晚期，对侧动眼神经因脑干移位也受到推挤时，则出现双侧瞳孔散大，对光反射消失，患者多处于濒死状态（图11-2）。

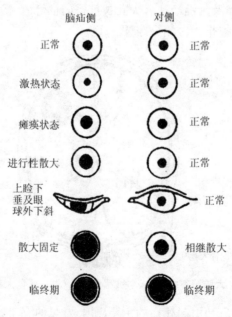

图 11-2　一侧颞叶钩回疝引起的典型瞳孔变化

（4）运动障碍：钩回直接压迫大脑脚，锥体束受累后，病变对侧肢体肌力减弱或麻痹，病理征阳性（图11-3）。脑疝进展时可致双侧肢体自主活动消失，严重时可出现去皮质强直状，这是脑干严重受损的信号。

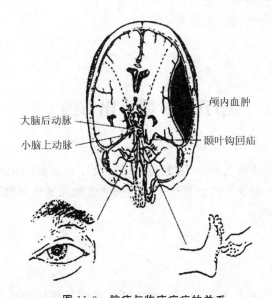

图 11-3　脑疝与临床病症的关系

动眼神经受压导致：同侧瞳孔散大，上睑下垂及眼外肌瘫痪；锥体束受压导
致：对侧肢体瘫痪，肌张力增加，腱反射活跃，病理反射阳性

(5)生命体征变化：若脑疝不能及时解除，病情进一步发展，则患者出现深昏迷，双侧瞳孔散大固定，血压骤降，脉搏快弱，呼吸浅而不规则，呼吸、心跳相继停止而死亡。

(二)枕骨大孔疝

枕骨大孔疝是小脑扁桃体及延髓经枕骨大孔被挤向椎管中，又称小脑扁桃体疝。由于颅后窝容积较小，对颅内高压的代偿能力也小，病情变化更快。患者常有进行性颅内压增高的临床表现：头痛剧烈，呕吐频繁，颈项强直或强迫头位；生命体征紊乱出现较早，意识障碍、瞳孔改变出现较晚。因脑干缺氧，瞳孔可忽大忽小。由于位于延髓的呼吸中枢受损严重，患者早期即可突发呼吸骤停而死亡。

三、治疗要点

关键在于及时发现和处理。

(一)非手术治疗

患者一旦出现典型的脑疝症状，应立即给予脱水治疗，以缓解病情，争取时间。

(二)手术治疗

确诊后，尽快手术，去除病因，如清除颅内血肿或切除脑肿瘤等；若难以确诊或虽确诊但病变无法切除者，可通过脑脊液分流术、侧脑室外引流术或病变侧颞肌下、枕肌下减压术等降低颅内压。

四、急救护理

(1)快速静脉输入甘露醇，山梨醇，呋塞米等强效脱水剂，并观察脱水效果。
(2)保持呼吸道通畅，吸氧。

(3)准备气管插管盘及呼吸机,对呼吸功能障碍者,行人工辅助呼吸。

(4)密切观察呼吸、心跳、瞳孔的变化。

(5)紧急做好术前特殊检查及术前准备。

(于瑞萍)

第五节 脑 出 血

脑出血是指原发于脑实质内的出血,主要发生于高血压和动脉硬化的患者。脑出血多发生于 55 岁以上的老年人,多数患者有高血压史。常在情绪激动或活动用力时突然发病,出现头痛、呕吐、偏瘫及不同程度昏迷等。

一、护理措施

(一)术前护理

(1)密切监测病情变化,包括意识、瞳孔、生命体征变化及肢体活动情况,定时监测呼吸、体温、脉搏、血压等,发现异常(瞳孔不等大、呼吸不规则、血压高、脉搏缓慢),以及时报告医师立即抢救。

(2)绝对卧床休息,取头高位,15°～30°,头置冰袋可控制脑水肿,降低颅内压,利于静脉回流。吸氧可改善脑缺氧,减轻脑水肿。翻身时动作要轻,尽量减少搬动,加床挡以防坠床。

(3)神志清楚的患者谢绝探视,以免情绪激动。

(4)脑出血昏迷的患者 24～48 h 禁食,以防止呕吐物反流致气管造成窒息或吸入性肺炎,以后按医嘱进行鼻饲。

(5)加强排泄护理:若患者有尿潴留或不能自行排尿,应进行导尿,并留置导尿管,定时更换尿袋,注意无菌操作,每天会阴冲洗 1～2 次,便秘时定期给予通便药或食用一些粗纤维的食物,嘱患者排便时勿用力过猛,以防再出血。

(6)遵医嘱静脉快速输注脱水药物,降低颅内压,适当使用降压药,使血压保持在正常水平,防止高血压引起再出血。

(7)预防并发症。①加强皮肤护理,每天擦澡 1～2 次,定时翻身,每 2 h 翻身 1 次,床铺干净平整,对骨隆突处的皮肤要经常检查和按摩,防止发生压力性损伤。②加强呼吸道管理,保持口腔清洁,口腔护理每天 1～2 次;患者有咳痰困难,要勤吸痰,保持呼吸道通畅;若患者呕吐,应使其头偏向一侧,以防发生误吸。③急性期应保持偏瘫肢体的生理功能位。恢复期应鼓励患者早期进行被动活动和按摩,每天2～3 次,防止瘫痪肢体的挛缩畸形和关节的强直疼痛,以促进神经功能的恢复,对失语的患者应进行语言方面的锻炼。

(二)术后护理

1.卧位

患者清醒后抬高床头 15°～30°,以利于静脉回流,减轻脑水肿,降低颅内压。

2.病情观察

严密监测生命体征,特别是意识及瞳孔的变化。术后 24 h 内易再次脑出血,如患者意识障碍继续加重、同时脉搏缓慢、血压升高,要考虑再次脑出血可能,应及时通知医师。

3.应用脱水剂的注意事项

临床常用的脱水剂一般是20%甘露醇,滴注时注意速度,一般20%甘露醇250 mL应在20～30 min输完,防止药液渗漏于血管外,以免造成皮下组织坏死;不可与其他药液混用;血压过低时禁止使用。

4.血肿腔引流的护理

注意引流液量的变化,若引流量突然增多,应考虑再次脑出血。

5.保持出入量平衡

术后注意补液速度不宜过快,根据出量补充入量,以免入量过多,加重脑水肿。

6.功能锻炼

术后患者常出现偏瘫和失语,加强患者的肢体功能锻炼和语言训练。协助患者进行肢体的被动活动,进行肌肉按摩,防止肌肉萎缩。

(三)健康指导

1.清醒患者

(1)应避免情绪激动,去除不安、恐惧、愤怒、忧虑等不利因素,保持心情舒畅。

(2)饮食清淡,多吃含水分、含纤维素多的食物;多食蔬菜、水果。忌烟、酒及辛辣、刺激性强的食物。

(3)定期测量血压,复查病情,以及时治疗可能并存的动脉粥样硬化、高脂血症、冠心病等。

(4)康复活动。①应规律生活,避免劳累、熬夜、暴饮暴食等不利因素,保持心情舒畅,注意劳逸结合。②坚持适当锻炼。康复训练过程艰苦而漫长(一般为1～3年,长者需终身训练),需要信心、耐心、恒心,在康复医师指导下,循序渐进、持之以恒。

2.昏迷患者

(1)昏迷患者注意保持皮肤清洁、干燥,每天床上擦浴,定时翻身,防止压力性损伤形成。

(2)每天坚持被动活动,保持肢体功能位置。

(3)防止气管切开患者出现呼吸道感染。

(4)不能经口进食者,应注意营养液的温度、保质期及每天的出入量是否平衡。

(5)保持大小便通畅。

(6)定期高压氧治疗。

二、主要护理问题

(1)疼痛:与颅内血肿压迫有关。

(2)生活自理能力缺陷:与长期卧床有关。

(3)脑组织灌注异常:与术后脑水肿有关。

(4)有皮肤完整性受损的危险:与昏迷、术后长期卧床有关。

(5)躯体移动障碍:与出血所致脑损伤有关。

(6)清理呼吸道无效:与长期卧床所致的机体抵抗力下降有关。

(7)有受伤的危险:与术后癫痫发作有关。

(于瑞萍)

第十二章

泌尿外科护理

第一节 尿 道 结 石

尿道结石是泌尿外科常见急症之一,但临床比较少见,且多以男性为主。大多数来自肾和膀胱。有尿管狭窄、尿道憩室及异物存在亦可致尿道结石,多数尿道结石位于前尿道。女性只有在有尿道憩室、尿道异物和尿道阴道瘘等特殊情况下才出现。男性尿道结石中,结石多见于前列腺部尿道,球部尿道,会阴尿道的阴茎阴囊交界处后方和舟状窝。女性尿道结石分原发性和继发性两种,传统认为尿道结石常继发于膀胱结石,多见于儿童与老年人。

一、临床表现

(一)症状

1.疼痛

疼痛一般是钝性的,但也可能是锐利的,并常放射至阴茎龟头。原发性尿道结石常是逐渐长大,或位于尿道憩室内,早期可无疼痛症状。继发性结石多是上尿路排石排入尿道时,突然嵌入尿道内,常常突然感到局部剧烈疼痛及排尿痛。

2.排尿紊乱

尿道结石的典型症状为排尿困难,点滴状排尿,尿线变细或分叉,射出无力,有时骤然出现尿流中断,并有强烈尿意,阻塞严重时出现残余尿和尿潴留,出现充盈性尿失禁。有时可出现急迫性尿失禁。也可伴尿痛,重者可发生急性尿潴留及会阴部剧痛。

3.血尿及尿道分泌物

急症患者常有终末血尿或初始血尿,或排尿终末有少许鲜血滴出,伴有剧烈疼痛。慢性患者或伴有尿道憩室者,尿道口可有分泌物溢出,结石对尿道的刺激及尿道壁炎症溃疡,亦可出现脓尿。

(二)体征

前尿道结石可在结石部位扪及硬结,并有压痛,后尿道结石应通过直肠指诊扪及后尿道部位的硬结。

二、辅助检查

(一)金属尿道探杆检查

在结石部位能探知尿道梗阻和结石的粗糙摩擦感。

(二)尿道镜检查

能直接观察到结石,肯定尿道结石的诊断,并可发现尿道并发症。

(三)X 线检查

X 先检查是尿道结石的主要诊断依据,因为绝大部分尿道结石是 X 线阳性结石,平片检查即可显示结石阴影和结石的部位、大小、形状。应行全尿路平片检查以明确有无上尿路结石。

(四)尿道造影检查

目前由于内镜的发展及普及,尿道造影已很少应用。大多数辅助检查尿路有无他病变。

三、诊断要点

详细询问病史,尿道结石患者过去多有肾绞痛史及尿道排石史,当患者突然感到排尿困难、尿流中断、排尿时尿道刺痛时应考虑尿道结石的可能。与尿道狭窄、尿道息肉、异物等鉴别。尿道狭窄虽有排尿困难,但其排尿时无疼痛及尿中断现象,X 线平片无阳性结石影像。但尿道息肉无肾绞痛及排石史,尿道镜及尿道造影可以区别。尿道异物一般有外伤史及异物塞入史,临床上不难诊断。

四、治疗原则

治疗原则为尽快取出结石,解除痛苦,改善急性情况后再考虑纠正形成结石的原因。

五、临床护理

详见肾结石的临床护理内容。

(呼海燕)

第二节 肾 结 石

肾结石也称尿路结石,结石病是现代社会最常见的疾病之一,并在古代已有所描述。肾结石男性发病率是女性的 3 倍。肾结石发病高峰年龄为 20～30 岁,手术虽可以去除结石,但结石形成的趋势往往是终身的。

一、病因

肾结石形成原因非常复杂,人们对尿石症发病机制的认识仍未完全明了,可能包括的危险因素有外界环境、职业因素和泌尿系统因素等。

(一)外界环境

外界环境包括自然环境和社会环境、气候和地理位置等,而社会环境包括社会经济水平和饮食文化等。相关研究表明结石病的季节性变化很可能与温度有关,通过出汗导致体液丧失,进而促进结石形成。

(二)个体因素

种族遗传因素、饮食习惯、职业因素、代谢性疾病等。其中职业环境中暴露于热源和脱水同样是结石病的危险因素。水分摄入不足可导致尿液浓缩,结石形成的概率增加。大量饮水导致尿量增多,可显著降低易患结石患者的结石发病率。

(三)泌尿系统因素

泌尿系统因素包括肾损伤、感染、泌尿系统梗阻、异物等。梗阻可以导致感染和结石形成,而结石本身也是尿中异物,会加重梗阻与感染程度,所以两者会相互促进疾病发展程度。

上述因素最终都导致人类尿液中各种成分过饱和、滞留因素和促进因素的增加等机制,进而导致肾结石形成。

二、分类

泌尿系统结石最常见的成分是钙,以草酸钙为主,多在肾脏和膀胱处形成。肾结石按照结石晶体的成分,主要分为 4 类,即钙结石、感染性结石、尿酸结石和胱氨酸结石。

三、临床表现

(一)症状

1.疼痛

肾结石最常见的症状是肾绞痛,经常突然起病,这通常是结石阻塞输尿管引起的。最常见的是从腰部开始,可辐射到腹股沟。肾盂内大结石和肾盏结石可无明显临床症状,患者活动后会出现上腹或腰部钝痛。40％～50％的肾结石患者有腰痛的症状,发生的原因是结石造成肾盂梗阻。通常可表现为腰部酸胀、钝痛。

2.血尿

绝大多数尿路结石患者存在血尿,通常为镜下血尿,少数也可见肉眼血尿。常常在腰痛后发生。有时患者活动后出现镜下血尿是上尿路结石的唯一临床表现,但当结石完全阻塞尿路时也可以没有血尿。血尿产生的原因是结石移动或结石对集合系统的损伤。血尿的多少取决于结石对尿路黏膜损伤程度大小。

3.发热

由于结石、梗阻和感染可互相促进,所以肾结石造成梗阻可继发或加重感染,出现腰痛伴高热、寒战。出现脓尿的患者很少见,若出现需要行尿培养,检测是否存在尿道感染。结石继发急性肾盂肾炎或肾积脓时可有畏寒、发热、寒战等全身症状出现。

4.无尿和急性肾功能不全

双侧肾结石、功能性或解剖孤立肾结石阻塞导致尿路急性梗阻,可以出现无尿和急性肾后性肾功能不全的症状。

(二)体征

肾结石典型体征是患侧肾区叩击痛。患者脊肋角和腹部压痛也可不明显,一般不伴有腹部肌紧张。肾结石慢性梗阻时引起巨大肾积水,这时可出现腹部包块。

四、辅助检查

(一)实验室检查

1.血常规检查

肾绞痛时可伴血白细胞计数短时轻度增高。结石合并感染或发热时,血中白细胞计数可明显增高。结石导致肾功能不全时，可有贫血表现。

2.尿液检查

常能见到肉眼或镜下血尿；脓尿很少见，伴感染时有脓尿、感染性尿路结石患者应行尿液细菌培养；尿液分析也可测定尿液 pH、钙、磷、尿酸、草酸等。

（二）影像学检查

1.超声检查

肾钙化和尿路结石都可通过超声诊断，可显示结石梗阻引起的肾积水及肾实质萎缩等。可发现尿路平片不能显示的小结石和 X 线透光结石，当肾脏显示良好时，超声还可检测到 5 mm 的小结石。超声作为无创检查应作为首选影像学检查，适合于所有患者包括肾功能不全患者、孕妇、儿童及对造影剂过敏者。

2.X 线检查

由于大约 90％尿路结石不透 X 线，腹部 X 线片对于怀疑尿路结石的患者，是一种非常有用的检查。

3.尿路平片

尿路平片是《CUA 尿路结石诊疗指南》推荐的常规检查方法，尿路平片上结合可显示出致密影。尿路平片可初步判断肾结石是否存在，以及肾结石的位置、数目、形态和大小，并且可以初步地提示结石的化学性质。

4.CT 检查

螺旋 CT 平扫对肾结石的诊断准确、迅速。有助于鉴别不透光的结石、肿瘤、凝血块等及了解有无肾畸形。

5.内镜检查

内镜检查包括经皮肾镜、软镜、输尿管和膀胱镜检查。通常在尿路平片未显示结石时，静脉尿路造影有充盈缺损不能确诊时，借助于内镜可以明确诊断和进行治疗。

6.肾盂造影像

可以确定透 X 线结石的存在，可以确诊引起患者形成结石的解剖部位。

五、诊断要点

任何评估之前都应先明确是否有与结石复发有关的代谢性疾病。至少应进行筛选性评估，包括远端肾小管性酸中毒、原发性甲状旁腺功能亢进症、痛风体质等疾病。只有明确了相关疾病才可以从根本上纠正治疗。

尿路结石与腹膜后和腹腔内病理状态引起的症状相似，所以应与急腹症进行全面的鉴别诊断，其中包括急性阑尾炎异位或未被认识的妊娠，卵巢囊肿蒂扭转等，体检时应注意检查有无腹膜刺激征。

六、治疗原则

肾结石治疗的总体原则是：解除疼痛和梗阻、保护肾功能、有效除石、治疗病因、预防复发。由于约 80％的尿路结石可自发排出，因此可能没必要进行干预，有时多饮水就能自行排出结石。其他结石的性质、形态、大小部位不同，患者个体差异等因素，治疗方法的选择和疗效也大不相同。因此，对尿石症的治疗应该实施患者个体化治疗，通常需要各种方法综合治疗，来保证治疗效果。

(一)病因治疗

少数患者能找到结石成因如甲状旁腺功能亢进症(主要是甲状旁腺瘤),只有积极治疗原发病防止尿路结石复发;尿路梗阻的患者,需要解除梗阻,这样可以避免结石复发,因此此类患者积极治疗病因即可。

(二)非手术治疗

1.药物治疗

结石<0.6 cm 且表面光滑、结石以下尿路无梗阻时可采用药物排石治疗。多选择口服 α 受体阻滞剂(如坦索罗辛)或钙通道阻滞剂。尿酸结石选用枸橼酸氢钾钠,碳酸氢钠碱化尿液。口服别嘌醇及饮食调节等方法治疗也可取得良好的效果。

2.增加液体摄入量

机械性多尿可以预防有症状结石的形成和滞留,每天饮水 2 000~3 000 mL,尽量保持昼夜均匀。限制蛋白、钠摄入,避免草酸饮食摄入和控制肥胖都可防止结石的发病概率。

(三)微创碎石

1.体外冲击波碎石

体外冲击波碎石(extracorporeal shock wave lithotripsy,ESWL)通过 X 线或超声对结石进行定位,利用高能冲击波聚焦后作用于结石,将结石粉碎成细沙,然后通过尿液排出体外。实践证明它是一种创伤小、并发症少、安全有效的非侵入性治疗,大多数上尿路结石可采用此方法治疗。ESWL 碎石术后可能形成"石街"。引起患者的腰痛不适,也可能合并继发感染,患者病程也将相应延长。

2.经皮肾镜碎石取石术

经皮肾镜碎石取石术(percutaneous nephrolithotomy,PCNL)是通过建立经皮肾操作通道,击碎结石并同时通过工作通道冲出结石及取出肾结石。本手术通常在超声或 X 线定位下操作,在肾镜下取石或碎石。较小的结石通过肾镜用抓石钳取出,较大的结石将结石粉碎后用水冲出。

3.输尿管肾镜取石术

输尿管肾镜取石术(ureteroscope lithotripsy,URL)适用于中、下段输尿管结石,泌尿系统平片不显影结石,因结石硬、停留时间长、患者自身因素(肥胖)而使用 ESWL 困难者,也可用于 ESWL 治疗所致的"石街"。下尿路梗阻、输尿管狭窄或严重扭曲等不宜采用此法。

(四)开放手术

由于 ESWL 及内镜技术的普遍开展,现在上尿路结石大多数已不再开放手术。

七、临床护理

(一)评估要点

1.术前评估

(1)健康史:了解患者基本情况,包括年龄、职业、生活环境、饮食饮水习惯等。

(2)相关因素:了解患者的既往史和家族史;有无可能引起结石的相关疾病如泌尿系统梗阻、感染和异物史,有无甲状旁腺功能亢进症、肾小管酸中毒等。了解用药史如止痛药物、钙剂等药物的应用情况。

(3)心理和社会支持状况:结石复发率较高,患者可能产生焦躁心理,故应了解患者及家属对相关知识的掌握程度和多治疗的期望,以及时了解患者及家属心理状况。

2.术后评估

(1)术后恢复:结石排出、尿液引流和切口愈合情况,有无尿道感染。

(2)肾功能状态:梗阻解除程度,肾功能恢复情况,残余结石对泌尿系统功能的影响。

(二)护理诊断/问题

1.疼痛

与疾病、排石过程、损伤及平滑肌痉挛有关。

2.尿形态异常

与结石或血块引起梗阻及术后留置导尿管有关。

3.潜在并发症

血尿、感染、结石导致阻塞、肾积水。

4.部分生活自理缺陷

与疾病及术后管道限制有关。

5.焦虑

与患者担心疾病预后有关。

6.知识缺乏

缺乏疾病预防及治疗相关知识。

(三)护理目标

(1)患者自述疼痛减轻,舒适感增强。

(2)患者恢复正常的排尿功能。

(3)患者无相关并发症发生,若发生能够得到及时发现和处理。

(4)患者了解相关疾病知识及预防知识。

(5)患者能满足相关活动需求。

(四)护理措施

1.缓解疼痛

(1)观察:密切观察患者疼痛的部位及相关生命体征变化。

(2)休息:发作期患者应卧床休息。

(3)镇痛:指导患者采用分散注意力、安排适当卧位、深呼吸、肌肉放松等非药物性方法缓解疼痛,不能缓解时,舒缓疼痛。

2.促进排石

鼓励非手术治疗的患者大量饮水,每天保持饮水量为 2 000 mL 以上,在病情允许的情况下,下床运动,适当做些跳跃、改变体位的活动以促进结石排出。手术治疗后患者均可出现血尿,嘱患者多饮水,以免出现血块进而堵塞尿路。

3.管道护理

(1)若患者有肾造瘘管,遵医嘱夹闭数小时开放,应保持通畅并妥善固定,密切观察引流性质及量。

(2)留置导尿管应保持管路通畅,观察排石情况。

(3)留置针妥善固定,保持补液的顺利进行。

4.体外冲击波碎石的护理

采用体外冲击波碎石的患者,在碎石准备前告知接受治疗前三天忌食产气性食物,治疗前一天服用缓泻剂,手术当天早晨禁饮食。碎石后应注意观察结石排出效果,协助患者采取相应体位(一般采取侧卧位,肾下盏取头低位),饮水量在3 000 mL以上,适当活动促进结石排出。

5.并发症观察、预防和护理

(1)血尿:观察血尿变化情况。遵医嘱应用止血药物。肾实质切开者,应绝对卧床2周,减少出血机会。

(2)感染:①加强护理观察。监测患者生命体征,注意观察尿液颜色和性状。②鼓励患者多饮水,也有利于感染的控制。③做好创腔引流管护理。患者留置肾盂造瘘管时应注意观察记录并妥善固定,保持通畅。开放性手术术后除注意相应管路护理外还应注意伤口护理,避免感染。④有感染者,遵医嘱应用抗菌药控制感染。

(五)健康教育

根据结石成分、代谢状态及流行病学因素,坚持长期预防,对减少或延迟结石复发十分重要。

1.饮食

大量饮水以增加尿量,稀释尿液,减少晶体沉积。成人保持每天尿量在2 000 mL以上,尤其是睡前及半夜饮水,效果更好。饮食以清淡易消化饮食为主,可根据结石成分调整饮食种类如含钙结石者宜食用含纤维丰富的食物;含草酸量高,避免大量摄入动物蛋白、精制糖和动物脂肪等;尿酸结石者不宜食用动物内脏、豆制品等。

2.活动与休息

病情允许的情况下适当活动,注意劳逸结合。

3.解除局部因素

尽早解除尿路梗阻、感染、异物等因素,可从根本上避免结石形成。

4.药物成分

根据结石成分,应用药物降低有害成分、碱化或酸化尿液,预防结石复发。鼓励长期卧床者适当进行功能锻炼,防止骨脱钙,减少尿钙含量。

5.定期复查

术后1个月门诊随访。以后3个月至半年复查排泄性尿路造影。

(呼海燕)

第三节 输尿管结石

输尿管结石是泌尿系统结石中的常见疾病,发病年龄多为20～40岁,男性略高于女性。其发病率高,约占上尿路结石的65%。其中90%以上为继发性结石,即结石在肾内形成后降入输尿管。原发于输尿管的结石较少见。通常会合并输尿管梗阻、憩室等其他病变。所以输尿管结石的病因与肾结石基本相同。从形态上看,由于输尿管的塑形作用,结石进入输尿管后常形成圆柱形或枣核形,亦可由于较多结石排入,形成结石串俗称"石街"。

一、解剖

输尿管位于腹膜后间隙,上接肾脏下连膀胱,是一根细长的管道结构。输尿管全长在男性为27~30 cm,女性为25~28 cm。解剖学上输尿管的三个狭窄部将其分为上、中、下三段:①肾盂输尿管连接部;②输尿管与髂血管交叉处;③输尿管的膀胱壁内段,此三处狭窄部常为结石停留的部位。除此之外,输尿管与男性输精管或女性子宫阔韧带底部交叉处及输尿管与膀胱外侧缘交界处管径较狭窄,也容易造成结石停留或嵌顿。结石最易停留或嵌顿的部位是输尿管的上段,约占全部输尿管结石的58%,其中又以第3腰椎水平最多见;而下段输尿管结石仅占33%。在结石下端无梗阻的情况下,直径≤0.4 cm的结石约有90%可自行降至膀胱随尿流排出,其他情况则多需要进行医疗干预。

二、临床表现

(一)症状

1.疼痛

上中段结石引起的输尿管疼痛为一侧腰痛,疼痛性质为绞痛,输尿管结石可引起肾绞痛或输尿管绞痛,典型表现为阵发性腰部疼痛并向下腹部睾丸或阴唇部放射。

2.血尿

90%的患者可出现镜下血尿也可有肉眼血尿,前者多见。血尿多发生在疼痛之后,有时是唯一的临床表现。输尿管结石急性绞痛发作时,可出现肉眼血尿。血尿的多少与结石对尿路黏膜的损伤程度有关。输尿管完全梗阻时也可无血尿。

3.恶心、呕吐

输尿管结石引起尿路梗阻时,使输尿管管腔内压力增高管壁局部扩张痉挛或缺血,由于输尿管与肠有共同的神经支配而导致恶心呕吐常等胃肠道症状。

(二)体征

结石可表现为肾区和肋腹部压痛和叩击痛,输尿管走行区可有深压痛;若伴有尿外渗时,可有腹膜刺激征。输管结石梗阻引起不同程度的肾积水,可触到腹部包块。

三、辅助检查

(一)实验室检查

1.尿液检查

尿常规检查可见尿中红细胞,伴感染时有脓细胞。感染性尿路结石患者应行尿液细菌培养。肾绞痛有时可发现晶体尿,通过观察结晶的形态可以推测结石成分。

2.血液检查

当输尿管绞痛可导致交感神经高度兴奋,机体出现血白细胞计数升高;当其升到$13 \times 10^9/L$以上则提示存在尿道感染。血电解质、尿素和肌酐水平是评价总肾功能的重要指标。

3.24 h尿分析

主要用于评估结石复发危险性较高的患者,是目前常用的一种代谢评估技术。

4.结石分析

结石成分分析可以确定结石的性质,是诊断结石病的核心技术,也是选择溶石和预防疗法的重要依据。

(二)影像学检查

1.超声检查

超声是一种简便无创的检查方法,是目前最常用的输尿管结石的筛查手段。能同时观察膀胱和前列腺,寻找结石形成诱因及并发症。

2.螺旋 CT 检查

螺旋 CT 对结石的诊断能力最高,能分辨出 0.5 mm 以上任何成分的结石,准确测定结石大小。

3.尿路平片检查

尿路平片可以发现 90% 非 X 线透光结石,能够大致地确定结石的位置、形态、大小和数目,并且通过结石影的明暗初步提示结石的化学性质。因此作为结石检查的常规方法。

4.静脉尿路造影检查

静脉尿路造影(intravenous urography,IVU)应该在尿路平片的基础上进行,有助于确认结石在尿路上的位置、了解尿路解剖、发现有无尿路异常等。可以显示平片上不能显示的 X 线阴性结石,同时可以显示尿路的解剖结构,对发现尿路异常有重要作用。

5.逆行尿路造影检查

逆行尿路造影很少用于上尿路结石的初始诊断,属于有创性的检查方法,不作为常规检查手段。

6.放射性核素肾显像检查

放射性核素检查不能直接显示泌尿系统结石,主要用于确定分侧肾功能。提供肾血流灌注、肾功能及尿路梗阻情况等,因此对手术方案的选择及手术疗效的评价具有一定价值。

四、诊断要点

尿路结石应该与急腹症进行全面鉴别诊断。输尿管结石的诊断应包括:①结石部位数目、大小、形态、成分等;②并发症的诊断;③病因学的评估。通过对病史症状的和体检后发现,具有泌尿系统结石或排石病史,出现右眼或镜下血尿或运动后输尿管绞痛的患者应进一步检查确诊。

五、治疗原则

目前治疗输尿管结石的主要方法有保守治疗(药物治疗和溶石治疗)、体外冲击波碎石、输尿管镜、经皮肾镜碎石术开放及腔镜手术。

(一)保守治疗

1.药物治疗

临床上多数尿路结石需要通过微创的治疗方法将结石粉碎并排出体外,少数比较小的尿路结石,可以选择药物排石。使用的排石药物为 α_1 受体阻滞剂如坦索罗辛等,排石治疗期间应保证有足够的尿量,每天需饮水 2 000～3 000 mL。双氯芬酸钠可以缓解症状并减轻输尿管水肿,有利于排石治疗。钙通道阻滞剂及一些中医中药对排石也有一定的效果。

2.溶石治疗

我国在溶石治疗方面处于领先地位。如胱氨酸结石:口服枸橼酸氢钾钠或碳酸氢钠片,以碱化尿液,维持尿液 pH 在 7.0 以上,帮助结石治疗。

3.微创手术

主要有体外冲击波碎石、经皮肾镜碎石取石术、输尿管肾镜取石术等。

(1)体外冲击波碎石:详见肾结石内容。

(2)经皮肾镜碎石取石术:详见肾结石内容。

(3)输尿管肾镜取石术(ureteroscope lithotripsy,URL):和肾结石基本相同但在治疗输尿管上段结石的过程中发现,碎石后石块容易回流至肾盂,导致术后需要再行经皮取石术,所以现在临床通常会采取输尿管镜拦截网固定下采用钬激光碎石技术治疗输尿管上段结石。

(二)开放手术治疗

随着 ESWL 及腔内治疗技术的发展,目前上尿路结石行开放手术治疗的比例已显著减少,逐渐被腹腔镜手术取代。

六、临床护理

详见肾结石的临床护理内容。

(呼海燕)

第四节　膀　胱　结　石

膀胱结石是较常见的泌尿系统结石,好发于男性,男女比例约为 10∶1,膀胱结石的发病率有明显的地区和年龄差异。总的来说,在经济不发达地区,膀胱结石以婴幼儿为常见,主要由营养不良所致。

一、病因

膀胱结石分为原发性和继发性两种。原发性膀胱结石多发于男性,与营养不良有关。继发性膀胱结石主要继发于下尿路梗阻、膀胱异物等。

(一)营养不良

婴幼儿原发性膀胱结石主要发生于贫困饥荒年代,营养缺乏,尤其是动物蛋白摄入不足是其主要原因。

(二)下尿路梗阻

下尿路梗阻时,如良性前列腺增生、膀胱颈部梗阻、尿道狭窄、先天畸形、膀胱膨出、憩室、肿瘤等,均可使小结石和尿盐结晶沉积于膀胱而形成结石。

(三)膀胱异物

医源性的膀胱异物主要有长期留置的导尿管、被遗忘取出的输尿管支架管、不被机体吸收的残留缝线、膀胱悬吊物等,非医源性异物如子弹头、发卡、电线、圆珠笔芯等。均可作为结石的核心而使尿盐晶体物质沉积于其周围而形成结石。

(四)尿道感染

继发于尿液潴留及膀胱异物的感染,尤其是分泌尿素酶的细菌感染,由于能分解尿素产生氯,使尿 pH 升高,使尿磷酸钙、铵和镁盐的沉淀而形成膀胱结石。

（五）其他

临床手术后也可能导致膀胱结石发生如肠道膀胱扩大术、膀胱外翻-尿道上裂等。

二、病理生理

膀胱结石的继发性病理改变主要表现为局部损害、梗阻和感染。膀胱结石如表面光滑且无感染者，在膀胱内存在相当长时间，也不会造成膀胱壁明显的病理改变。由于结石的机械性刺激，膀胱黏膜往往呈慢性炎症改变。光滑且无感染者，继发感染时，可出现滤泡样炎性病变、出血和溃疡，膀胱底部和结石表面均可见脓苔。晚期可发生膀胱周围炎，使膀胱和周围组织粘连，甚至发生穿孔。膀胱结石易堵塞于膀胱出口、膀胱颈及后尿道，导致排尿困难。

三、临床表现

（一）症状

1.疼痛

疼痛可为下腹部和会阴部钝痛，亦可为明显或剧烈疼痛，常因活动和剧烈运动而诱发或加剧。膀胱结石的典型症状为排尿突然中断，疼痛放射至远端尿道及阴茎头部，伴排尿困难和膀胱刺激症状。由结石刺激膀胱底部黏膜而引起，常伴有尿频和尿急，排尿终末时疼痛加剧。

2.血尿

膀胱壁由于结石的机械性刺激，可出现血尿，并往往表现为终末血尿。尿流中断后再继续排尿亦常伴血尿。

3.其他

因排尿费劲，腹压增加，可并发脱肛。若结石位于膀胱憩室内，可仅有尿道感染的表现。少数患者，重时发生急性尿潴留。

（二）体征

体检时下腹部有压痛。结石较大和腹壁较薄弱时，在膀胱区可触及结石。较大结石也可经直肠腹壁双合诊被触及。

四、辅助检查

（一）实验室检查

实验室检查可发现尿中有红细胞或脓细胞，伴有肾功能损害时可见血肌酐、尿素氮升高。如并发感染可见白细胞，尿培养可有细菌生长。

（二）影像学检查

1.超声检查

检查能发现膀胱及后尿道，强光团及声影，还可同时发现膀胱憩室良性前列腺增生等。

2.X线检查

X线平片亦是诊断膀胱结石的重要手段，结合B超检查可了解结石大小、位置、形态和数目，怀疑有尿路结石可能还需做泌尿系统平片及排泄性尿路系平片及排泄性尿路造影。

3.CT检查

所有膀胱中结石在CT中都为高密度，且CT可明确鉴别肿瘤钙化和结石。

4.膀胱镜检查

膀胱镜检查是最确切的诊断方法,可直接观察膀胱结石的大小、数目和形状,同时还可了解有无前列腺增生、膀胱颈纤维化、尿道狭窄等病变。但膀胱镜检查属于有创操作,一般不做常规使用。

五、诊断原则

膀胱结石的诊断,主要是根据病史、体检、B超、X线检查,必要时做膀胱镜检查。但需要注意引起结石的病因如良性前列腺增生、尿道狭窄等前尿道结石可沿尿道扪及,后尿道结石经直肠指检可触及,较大的膀胱结石可经直肠-腹壁双合诊被扪及。虽然不少患者可根据典型症状,如疼痛的特征,排尿时突然尿流中断和终末血尿,作出初步诊断。但这些症状绝非膀胱结石所独有。

六、治疗

治疗应根据结石体积大小选择合适的治疗方法。膀胱结石的治疗应遵循两个原则,一是取出结石,二是去除结石形成的病因。一般来说,直径<0.6 cm,表面光滑的膀胱结石可自行排出体外。绝大多数膀胱结石均需行外科治疗,方法包括体外冲击波碎石术、内腔镜手术和开放性手术。

(一)体外冲击波碎石术

小儿膀胱结石多为原发性结石,可首选体外冲击波碎石术;成人原发性膀胱结石≤3 cm者亦可以采用体外冲击波碎石术。

(二)内腔镜手术

几乎所有类型的膀胱结石都可以采用经尿道手术治疗。在内镜直视下经尿道碎石是目前治疗膀胱结石的主要方法,可以同时处理下尿路梗阻病变。目前常用的经尿道碎石方式包括机械碎石、液电碎石、气压弹道碎石、超声碎石、激光碎石等。

(三)开放性手术

随着腔内技术的发展,目前采用开放手术取石已逐渐减少,开放手术取石不应作为膀胱结石的常规治疗方法,仅适用于需要同时处理膀胱内其他病变或结石体积>4 cm时使用。膀胱结石采用手术治疗,并应同时治疗病因。膀胱感染严重时,应用抗生素治疗;若有排尿,则应先留置导尿管,以利于引流尿液及控制感染。

七、临床护理

详见肾结石的临床护理内容。

(呼海燕)

第五节　尿　道　损　伤

尿道损伤是泌尿外科常见的急症,多见于男性。男性尿道以尿生殖膈为界,分为前、后两段。

前尿道损伤多发生于尿道球部,常因会阴部骑跨伤所致;后尿道损伤多发生于尿道膜部,多为骨盆骨折时尿生殖膈突然移位所致。依照尿道损伤程度可分为尿道挫伤、尿道裂伤、尿道球部断裂和尿道膜部断裂等4种病理类型。尿道损伤的典型症状为尿道出血、排尿困难或尿潴留。尿道损伤若早期处理不及时或处理不当,极易形成尿道狭窄。尿道损伤的主要处理原则包括紧急抗休克、解除尿潴留,尿道挫伤及轻度裂伤者不需要特殊治疗;尿道断裂者需行手术治疗,前尿道裂伤者行经会阴尿道修补或断端吻合术,后尿道损伤做耻骨上高位膀胱造瘘或尿道会师复位术。

一、常见护理诊断/问题

(一)组织灌注量改变

与创伤、骨盆骨折引起的大出血有关。

(二)排尿困难

与外伤导致的尿道损伤有关。

(三)潜在并发症

感染、出血、尿道狭窄等。

二、护理措施

(一)紧急处理

1.积极抗休克治疗

(1)快速输液、输血,镇静、止痛。

(2)如伴骨盆骨折,应及时进行骨折复位固定,减少骨折端的活动,防止血管的进一步损伤。

2.解除急性尿潴留

(1)对尿道损伤患者应先尝试导尿,以确定尿道是否连续或完整,导尿成功后至少留置导尿管4周。

(2)如无法插入导尿管,则应行膀胱穿刺造瘘术。

(二)非手术治疗的护理

1.密切观察病情

监测患者的神志、脉搏、呼吸、血压、体温、尿量、腹肌紧张度、腹痛、腹胀等的变化,并详细记录。

2.感染的预防与护理

(1)嘱患者勿用力排尿,因可引起尿外渗而导致周围组织的继发感染。

(2)保持伤口的清洁、干燥,敷料渗湿时应及时更换。

(3)遵医嘱应用抗菌药物,并鼓励患者多饮水,以起到稀释尿液、自然冲洗尿路的作用。

(4)早期发现感染征象:尿道断裂后血、尿外渗容易导致感染,表现为伤处肿胀,搏动性疼痛,体温升高。如发现异常表现,应立即通知医师处理。若患者体温升高、伤口处疼痛并伴有血白细胞计数和中性粒细胞比例升高、尿常规示有白细胞时,多提示有感染,应及时通知并协助医师处理。

3.密切观察病情

监测患者的神志、脉搏、呼吸、血压、体温、尿量、腹肌紧张度、腹痛、腹胀等的变化,并详细记录。

4.骨盆骨折患者注意事项

骨盆骨折者须卧硬板床,勿随意搬动,以免加重损伤。

5.做好术后护理

做好膀胱造瘘术后患者的护理。

(三)手术治疗的护理

1.术前准备

对有手术指征者,做好各项术前准备。

2.术后护理

(1)病情观察:观察患者生命体征,尿量、尿液颜色和性质。

(2)饮食护理:术后禁食,待肛门排气后进流质饮食,逐渐过渡到普食,饮食要注意营养丰富;嘱患者多饮水,保持 24 h 尿量＞2 000 mL,达到生理性膀胱冲洗的作用。

(3)引流管(导尿管、膀胱造瘘管)护理:①妥善固定,保持导尿管及膀胱造瘘管引流通畅;②观察引流液的量、颜色、性状;③引流袋的位置切勿高于膀胱区,以防止尿液逆行导致感染;④置管时间与拔管:膀胱造瘘管留置时间需酌情决定,拔管前夹管试行排尿;根据具体手术方式,导尿管需留置 7～10 d,必要时可延长 2～3 周;尿道会师术者,留置时间为 4～8 周。

(四)术后并发症的观察与护理

1.吻合口出血

除了术中因止血不彻底和局部感染外,术后阴茎勃起、海绵体充血是导致吻合口出血的重要原因。

(1)观察:引流液是否为血性,切口是否有出血或渗血。

(2)护理:术后应遵医嘱给予口服雌激素或镇静药物,抑制阴茎勃起,同时保持大便通畅。

2.吻合口感染

(1)观察:注意观察尿道吻合口疼痛情况及体温变化。若术后早期局部疼痛逐渐加重、切口肿胀发红、体温持续升高不降,提示吻合口感染。

(2)护理:留置导尿管者,做好尿道口护理 2 次/天;保持手术切口清洁、干燥;加强损伤局部的护理,严格无菌操作;遵医嘱合理使用抗菌药物。若发生吻合口感染,适当拆除伤口缝线,延期拔出引流管;若局部积液、积血或形成脓肿,则应及时切开引流。

3.尿道狭窄

局部感染和尿瘘均可导致尿道狭窄,尤其是后尿道损伤时。

(1)观察:若患者出现排尿困难、排尿时间延长、尿液分叉、尿线变细、射程变短甚至呈滴沥状等表现时,应考虑发生尿道狭窄的可能。

(2)护理:拔除导尿管后要密切观察患者排尿情况,必要时定期做尿道扩张术。

三、健康教育

(一)尿道狭窄的自我观察及预防

(1)自我观察:排尿是否有困难,排尿时间是否有延长,尿液性状是否发生改变等。

(2)预防:遵医嘱定期行尿道扩张术,以避免尿道狭窄导致的排尿困难(尿道扩张间隔时间依次为1周、2周、1个月、3个月、6个月),特殊情况一般需经 3～6 个月再次手术。

(二)性功能障碍

患者可行心理性勃起的训练加辅助治疗。

(三)复诊

定期行 X 线检查,观察有无尿道狭窄;若发生排尿困难,应及时来医院就诊。

(四)注意事项

(1)多饮水,特别是带膀胱造瘘管及定期尿道扩张的患者,大量饮水可起到生理性膀胱冲洗的作用,预防尿道感染。

(2)尿道狭窄患者定期行尿道扩张术是治疗的关键。

(呼海燕)

第六节 肾 损 伤

肾脏是实质性器官,左右各一,形似蚕豆。肾脏表面光滑,活体时呈红褐色。肾脏为腹膜后器官,解剖位置隐蔽,其前后内外均有良好的保护,不易受到损伤。但由于肾实质脆弱、包膜薄,对来自腰部、背部、下胸或上腹部受到的暴力打击也会引起损伤。肾损伤常是严重多发性损伤的一部分。肾损伤占腹部损伤的 8%～10%,占全部损伤的 1%～5%。根据美国报道的数据,全球每年肾损伤发生数量约为 20 万例。肾损伤多见于 20～40 岁男性,男女比例约为 3∶1。儿童肾脏相对成人大且位置低,肾周围的保护作用较弱,肾创伤的发生率较高。

一、病因

按损伤病因的不同,可分为开放性损伤、闭合性损伤、医源性损伤和自发性肾破裂。

(一)开放性损伤

因刀刃、弹片、枪弹等锐器致伤,损伤复杂而严重,常伴有胸、腹部等其他组织器官损伤。

(二)闭合性损伤

因直接暴力或间接暴力所致。直接暴力引起的闭合性损伤往往是钝性外力直接撞击腹部、腰部或背部造成的肾实质损伤,如撞击、跌打、挤压、肋骨骨折或横突骨折等。

(三)医源性损伤

医源性损伤是指在疾病诊断或治疗过程中发生的肾损伤,如经皮肾穿穿刺活检、肾造瘘、经皮肾镜碎石术、体外冲击波碎石等医疗操作有可能造成不同程度的肾损伤。

(四)自发性肾破裂

无明显外伤情况下突然发生的肾损伤,如巨大肾积水、肾肿瘤、肾结核或肾囊性疾病等,有时肾区受到轻微的创伤,即可造成严重的"自发性"肾破裂。

二、分型

按肾损伤所致的病理改变,肾损伤分为轻度肾损伤和重度肾损伤。目前国内外都普遍采用美国创伤外科协会的创伤分级系统,能够对肾损伤进行精确分度(表 12-1)。

表 12-1 美国创伤外科协会肾损伤分级

分级	类型	表现
Ⅰ	挫伤	镜下或肉眼血尿,泌尿系统检查正常
	血肿	包膜下血肿,无实质损伤
Ⅱ	挫伤	肾实质裂伤深度不超过 1.0 cm,无尿外渗
	血肿	局限于腹膜后肾区的肾周血肿
Ⅲ	裂伤	肾实质裂伤深度超过 1.0 cm,无集合系统破裂或尿外渗
Ⅳ	裂伤	肾损伤贯穿肾皮质、髓质和集合系统
	血管损伤	肾动脉、静脉主要分支损伤伴出血
Ⅴ	裂伤	肾脏碎裂,肾盂输尿管连接部损伤
	血管损伤	肾门血管撕裂、离断伴肾脏无供血

注:对于Ⅲ级损伤,如双侧肾损伤,应评级为Ⅳ级。

(一)轻度肾损伤

Ⅰ～Ⅱ级为轻度肾损伤,包括:①包膜下血肿;②浅表肾脏裂伤;③肾挫伤。轻度肾损伤一般不产生肾脏以外的血肿,无尿外渗。大多数患者属此类损伤,一般不需手术治疗。

(二)重度肾损伤

Ⅲ～Ⅴ级为重度肾损伤,包括:①肾实质损伤;②肾血管损伤。

三、临床表现

肾损伤的临床表现与损伤类型和程度有关,有时同一肾脏可同时存在多种病理分型损伤。在合并其他器官损伤时,轻度肾损伤的症状有时不易被察觉。

(一)症状

1.休克

由于创伤和失血引起,多发生于重度肾损伤。尤其是合并其他脏器损伤时,因创伤和出血常发生休克,可危及生命。

2.血尿

血尿是提示泌尿系统损伤最重要的指标。肾损伤 80% 以上的患者出现血尿。肾挫伤时血尿轻微,重度肾实质损伤更容易出现肉眼血尿。血尿的严重程度与肾损伤程度并不一致。如肾盂输尿管连接部的破坏、肾蒂血管断裂、肾动脉血栓形成、肾盂破裂、输尿管断裂、血凝块阻塞输尿管时,血尿轻微不明显,甚至无血尿。血尿和休克同时存在往往提示肾损伤。

3.疼痛

往往是受到外伤后的第一症状,一般情况下疼痛部位和程度与受伤部位和程度是一致的。因肾包膜张力增高、肾周围软组织损伤可表现为患侧肾区或腰腹部疼痛,可出现钝痛。血块通过输尿管时,可出现肾绞痛。尿液、血液渗入腹腔或合并腹部脏器损伤时,可出现全腹痛和腹膜刺激症状。

4.发热

肾损伤所致血肿、尿外渗易继发感染,造成肾周脓肿或化脓性腹膜炎,引起发热等伴全身中毒症状。

(二)体征

肾周围尿外渗及血肿可使局部肿胀,可形成腰腹部肿块,有明显触痛和肌肉强直,随着病情的进展,肿块有逐渐增大的趋势。

四、辅助检查

(一)实验室检查

1.血液检查

血常规检查时发现血红蛋白和血细胞比容持续降低提示有活动性出血。若血中白细胞计数增多则提示有感染。

2.尿液检查

尿常规检查时可见大量红细胞。血尿为诊断肾损伤的重要依据,伤后的几次排尿由于输尿管血块堵塞可出现暂时性血尿消失的现象,因此应注意收集伤后第一次排尿进行检测。若肾组织损伤时可释放大量乳酸脱氢酶,尿中含量可增高。

(二)影像学检查

1.X线平片

严重的肾脏裂伤、肾脏粉碎性裂伤或肾盂破裂时,可见肾影像模糊不清、腰大肌影像不清晰等,还可发现脊柱、肋骨骨折等现象。

2.B超检查

能提示肾损伤的部位,有无肾内、包膜下和肾周血肿、尿外渗,其他器官损伤及对侧肾等情况。B超是常用的筛选和评价肾损伤的便捷检查,可用于对造影过敏者和不能接受X线检查的患者,其应用广泛。

3.CT检查

对肾周血肿及尿外渗范围的判断能力均优于静脉尿路造影,可作为肾损伤的首选检查。CT为重度肾损伤患者是否能采用非手术治疗提供更多信息,避免过多的开放手术导致肾切除的风险。

4.MRI检查

MRI诊断肾损伤的作用与CT类似,但可以提供肾脏解剖精细细节,对血肿的显示比CT更具特征性,只有在造影剂过敏情况下才考虑使用MRI。

5.其他检查

静脉尿路造影可以显示肾脏实质的外形,更为重要的是可以显示肾脏的缺失情况及分肾功能。肾动脉造影是作为一种辅助的影像学方法。逆行肾盂造影用于CT不能排除肾脏集合系统损伤、肾盂输尿管交接部撕裂的患者。这些检查在临床上一般不作为首选。

五、诊断要点

通过CT、B超、MRI等检查指标可以确诊肾损伤的部位、程度、有无尿外渗及对侧肾情况。

六、治疗原则

肾损伤的治疗与损伤程度直接相关。轻微肾挫伤时一般症状较轻微,经短期休息可以自行康复,大多数患者属此类损伤。大多数肾部分裂伤可行非手术治疗,仅有少数需手术治疗。

(一)保守治疗

单纯性或轻度肾损伤,如无严重的出血或休克,一般采用保守治疗。

(1)绝对卧床休息2~4周,待病情稳定、尿常规正常后才能允许患者离床活动。一般损伤后4~6周肾部分裂伤才逐渐愈合,过早过多离床活动,可能导致再度出血。保守治疗恢复后在2~3个月内不宜参加体力劳动或竞技运动。

(2)定时观察生命体征的变化,注意腰、腹部肿块范围有无增大和血尿进展情况,观察每次排出的尿液颜色深浅的变化。必要时进行影像学检查或复查,对肾损伤是否出现进展或合并症进行临床判断和救治。

(3)及时补充血容量和热量,维持水、电解质平衡,保持足够尿量,必要时输血。

(4)应用镇静、止痛、止血和解痉剂。

(5)因伤后组织脆弱或局部血肿,尿外渗易发生感染,因此应适量应用抗生素预防和抗感染。

(二)手术治疗

1.开放性肾损伤

几乎所有开放性肾损伤的患者都要施行手术探查,特别是枪伤或从前面进入的锐器伤,需经腹部切口进行手术包括清创、缝合及引流,并探查腹部脏器有无损伤。

2.闭合性肾损伤

一旦确定为严重肾部分裂伤、肾破裂及肾蒂血管损伤需尽早经腹进行手术。若损伤患者在保守治疗期间发生:①经抗休克治疗后,生命体征仍未改善,提示有内出血;②血尿逐渐加重,血红蛋白和血细胞比容继续降低;③腰、腹部肿块明显增大;④有腹腔脏器损伤可能。这些情况时需要及时实施手术治疗。

3.医源性肾损伤

根据损伤程度及时在原有手术基础上改变手术方式,以及时进行治疗,以免延误最佳治疗时机。

七、临床护理

(一)评估要点

1.术前评估

(1)健康史:了解患者的年龄、性别、职业等;了解受伤既往史,包括受伤的原因、时间、地点、部位,受伤至就诊期间的病情发生哪些变化及就诊前采取的急救措施有哪些。

(2)身体状况:局部有无腰、腹部疼痛,肿块和血尿等情况,有无腹膜炎的症状与体征;患者的生命体征、尿量及尿色的变化情况,有无休克征象;辅助检查,血、尿常规检查结果的动态情况,影像学检查有无发现异常。

(3)心理-社会状况:患者及家属对伤情的认知度、对突发事故及预后的心理承受力、对治疗费用的承受力、对疾病治疗的知晓度。

2.术后评估

伤口愈合情况,引流管是否通畅;有无出血、感染等并发症。

(二)护理诊断/问题

1.焦虑与恐惧

与外伤打击、害怕手术和患者担心疾病发展及预后不良有关。

2.舒适的改变

与疼痛、血尿、体位受限等有关。

3.有皮肤完整性受损的危险

与术后活动受限有关。

4.组织灌流量改变

与肾裂伤、肾蒂裂伤或其他脏器损伤引起的大出血有关。

5.自理能力缺陷

与疼痛、活动受限有关。

6.知识缺乏

缺乏相关的护理知识。

7.潜在并发症

缺乏肾脏损伤相关知识。感染、出血。

(三)护理目标

(1)患者恐惧与焦虑程度减轻,情绪稳定,配合治疗及护理。

(2)患者不适感减轻或消失。

(3)患者皮肤完好,无压疮发生。

(4)患者的有效循环血量得以维持。

(5)患者基本生活需要得以满足。

(6)患者及家属了解或掌握肾损伤的相关知识。

(7)术后未发生并发症,或并发症得到及时发现和处理。

(四)护理措施

1.术前护理

(1)心理护理:术前做好患者的心理护理尤为重要,主动关心、安慰患者及其家属,稳定情绪,减轻焦虑与恐惧。耐心向患者及家属讲解肾损伤的病情发展情况、主要的治疗及护理措施,鼓励患者及家属积极配合各项治疗及护理工作,尽量减轻患者及家属的心理负担。

(2)术前准备:有手术指征者,在抗休克治疗的同时,紧急做好各项术前准备。①完善相关检查:心电图、X线片、B超、CT。②完成血液及体液检查:血常规、血生化、凝血功能试验、尿常规等。③采血样、备血,做好术中用血准备。④遵医嘱带患者术中用药。⑤做好术前处置:术区备皮,术前灌肠。告知患者术前禁食禁饮6 h以上。⑥戴好腕带,遵医嘱进行术前补液。⑦与手术室人员进行患者、药物等相关信息核对后,送患者进入手术室。

2.术后护理

(1)病情观察。①了解麻醉及手术方式、切口、引流情况等,持续心电血压血氧监测、吸氧,定时记录测量的心率、血压、血氧饱和度、呼吸数值,并观察其变化。②观察各管道情况及护理保持引流管通畅、妥善固定、防止滑脱,定时挤压引流管,避免折叠、扭曲、受压而导致引流不畅。观察引流液颜色、性质和量的变化。保持导尿管通畅,观察尿液的颜色、性质、量的变化,若血尿颜色逐渐加深,说明出血加重,以及时通知医师。留置导尿管的患者,做好导尿管护理,每天至少2次会阴护理。③做好患者的基础护理,保持患者皮肤清洁、干燥,定时翻身,做好口腔护理、会阴护理、皮肤护理等工作。④动态监测血红蛋白和血细胞比容变化,以判断出血情况。⑤感染的预防及护理,保持伤口清洁、干燥,敷料渗湿后及时更换。定时观察患者的体温和血白细胞计数,判断有无继发感染。⑥维持体液平衡、保证组织有效灌流量,合理安排输液种类,以维持水、电解质及酸碱平衡。

(2)饮食护理:①术后当天,肛门排气前,患者保持禁食禁饮;②术后第一天,一般患者会出现肛门排气,患者可流质饮食,先少量饮水,若无腹胀等不适,可少量多餐,如出现腹胀等不适立即停止进食;③肛门排气后2～3 d,患者可行半流质饮食逐渐过渡至普食,少量多餐,以不引起腹胀等不适为宜。注意进食营养丰富、易消化的粗纤维食物,保持大便通畅,避免便秘。

(3)体位与活动:①患者麻醉清醒前,取平卧位,头偏向一侧;②患者麻醉清醒后,一般术后6 h后可采取患侧卧位或半卧位,以便减轻腹胀,有利于伤口引流和机体恢复;③肾修复术、肾部分切除:绝对卧床休息1～2周,以平卧位为主,鼓励患者行肢体主动运动,健侧卧位与平卧位交替。术后2周后,肾修复术、肾部分切除患者,待病情稳定、血尿消失后可床旁坐或沿床沿活动,逐渐增加活动量,避免再度出血。

(4)健康宣教。①嘱患者多食高蛋白、高热量、高纤维、易消化、粗纤维的食物,多饮水、忌辛辣刺激食物,保持排便通畅。②适当活动,避免劳累。肾修复术、肾部分切除患者出院3个月内避免剧烈运动和重体力劳动。③自我监测,观察尿液颜色、性质及量,若有异常情况,需及时就诊。④行肾切除术后的患者须注意保护健肾,防止外伤,尽量不使用对肾功能有损害的药物,如氨基糖苷类抗生素等,最好在医师指导下用药。⑤定期复查肾功能、尿常规、B超等。

(五)护理评价

通过治疗与护理,患者是否存在以下情况。

(1)恐惧与焦虑程度减轻,情绪稳定,配合治疗及护理。

(2)不适感减轻或消失。

(3)皮肤完好,无压疮发生。

(4)有效循环血量得以维持。

(5)基本生活需要得以满足。

(6)了解或掌握肾损伤的相关知识。

(7)术后未发生并发症,或并发症得到及时发现和处理。

(呼海燕)

第七节　输尿管损伤

输尿管位于腹膜后间隙,其位置隐蔽,一般由外伤直接引起的损伤不常见,以医源性损伤多见,如手术损伤或器械损伤等。根据输尿管损伤的性质和类型,其临床表现不尽相同,主要为血尿、尿外渗、尿瘘、梗阻等。凡腹腔、盆腔手术后患者发生无尿、漏尿,腹腔或盆腔有刺激症状时,均有输尿管损伤的可能。对怀疑有输尿管损伤的患者,应进行全面的泌尿系统检查以尽早确诊。输尿管损伤的处理原则主要是手术治疗,包括输尿管置管术和输尿管吻合或再植术。

一、常见护理诊断/问题

(一)疼痛

与输尿管损伤或手术有关。

(二)潜在并发症

输尿管狭窄、尿瘘、感染。

(三)知识缺乏

缺乏输尿管损伤的相关知识。

二、护理措施

(一)非手术治疗的护理

1.缓解疼痛

嘱患者卧床休息,指导患者深呼吸、放松以减轻疼痛。

2.病情观察

观察并正确记录 24 h 尿量,注意有无血尿、少尿、无尿,并及时通知医师。

3.手术准备

备皮、配血,必要时做好手术的准备。

(二)手术治疗的护理

1.术前护理

(1)解释:向患者及家属解释手术治疗的方法、效果及配合要求。

(2)检查:协助做好术前常规检查。

2.术后护理

(1)病情观察:观察患者生命体征,尿量、颜色及性状。

(2)预防感染:尿道口护理每天 1～2 次,女患者每天行会阴冲洗;遵医嘱应用抗菌药物。

(3)双"J"管的护理:输尿管手术后放置双"J"管,可起到内支撑、内引流的作用,有利于损伤的修复和狭窄的改善。

要点:①术后指导患者尽早取半卧位,多饮水、勤排尿;②鼓励患者早期下床活动,但避免活动不当(四肢同时伸展的动作)引起双"J"管滑脱或上下移位。

注意:双"J"管一般留置 1～3 个月,经复查 B 超或腹部摄片确定无结石残留后拔除。

(4)盆腔引流及留置导尿管护理:妥善固定;保持引流管通畅,勿压迫、折叠管道;观察并记录引流液量、颜色及性状;预防感染。

(5)饮食护理:术后应禁食水,观察患者肠功能恢复情况,若恢复良好,即可进食流质饮食,次日可进软食或普食,指导患者多进食新鲜蔬菜水果,以保持大便通畅。

(三)术后并发症的观察及护理

1.感染

(1)观察:术后应密切观察患者体温变化,以及早发现感染性征象。

(2)护理:遵医嘱合理应用抗菌药物;嘱患者多饮水;保持各引流管通畅,做好尿道口及会阴部的清洁卫生。

2.尿瘘

(1)观察:在拔除留置导尿管后,若出现尿液不受控制地随时流出,须警惕尿瘘。

(2)护理:一旦发现异常应及时告知医师,并协助医师给予相应处理。

三、健康教育

(一)输尿管狭窄的预防
告知患者双"J"管的放置对于输尿管狭窄的预防至关重要,需要定期更换直至狭窄得以改善为止。

(二)双"J"管的自我观察与护理
1.自我护理

输尿管损伤患者会带双"J"管出院,期间若出现排尿疼痛、尿频、血尿时,多为双"J"管的膀胱端刺激所致,嘱患者多饮水,减少活动及对症处理后能得以缓解。术后4周回院复查,遵医嘱1~3个月后回院拔除双"J"管。

2.自我观察

如果出现无法缓解的膀胱刺激征、尿中有血块、发热等症状,应及时就诊。

(三)饮水与活动
指导患者多饮水,增加排尿次数,切勿憋尿;不宜做剧烈运动。

(四)其他
有膀胱刺激征的患者应遵医嘱给予解痉药物治疗。

(五)注意事项
(1)双"J"管放置对预防输尿管狭窄非常重要,应告知患者双"J"管需要定期回院更换至狭窄得以改善为止。

(2)带双"J"管出院的患者需严密观察,一旦出现不适症状须及时回院检查或拔管。

(呼海燕)

第八节 膀 胱 损 伤

一、概述

膀胱深藏在骨盆内,排空后肌肉层厚,一般不易受伤。膀胱充盈时伸展至下腹部高出耻骨联合,若下腹部遭到暴力打击,易发生膀胱损伤。骨盆骨折的骨折断端可以刺破膀胱;难产时,胎头长时间压迫可造成膀胱壁缺血性坏死。一般分为闭合性损伤、开放性损伤和医源性损伤。

二、病因及临床表现

(一)闭合性损伤
膀胱空虚时位于骨盆深处受到周围组织保护,不易受外界暴力损伤。当膀胱膨胀时,因膀胱扩张且高出耻骨联合,下腹部受到暴力时,如踢伤、击伤和跌伤等可造成膀胱损伤,骨盆骨折的骨折断端可以刺破膀胱;难产时,胎头长时间压迫可造成膀胱壁缺血性坏死。

(二)开放性损伤
其多见于火器伤,常合并骨盆内其他组织器官的损伤。

（三）手术损伤

膀胱镜检查、尿道扩张等器械检查可造成膀胱损伤。盆腔和下腹部手术，如疝修补、妇科恶性肿瘤切除等易致膀胱损伤。

（四）挫伤

挫伤是指膀胱壁保持完整，仅黏膜或部分肌层损伤，膀胱腔内有少量出血，无尿外渗，不引起严重后果。

（五）破裂

膀胱破裂可分两种类型。

1.腹膜外破裂

破裂多发生在膀胱前壁的下方，尿液渗至耻骨后间隙，沿筋膜浸润腹壁或蔓延到腹后壁，如不及时引流，可发生组织坏死、感染，引起严重的蜂窝织炎。

2.腹膜内破裂

多发生于膀胱顶部。大量尿液进入腹腔可引起腹膜炎。大量尿液积存于腹腔有时要与腹水鉴别。

（六）尿瘘

膀胱与附近脏器相通可形成膀胱阴道瘘或膀胱直肠瘘等。发生瘘后，泌尿系统容易继发感染。

（七）出血与休克

骨盆骨折合并大出血，膀胱破裂致尿外渗及腹膜炎，伤势严重，常有休克。

（八）排尿困难和血尿

膀胱破裂后，尿液流入腹腔或膀胱周围，有尿意，但不能排尿或仅排出少量血尿。

三、护理评估

评估患者受伤的时间、地点、暴力性质、部位，临床表现、合并伤、尿外渗、感染，特殊检查结果。

（一）临床表现

膀胱挫伤因范围仅限于黏膜或肌层，故患者仅有下腹不适、少量终末血尿等。一般在短期内症状可逐渐消失。膀胱破裂则有严重表现，临床症状依裂口大小、位置及其他器官有无损伤而不同。腹膜内破裂会引起弥漫性腹膜刺激症状，如腹部膨胀、压痛、肌紧张、肠蠕动音降低和移动性浊音等。膀胱与附近器官相通形成尿瘘时，尿液可从直肠、阴道或腹部伤口流出，往往同时合并泌尿系统感染。

1.腹痛

尿外渗及血肿引起下腹部剧痛，尿液流入腹腔则引起急性腹膜炎症状。伴有骨盆骨折时，耻骨处有明显压痛。尿外渗和感染引起盆腔蜂窝织炎时，患者可有全身中毒表现。

2.尿瘘

贯穿性损伤可有体表伤口、直肠或阴道漏尿。闭合性损伤在尿外渗感染后破溃，也可形成尿瘘。膀胱与附近脏器相通可形成膀胱阴道瘘或膀胱直肠瘘等。发生瘘后，泌尿系统容易继发感染。

（二）辅助检查

根据外伤史及临床体征诊断并不困难。凡是下腹部受伤或骨盆骨折后,下腹出现疼痛、压痛、肌紧张等征象,除考虑腹腔内脏器损伤外,也要考虑到膀胱损伤的可能性。当出现尿外渗、尿性腹膜炎或尿瘘时,诊断更加明确。怀疑膀胱损伤时,应做进一步检查。

1.导尿术

如无尿道损伤,导尿管可顺利放入膀胱,若患者不能排尿液,而导出尿液为血尿,应进一步了解是否有膀胱破裂。可保留导尿管进行注水试验,抽出量比注入量明显减少,表示有膀胱破裂。

2.膀胱造影

经导尿管注入碘化钠或空气,摄取前后位及斜位 X 线片,可以确定膀胱有无破裂,以及破裂部位及外渗情况。

3.膀胱镜检查

对于膀胱瘘的诊断很有帮助,但当膀胱内有活跃出血或当膀胱不能容纳液体时,不能采用此项检查。

4.排泄性尿路造影

如怀疑有上尿道损伤,可考虑采用此项检查,以了解肾脏及输尿管情况。

（三）护理问题

1.疼痛

与损伤后血肿和尿外渗及手术切口有关。

2.潜在并发症

出血,与损伤后出血有关。

3.有感染的危险

与损伤后血肿、尿外渗及免疫力低有关。

4.恐惧、焦虑

与外伤打击、担心预后不良有关。

（四）护理目标

（1）患者主诉疼痛减轻或能耐受。

（2）严密观察患者出血情况,如有异常出血,以及时通知医师。

（3）在患者住院期间不发生因护理不当造成的感染。

（4）患者主诉恐惧、焦虑心理减轻。

四、护理措施

（一）生活护理

（1）满足患者的基本生活需要,做到"七洁"。

（2）做好引流管护理:①妥善固定、保持通畅;②准确记录引流液量、性质;③保持尿道口清洁,定期更换尿袋。

（3）多饮水,多食易消化食物,保持排便通畅。

（二）心理护理

（1）损伤后患者恐惧、焦虑,担心预后情况。护士主动向患者介绍康复知识,介绍相似患者,鼓励患者树立信心、配合治疗,减少焦虑。

（2）从生活上关心、照顾患者,满足基本生活护理,使其感到舒适。

（3）加强病房管理,创造整洁安静的休养环境。

（三）治疗及护理配合

膀胱挫伤无须手术,通过支持疗法、适当休息、充分饮水、给予抗菌药物和镇静药在短期内即可痊愈。

1.紧急处理

膀胱破裂是一种较严重的损伤,常伴有出血和尿外渗,病情严重,应尽早施行手术。护士需协助做好手术前的各项相关检查和护理,积极采取抗休克治疗,如输液、输血、镇静及止痛等各项措施(图 12-1)。

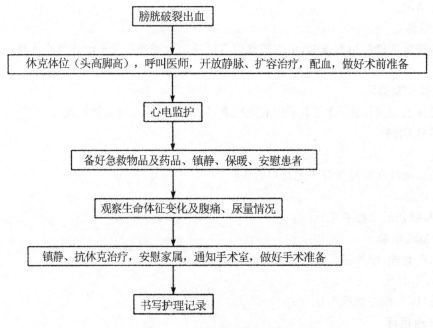

图 12-1　膀胱破裂抢救流程

2.保守治疗的护理

患者的症状较轻,膀胱造影显示少量尿外渗,可从尿道插入导尿管持续引流尿液,可以采取保守治疗,保持尿液引流通畅,预防感染。

（1）密切观察生命体征,以及时发现有无持续出血,观察有无休克发生。

（2）保持尿液引流通畅,以及时清除血块,防止阻塞膀胱,观察并记录 24 h 尿的色、质、量。妥善固定导尿管。

（3）适当休息、充分饮水,保证每天尿量为 3 000 mL 以上,以起到内冲洗的作用。

（4）注意观察体温的变化,警惕有无盆腔血肿、感染。观察腹膜刺激症状。

3.手术治疗的护理

膀胱破裂伴有出血和尿外渗,病情严重,须尽早施行手术。

（1）按外科术前准备进行备皮、备血、术前检查。

（2）开放静脉通道,观察生命体征。

（3）准确填写手术护理记录单,与手术室护士认真交接。

(4)术后监测生命体征,并详细记录。

(5)按医嘱正确输入药物,掌握液体输入的速度,保持均匀摄入。

(6)保持各种管路通畅,并妥善固定,防止脱落。定期更换引流袋。

(7)观察伤口渗出情况,以及时更换敷料,遵守无菌操作原则。

(8)保持排便通畅,避免增加腹压,有利于伤口愈合。术后采取综合疗法,使患者获得充分休息、足够营养、适当水分、纠正贫血、控制感染。

五、健康教育

(1)讲解引流管护理的要点,如防止扭曲、打折,保持引流袋位置低于伤口及导尿管,防止尿液反流。

(2)拔除导尿管前要训练膀胱功能,先夹管训练1～2 d,拔管后多饮水,达到冲洗尿路预防感染的目的。

(3)卧床期间防止压疮、肌肉萎缩,进行功能锻炼。

（呼海燕）

第十三章

妇科护理

第一节 痛 经

痛经是指在行经前、后或月经期出现下腹疼痛、坠胀伴腰酸及其他不适,严重影响生活和工作质量者。痛经分为原发性痛经与继发性痛经两类。前者指生殖器官无器质性病变的痛经,称功能性痛经;后者指盆腔器质性病变引起的痛经,如子宫内膜异位症等。本节仅叙述原发性痛经。

一、护理评估

(一)健康史

原发性痛经常见于青少年,多发生在有排卵的月经周期,精神紧张、恐惧、寒冷刺激及经期剧烈运动可加重疼痛。评估时需了解患者的年龄和月经史、疼痛特点及与月经的关系、伴随症状和缓解疼痛的方法等。

(二)身体状况

1.痛经

痛经是主要症状,多自月经来潮后开始,最早出现在月经来潮前12 h,月经第1 d疼痛最剧烈,持续2～3 d后逐渐缓解。疼痛呈痉挛性,多位于下腹正中,常放射至腰骶部、外阴与肛门,少数人的疼痛可放射至大腿内侧。可伴面色苍白、出冷汗、恶心、呕吐、腹泻、头晕、乏力等。痛经多于月经初潮后1～2年发病。

2.妇科检查

生殖器官无器质性病变。

(三)心理-社会状况

患者缺乏痛经的相关知识,担心痛经可能影响健康及婚后的生育能力,表现为情绪低落、烦躁、焦虑;伴随着月经的疼痛,常常使患者抱怨自己是女性。

(四)辅助检查

B超检查生殖器官有无器质性病变。

(五)处理要点

以解痉、镇痛等对症治疗为主,并注意对患者的心理治疗。

二、护理问题

(一)急性疼痛

急性疼痛与经期宫缩有关。

(二)焦虑

焦虑与反复疼痛及缺乏相关知识有关。

三、护理措施

(一)一般护理

(1)下腹部局部可用热水袋热敷。

(2)鼓励患者多饮热茶、热汤。

(3)注意休息,避免紧张。

(二)病情观察

(1)观察疼痛的发生时间、性质、程度。

(2)观察疼痛时的伴随症状,如恶心、呕吐、腹泻。

(3)了解引起疼痛的精神因素。

(三)用药护理

遵医嘱给予解痉、镇痛药,常用药物有前列腺素合成酶抑制剂,如吲哚美辛(消炎痛)、布洛芬等,亦可选用避孕药或中药治疗。

(四)心理护理

讲解有关痛经的知识及缓解疼痛的方法,使患者了解经期下腹坠胀、腰酸、头痛等轻度不适是生理反应。原发性痛经不影响生育,生育后痛经可缓解或消失,从而消除患者紧张、焦虑的情绪。

(五)健康指导

进行经期保健的教育,包括注意经期清洁卫生、保持精神愉快、加强经期保护、避免剧烈运动及过度劳累、防寒保暖等。疼痛难忍时一般选择非麻醉性镇痛药治疗。

(宋燕红)

第二节 闭　经

闭经是妇科常见症状,分为原发性闭经和继发性闭经两类。原发性闭经指年龄超过16岁,第二性征已发育,或年龄超过14岁,第二性征尚未发育,且无月经来潮者;继发性闭经指正常月经建立后,因病理性原因月经停止6个月,或按自身原来月经周期计算停经3个周期以上者。青春期以前、妊娠期、哺乳期及绝经后的无月经均属生理现象。

一、护理评估

(一)健康史

原发性闭经较少见,常由于遗传性因素或先天性发育缺陷所致,评估时应注意患者生殖器官和第二性征发育情况及家族史。继发性闭经发病率高,病因复杂,评估时应详细询问患者月经史,已婚者应注意有无产后大出血、不孕及流产史。根据控制正常月经周期的四个环节,按病变部位将闭经分为下丘脑性闭经、垂体性闭经、卵巢性闭经及子宫性闭经。

1.下丘脑性闭经

下丘脑性闭经最常见,以功能性原因为主。

(1)精神因素:精神创伤、紧张忧虑、环境改变、过度劳累、盼子心切或畏惧妊娠等可使内分泌调节功能紊乱而发生闭经。闭经多为一时性,可自行恢复。

(2)剧烈运动、体质量下降和神经性厌食:均可诱发闭经。因初潮发生和月经维持有赖于一定比例(17%～20%)的机体脂肪,中枢神经对体质量下降极为敏感。

(3)药物:一般在停药后 3～6 个月月经恢复。

2.垂体性闭经

垂体器质性病变或功能失调可影响卵巢功能而引起闭经。

(1)垂体梗死:常见于产后出血使垂体缺血坏死,出现闭经、性欲减退、毛发脱落、第二性征衰退等症状。

(2)垂体肿瘤:可引起闭经溢乳综合征。

3.卵巢性闭经

因性激素水平低落,子宫内膜不发生周期性变化而导致闭经。

(1)卵巢功能早衰:40 岁前绝经者称卵巢功能早衰,常伴有围绝经期综合征的表现。

(2)卵巢功能性肿瘤、卵巢切除或组织破坏。

(3)多囊卵巢综合征:表现为闭经、不孕、多毛、肥胖、双侧卵巢增大。

4.子宫性闭经

月经调节功能及第二性征发育正常,但子宫内膜受到破坏或对卵巢激素不能产生正常的反应而引起闭经。

(1)先天性子宫发育不良或子宫切除术后者。

(2)子宫内膜损伤:子宫腔放疗后、结核性子宫内膜炎、子宫腔粘连综合征,后者因人工流产刮宫过度,使子宫内膜损伤粘连而无月经产生。

5.其他内分泌功能异常

甲状腺功能减退或亢进、肾上腺皮质功能亢进、糖尿病等可引起闭经。

(二)身体状况

了解患者的闭经类型、时间及伴随症状。注意观察患者精神状态、智力发育、营养与健康状况;检查全身发育状况,测量身高、体质量、四肢与躯干比例;第二性征如音调、毛发分布、乳房发育状况,挤压乳腺有无乳汁分泌;妇科检查生殖器官有无发育异常和肿瘤等。

(三)心理-社会状况

患者担心闭经对自己的健康、性生活及生育能力有影响,病程过长及治疗效果不佳会加重患者及其家属的心理压力,产生低落、焦虑情绪,反过来又加重闭经。

(四)辅助检查

1.子宫功能检查

(1)诊断性刮宫:适用于已婚妇女,必要时可在宫腔镜直视下检查。

(2)子宫输卵管碘油造影:了解子宫腔及输卵管情况。

(3)药物撤退试验:①孕激素试验可评估内源性雌激素水平;②雌、孕激素序贯疗法。

2.卵巢功能检查

通过 B 超检查、基础体温测定、子宫颈黏液结晶检查、阴道脱落细胞检查、血清激素测定、诊断性刮宫,了解排卵情况及体内性激素水平。

3.垂体功能检查

如垂体兴奋试验等。

4.其他检查

B 超检查、染色体检查及内分泌检查等。

(五)处理要点

(1)全身治疗:积极治疗全身性疾病,增强体质,加强营养,保持正常体质量。

(2)心理治疗:精神因素所致闭经,应行心理疏导。

(3)病因治疗:子宫腔粘连、先天畸形、卵巢及垂体肿瘤等采取相应手术治疗。

(4)性激素替代疗法:根据病变部位及病因,给予相应激素治疗,常用雌激素替代疗法,雌、孕激素序贯疗法和雌、孕激素合并疗法。

(5)诱发排卵:常用氯米芬、人绒毛膜促性腺激素。

二、护理问题

(一)焦虑

焦虑与担心闭经对健康、性生活及生育的影响有关。

(二)功能障碍性悲哀

功能障碍性悲哀与长期闭经、治疗效果不佳及担心丧失女性形象有关。

三、护理措施

(一)一般护理

1.鼓励患者增加营养

营养不良引起闭经时,应供给患者足够的营养。

2.保证睡眠

工作紧张引起闭经时,鼓励患者加强锻炼,增强体质,注意劳逸结合。如为肥胖引起的闭经,指导患者进低热量饮食,但需要富有维生素和矿物质,嘱咐患者适当增加运动量。

(二)病情观察

(1)观察患者情绪变化,有无引起闭经的精神因素,如工作、家庭、生活等情况。

(2)对有人工流产、剖宫产史的闭经患者,应监测阴道流血情况及月经变化。

(3)注意患者体质量增加或减少的数据和时间,与闭经前、后的关系。

(4)观察患者甲状腺有无肿大、有无糖尿病症状。

(三)用药护理

指导患者合理使用性激素,说明性激素的作用、不良反应、用药方法及注意事项。

(四)心理护理

讲解月经的生理知识,使患者了解闭经与女性特征、生育及健康的关系,减轻心理压力,避免闭经加重。对原发性闭经者,特别是生殖器官畸形者进行心理疏导,保持心情舒畅,正确对待疾病,提高对自我形象的认识。

(五)健康指导

(1)告知患者要耐心坚持规范治疗,在医师的指导下接受全身系统检查。

(2)短期治疗效果可能不明显,要有心理准备,不要放弃治疗,树立战胜疾病的信心。

(宋燕红)

第三节　功能失调性子宫出血

功能失调性子宫出血为妇科常见病。它是由于调节生殖系统的神经内分泌机制失常引起的异常子宫出血,而全身及内、外生殖器官无器质性病变存在。常表现为月经周期长短不一、经期延长、经量过多或不规则阴道出血。功能失调性子宫出血可分为排卵性功能失调性子宫出血和无排卵性功能失调性子宫出血两类,约有 85％的患者属无排卵性功能失调性子宫出血。功能失调性子宫出血可发生于月经初潮至绝经期间的任何年龄,约有 50％的患者发生于绝经前期,其中,育龄期约占 30％,青春期约占 20％。

一、护理评估

(一)健康史

1.无排卵性功能失调性子宫出血

(1)青春期:与下丘脑-垂体-卵巢轴调节功能未健全有关,过度劳累、精神紧张、恐惧、忧伤、环境及气候改变等应激刺激,以及肥胖、营养不良等因素易导致下丘脑-垂体-卵巢轴调节功能紊乱,卵巢不能排卵。

(2)绝经过渡期:因卵巢功能衰退,卵巢对促性腺激素敏感性降低,卵泡在发育过程中因退行性变而不能排卵。

(3)生育期:可因内、外环境改变,如劳累、应激、流产、手术或疾病等引起短暂无排卵。亦可因肥胖、多囊卵巢综合征、高催乳素血症等因素长期存在,引起持续无排卵。

2.排卵性功能失调性子宫出血

黄体功能不足原因在于神经内分泌调节功能紊乱,导致卵泡期卵泡刺激素缺乏,卵泡发育缓慢,雌激素分泌减少,正反馈作用不足,黄体生成素峰值不高,使黄体发育不全、功能不足。子宫内膜不规则脱落者,由于下丘脑-垂体-卵巢轴调节功能紊乱或黄体机制异常,引起萎缩过程延长。

评估时注意了解患者的发病年龄、月经史、婚育史及发病诱因,以及有无性激素治疗不当及全身性出血性疾病史。

(二)身体状况

1.月经紊乱

(1)无排卵性功能失调性子宫出血:最常见的症状是子宫不规则性出血,特点是月经周期紊乱,经期长短不一,经量多少不定。可先有数周或数月停经,然后阴道流血,量较多,持续 2～3 周或更长时间,不易自止,无腹痛或其他不适。

(2)排卵性功能失调性子宫出血:黄体功能不足者月经周期缩短,月经频发(月经周期短于21 d),不易受孕或怀孕早期易流产;子宫内膜不规则脱落者月经周期正常,但经期延长,长达9~10 d,多发生于产后或流产后。

2.贫血

因出血多或时间长,患者出现头晕、乏力、面色苍白等贫血征象。

3.体格检查

体格检查包括全身检查和妇科检查,排除全身性疾病及生殖器官器质性病变。

(三)心理-社会状况

青春期患者常因害羞而影响及时诊治,生育期患者担心影响生育而焦虑,围绝经期患者因治疗效果不佳或怀疑为恶性肿瘤而焦虑、紧张、恐惧。

(四)辅助检查

1.诊断性刮宫

诊断性刮宫可了解子宫内膜反应、子宫内膜病变,达到止血的目的。不规则流血者可随时刮宫,用以止血。确定有无排卵或黄体功能不足,于月经前一天或者月经来潮6 h内做诊断性刮宫,无排卵性功能失调性子宫出血的子宫内膜呈增生期改变,黄体功能不足显示子宫内膜分泌不良。子宫内膜不规则脱落,于月经周期第5~6天进行诊断性刮宫,增生期与分泌期子宫内膜共存。

2.B超检查

了解子宫内膜厚度及生殖器官有无器质性改变。

3.血常规及凝血功能检查

了解有无贫血、感染及凝血功能障碍。

4.宫腔镜检查

直接观察子宫内膜,选择病变区进行活检。

5.卵巢功能检查

判断卵巢有无排卵或黄体功能。

(五)处理要点

1.无排卵性功能失调性子宫出血

青春期和生育期患者以止血、调整周期、促排卵为原则。围绝经期患者以止血、防止子宫内膜癌变为原则。

2.排卵性功能失调性子宫出血

黄体功能不足的治疗原则是促进卵泡发育、刺激黄体功能及黄体功能替代疗法,分别应用氯米芬、人绒毛膜促性腺激素和孕酮;子宫内膜不规则脱落的治疗原则是促使黄体及时萎缩,子宫内膜及时、完整脱落,常用药物有孕激素和人绒毛膜促性腺激素。

二、护理问题

(一)潜在并发症

贫血。

(二)知识缺乏

缺乏性激素治疗的知识。

（三）有感染的危险

有感染的危险与经期延长、机体抵抗力下降有关。

（四）焦虑

焦虑与性激素使用及药物不良反应有关。

三、护理措施

（一）一般护理

患者体质往往较差，应加强营养，改善全身情况，可补充铁剂、维生素 C 和蛋白质。成人体内大约每 100 mL 血中含 50 mg 铁，行经期妇女，每天从食物中吸收铁 0.7～2.0 mg，经量多者应额外补充铁。向患者推荐含铁较多的食物，如猪肝、胡萝卜、葡萄干等。按照患者的饮食习惯，为患者制订适合于个人的饮食计划，保证患者获得足够的营养。

（二）病情观察

观察并记录患者的生命体征、出量及入量，嘱患者保留出血期间使用的会阴垫及内裤，以便更准确地估计出血量，出血较多者，督促其卧床休息，避免过度疲劳和剧烈活动；贫血严重者，遵医嘱做好配血、输血、止血措施，执行治疗方案，维持患者正常血容量。

（三）对症护理

1.无排卵性功能失调性子宫出血

（1）止血：对大量出血患者，要求在性激素治疗 8 h 内见效，24～48 h 出血基本停止，若 96 h 以上仍不止血者，应考虑有器质性病变存在。

1）性激素止血。①雌激素：应用大剂量雌激素可迅速提高血内雌激素浓度，促使子宫内膜生长，短期内修复创面而止血，主要用于青春期功能失调性子宫出血。目前多选用妊马雌酮2.5 mg 或己烯雌酚1～2 mg。②孕激素：适用于体内已有一定水平雌激素的患者。常用药物如甲羟孕酮或炔诺酮，用药原则同雌激素。③雄激素：拮抗雌激素、增加子宫平滑肌及子宫血管张力而减少出血，主要用于围绝经期功能失调性子宫出血患者的辅助治疗，可随时停用。④联合用药：止血效果优于单一药物，可用三合激素或口服短效避孕药，止血后逐渐减量。

2）刮宫术：止血及排除子宫内膜癌变，适用于年龄>35 岁、药物治疗无效或存在子宫内膜癌高危因素的患者。

3）其他止血药：卡巴克洛和酚磺乙胺可减少微血管的通透性，氨基己酸、氨甲苯酸、氨甲环酸等可抑制纤维蛋白溶酶，有减少出血量的辅助作用，但不能赖以止血。

（2）调整月经周期：一般连续用药 3 个周期。在此过程中务必积极纠正贫血、加强营养，以改善体质。

1）雌、孕激素序贯疗法：人工周期，通过模拟自然月经周期中卵巢的内分泌变化，将雌、孕激素序贯应用，使子宫内膜发生相应变化，引起周期性脱落。适用于青春期功能失调性子宫出血或生育期功能失调性子宫出血者，可诱发卵巢自然排卵。雌激素自月经来潮第 5 天开始用药，妊马雌酮 1.25 mg 或己烯雌酚1 mg，每晚 1 次，连服 20 d，于服雌激素最后 10 d 加用甲羟孕酮每天 10 mg，两药同时用完，停药后 3～7 d 出血。于出血第 5 天重复用药，一般连续使用 3 个周期。用药 2～3 个周期后，患者常能自发排卵。

2）雌、孕激素联合疗法：可周期性口服短效避孕药，适用于生育期功能失调性子宫出血、内源性雌激素水平较高或绝经过渡期功能失调性子宫出血者。

3)后半周期疗法:于月经周期的后半周期开始(撤药性出血的第 16 d)服用甲羟孕酮,每天 10 mg,连服 10 d 为一个周期,共 3 个周期为一个疗程。适用于青春期或绝经过渡期功能失调性子宫出血者。

(3)促排卵:适用于育龄期功能失调性子宫出血者。常用药物如氯米芬、人绒毛膜促性腺激素等。于月经第 5 天开始每天口服氯米芬 50 mg,连续 5 d,以促进卵泡发育。B 超监测卵泡发育接近成熟时,可大剂量肌内注射人绒毛膜促性腺激素 5 000 U 以诱发排卵。青春期不提倡使用。

(4)手术治疗:以刮宫术最常用,既能明确诊断,又能迅速止血。绝经过渡期出血患者激素治疗前宜常规刮宫,最好在子宫镜下行分段诊断性刮宫,以排除子宫内细微器质性病变。对青春期功能失调性子宫出血者,刮宫应持慎重态度。必要时行子宫次全切除或子宫切除术。

2.排卵性功能失调性子宫出血

(1)黄体功能不足:药物治疗如下。①黄体功能替代疗法:自排卵后开始每天肌内注射孕酮 10 mg,共 10~14 d,用以补充黄体分泌孕酮的不足。②黄体功能刺激疗法:通常应用人绒毛膜促性腺激素以促进及支持黄体功能。于基础体温上升后开始,隔天肌内注射人绒毛膜促性腺激素 1 000~2 000 U,共 5 次,可使血浆孕酮明显上升,随之正常月经周期恢复。③促进卵泡发育:于月经第 5 d 开始,每晚口服氯米芬 50 mg,共 5 d。

(2)子宫内膜不规则脱落:药物治疗如下。①孕激素:自排卵后第 1~2 d 或下次月经前 10~14 d 开始,每天口服甲羟孕酮 10 mg,连续 10 d;有生育要求者,可肌内注射孕酮。②人绒毛膜促性腺激素:用法同黄体功能不足。

3.性激素治疗的注意事项

(1)严格遵医嘱正确用药,不得随意停服或漏服,以免使用不当引起子宫出血。

(2)药物减量必须按规定在止血后开始,每 3 d 减量 1 次,每次减量不超过原剂量的 1/3,直至维持量,持续用至止血后 20 d 停药。

(3)雌激素口服可能引起恶心、呕吐等胃肠道反应,可饭后或睡前服用;对存在血液高凝倾向或血栓性疾病史者禁忌使用。

(4)雄激素用量过大可能出现男性化不良反应。

(四)预防感染

(1)测体温、脉搏。

(2)指导患者保持会阴部清洁,出血期间禁止盆浴及性生活。

(3)注意有无腹痛等生殖器官感染征象。

(4)按医嘱使用抗生素。

(五)心理护理

注意情绪调节,避免过度紧张与精神刺激。特别是青春期少女,父母们不仅要关注女孩的学习状况与膳食状况,还要重视女孩的情绪变化,与其多沟通,了解其内心世界的变化,帮助其释放不良情绪,以使其保持相对稳定的精神-心理状态,避免情绪上的大起大落。

(六)健康指导

(1)宜清淡饮食,多食富含维生素 C 的新鲜瓜果、蔬菜。注意休息,保持心情舒畅。

(2)强调严格掌握雌激素的适应证,并合理使用,对更年期及绝经后妇女更应慎用,应用时间不宜过长,量不宜大,并应严密观察其反应。

(3)月经期避免剧烈运动,禁止盆浴及性生活,保持会阴部清洁。

(宋燕红)

第四节 子宫颈炎

子宫颈炎是指子宫颈发生的急性或慢性炎症。子宫颈炎是妇科常见疾病之一,包括宫颈阴道部炎症及子宫颈管黏膜炎症。临床上分为急性子宫颈炎和慢性子宫颈炎。临床多见的子宫颈炎是急性子宫颈管黏膜炎,若急性子宫颈炎未经及时诊治或病原体持续存在,可导致慢性子宫颈炎症。

由于子宫颈管黏膜上皮为单层柱状上皮,抗感染能力较差,当遇到多种病原体侵袭、物理化学因素刺激、机械性子宫颈损伤、子宫颈异物等,引起子宫颈局部充血、水肿,上皮变性、坏死,黏膜、黏膜下组织、腺体周围大量中性粒细胞浸润,或子宫颈间质内有大量淋巴细胞、浆细胞等慢性炎细胞浸润,可伴有子宫颈腺上皮及间质增生和鳞状上皮化生。因子宫颈阴道部鳞状上皮与阴道鳞状上皮相延续,亦可由阴道炎症引起宫颈阴道部炎症。

病原体种类。①性传播疾病的病原体:主要是淋病奈瑟菌及沙眼衣原体;②内源性病原体:与细菌性阴道病病原体、生殖道支原体感染有关。

一、护理评估

(一)健康史

1.一般资料

年龄、月经史、婚育史,是否处在妊娠期。

2.既往疾病史

详细了解有无阴道炎、性传播疾病及子宫颈炎症的病史,包括发病时间、病程经过、治疗方法及效果。

3.既往手术史

详细询问分娩手术史,了解阴道分娩时有无子宫颈裂伤;是否做过妇科阴道手术操作及有无子宫颈损伤、感染史。

4.个人生活史

了解个人卫生习惯,分析可能的感染途径。

(二)生理状况

1.症状

(1)急性子宫颈炎:阴道分泌物增多,呈黏液脓性,阴道分泌物的刺激可引起外阴瘙痒及灼热感;可出现月经间期出血、性交后出血等症状;常伴有尿道症状,如尿急、尿频、尿痛。

(2)慢性子宫颈炎:患者多无症状,少数患者可有阴道分泌物增多,呈淡黄色或脓性,偶有接触性出血、月经间期出血,偶有分泌物刺激引起外阴瘙痒或不适。

2.体征

(1)急性子宫颈炎:检查见脓性或黏液性分泌物从子宫颈管流出;用棉拭子擦拭子宫颈管时,容易诱发子宫颈管内出血。

(2)慢性子宫颈炎:检查可见子宫颈呈糜烂样改变,或有黄色分泌物覆盖子宫颈口或从子宫颈管流出,也可见子宫颈息肉或子宫颈肥大。

3.辅助检查

(1)实验室检查:分泌物涂片做革兰染色,中性粒细胞每高倍视野>30个;阴道分泌物湿片检查白细胞每高倍视野>10个;做淋菌奈瑟菌及沙眼衣原体检测,以明确病原体。

(2)宫腔镜检查:镜下可见血管充血,子宫颈黏膜及黏膜下组织、腺体周围大量中性粒细胞浸润,腺腔内可见脓性分泌物。

(3)子宫颈细胞学检查:行子宫颈刮片、子宫颈管吸片检查,与子宫颈上皮瘤样病变或早期子宫颈癌相鉴别。

(4)阴道镜及活检:必要时进行该检查,以明确诊断。

(三)高危因素

(1)性传播疾病,年龄<25岁,多位性伴侣或新性伴侣且为无保护性交。

(2)细菌性阴道病。

(3)分娩、流产或手术致子宫颈损伤。

(4)卫生不良或雌激素缺乏,局部抗感染能力差。

(四)心理-社会因素

1.对健康问题的感受

是否存在因无明显症状而不重视或延误治疗。

2.对疾病的反应

是否因病变在子宫颈,又涉及生殖器官与性,而不愿及时就诊;或因阴道分泌物增多引起不适;或治疗效果不明显而烦躁不安;或遇有白带带血或接触性出血时,担心疾病的严重程度,怀疑有癌变而恐惧、焦虑。

3.家庭、社会及经济状况

家人对患者是否关心,家庭经济状况及是否有医疗保险。

二、护理诊断

(一)皮肤完整性受损

其与子宫颈上皮糜烂及炎性刺激有关。

(二)舒适的改变

其与白带增多有关。

(三)焦虑

其与害怕子宫颈癌有关。

三、护理措施

(一)症状护理

1.阴道分泌物增多

观察阴道分泌物颜色、性状、气味及量,选择合适的药液进行阴道冲洗。在不清楚种类时,不可滥用冲洗液,指导患者勤换会阴垫及内裤,保持外阴清洁干燥。

2.外阴瘙痒与灼痛

嘱患者尽量避免搔抓,防止外阴部皮肤破损,减少活动,避免摩擦外阴。

（二）用药护理

药物治疗主要用于急性子宫颈炎患者的治疗。

1.遵医嘱用药

（1）经验性抗生素治疗：在未获得病原体检测结果前，采用针对衣原体的经验性抗生素治疗，阿奇霉素 1 g，单次顿服，或多西环素 100 mg，每天 2 次，连服 7 d。

（2）针对病原体的抗生素治疗：临床上除选用抗淋病奈瑟菌的药物外，同时应用抗衣原体感染的药物。对于单纯急性淋病奈瑟菌性子宫颈炎患者，常用药物有头孢菌素，如头孢曲松钠 250 mg，单次肌内注射，或头孢克肟 400 mg，单次口服等；对沙眼衣原体所致子宫颈炎患者，治疗药物有四环素类，如多西环素 100 mg，每天 2 次，连服 7 d。

2.用药观察

注意观察药物的不良反应，若出现不良反应，立即停药并通知医师。

3.用药注意事项

注意药物的半衰期及有效作用时间；注意药物的配伍禁忌；抗生素应现配现用。

4.用药指导

若病原体为沙眼衣原体及淋病奈瑟菌，应对性伴侣进行相应的检查和治疗。

（三）物理治疗及手术治疗的护理

1.子宫颈糜烂样改变

若为无症状的生理性柱状上皮异位，无须处理；对伴有分泌物增多、乳头状增生或接触性出血，可给予局部物理治疗，包括激光、冷冻、微波等，也可以给予中药作为物理治疗前、后的辅助治疗。

2.慢性子宫颈黏膜炎

针对病因给予治疗，若病原体不清，可试用物理治疗，方法同上。

3.子宫颈息肉

配合医师行息肉摘除术。

4.子宫颈肥大

一般无须治疗。

（四）心理护理

（1）加强疾病知识宣传，引导患者正确认识疾病，以及时就诊，接受规范治疗。

（2）向患者解释疾病与健康的问题，鼓励患者表达自己的想法。对病程长、迁延不愈的患者，给予关心和耐心解说，告知疾病的过程及防治措施；对病理检查发现子宫颈上皮有异常增生的患者，告知其通过密切监测、坚持治疗，可阻断癌变途径，以缓解焦虑心理，增加治疗的信心。

（3）与家属沟通，让其多关心患者、支持患者，让患者坚持治疗，促进其康复。

四、健康指导

（一）讲解疾病知识

向患者讲解子宫颈炎的疾病知识，告知及时就诊和规范治疗的重要性。

（二）个人卫生指导

嘱患者保持外阴清洁，每天清洗外阴 2 次，养成良好的卫生习惯，尤其是经期、孕产期及产褥期卫生，避免感染发生。

（三）随访指导

告知患者物理治疗后有分泌物增多,甚至有多量水样排液,在术后1～2周脱痂时可有少量出血,是创面愈合的过程,不必应诊;若出血量多于月经量,则需到医院就诊处理;在物理治疗后2个月内禁止性生活、盆浴和阴道冲洗;治疗后经过2个月经周期,于月经干净后3～7 d来院复查,评价治疗效果,效果欠佳者可进行第二次治疗。

（四）体检指导

坚持每1～2年做1次体检,以及早发现异常,以及早治疗。

五、注意事项

（1）治疗前应常规做子宫颈刮片行细胞学检查。

（2）在急性生殖器炎症期不做物理治疗。

（3）治疗时间应选在月经干净后3～7 d内进行。

（4）物理治疗后可出现阴道分泌物增多,甚至有大量水样排液,在术后1～2周脱痂时可有少许出血。

（5）应告知患者,创面完全愈合时间为4～8周,期间禁盆浴、性交和阴道冲洗。

（6）物理治疗有引起术后出血、子宫颈管狭窄、感染的可能,应定期复查,观察创面愈合情况直到痊愈,同时检查有无子宫颈管狭窄。

（宋燕红）

第五节 外阴炎及阴道炎

一、外阴炎

外阴炎是妇科常见病,是外阴部的皮肤与黏膜的炎症,可发生于任何年龄,以生育期及绝经后妇女多见。

（一）护理评估

1.健康史

（1）病因评估:外阴炎主要指外阴部的皮肤与黏膜的炎症,以大、小阴唇为多见。由于外阴与尿道、肛门、阴道邻近且暴露,同时,阴道分泌物、经血、产后的恶露、尿液、粪便的刺激、糖尿病患者的糖尿的长期浸渍,均可引起外阴不同程度的炎症。此外,穿化纤内裤、紧身内裤、使用卫生巾使局部透气性差等,均可诱发外阴部的炎症。

（2）病史评估:评估有无外阴炎的因素存在,有无糖尿病、阴道炎病史。

2.身心状况

（1）症状:外阴瘙痒、疼痛、红、肿、灼热,性交及排尿时加重。

（2）体征:局部充血、肿胀、糜烂,常有抓痕,严重者形成溃疡或湿疹。慢性炎症者,外阴局部皮肤或黏膜增厚、粗糙、皲裂等。

（3）心理-社会状况:了解病程,了解患者对症状的反应,有无烦躁、不安等心理。

307

（二）护理诊断及合作性问题

（1）皮肤或黏膜完整性受损：与皮肤黏膜炎症有关。

（2）舒适改变：与外阴瘙痒、疼痛、分泌物增多有关。

（3）焦虑：与性交障碍、行动不便有关。

（三）护理目标

（1）患者皮肤与黏膜完整。

（2）患者病情缓解或好转，舒适感增加。

（3）患者情绪稳定，积极配合治疗与护理。

（四）护理措施

1.一般护理

炎症期间宜进食清淡且富含营养的食物，禁食辛辣、刺激性食物。

2.心理护理

患者常出现烦躁不安、焦虑紧张情绪，应帮助患者树立信心，减轻心理负担并告知患者应坚持治疗，讲究卫生。

3.病情监护

积极寻找病因，消除刺激因素。

4.治疗护理

（1）治疗原则：去除病因，积极治疗原发病，如阴道炎、尿瘘、粪瘘、糖尿病等。

（2）治疗配合：保持外阴清洁干燥，局部使用约 40 ℃的 1∶5 000 高锰酸钾溶液坐浴，每天 2 次，每次 15～30 分钟，5～10 次为 1 个疗程。如有破溃，可涂抗生素软膏或紫草油，急性期可用物理治疗。

（五）健康指导

（1）卫生宣教，指导妇女穿棉质内裤，减少分泌物刺激，对公共场所，如游泳池、公共浴室等谨慎出入，注意经期、孕期、产期及流产后的生殖道清洁，防止感染。

（2）定期妇科检查，积极参与普查与普治。

（3）指导用药方法及注意事项。

（4）加强性道德教育，纠正不良性行为。

（六）护理评价

（1）患者诉说外阴瘙痒症状减轻，舒适感增加。

（2）患者焦虑缓解或消失，掌握卫生保健常识，能养成良好卫生习惯。

二、前庭大腺炎

细菌侵入前庭大腺腺管内致腺管充血、水肿称为前庭大腺炎。

（一）护理评估

1.健康史

（1）病因评估：前庭大腺腺管开口位于小阴唇与处女膜之间，在性交、流产、分娩或其他情况污染外阴部时，病原体易侵入引起炎症，因此，以育龄妇女多见，主要病原体为葡萄球菌、链球菌、大肠埃希菌、淋病奈瑟菌及沙眼衣原体等。急性炎症发作时，细菌先侵犯腺管，腺管口因炎症肿胀阻塞，渗出物不能排出，积存而形成脓肿，称为前庭大腺脓肿（又称巴氏腺脓肿），多发于一侧。

如急性炎症消退,腺管口粘连阻塞,分泌物不能外流,脓液转清,则形成前庭大腺囊肿,多为单侧,大小不等,可持续数年不增大。患者往往无自觉症状。

(2)病史评估:了解患者有无反复的外阴感染史及卫生习惯。

2.身心状况

(1)症状:初起时局部肿胀、疼痛、烧灼感,行走不便,可伴有大小便困难等。有时可出现发热等全身症状(表 13-1)。

表 13-1　前庭大腺炎临床类型及身体状况

临床类型	身体状况
急性期	(1)大阴唇下 1/3 处疼痛、肿胀,严重时行走受限。检查局部可见皮肤红、肿、热、压痛 (2)脓肿形成时,可触及波动感,脓肿直径可达 5～6 cm,可自行破溃。如破口大,引流通畅,脓液流出后炎症消退;如破口小,引流欠佳,炎症持续不退或反复发作 (3)可出现全身不适、发热等全身症状
慢性期	慢性期囊肿形成,患者感到外阴部有坠胀感或性交不适。检查时局部可触及囊性肿物,大小不一,有时可反复急性发作

(2)体征:外阴部皮肤红肿、压痛明显。当脓肿形成时,疼痛加剧,并可触及波动感,脓肿直径可达5～6 cm。

(3)心理-社会状况:了解病程,了解患者对症状的反应,有无烦躁、不安等心理,患者常有因害羞或怕痛而未及时诊治的心理障碍。

(二)辅助检查

取前庭大腺开口处分泌物做细菌培养,确定病原体。

(三)护理诊断及合作性问题

(1)皮肤完整性受损:与脓肿自行破溃或手术切开引流有关。

(2)疼痛:与局部炎症刺激有关。

(四)护理目标

(1)患者皮肤保持完整。

(2)疼痛缓解或好转。

(五)护理措施

1.一般护理

急性期患者应卧床休息,饮食易消化,富含营养。

2.心理护理

患者常常烦躁不安、焦虑紧张,应尊重患者,为患者保密,以解除其忧虑,使其积极治疗,帮助其建立治愈疾病的信心和生活的勇气。

3.病情监护

观察患者的生命体征,重点观察体温变化,观察伤口愈合情况。

4.治病护理

(1)治疗原则:急性期局部热敷或坐浴,应用抗生素消炎治疗;脓肿形成或囊肿较大时,应切开引流或行囊肿造口术,保持腺体功能,防止复发。

(2)治疗配合:急性炎症发作时,取前庭大腺开口处分泌物做细菌培养,确定病原体。根据细菌培养结果和药物敏感试验选用抗生素口服或肌内注射。脓肿形成或囊肿较大时,切开引流或行囊肿造口术,并放置引流条。术后保持局部清洁,引流条每天更换1次,外阴用1:5 000氯己定棉球擦拭,每天擦洗外阴2次,也可用清热解毒中药热敷或坐浴,每天2次。

(六)健康指导

(1)向患者及家属讲解此病的病因及预防措施,指导患者注意外阴清洁卫生。

(2)告知患者及家属月经期、产褥期禁止性交;月经期应使用消毒卫生巾预防感染;术后注意事项及正确用药。告知患者相关卫生保健常识,养成良好卫生习惯。

(七)护理评价

(1)患者诉说外阴不适症状减轻,舒适感增加。

(2)患者接受医护人员指导,焦虑缓解或消失。

阴道炎是阴道黏膜及黏膜下结缔组织的炎症,是妇科常见病。正常健康妇女由于解剖结构、组织特点,阴道对病原体的侵入有自然防御功能。当各种因素导致自然防御功能降低、阴道内生态平衡遭到破坏时,病原体侵入导致阴道炎症。幼女及绝经后妇女由于雌激素缺乏、阴道上皮薄、阴道抵抗力低,比青春期及育龄期妇女更易受感染。

三、滴虫性阴道炎

滴虫性阴道炎是由阴道毛滴虫引起的最常见的阴道炎。阴道毛滴虫主要寄生于女性阴道,也可存在于尿道、尿道旁腺及膀胱。男性可存在于包皮皱襞、尿道及前列腺内。滴虫适宜生长在温度为25 ℃～40 ℃,pH为5.2～6.6的潮湿环境。月经前后,阴道内酸性减弱,接近中性,隐藏在腺体及阴道皱襞中的滴虫常得以繁殖,而发生滴虫性阴道炎。此病的传播途径有经性交的直接传播及经游泳池、浴盆、厕所、衣物、器械等途径的间接传播。

(一)护理评估

1.健康史

(1)病因评估:阴道毛滴虫呈梨形,体积为多核白细胞的2～3倍。滴虫顶端有4根鞭毛,体部有波动膜,后端尖并有轴柱凸出。活的滴虫透明无色,呈水滴状,鞭毛随波动膜的波动而活动(图13-1)。阴道毛滴虫极易传播,pH在4.5以下时便受到抑制甚至致死。pH上升至7.5时,其繁殖可完全被抑制。在妊娠期和月经来潮前后,阴道pH升高,可使阴道毛滴虫的感染率和发病率升高。

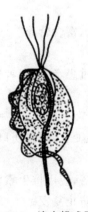

图13-1　滴虫模式图

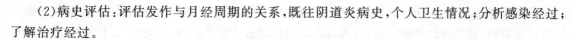

(2)病史评估:评估发作与月经周期的关系,既往阴道炎病史,个人卫生情况;分析感染经过;了解治疗经过。

2.身心状况

(1)症状:主要症状为白带呈稀薄泡沫状,量多及伴有外阴、阴道口瘙痒。如有其他细菌混合感染,白带可呈黄绿色、血性、脓性且有臭味。局部可有灼热、疼痛、性交痛。合并尿道感染时,可有尿频、尿痛、血尿。阴道毛滴虫能吞噬精子,阻碍乳酸生成,影响精子在阴道内存活,可致不孕。

(2)体征:妇科检查时可见阴道黏膜充血,严重时有散在的出血点。有时可见阴道后穹隆处有液性或脓性泡沫状分泌物。

(3)心理-社会状况:患者常因炎症反复发作而烦恼,出现无助感。

(二)辅助检查

1.悬滴法

在玻片上加1滴温生理盐水,自阴道后穹隆处取少许分泌物混于生理盐水中,用低倍镜检查,如有滴虫,可见其活动。阳性率可达80%～90%。取分泌物检查前24～48 h,避免性交、阴道灌洗及阴道上药。

2.培养法

培养法适用于症状典型而悬滴法未见滴虫者,可用培养基培养,其准确率可达98%。

(三)护理诊断及合作性问题

(1)知识缺乏:缺乏对疾病传染途径的认识及缺乏阴道炎治疗的知识。

(2)舒适改变:与外阴瘙痒、分泌物增多有关。

(3)组织完整性受损:与分泌物增多、外阴瘙痒、搔抓有关。

(四)护理目标

(1)患者能说出疾病传染的途径、阴道炎的治疗与日常防护知识。

(2)患者分泌物减少,舒适度提高。保持组织完整性、无破损。

(五)护理措施

1.一般护理

注意个人卫生,保持外阴部清洁、干燥,避免搔抓外阴导致皮肤破损。

2.心理护理

解除患者因疾病带来的烦恼,减轻其对确诊后的心理压力,增强治疗疾病的信心。告知患者夫妇滴虫性阴道炎的传播途径、临床表现、治疗方法和注意事项,减轻他们的焦虑心理,同时鼓励他们积极配合治疗。

3.病情观察

观察患者的外阴瘙痒症状、阴道分泌物的量及颜色等。

4.治疗护理

(1)治疗原则:杀灭阴道毛滴虫,保持阴道的自净作用,防止复发,夫妻双方要同时治疗,切断直接传染途径。

(2)治疗配合。①局部治疗:增强阴道酸性环境,用1%乳酸溶液、0.5%醋酸溶液或1:5 000高锰酸钾溶液冲洗阴道后,每晚睡前用甲硝唑200 mg,置于阴道后穹隆,每天1次,10 d为1个疗程;②全身治疗:甲硝唑(灭滴灵)每次200～400 mg,每天3次口服,10 d为1个疗程;③指导患者正确用药,按疗程坚持用药,注意冲洗液的浓度、温度;④观察用药后反应:甲硝唑口服后偶见胃肠道反应,如食欲缺乏、恶心、呕吐及白细胞减少、皮疹等,一旦发现,应报告医师并停药。妊娠期、哺乳期妇女应慎用,因为药能通过胎盘进入胎儿体内,并可由乳汁排泄。

(六)健康指导

(1)做好卫生宣教,积极开展普查普治,消灭传染源,严格禁止滴虫阴道炎或带虫者进入游泳池。医疗单位做好消毒隔离,防止交叉感染。治疗期间勤换内裤,内裤、坐浴及洗涤用物应煮沸消毒 5～10 min 以消灭病原体,禁止性生活,避免交叉或重复感染的机会。哺乳期妇女在用药期间或用药后 24 h 内不宜哺乳。经期暂停坐浴、阴道冲洗及阴道用药。

(2)夫妻应双双检查,男方若查出毛滴虫,夫妻应同治,有助于提高疗效,治疗期间应禁止性生活。

(3)治愈标准:治疗后应在每次月经干净后复查 1 次,连续 3 次均为阴性,方为治愈。

(七)护理评价

(1)患者自诉外阴不适症状减轻,舒适感增加,悬滴法试验连续 3 个周期复查为阴性。

(2)患者正确复述预防及治疗此疾病的相关知识。

四、外阴阴道假丝酵母菌病

外阴阴道假丝酵母菌病也称外阴阴道念珠菌病,是一种常见的外阴、阴道炎,80%～90%的病原体为白假丝酵母菌,其发病率仅次于滴虫阴道炎。白假丝酵母菌是真菌,不耐热,加热至 60 ℃,持续 1 h,即可死亡;但对干燥、日光、紫外线及化学制剂的抵抗力较强。

(一)护理评估

1.健康史

(1)病因评估:假丝酵母菌为机会致病菌,可存在口腔、肠道和阴道而不引起症状。当阴道内糖原增多、酸度增加、局部细胞免疫力下降时,假丝酵母菌可繁殖并引起炎症,故外阴阴道假丝酵母菌病多见于孕妇、糖尿病患者及接受大量雌激素治疗者。此外,长期应用抗生素、服用类固醇皮质激素或免疫缺陷综合征等,可以改变阴道内微生物之间的相互制约关系,易发生此病;穿紧身化纤内裤、肥胖可使会阴局部的温度及湿度增加,也易使假丝酵母菌得以繁殖而引起感染。

(2)传播途径评估:①内源性感染为主要感染,假丝酵母菌除寄生阴道外,还可寄生于人的口腔、肠道,这些部位的假丝酵母菌可互相传染;②通过性交直接传染;③通过接触感染的衣物等间接传染。

(3)病史评估:了解有无糖尿病及长期使用抗生素、雌激素、类固醇皮质激素病史,了解个人卫生习惯及有无不洁性生活史。

2.身心状况

(1)症状:外阴、阴道奇痒,坐卧不安,痛苦异常,可伴有尿痛、尿频、性交痛。阴道分泌物为干酪样或豆渣样。

(2)体征:妇科检查见小阴唇内侧、阴道黏膜红肿并附着白色块状薄膜,容易剥离,下面糜烂及溃疡。

(3)心理-社会状况:患者常因外阴瘙痒痛苦不堪,由于影响休息与睡眠,产生忧虑与烦躁,评估患者心理障碍及影响疾病治疗的原因。

3.辅助检查

(1)悬滴法:在玻片上加 1 滴温生理盐水,自阴道后穹隆处取少许分泌物混于生理盐水中,用低倍镜检查,若找到白假丝酵母菌的芽孢和假菌丝即可确诊。

(2)培养法:适用于症状典型而悬滴法未见白假丝酵母菌者,可用培养基培养。

(二)护理诊断及合作性问题

1.焦虑

焦虑与易复发,影响休息与睡眠有关。

2.组织完整性受损

组织完整性受损与分泌物增多、外阴瘙痒、搔抓有关。

(三)护理目标

(1)患者情绪稳定,积极配合治疗与护理。

(2)患者病情改善,舒适度提高。

(3)保持组织完整性,组织无破损。

(四)护理措施

1.一般护理

注意个人卫生,保持外阴部清洁、干燥,避免搔抓外阴以免皮肤破损。

2.心理护理

向患者讲解外阴阴道假丝酵母菌病的病因、治疗方法和注意事项等,消除患者的顾虑和焦虑心理,使其积极配合治疗。

3.病情观察

观察患者的外阴瘙痒症状、阴道分泌物的量及颜色等。

4.治疗护理

(1)治疗原则:消除诱因,改变阴道酸碱度,根据患者情况选择局部或全身应用抗真菌药杀灭致病菌。

(2)用药护理。①局部治疗:用2%～4%碳酸氢钠溶液冲洗阴道或坐浴,再选用制霉菌素栓剂、克霉唑栓剂、咪康唑栓剂等置于阴道内,一般7～10 d为1个疗程。②全身用药:若局部用药效果较差或病情顽固者,可选用伊曲康唑、氟康唑、酮康唑等口服。③用药注意:孕妇要积极治疗,否则阴道分娩时新生儿易感染发生鹅口疮。妊娠期坚持局部治疗,禁用口服拉唑类药物。勤换内裤,内裤、坐浴及洗涤用物应煮沸消毒5～10 min以消灭病原体,避免交叉和重复感染的机会。④用药护理:嘱阴道灌洗或坐浴应注意药液浓度和治疗时间,灌洗药物要充分溶化,温度一般为40 ℃,切忌过烫,以免烫伤皮肤。

(五)健康指导

(1)做好卫生宣教,养成良好的卫生习惯,每天洗外阴、换内裤。切忌搔抓。

(2)约15%男性与女性患者接触后患有龟头炎,对有症状男性也应进行检查与治疗。

(3)鼓励患者坚持用药,不随意中断疗程。

(4)嘱积极治疗糖尿病等疾病,正确使用抗生素、雌激素,以免诱发外阴阴道假丝酵母菌病。

(六)护理评价

(1)患者分泌物减少,性状转为正常,舒适感增加。

(2)患者正确复述预防及治疗此疾病的相关知识,做到积极配合并坚持治疗。

五、萎缩性阴道炎

萎缩性阴道炎属非特异性阴道炎,常见于绝经后及卵巢切除后或盆腔放疗者。绝经后的萎缩性阴道炎又称老年性阴道炎。

(一)护理评估

1.健康史

(1)病因评估:①妇女绝经后;②手术切除卵巢;③产后闭经;④药物假绝经治疗;⑤盆腔放疗后等。由于雌激素水平降低,阴道上皮萎缩变薄,上皮细胞内糖原减少,阴道内 pH 增高,阴道自净作用减弱,局部抵抗力降低,致病菌入侵后易繁殖引起炎症。

(2)病史评估:了解有无糖尿病及长期使用抗生素、雌激素、类固醇皮质激素病史;了解个人卫生习惯及有无不洁性生活史;了解有无进行盆腔放疗等。

2.身心状况

(1)症状:白带增多,多为黄水状,严重感染时可呈脓性,有臭味。黏膜有浅表溃疡时,分泌物可为血性,有的患者可有点滴出血,可伴有外阴瘙痒、灼热、尿频、尿痛、尿失禁等症状。

(2)体征:妇科检查可见阴道皱襞消失、上皮菲薄、黏膜出血,表面可有小出血点或片状出血点;严重时可形成浅表溃疡,阴道弹性消失、狭窄,慢性炎症、溃疡还可引起阴道粘连,导致阴道闭锁。

(3)心理-社会状况:老年人常因思想比较保守,不愿就医而出现无助感。其他患者常因知识缺乏而病急乱投医,因此,应注意评估影响患者不愿就医的因素及家庭支持系统。

3.辅助检查

取分泌物检查,悬滴法排除滴虫性阴道炎和外阴阴道假丝酵母菌病;有血性分泌物时,常需做子宫颈刮片或分段诊刮排除子宫颈癌和子宫内膜癌。

(二)护理诊断及合作性问题

(1)舒适改变:与外阴瘙痒、疼痛、分泌物增多有关。

(2)知识缺乏:与缺乏绝经后妇女预防保健知识有关。

(3)有感染的危险:与局部分泌物增多、破溃有关。

(三)护理目标

(1)患者分泌物减少,性状转为正常,舒适感增加。

(2)患者正确复述预防及治疗此疾病的相关知识,做到积极配合并坚持治疗。

(3)患者无感染发生或感染被及时发现和控制,体温、血常规正常。

(四)护理措施

1.一般护理

嘱患者保持外阴清洁,勤换内裤。穿棉质内裤,减少刺激等。

2.心理护理

使患者了解老年性阴道炎的病因和治疗方法,减轻其焦虑;对卵巢切除、放疗者给予心理安慰与相关医学知识解释,增强其治疗疾病的信心;解释雌激素替代疗法可缓解症状,帮助其建立治愈疾病的信心。

3.病情观察

观察白带性状、量、气味,有无外阴瘙痒、灼热及膀胱刺激症状等。

4.治疗护理

(1)治疗原则:增强阴道黏膜的抵抗力,抑制细菌生长繁殖。

(2)治疗配合。①增加阴道酸度:用 0.5% 醋酸或 1% 乳酸溶液冲洗阴道,每天 1 次。阴道冲洗后,将甲硝唑 200 mg 或氧氟沙星 200 mg,放入阴道深部,每天 1 次,7～10 d 为 1 个疗程。②增加阴道抵抗力:针对病因给予雌激素制剂,可局部用药,也可全身用药。将已烯雌酚 0.125～0.25 mg,每晚放入阴道深部,7 d 为 1 个疗程。③全身用药:可口服尼尔雌醇,首次 4 mg,以后每 2～4 周 1 次,每晚 2 mg,维持2～3 个月。

(五)健康指导

(1)对围绝经期、老年妇女进行健康教育,使其掌握预防老年性阴道炎的措施及技巧。

(2)指导患者及其家属阴道灌洗、上药的方法和注意事项。用药前洗净双手及会阴,减少感染的机会。自己用药有困难者,指导其家属协助用药或由医护人员帮助使用。

(3)告知使用雌激素治疗可出现的症状,嘱乳腺癌或子宫内膜癌患者慎用雌激素制剂。

(六)护理评价

(1)患者分泌物减少,性状转为正常,舒适感增加。

(2)患者正确复述预防及治疗此疾病的相关知识,做到积极配合并坚持治疗。

(宋燕红)

第六节 盆腔炎性疾病

盆腔炎性疾病是指女性上生殖道的一组炎性疾病,主要包括子宫内膜炎、输卵管炎、输卵管卵巢脓肿、盆腔腹膜炎。最常见的是输卵管炎及输卵管卵巢脓肿。

女性生殖系统具有比较完善的自然防御功能,当自然防御功能遭到破坏,或机体免疫力降低、内分泌发生变化,或外源性病原体入侵而导致子宫内膜、输卵管、卵巢、盆腔腹膜、盆腔结缔组织发生炎症。感染严重时,可累及周围器官和组织,当病原体毒性强、数量多、患者抵抗力低时,常发生败血症及脓毒血症,若未得到及时治疗,可能发生盆腔炎性疾病后遗症。

一、护理评估

(一)健康史

(1)了解既往疾病史、用药史、月经史及药物过敏史。

(2)了解流产、分娩的时间、经过及处理方法。

(3)了解本次患病的起病时间、症状、疼痛性质、部位、有无全身症状。

(二)生理状况

1.症状

(1)轻者无症状或症状轻微不易被发现,常表现为持续性下腹痛,活动或性交后加重;发热、阴道分泌物增多等。

(2)重者可表现为寒战、高热、头痛、食欲减退;月经期发病者可表现为经量增多、经期延长;腹膜炎者出现消化道症状,如恶心、呕吐、腹胀等;若脓肿形成,可有下腹包块及局部刺激症状。

2.体征

(1)急性面容、体温升高、心率加快。

(2)下腹部压痛、反跳痛及肌紧张。

（3）检查见阴道充血；大量脓性臭味分泌物从子宫颈口外流；穹隆有明显触痛；子宫颈充血、水肿、举痛明显；子宫体增大、有压痛且活动受限；一侧或双侧附件增厚，有包块，压痛。

3.辅助检查

（1）实验室检查：子宫颈黏液脓性分泌物，或阴道分泌物0.9％氯化钠溶液湿片中见到大量白细胞；红细胞沉降率升高；血C反应蛋白升高；子宫颈分泌物培养或革兰染色涂片淋病奈瑟菌阳性或沙眼衣原体阳性。

（2）阴道超声检查：显示输卵管增粗、输卵管积液，伴或不伴有盆腔积液、输卵管卵巢肿块。

（3）腹腔镜检查：输卵管表面明显充血；输卵管壁水肿；输卵管伞端或浆膜面有脓性渗透物。

（4）子宫内膜活检证实子宫内膜炎。

（三）高危因素

1.年龄

盆腔炎性疾病高发年龄为15～25岁。

2.性活动及性卫生

初次性交年龄小、有多个性伴侣、性交过频及性伴侣有性传播疾病；使用不洁的月经垫、经期性交等。

3.下生殖道感染

性传播疾病，如淋病奈瑟菌性子宫颈炎、衣原体性子宫颈炎及细菌性阴道病。

4.子宫腔内手术操作后感染

刮宫术、输卵管通液术、子宫输卵管造影术、宫腔镜检查、人工流产、放置宫内节育器等手术时，消毒不严格或术前适应证选择不当，导致感染。

5.邻近器官炎症直接蔓延

如阑尾炎、腹膜炎等蔓延至盆腔。

6.复发

盆腔炎性疾病再次发作。

（四）心理-社会因素

1.对健康问题的感受

是否存在因无明显症状或症状轻，而不重视致延误治疗。

2.对疾病的反应

是否由于慢性疾病过程长，患者思想压力大而产生焦虑、烦躁情绪；若病情严重，则担心预后，患者往往有恐惧、无助感。

3.家庭、社会及经济状况

是否存在因炎症反复发作，严重影响妇女生殖健康甚至导致不孕，且增加家庭与社会经济负担。

二、护理诊断

（一）疼痛

其与感染症状有关。

（二）体温过高

其与盆腔急性炎症有关。

(三)睡眠形态紊乱

其与疼痛或心理障碍有关。

(四)焦虑

其与病程长、治疗效果不明显或不孕有关。

(五)知识缺乏

其与缺乏经期卫生知识有关。

三、护理措施

(一)症状护理

1.密切观察

分泌物增多,观察阴道分泌物的颜色、性状、气味及量,选择合适的药液进行阴道冲洗。在不清楚阴道炎的种类时,不可滥用冲洗液,指导患者勤换会阴垫及内裤,保持外阴清洁干燥。

2.支持疗法

卧床休息,取半卧位,有利于脓液积聚于直肠子宫陷凹处,使炎症局限;给高热量、高蛋白、高维生素饮食或半流质饮食,以及时补充丢失的液体;对出现高热的患者,采取物理降温,出汗时及时更衣,保持身体清洁舒服;若患者腹胀严重,应行胃肠减压。

3.症状观察

密切监测生命体征,测体温、脉搏、呼吸、血压,每 4 小时 1 次;物理降温后 30 min 测体温,以观察降温效果。若患者突然出现腹痛加剧及出现寒战、高热、恶心、呕吐、腹胀,应立即报告医师,同时做好剖腹探查的准备。

(二)用药护理

1.门诊治疗

指导患者遵医嘱用药,了解用药方案并告知注意事项。常用方案:头孢西丁钠 2 g,单次肌内注射,同时口服丙磺舒 1 g,然后改为多西环素 100 mg,每天 2 次,连服 14 d,可同时加服甲硝唑 400 mg,每天 2～3 次,连服 14 d;或选用其他第三代头孢菌素与多西环素、甲硝唑合用。

2.住院治疗

严格遵医嘱用药,了解用药方案并密切观察用药反应。

(1)头孢霉素类或头孢菌素类药物:头孢西丁钠 2 g,静脉滴注,每 6 小时 1 次。头孢替坦二钠 2 g,静脉滴注,每 12 小时 1 次。加多西环素 100 mg,每 12 小时 1 次,静脉输注或口服。对不能耐受多西环素者,可用阿奇霉素替代,每次 500 mg,每天 1 次,连用 3 d。对输卵管卵巢脓肿患者,可加用克林霉素或甲硝唑。

(2)克林霉素与氨基糖苷类药物联合方案:克林霉素 900 mg,每 8 小时 1 次,静脉滴注;庆大霉素先给予负荷量(2 mg/kg),然后给予维持量(1.5 mg/kg),每 8 小时 1 次,静脉滴注;临床症状、体征改善后继续静脉应用 24～48 h,克林霉素改口服,每次 450 mg,每天4 次,连用 14 d;或多西环素 100 mg,每 12 小时1次,连续用药 14 d。

3.观察药物疗效

若用药后 48～72 h 体温持续不降,患者症状加重,应及时报告医师处理。

4.中药治疗

主要为活血化瘀、清热解毒药物。可遵医嘱指导服中药或用中药外敷腹部,若需进行中药保留灌肠,按保留灌肠操作规程完成。

(三)手术护理

1.药物治疗无效

经药物治疗 48～72 h 体温持续不降,患者中毒症状加重或包块增大者。

2.脓肿持续存在

经药物治疗病情好转,继续控制炎症数天(2～3 周),包块仍未消失但已局限化。

3.脓肿破裂

突然腹痛加剧及出现寒战、高热、恶心、呕吐、腹胀,检查腹部拒按或有中毒性休克表现。

(四)心理护理

(1)关心患者,倾听患者诉说,鼓励患者表达内心感受,通过与患者进行交流,建立良好的护患关系,尽可能满足患者的合理需求。

(2)加强疾病知识宣传,解除患者思想顾虑,增加其对治疗的信心。

(3)与家属沟通,指导家属关心患者,与患者及家属共同探讨适合个人的治疗方案,取得家人的理解和帮助,减轻患者心理压力。

四、健康指导

(一)讲解疾病知识

向患者讲解盆腔炎性疾病的疾病知识,告知及时就诊和规范治疗的重要性。

(二)个人卫生指导

保持会阴清洁,做好经期、孕期及产褥期的卫生宣传。

(三)性生活指导及性伴侣治疗

注意性生活卫生,月经期禁止性交。

(四)饮食生活指导

给予高热量、高蛋白、高维生素饮食,增加营养,积极锻炼身体,注意劳逸结合,不断提高机体抵抗力。

(五)随访指导

对于抗生素治疗的患者,应在 72 h 内随诊,明确有无体温下降、反跳痛减轻等临床症状改善。若无改善,需做进一步检查。对沙眼衣原体及淋病奈瑟菌感染者,可在治疗后 4～6 周复查病原体。

五、注意事项

(一)倾听患者主诉

应仔细倾听患者主诉,全面了解患者疾病史,认真阅读治疗方案,制订相应的护理计划,配合完成相应治疗和处理。

(二)预防宣传

(1)注意性生活卫生,减少性传播疾病。

(2)及时治疗下生殖道感染。

(3)进行公共卫生教育,提高公民对生殖道感染的认识,明白预防感染的重要性。

(4)严格掌握妇科手术指征,做好术前准备,严格无菌操作,预防感染。

(5)及时治疗盆腔炎性疾病,防止后遗症发生。

(宋燕红)

第十四章

产 科 护 理

第一节 早 产

妊娠满 28 周至不满 37 足周(196～258 d)间分娩者称早产。此时娩出的新生儿称早产儿，出生体质量为 1 000～2 499 g,各器官发育尚不够成熟。早产占分娩总数的 5%～15%。常见的原因有母体、胎儿和胎盘 3 个方面的因素。孕妇合并子宫畸形、子宫颈内口松弛、子宫肌瘤、急慢性疾病及妊娠并发症时,易诱发早产;前置胎盘、胎盘早剥、胎儿畸形、胎膜早破、羊水过多、多胎等,亦可致早产。

临床表现主要是子宫收缩,最初为不规律宫缩,并常伴有少许阴道流血或血性分泌物,以后可发展为规律宫缩,与足月临产相似。胎膜早破的发生较足月临产多。以往有流产、早产史或本次妊娠期有阴道流血史的孕妇,容易发生早产。诊断并不困难,若子宫收缩较规律,间隔 5～6 min,持续 30 s 以上,伴以进行性子宫口扩张 2 cm 以上时,可诊断为早产临产。处理原则主要是通过休息和药物治疗控制宫缩,尽量维持妊娠至足月。若早产已不可避免时,则应尽可能地预防新生儿合并症,以提高早产儿的存活率。

一、护理评估

(一)病史

详细评估孕妇的健康史及孕产史,注意孕妇有无可致早产的病因存在,并详细询问、记录孕妇既往出现的症状及接受治疗的经过。

(二)身心状况

妊娠晚期出现子宫收缩,5～10 min 1 次,持续 30 s 以上并伴有阴道血性分泌物,子宫颈管缩短及子宫口进行性扩张,即可诊断为先兆早产。如子宫口≥4 cm 或胎膜早破,则早产已不可避免。

有的孕妇因不了解先兆早产的临床表现及早产的危害性,即使是出现先兆早产征象,也不能及时到医院接受检查和治疗,只是到了早产不可避免时,才匆匆来医院就诊。

由于事发突然,孕妇尚未做好迎接新生命到来的准备,且担心胎儿提早娩出能否存活,往往感到恐惧、焦虑或愧疚,怀疑是否因为自己的过失而造成早产。

(三)诊断检查

通过全身检查及产科检查,核实孕周,评估胎儿体质量、胎方位等,监测宫缩的强度及频率,监测胎心音变化,观察产程进展,确定早产的进程。

二、护理诊断

(一)知识缺乏
其与不了解先兆早产的征象和早产对新生儿的危害性有关。

(二)焦虑
其与担心早产儿的预后有关。

(三)有新生儿受伤的危险
其与早产儿发育不成熟有关。

三、护理目标

(1)孕妇能陈述先兆早产的临床表现及早产对新生儿的危害性,出现早产征象能及时就诊。

(2)孕妇自诉焦虑、恐惧感减轻。

(3)早产儿不存在因护理不当而发生的并发症。

四、护理措施

(一)一般护理
取左侧卧位卧床休息,以减少自发性宫缩,提高子宫血流量,改善胎盘功能,增加胎儿营养。多食用粗纤维食物,防止便秘,以免腹压增加而导致早产。同时避免吃不洁或刺激性强的食物,以防发生腹泻,诱发早产。

(二)病情观察
孕妇良好的身心状况可减少早产的发生,突然的精神创伤亦可诱发早产。故应随时观察、了解孕妇的精神状态和心理障碍,以便及早对症护理。此外,应注意孕妇有无腹痛或腹痛加重、阴道流血增多或出现阴道流水等。如有异常,应及时通知医师,并协助处理。

(三)对症护理
若胎膜早破早产已不可避免,应尽快采用合理的治疗方案,充分估计胎儿的成熟度,避免发生呼吸窘迫综合征,估计短时间内不能分娩者,可选用剖宫产结束分娩。经阴分娩者,应考虑使用产钳和会阴切开术助产,以缩短产程,减少分娩过程中对胎头的压迫,以防早产儿颅内出血。同时充分做好早产儿保暖和复苏的准备,临产后慎用镇静剂,避免发生新生儿呼吸抑制。产程中孕妇应吸氧,新生儿出生后立即结扎脐带,防止过多母血进入新生儿血液循环,造成循环负荷过重。

(四)治疗护理
先兆早产的治疗主要是抑制宫缩,故应熟悉药物的用法、作用及不良反应。常用的抑制宫缩药物有如下几类。

1.β肾上腺素受体激动剂

其作用为激动子宫平滑肌中的 β_2 受体,抑制子宫平滑肌收缩,减少子宫的活动而延长妊娠期。但其不良反应较多,常使母儿双方的心率增快,孕妇血压下降、恶心、呕吐、血糖增高等,应予以注意。常用药物有利托君、沙丁胺醇等。

2.硫酸镁

其镁离子直接作用于子宫肌细胞,拮抗钙离子对子宫的活性,从而抑制子宫收缩。用药过程中应注意孕妇呼吸(不少于 16 次/分钟)、膝反射(存在)及尿量(不少于 25 mL/h)等。

3.其他

为避免早产儿发生呼吸窘迫综合征,在分娩前给予孕妇糖皮质激素如地塞米松等。可促进胎肺成熟。

五、评价

为减轻孕妇精神紧张,可安排时间与孕妇进行交谈、聊天,分散孕妇的注意力,也可指导孕妇采用放松疗法,如缓慢的深呼吸、全身肌肉放松,以增加睡意,保证充足的睡眠。加强营养,以增强体质。嘱孕妇避免诱发宫缩的活动,如保持平静的心情,勿抬举重物、性生活等。子宫颈内口松弛者应于孕 14～16 周行子宫内口缝合术,防止早产的发生。

(宋燕红)

第二节　流　产

流产是指妊娠在 28 周前终止。分自然流产和人工流产,前者是胚胎或胎儿因某种原因不能健康发育,自然脱离母体而排出体外;后者是因某种原因应用人工方法终止妊娠。本节仅叙述自然流产。自然流产分为早期及晚期,妊娠 12 周以前为早期流产,12～28 周为晚期流产,自然流产的发生率为 10%～18%,是由多种原因造成的,大致分为以下几种原因。①遗传因素:基因异常是自然流产最常见的原因,早期流产因染色体异常者占 50%～60%;②免疫因素:妊娠后由于母儿双方免疫不适应,导致母体排斥胎儿而流产,近几年发现多种与流产有关的抗原、抗体;③母儿血型不合常是引起晚期流产的原因,如 ABO、Rh 血型不合;④外界因素:影响妊娠的外界因素很多,如孕妇接触有毒物质、放射线、创伤、机械性刺激等;⑤母体方面的因素多为全身性疾病,如急、慢性传染病,内分泌疾病,生殖器官疾病等。

一、护理评估

(一)病史

采集有无停经、早孕反应、阴道流血、阴道水样排液、组织物排出和腹痛史等。此为判断流产及识别流产类型的重要依据之一。

(二)身心状况

1.主要评估患者的生命体征

其包括体温、脉搏、呼吸、血压。

2.阴道流血的量及性状

阴道流血是否有血块、组织、量、味道、开始的时间及状况。

3.患者的一般情况

如面色、腹痛的程度、开始出现的时间及患者的心理状态。

(三)诊断检查

1.妇科检查

重点注意子宫颈口有无扩张,有无组织物堵塞,子宫大小是否与停经月份相符,子宫质地、有无压痛,双侧附件有无压痛等。

2.实验室检查

(1)尿妊娠试验,血人绒毛膜促性腺激素测定,注意流产后血中人绒毛膜促性腺激素的消失约需 1 个月。

(2)抽血查血常规,以了解红细胞、白细胞、血小板、血细胞比容、血红蛋白。

3.B超

其用来确定诊断并指导正确处理。

二、护理诊断

(一)有组织灌注量改变的危险

其与流产出血有关。

(二)有感染的危险

其与反复出血、抵抗力下降、宫腔内组织物残留、子宫口扩张长时间不闭合、刮宫无菌操作技术不严等有关。

(三)自理能力缺陷

其与先兆流产保胎需绝对卧床休息、静脉输液有关。

(四)焦虑

其与腹痛、流血、担心保胎能否有效或胎儿健康是否受影响有关。

(五)预感性悲伤

其与即将失去胎儿有关。

三、护理目标

(1)经过恰当的医护处理后,患者能维持正常的生命体征。

(2)不出现感染的征象。

(3)患者在卧床期间的生活需要得到满足。

(4)患者情绪稳定,能积极配合治疗和护理。

四、护理措施

(一)一般护理

由于流产的类型不同,所采用的护理措施也不同。但均应卧床休息,禁止性生活,以减少刺激、避免宫缩。给予高蛋白、富含维生素、矿物质的食物,以保证母儿的营养需要。

(二)病情观察

对先兆流产和习惯性流产,要严密观察阴道流血量及腹痛变化,经休息与治疗后阴道流血减少、腹痛消失,经辅助检查证实胎儿存活,说明保胎成功。反之,阴道流血增多、腹痛加重或有组织排出,提示已由先兆流产发展为难免流产。如果阴道流血量很多,应立即阴道检查,以明确诊断,如出现休克,应遵医嘱输血、输液进行抢救,并立即行清宫术、止血,同时要检查有无胎盘、胚胎组织排出。

对稽留流产、感染性流产要注意观察全身症状,如体温升高、脉搏加快、白细胞计数增高、子宫压痛、阴道分泌物增多且有臭味,应通知医师给予抗感染治疗,防止引起盆腔炎、腹膜炎、败血症等。

(三)对症护理

各种类型的流产孕妇往往情绪紧张,尤其是对期盼妊娠和习惯性流产的孕妇,一旦发现有流产先兆,情绪非常紧张、烦躁,甚至伤心。对这类孕妇,护士应关心、同情、给予安慰,使孕妇了解情绪紧张是促使流产的重要因素,调整宽松心情,保持稳定情绪,安心休养,是保胎的重要条件,使其主动配合治疗。

(四)治疗护理

先兆流产除注意休息外,要按医嘱给予药物治疗,对黄体功能不足者可给孕酮 20 mg 肌内注射,也可给人绒毛膜促性腺激素 1 000 U 肌内注射,以促进黄体的分泌,以及口服维生素 E、叶酸等。对习惯性流产,应根据流产的原因进行治疗。子宫颈功能不全者应在妊娠 12～20 周行子宫颈缝合术,术后要注意观察流产先兆,进行保胎治疗。若治疗失败,应及时拆除缝合线,以免造成子宫颈裂伤;若手术成功,应提前入院,待分娩发动前拆除缝线。

流产感染,应先用抗生素治疗控制感染后再行清宫术;如阴道流血量多,则应与医师配合,在抗生素治疗的同时用卵圆钳将宫腔内容物夹出止血,但不宜用刮匙搔刮宫腔,以免感染扩散,待感染控制后再行清宫术。

五、评价

流产经治疗成功后要做好孕妇保健,注意适当的休息和营养,定期进行检查,在医师的指导下进行孕期自我监护,以期待胎儿正常发育。经治疗失败者,因失血、身体虚弱,除注意休息与营养外,要注意会阴部清洁,每天以消毒剂洗外阴,在子宫没有复旧前禁止性生活。

(宋燕红)

第三节　妊　娠　剧　吐

妊娠剧吐是指妊娠期恶心,频繁呕吐,不能进食,导致脱水,酸、碱平衡失调及水、电解质紊乱,甚至肝肾功能损害,严重时可危及孕妇生命。其发生率为 0.3%～1%。

一、病因

尚未明确,可能与下列因素有关。

(一)人绒毛膜促性腺激素水平增高

因早孕反应的出现和消失的时间与孕妇血清人绒毛膜促性腺激素值上升、下降的时间一致。另外,多胎妊娠、葡萄胎患者人绒毛膜促性腺激素值,显著增高,发生妊娠剧吐的比率也增高;而终止妊娠后,呕吐消失。但症状的轻重与血人绒毛膜促性腺激素水平并不一定呈正相关。

(二)精神及社会因素

恐惧妊娠、精神紧张、情绪不稳、经济条件差的孕妇易患妊娠剧吐。

(三)幽门螺杆菌感染

近年来研究发现妊娠剧吐的患者与同孕周无症状孕妇相比，血清抗幽门螺杆菌的 IgG 浓度升高。

(四)其他因素

维生素缺乏，尤其是维生素 B_6 缺乏可导致妊娠剧吐；变态反应；研究发现几种组织胺受体亚型与呕吐有关，临床上抗组胺治疗呕吐有效。

二、病理生理

(1)频繁呕吐导致失水、血容量不足、血液浓缩、细胞外液减少，钾、钠等离子丢失使电解质平衡失调。

(2)不能进食，热量摄入不足，发生负氮平衡，使血浆尿素氮及尿酸升高；由于机体动用脂肪组织供给热量，脂肪氧化不全，导致丙酮、乙酰乙酸及 β-羟丁酸聚集，产生代谢性酸中毒。

(3)由于脱水、缺氧血转氨酶值升高，严重时血胆红素升高。机体血液浓缩及血管通透性增加。另外，钠盐丢失，不仅尿量减少，尿中可出现蛋白及管型。肾脏继发性损害，肾小管有退行性变，部分细胞坏死，肾小管的正常排泄功能减退，终致血浆中非蛋白氮、肌酐、尿酸的浓度迅速增加。肾功能受损和酸中毒使细胞内钾离子较多地移到细胞外，出现高钾血症，严重时心脏停搏。

(4)病程长达数周者，可致严重营养缺乏，由于维生素 C 缺乏，血管脆性增加，可致视网膜出血。

三、临床表现

(一)恶心、呕吐

多见于年轻初孕妇，一般停经 6 周左右出现恶心、呕吐，逐渐加重直至频繁呕吐不能进食。

(二)水电解质紊乱

严重呕吐、不能进食导致失水、电解质紊乱，使氢、钠、钾离子大量丢失，出现低钾血症。营养摄入不足可致负氮平衡，使血浆尿素氮及尿素增高。

(三)酸、碱平衡失调

机体动用脂肪组织供给能量，使脂肪代谢中间产物酮体增多，引起代谢性酸中毒。病情发展，可出现意识模糊。

(四)维生素缺乏

频繁呕吐、不能进食可引起维生素 B_1 缺乏，导致 Wernicke-Korsakoff 综合征。维生素 K 缺乏，可致凝血功能障碍，常伴血浆蛋白及纤维蛋白原减少，增加孕妇出血倾向。

四、辅助检查

(1)尿液检查：患者尿比重增加，尿酮体阳性，肾功能受损时，尿中可出现蛋白和管型。

(2)血液检查：血液浓缩，红细胞计数增多，血细胞比容上升，血红蛋白值增高；血酮体可为阳性，二氧化碳结合力降低；肝、肾功能受损害时胆红素、转氨酶、肌酐和尿素氮升高。

(3)眼底检查：严重者出现眼底出血。

五、诊断及鉴别诊断

根据病史、临床表现及妇科检查,诊断并不困难。可用 B 超检查排除滋养叶细胞疾病,此外尚需与可引起呕吐的疾病,如急性病毒性肝炎、胃肠炎、胰腺炎、胆管疾病、脑膜炎、脑血管意外及脑肿瘤等鉴别。

六、并发症

(一)Wernicke-Korsakoff 综合征

发病率为妊娠剧吐患者的 10%,是由于妊娠剧吐长期不能进食,导致维生素 B_1 缺乏引起的中枢系统疾病,Wernicke 脑病和 Korsakoff 综合征是一个病程中的先后阶段。

维生素 B_1 是糖代谢的重要辅酶,参与糖代谢的氧化脱羧代谢,维生素 B_1 缺乏时,体内丙酮酸及乳酸堆积,发生糖代谢的三羧酸循环障碍,使得主要靠糖代谢供给能量的神经组织、骨骼肌和心肌代谢出现严重障碍。病理变化主要发生在丘脑、下丘脑的脑室旁区域、中脑导水管的周围区灰质、乳头体、第四脑室底部,迷走神经运动背核,可出现不同程度的神经细胞和神经纤维轴索或髓鞘的丧失,伴有星形细胞和小胶质细胞的增生。毛细血管扩张,血管的外膜和内皮细胞明显增生,有散在小出血灶。

Wernicke 脑病表现为眼球震颤、眼肌麻痹等眼部症状,躯干性共济失调及精神障碍,可同时出现,但大多数患者精神症状迟发。Korsakoff 综合征表现为严重的近事记忆障碍,表情呆滞、缺乏主动性,产生虚构与错构。部分伴有周围神经病变。严重时发展为永久性的精神、神经功能障碍,出现神经错乱、昏迷甚至死亡。

(二)Mallory-Weis 综合征

胃-食管连接处的纵向黏膜撕裂出血,引起呕血和黑便。严重时,可使食管穿孔,表现为胸痛、剧吐、呕血,需急症手术治疗。

七、护理措施

(一)病情观察

观察患者生命体征、全身营养状况及病情变化。严密观察病情变化,若发现孕妇呕吐物为胆汁,血性或咖啡色样,应通知医师。根据医嘱每天监测生命体征 2~3 次,每天观察孕妇的精神状态、皮肤弹性、巩膜颜色、尿量(每天尿量应在 1 000 mL 以上),准确记录液体出入量,发现异常及时通知医师。通过 B 超检查了解胎儿的发育情况。

(二)心理护理

反复发生孕吐的孕妇,会产生不同的压力及焦虑情绪,应关注其心理状态,关心、体贴孕妇,避免其情绪激动。使其了解妊娠呕吐是一种常见的生理现象,经过治疗和护理是可以缓解的,消除其不必要的思想顾虑,树立妊娠的信心,提高心理舒适度。

(三)生活护理

保持室内整洁、安静,避免异味、异物刺激,每天通风 2 次,每次 30 min。保证充足休息睡眠(7~8 h/d),待病情稳定后鼓励孕妇下床活动,促进胃肠蠕动,增加食欲。注意口腔卫生,除早晚刷牙外要经常漱口。

(四)饮食护理

呕吐剧烈时遵医嘱先禁食2~3 d,给予补液治疗,每天2 000~3 000 mL,待病情好转后少量进流食,给予清淡、易消化、适合口味、营养丰富的饮食,少量多餐。

(五)健康指导

(1)保持心情舒畅,有充分的休息和睡眠,进餐前有良好的口腔卫生。

(2)饮食宜清淡,易消化,少量多餐,禁食过甜、油炸及味道过浓食物。

(3)指导孕妇起床前,吃一些干食物(饼干),可吃一些咸的食物,或尝试一些冷饮如酸奶、清凉果汁等。

(4)指导孕妇掌握自测脉搏,如活动后脉搏>100 次/分钟,应停止活动立即休息,活动后如有头晕,应立即蹲下或坐下以防摔伤。

八、预后

绝大多数妊娠剧吐患者预后良好,仅少数患者因病情严重而需终止妊娠。然而对胎儿方面,曾有报道妊娠剧吐发生酮症者,所生后代的智商较低。

(宋燕红)

第四节 异位妊娠

孕卵在子宫腔外着床、生长发育,称异位妊娠,亦称宫外孕。异位妊娠包括输卵管妊娠、卵巢妊娠、子宫颈妊娠、子宫残角妊娠。其中以输卵管妊娠最为多见,约占异位妊娠的95%,是妇女常见的急腹症之一。可因输卵管妊娠流产或破裂引起腹腔内急性大出血,导致腹痛甚至休克,处理不及时可危及生命。

一、护理评估

(一)病史

仔细询问月经史以准确推断停经时间,并对不孕、安置宫内节育器、绝育术、输卵管再通术、盆腔炎等与宫外孕妇科病相关的高危因素予以高度重视。

(二)身心状况

详细询问患者出现腹痛的时间、性质、程度及有无伴随症状;阴道流血出现的时间、量的多少、有无流出物等,仔细评估患者的面色、表情、生命体征,详细进行腹部检查和盆腔检查,注意其阳性体征。

评估患者的心理状况。宫外孕破裂或不全流产者病情发展迅速,患者在较短的时间内经历剧烈腹痛、晕厥、休克等,患者和家属对这突如其来的变化难以接受,往往处于极度恐慌之中。患者不仅要面临死亡的威胁,还要面临此次怀孕失败的结局,以及再次妊娠的挫折,自责、悲观、气愤是最常见的情绪反应。

(三)辅助检查

1.后穹隆穿刺

后穹隆穿刺是一种经济、简单、可靠的诊断方法,适用于疑有腹腔内出血的患者。常规消毒后以10 mL或 20 mL 一次性注射器自后穹隆穿入直肠子宫陷凹,若抽出暗红色不凝固血液则为阳性结果,陈旧性宫外孕时可以抽出小血块或不凝固的陈旧血液。若穿刺针头误入静脉,则血较红,将标本放置 10 min 左右,则血凝固。无内出血、内出血量少、血肿位置较高或直肠子宫陷凹有粘连时,可抽不出血液,因而穿刺阴性不能否认存在输卵管妊娠。

2.妊娠试验

异位妊娠患者体内的人绒毛膜促性腺激素水平较正常妊娠时低,正常宫内妊娠时,每 48 h 定量测定血清β-人绒毛膜促性腺激素值,呈成倍增长,而异位妊娠或宫内妊娠自然流产时,人绒毛膜促性腺激素显著低于此值。尿 β-人绒毛膜促性腺激素定性测定是一种简便、快速的方法,适用于急诊患者。β-人绒毛膜促性腺激素阴性一般可以排除异位妊娠,β-人绒毛膜促性腺激素阳性则需鉴别是宫内妊娠还是异位妊娠。

3.超声诊断

超声检查时如发生下列征象,可怀疑为异位妊娠。

(1)子宫增大而宫腔内空虚无妊娠物。

(2)子宫外见到妊娠囊或胚胎。

(3)附件呈囊性块物,边界不规则。

(4)后陷凹内有囊性突出的块物。

(5)腹腔内存在无回声暗区或直肠子宫陷凹处积液暗区像。

4.腹腔镜检查

在直视下观察腹腔和盆腔内脏器可协助明确诊断,并可经腹腔镜切除未破裂的病灶。腹腔内大量出血或伴有休克者禁作腹腔镜检查。

5.血常规检查

可发现血红蛋白、红细胞、血比容下降,白细胞上升。

二、护理诊断

(一)体液不足
其与宫外孕破裂或流产所致的大出血有关。

(二)疼痛
其与宫外孕流产或破裂所致的腹腔内出血、手术创伤有关。

(三)悲伤
其与此次怀孕失败有关。

(四)恐惧
其与生命受到威胁及今后再次妊娠的可能受到阻碍有关。

(五)有感染的危险
其与大出血机体抵抗力降低、术后留置导尿管、皮肤完整性受损等有关。

三、护理目标

(1)患者体液能得到及时补充。

(2)患者能尽早接受手术,尽快解除疼痛。

(3)患者和家属能正确面对现实,尽快度过悲伤期。

（4）患者心态平稳，能主动、积极配合医疗和护理工作。

（5）患者术后不出现感染征象。

四、护理措施

（一）一般护理

异位妊娠在确定手术治疗以前应绝对卧床休息，避免突然变动体位或增加腹压的动作，以预防继发性出血。应食用高蛋白、维生素丰富和铁质多的食物，以辅助纠正贫血。如为大量出血应禁食，防止急症手术麻醉后呕吐。

（二）病情观察

异位妊娠的主要症状是腹痛，因妊娠的部位不同、出血量不同，临床表现各异，故应严密观察腹痛的部位和严重程度，如有昏厥、休克的表现，应注意生命体征变化。早期输卵管妊娠或胚胎已死亡者，常有不规则、点滴状阴道流血，呈深褐色，不超过月经量，可伴有蜕膜管型或蜕膜碎片从阴道排出，应保留送病理检查，切片中如见绒毛可诊断为宫内妊娠，仅见蜕膜、未见绒毛有助于异位妊娠的诊断。在保守治疗期间，应严密观察腹痛及内出血，如突然腹痛加重、血压下降、脉搏加快，为继发内出血的表现，应立即通知医师，以及时输液并作手术前准备，严密观察生命体征变化。

（三）对症护理

异位妊娠多为急腹症，因严重腹痛或休克导致患者心情恐惧，迫切要求手术治疗，故应亲切冷静地安慰患者，讲明本病虽然发病急、症状重，但手术不复杂、效果好，鼓励患者配合医师积极治疗，即可康复。

（四）治疗护理

异位妊娠的治疗分为保守治疗和手术治疗。没有明确诊断以前需行后穹隆穿刺者应配合医师行妇科检查，备阴道检查器械、空针、穿刺针头。已明确诊断确定手术治疗者，应立即做手术前准备。有休克者同时进行抢救，输液、输血、给氧气吸入。保守治疗如用中药，以活血化瘀为主。如采用局部或全身化疗，常用甲氨蝶呤，可杀死胚芽，经治疗后若血或尿妊娠试验仍为阳性，提示胚胎继续存活，应严密观察是否转为阴性，若病情无改善应确定手术，立即作术前准备。

五、评价

术后应早期活动，6 h 后即可于床上翻身，48 h 后可起床，以预防内出血及手术刺激而造成肠粘连。注意生活要有规律，可经常散步、增加营养以促进机体康复。嘱 1 个月后复查，以了解恢复情况。有生育要求者，嘱其在身体完全恢复后到医院检查输卵管通畅情况，以利于再孕或继续治疗。

（宋燕红）

第五节　过　期　妊　娠

平时月经周期规则，妊娠达到或超过 42 周（＞294 d）尚未分娩者，称为过期妊娠。其发生率占妊娠总数的 3%～15%。过期妊娠使胎儿窘迫、胎粪吸入综合征、过熟综合征、新生儿窒息、围生儿死亡、巨大儿,以及难产等不良结局发生率增高,并随妊娠期延长而增加。

一、病因

过期妊娠可能与下列因素有关。

(一)雌、孕激素比例失调

内源性前列腺素和雌二醇分泌不足而孕酮水平增高,导致孕激素优势,抑制前列腺素和缩宫素的作用,延迟分娩发动。导致过期妊娠。

(二)头盆不称

部分过期妊娠胎儿较大,导致头盆不称和胎位异常,使胎先露部不能紧贴子宫下段及子宫颈内口,反射性子宫收缩减少,容易发生过期妊娠。

(三)胎儿畸形

如无脑儿,由于无下丘脑,垂体肾上腺轴发育不良或缺如,促肾上腺皮质激素产生不足,胎儿肾上腺皮质萎缩,使雌激素的前身物质 16α-羟基硫酸脱氢表雄酮不足,从而雌激素分泌减少;小而不规则的胎儿不能紧贴子宫下段及子宫颈内口诱发宫缩,导致过期妊娠。

(四)遗传因素

某家族、某个体常反复发生过期妊娠,提示过期妊娠可能与遗传因素有关。胎盘硫酸酯酶缺乏症是一种罕见的伴性隐性遗传病,可导致过期妊娠。其发生机制是因胎盘缺乏硫酸酯酶,胎儿肾上腺与肝脏产生的 16α-羟基硫酸脱氢表雄酮不能脱去硫酸根转变为雌二醇及雌三醇,从而使血雌二醇及雌三醇明显减少,降低子宫对缩宫素的敏感性,使分娩难以启动。

二、临床表现

(一)胎盘

过期妊娠的胎盘病理有两种类型。一种是胎盘功能正常,除重量略有增加外,胎盘外观和镜检均与妊娠足月胎盘相似;另一种是胎盘功能减退,肉眼观察胎盘母体面呈片状或多灶性梗死及钙化,胎儿面及胎膜常被胎粪污染,呈黄绿色。

(二)羊水

正常妊娠 38 周后,羊水量随妊娠推延逐渐减少,妊娠 42 周后羊水减少迅速,约 30% 减至300 mL 以下;羊水粪染率明显增高,是足月妊娠的 2～3 倍,若同时伴有羊水过少,羊水粪染率达 71%。

(三)胎儿

过期妊娠胎儿生长模式与胎盘功能有关,可分以下 3 种。

1.正常生长及巨大儿

胎盘功能正常者,能维持胎儿继续生长,约有 25% 成为巨大儿,其中 1.4% 胎儿出生体质量 >4 500 g。

2.胎儿成熟障碍

10%～20% 过期妊娠并发胎儿成熟障碍。胎盘功能减退与胎盘血流灌注不足、胎儿缺氧及营养缺乏等有关。由于胎盘合成、代谢、运输及交换等功能障碍,胎儿不易再继续生长发育。临床分为3 期:第Ⅰ期为过度成熟期,表现为胎脂消失、皮下脂肪减少、皮肤干燥松弛多皱褶,头发浓密,指(趾)甲长,身体瘦长,容貌似"小老人"。第Ⅱ期为胎儿缺氧期,肛门括约肌松弛,有胎粪排出,羊水及胎儿皮肤黄染,羊膜和脐带绿染,同胎儿患病率及围生儿死亡率最高。第Ⅲ期为胎儿全身因粪染历时较长广泛黄染,指(趾)甲和皮肤呈黄色,脐带和胎膜呈黄绿色,此期胎儿已经历和渡过第Ⅱ期危险阶段,其预后反较第Ⅱ期好。

3.胎儿生长受限

小样儿可与过期妊娠共存,后者更增加胎儿的危险性,约1/3过期妊娠死产儿为生长受限小样儿。

三、处理原则

应根据胎盘功能、胎儿大小、子宫颈成熟度综合分析,以确诊过期妊娠,并选择恰当的分娩方式终止妊娠,在产程中密切观察羊水情况、胎心监护,出现胎儿窘迫征象,行剖宫产尽快结束分娩。

四、护理

(一)护理评估

1.病史

准确核实孕周,确定胎盘功能是否正常是关键。诊断过期妊娠之前必须准确核实孕周。

2.身心诊断

平时月经周期规则,妊娠达到或超过42周(>294 d)未分娩者,可诊断为过期妊娠。由于孕妇结果的不可预知、恐惧、焦虑、猜测是过期妊娠孕妇常见的情绪反应。

3.诊断检查

实验室检查。①根据B超检查确定孕周,妊娠20周内,B超检查对确定孕周有重要意义。妊娠5～12周内以胎儿顶臀径推算孕周较准确,妊娠12～20周以内以胎儿双顶径、股骨长度推算预产期较好。②根据妊娠初期血、尿人绒毛膜促性腺激素增高的时间推算孕周。

(二)可能的护理诊断

1.有新生儿受伤的危险

与过期胎儿生长受限有关。

2.焦虑

与担心分娩方式、过期胎儿预后有关。

(三)预期目标

(1)新生儿不存在因护理不当而产生的并发症。

(2)患者能平静地面对事实,接受治疗和护理。

(四)护理措施

1.预防过期妊娠

(1)加强孕期宣教,使孕妇及家属认识过期妊娠的危害性。

(2)定期进行产前检查,适时结束妊娠。

2.加强监测,判断胎儿在宫内情况

(1)教会孕妇进行胎动计数:妊娠超过40周的孕妇,通过计数胎动进行自我监测尤为重要。胎动计数>30次/12 h为正常,<10次/12 h或逐天下降,超过50%,应视为胎盘功能减退,提示

胎儿宫内缺氧。

(2)胎儿电子监护仪检测:无应激试验每周2次,胎动减少时应增加检测次数;住院后需每天1次监测胎心变化。无应激试验无反应型需进一步做缩宫素激惹试验(OCT),若多次反复相互现胎心晚期减速,提示胎盘功能减退、胎儿明显缺氧。因无应激试验存在较高假阳性率,需结合B超检查,估计胎儿安危。

3.终止妊娠应根据胎盘功能、胎儿大小、子宫颈成熟度综合分析,选择恰当的分娩方式

(1)终止妊娠的指征:已确诊过期妊娠,严格掌握终止妊娠的指征。①子宫颈条件成熟;②胎儿体质量＞4 000 g或胎儿生长受限;③12 h内胎动＜10次或无应激试验为无反应型,缩宫素激惹试验可疑;④尿E/C比值持续低值;⑤羊水过少(羊水暗区＜3 cm)和/或羊水粪染;⑥并发重度子痫前期或子痫。终止妊娠的方法应酌情而定。

(2)引产:子宫颈条件成熟、Bishop评分＞7分者,应予引产;胎头已衔接者,通常采用人工破膜,破膜时羊水多而清者,可静脉滴注缩宫素。在严密监视下经阴道分娩。对羊水Ⅱ度污染者,若阴道分娩,要求在胎肩娩出前用负压吸管或吸痰管吸净胎儿鼻咽部黏液。

(3)剖宫产:出现胎盘功能减退或胎儿窘迫征象,不论子宫颈条件成熟与否,均应行剖宫产尽快结束分娩。过期妊娠时,胎儿虽有足够储备力,但临产后宫缩应激力的显著增加超过其储备力,出现隐性胎儿窘迫,对此应有足够认识。最好应用胎儿监护仪,以及时发现问题,采取应急措施,适时选择剖宫产挽救胎儿。进入产程后。应鼓励产妇左侧卧位、吸氧。产程中最好连续监测胎心,注意羊水性状,必要时取胎儿头皮血测pH,以及早发现胎儿窘迫,并及时处理。过期妊娠时,常伴有胎儿窘迫、羊水粪染,分娩时应做相应准备。胎儿娩出后立即在直接喉镜指引下行气管插管吸出气管内容物,以减少胎粪吸入综合征的发生。过期儿患病率和死亡率均增高,应及时发现和处理新生儿窒息、脱水、低血容量及代谢性酸中毒等并发症。

(五)护理评价

(1)患者能积极配合医护措施。

(2)新生儿未发生窒息。

(宋燕红)

第十五章

儿科护理

第一节 小儿惊厥

惊厥的病理生理基础是脑神经元的异常放电和过度兴奋。惊厥是由多种原因所致的大脑神经元暂时性功能紊乱的一种表现。惊厥发作时全身或局部肌群突然发生阵挛或强直性收缩,多伴有不同程度的意识障碍。惊厥是小儿常见的急症,有 5%～6% 的小儿发生过高热惊厥。

一、病因

小儿惊厥可由众多因素引起,凡能造成脑神经元兴奋性功能紊乱的因素(如脑缺氧、缺血、低血糖、脑炎症、水肿、中毒变性、坏死)均可导致惊厥的发生。其病因可归纳为以下几类。

(一)感染性疾病

1.颅内感染性疾病

该类疾病包括细菌性脑膜炎、脑血管炎、颅内静脉窦炎、病毒性脑炎、脑膜脑炎、脑寄生虫病、各种真菌性脑膜炎。

2.颅外感染性疾病

该类疾病包括呼吸系统感染性疾病、消化系统感染性疾病、泌尿系统感染性疾病、全身性感染性疾病、某些传染病、感染性病毒性脑病、脑病合并内脏脂肪变性综合征。

(二)非感染性疾病

1.颅内非感染性疾病

该类疾病包括癫痫、颅内创伤、颅内出血、颅内占位性病变、中枢神经系统畸形、脑血管病、神经皮肤综合征、中枢神经系统脱髓鞘病和变性疾病。

2.颅外非感染性疾病

(1)中毒:如氰化钠、铅、汞中毒,急性乙醇中毒及各种药物中毒。

(2)缺氧:如新生儿窒息、溺水、麻醉意外、一氧化碳中毒、心源性脑缺血综合征等。

(3)先天性代谢异常疾病:如苯丙酮尿症、黏多糖病、半乳糖血症、肝豆状核变性、尼曼-皮克病。

(4)水电解质紊乱及酸碱失衡:如低钙血症、低钠血症、高钠血症及严重代谢性酸中毒。

(5)全身及其他系统疾病并发症:如系统性红斑狼疮、风湿病、肾性高血压脑病、尿毒症、肝昏迷、糖尿病、低血糖、胆红素脑病。

(6)维生素缺乏症:如维生素 B_6 缺乏症、维生素 B_6 依赖综合征、维生素 B_1 缺乏性脑病。

二、临床表现

(一)惊厥发作形式

1.强直-阵挛发作

患儿在惊厥发作时突然意识丧失,摔倒,全身强直,呼吸暂停,角弓反张,牙关紧闭,面色青紫,持续10～20 s,转入阵挛期;不同肌群交替收缩,致肢体及躯干有节律地抽动,口吐白沫(若咬破舌头可吐血沫)。患儿呼吸恢复,但不规则,数分钟后肌肉松弛而缓解,可有尿失禁,然后入睡,醒后可有头痛、疲乏,对发作不能回忆。

2.肌阵挛发作

肌阵挛发作是由肢体或躯干的某些肌群突然收缩(或称电击样抽动),表现为头、颈、躯干或某个肢体快速抽搐。

3.强直发作

强直发作表现为肌肉突然强直性收缩,肢体可固定在某种不自然的位置,持续数秒钟,躯干四肢姿势可不对称,有强直表情,眼及头偏向一侧,睁眼或闭眼,瞳孔散大,可伴呼吸暂停、意识丧失。发作后意识较快恢复,不出现发作后嗜睡。

4.阵挛性发作

阵挛性发作时全身性肌肉抽动,左右可不对称,肌张力可升高或降低,有短暂意识丧失。

5.局限性运动性发作

发作时无意识丧失,常表现为下列形式。

(1)某个肢体或面部抽搐:口、眼、手指对应的脑皮层运动区的面积大,因而这些部位易受累。

(2)杰克逊(Jackson)癫痫发作:发作时大脑皮质运动区异常放电灶逐渐扩展到相邻的皮层区。抽搐也按皮层运动区对躯干支配的顺序扩展:面部→手→前臂→上肢→躯干→下肢。若进一步发展,可成为全身性抽搐,此时可有意识丧失。杰克逊癫痫发作常提示颅内有器质性病变。

(3)旋转性发作:发作时头和眼转向一侧,躯干也随之强直性旋转,或一侧上肢上举,另一侧上肢伸直,躯干扭转等。

6.新生儿轻微惊厥

新生儿轻微惊厥是新生儿期常见的一种惊厥形式。发作时新生儿呼吸暂停,两眼斜视,眼睑抽搐,有频频的眨眼动作,伴流涎、吸吮或咀嚼样动作,有时还出现上肢下肢类似游泳或蹬自行车样的动作。

(二)惊厥的伴随症状及体征

1.发热

发热为小儿惊厥最常见的伴随症状。例如,单纯性或复杂性高热惊厥患儿,于惊厥发作前均有 38.5 ℃甚至 40 ℃以上高热。由上呼吸道感染引起者,还可有咳嗽、流涕、咽痛、咽部出血、扁桃体肿大等表现。如惊厥为其他器官或系统感染所致,绝大多数患儿有发热及其相关的症状和体征。

2.头痛及呕吐

头痛为小儿惊厥常见的伴随症状。年长儿能正确叙述头痛的部位、性质和程度,婴儿常表现为烦躁、哭闹、摇头、抓耳或拍打头部。患儿多伴有频繁的喷射状呕吐,常见于颅内疾病及全身性疾病,如各种脑膜炎、脑炎、中毒性脑病、瑞氏综合征、颅内占位性病变。患儿还可出现程度不等的意识障碍,颈项抵抗,前囟饱满,颅神经麻痹,肌张力升高或减弱,克氏征、布鲁津斯基征及巴宾斯基征呈阳性。

3.腹泻

重度腹泻病可导致水、电解质紊乱及酸碱失衡,出现严重低钠血症或高钠血症,低钙血症、低镁血症。补液不当造成水中毒,也可出现惊厥。

4.黄疸

当出现胆红素脑病时,不仅皮肤、巩膜高度黄染,还可有频繁性惊厥。重症肝炎患儿肝衰竭,出现惊厥前可见到明显黄疸。在瑞氏综合征、肝豆状核变性等的病程中,均可出现黄疸,此类疾病初期或中末期均能出现惊厥。

5.水肿、少尿

各类肾炎或肾病为儿童时期常见多发病。水肿、少尿为该类疾病的首起表现。当部分患儿出现急性、慢性肾衰竭或肾性高血压脑病时,可有惊厥。

6.智力低下

常见于新生儿窒息所致缺氧、缺血性脑病,颅内出血患儿,病初即有频繁惊厥,其后有不同程度的智力低下。智力低下亦见于先天性代谢异常疾病患儿,如未经及时、正确治疗的苯丙酮尿症、枫糖尿症患儿。

三、诊断依据

(一)病史

了解惊厥的发作形式、持续时间、伴随症状、诱发因素及有关的家族史,了解患儿有无意识丧失。

(二)体检

给患儿做全面的体格检查,尤其是神经系统的检查,检查神志、头颅、头围、囟门、颅缝、脑神经、瞳孔、眼底、颈抵抗、病理反射、肌力、肌张力、四肢活动等。

(三)实验室及其他检查

1.血尿粪常规

血白细胞数显著升高,通常提示细菌感染。血红蛋白含量很低,网织红细胞数升高,提示急性溶血。尿蛋白含量升高,提示肾炎或肾盂肾炎。粪便镜检可以排除痢疾。

2.血生化等检验

除常规查肝功能、肾功能、电解质外,还应根据病情选择有关检验。

3.脑脊液检查

对疑有颅内病变的惊厥患儿,应做脑脊液常规、脑脊液生化、脑脊液培养或有关的特殊化验。

4.脑电图

阳性率可达80%～90%。小儿惊厥患儿的脑电图上可表现为阵发性棘波、尖波、棘慢波、多棘慢波等多种波型。

5.CT检查

对疑有颅内器质性病变的惊厥患儿,应做脑CT扫描。高密度影见于钙化灶、出血灶、血肿及某些肿瘤;低密度影常见于水肿、脑软化、脑脓肿、脱髓鞘病变及某些肿瘤。

6.MRI 检查

MRI 对脑、脊髓结构异常反映较 CT 更敏捷,能更准确地反映脑内病灶。

7.单光子反射计算机体层成像(SPECT)

SPECT 可显示脑内不同断面的核素分布图像,对癫痫病灶、肿瘤定位及脑血管疾病提供诊断依据。

四、治疗

(一)止惊治疗

1.地西泮

每次 0.25～0.5 mg/kg,最大剂量为 10 mg,缓慢静脉注射,1 min 不多于 1 mg。必要时可在 15～30 min 后重复静脉注射一次。之后可口服维持。

2.苯巴比妥钠

新生儿的首次剂量为 15～20 mg,给药方式为静脉注射。维持量为 3～5 mg/(kg·d)。婴儿、儿童的首次剂量为 5～10 mg/kg,给药方式为静脉注射或肌内注射,维持量为 5～8 mg/(kg·d)。

3.水合氯醛

每次 50 mg/kg,加水稀释成 5%～10% 的溶液,保留灌肠。惊厥停止后改用其他止惊药维持。

4.氯丙嗪

剂量为每次 1～2 mg/kg,静脉注射或肌内注射,2～3 h 后可重复 1 次。

5.苯妥英钠

每次 5～10 mg/kg,肌内注射或静脉注射。遇到癫痫持续状态时,可给予 15～20 mg/kg,速度不超过 1 mg/(kg·min)。

6.硫苯妥钠

该药有催眠作用,大剂量有麻醉作用。每次 10～20 mg/kg,稀释成 2.5% 的溶液,肌内注射。也可缓慢静脉注射,边注射边观察,惊厥停止即停止注射。

(二)降温处理

1.物理降温

可用 30%～50% 乙醇擦浴。在患儿的头部、颈、腋下、腹股沟等处放置冰袋,亦可用冷盐水灌肠。可用低于体温 3 ℃～4 ℃ 的温水擦浴。

2.药物降温

一般用安乃近,每次 5～10 mg/kg,肌内注射。亦可用其滴鼻,对大于 3 岁的患儿,每次滴 2～4 滴。

(三)降低颅内压

惊厥持续发作引起脑缺氧、缺血,易导致脑水肿;如惊厥由颅内感染引起,疾病本身即有脑组织充血、水肿,颅内压增高,因而应及时降低颅内压。常用 20% 的甘露醇溶液,每次 5～10 mL/kg,静脉注射或快速静脉滴注(10 mL/min),6～8 h 重复使用。

(四)纠正酸中毒

惊厥频繁或持续发作过久,可导致代谢性酸中毒,如果血气分析发现血 pH<7.2,BE(碱剩

余)为 15 mmol/L,可用 5%碳酸氢钠 3～5 mL/kg,稀释成 1.4%的等张溶液,静脉滴注。

(五)病因治疗

对惊厥患儿应通过了解病史、全面体检及必要的化验检查,争取尽快地明确病因,给予相应治疗。对可能反复发作的患者,还应制定预防复发的措施。

五、护理

(一)护理诊断

(1)有窒息的危险。

(2)有受伤的危险。

(3)潜在并发症有脑水肿、酸中毒、呼吸系统衰竭、循环系统衰竭。

(4)患儿家长缺乏关于该病的知识。

(二)护理目标

(1)患儿不发生误吸或窒息。

(2)患儿未发生并发症。

(3)患儿家长情绪稳定,能掌握止痉、降温等应急措施。

(三)护理措施

1.一般护理

(1)护理人员应将患儿平放于床上,取头侧位。保持安静,治疗操作应尽量集中进行,动作轻柔、敏捷,禁止一切不必要的刺激。

(2)护理人员应把患儿的头侧向一边,以及时清除呼吸道分泌物;对发绀的患儿供给氧气;患儿窒息时施行人工呼吸。

(3)物理降温可用沾有温水或冷水的毛巾湿敷额头,每 5～10 min 更换 1 次毛巾,必要时把冰袋放在额部或枕部。

(4)护理人员应注意患儿的安全,预防损伤,清理好周围物品,防止患儿坠床和碰伤。

(5)护理人员应协助做好各项检查,以及时明确病因;根据病情需要,于惊厥停止后,配合医师做血糖、血钙、腰椎穿刺、血气分析及血电解质等针对性检查。

(6)护理人员应保持患儿的皮肤清洁、干燥,衣、被、床单清洁、干燥、平整,以防皮肤感染及压疮的发生。

(7)护理人员应关心、体贴患儿,熟练、准确地操作,以取得患儿的信任,消除其恐惧心理;说服患儿及家长主动配合各项检查及治疗,使诊疗工作顺利进行。

2.临床观察内容

(1)惊厥发作时,护理人员应观察惊厥患儿抽搐的时间和部位,有无其他伴随症状。

(2)护理人员应观察病情变化,尤其随时观察呼吸、面色、脉搏、血压、心音、心率、瞳孔大小、对光反射等重要的生命体征,如发现异常,以及时通报医师,以便采取紧急抢救措施。

(3)护理人员应观察体温变化,如患儿有高热,以及时做好物理降温及药物降温;如体温正常,应注意为患儿保暖。

3.药物观察内容

(1)护理人员应观察止惊药物的疗效。

(2)使用地西泮、苯巴比妥钠等止惊药物时,护理人员应注意观察患儿呼吸及血压的变化。

4.预见性观察

若惊厥持续时间长,频繁发作,护理人员应警惕有脑水肿、颅内压增高。收缩压升高,脉率减慢,呼吸节律慢而不规则,则提示颅内压增高。如未及时处理,可进一步发生脑疝,表现为瞳孔不等大、对光反射消失、昏迷加重、呼吸节律不整甚至呼吸骤停。

六、康复与健康指导

(1)护理人员应做好患儿的病情观察,准备好急救物品,教会家长正确的退热方法,提高家长的急救技能。

(2)护理人员应加强患儿营养与体育锻炼,做好基础护理等。

(3)护理人员应向家长详细交代患儿的病情、惊厥的病因和诱因,指导家长掌握预防惊厥的方法。

(赵　娜)

第二节　小儿病毒性脑炎和脑膜炎

病毒性脑炎和脑膜炎是由病毒引起的中枢神经系统感染性疾病。由乙型脑炎病毒引起的病毒性脑炎好发于 10 岁以下儿童,在夏季、秋季流行,称为流行性乙型脑炎。其他常见病毒包括柯萨奇病毒、埃可病毒、单纯疱疹病毒、腺病毒、腮腺炎病毒和淋巴细胞性脉络丛脑膜炎病毒等。病毒性脑炎常呈弥漫性脑实质病变,也可呈局灶性病变(又称局灶性脑炎);病毒性脑膜炎则以软脑膜病变为主。

一、临床表现

病情轻重程度差异较大,与神经系统受累部位、病毒致病力强弱、患儿的免疫反应等因素有关。

(一)前驱症状或伴随症状

前驱症状多表现为呼吸道或消化道症状,如咽痛、咳嗽、呕吐、腹泻、食欲缺乏。某些病毒感染可伴特殊表现。例如,腮腺炎病毒感染时腮腺肿大,埃可病毒和柯萨奇病毒感染时常有皮肤斑丘疹或黏膜疹,单纯疱疹病毒感染时可有皮肤黏膜疱疹。

(二)发热
发热一般为低等至中等程度发热。流行性乙型脑炎常急性发病,出现高热或超高热。

(三)脑炎的表现
1.意识障碍
发生意识障碍(或称脑症状),轻者反应淡漠、迟钝或烦躁、嗜睡;重者出现谵妄、昏迷。

2.惊厥
惊厥可为局限性、全身性或持续性的。

3.颅内压增高症
(1)年长儿持续性头痛及频繁呕吐,婴儿常表现为易激惹、烦躁、尖叫或双眼凝视。该病常伴不同程度的意识障碍。

（2）四肢肌张力升高或出现强直（去大脑强直：伸性强直和痉挛，角弓反张；去皮质强直：一侧或双侧上肢痉挛伴屈曲状，下肢伸性痉挛）。

（3）血压升高，脉搏减慢，呼吸不规则甚至暂停。

（4）婴儿前囟隆起、张力升高，继而颅缝分离，头围和前囟增大。

（5）视盘水肿，但在急性颅内压增高时常缺如，在婴儿中少见。

（6）意识障碍、瞳孔扩大、血压升高伴缓脉三联征提示为颅内压增高危象，常为脑疝的前兆。

4.锥体束征阳性

巴宾斯基征阳性。

5.局限性脑症状

局限性脑症状与受累部位有关。

（1）脑干受损：呼吸改变，脑神经麻痹，瞳孔变化。

（2）基底核受损：震颤，多动，肌张力改变。

（3）小脑受损：共济失调。

（4）额叶受损：精神行为异常，运动性失语。

（5）颞叶受损：中枢性失聪。

（6）枕叶受损：中枢性失明。

（7）脑皮质运动功能区受损：中枢性单侧或单肢瘫痪。

（四）脑膜炎的表现

（1）有头痛、呕吐等颅内压增高的表现。

（2）脑膜刺激征：颈强直、克氏征和布氏征阳性。

（3）惊厥少见，意识障碍比较轻微。

二、实验室检查

（一）脑脊液常规检查

脑脊液外观多清亮，偶尔微微浑浊，蛋白质含量正常或轻度升高，细胞计数为$(0\sim500)\times10^6/L$，早期以中性粒细胞为主，但很快转为以淋巴细胞为主，糖和氯化物含量正常，脑脊液培养，无细菌生长。

（二）病原学检查

将脑脊液送去做病毒分离。应用分子生物学技术（如聚合酶链式反应）检测脑脊液中相应病毒的基因。

（三）其他检查

1.脑电图检查

脑炎早期即有脑电图改变，出现弥漫性或局限性慢波，也可见尖波、棘波、尖慢复合波或棘慢复合波。

2.影像学检查

头颅 CT 检查可发现脑水肿、脑软化灶、脑膜炎等。

三、治疗

(一)抗病毒治疗

对某些病毒感染可选用相应抗病毒药物。例如,对单纯疱疹病毒引起的脑炎可用阿昔洛韦,推荐剂量:每次 10~15 mg/kg,静脉滴注,8 小时 1 次,共用 14~21 d。

(二)一般治疗

(1)重症监护。

(2)对昏迷的患儿防止痰阻。患儿尿潴留时辅助其排尿。

(3)患儿需要补充的液体量为 30~60 mL/(kg·d),总张力为 1/5~1/4 N。对重症脑炎患儿在补液 12 h 左右可给予清蛋白 0.5~1.0 g/kg,最大量为每次 25 g;或给予血浆,对贫血患儿给全血,每次 10 mL/kg,以增加血浆胶体渗透压,维持组织脱水。

(4)保证热量供给,维持电解质、酸碱平衡。

(三)恢复期及康复治疗

在恢复期可选用促进脑细胞代谢药,如脑活素。脑炎患儿易遗留各种神经系统后遗症,应及时予以相应康复治疗。

四、护理措施

(一)休息与运动

患儿在急性期要卧床休息,在缓解期和恢复期可做床上被动运动或床边活动。

(二)饮食护理

护理人员应给予患儿高热量、高蛋白质、高维生素、易消化的清淡流食或半流食,保证能量供给,维持水、电解质平衡。根据患儿的意识状态及年龄,护理人员应采取适宜的营养供给方式,对经口进食者避免呛咳及呕吐,对鼻饲者按鼻饲护理常规操作,对应用静脉营养者按静脉输液常规操作。

(三)用药护理

静脉用药时,护理人员应根据患儿的年龄、病情及药物性质调整合适的输液速度,必要时使用输液泵控制速度;静脉应用甘露醇时要快速滴入,把 250 mL 20% 的甘露醇在 50 min 内静脉输入完毕,避免药物外渗。护理人员应注意观察抗惊厥发作和抗病毒等药物的不良反应。

(四)心理护理

护理人员应加强沟通,解除患儿及其家长的焦虑及恐惧情绪,增强患儿战胜疾病的信心和对治疗护理的依从性。

(五)病情观察与护理

护理人员应监测患儿生命体征的变化,观察患儿神志、囟门、瞳孔的改变,警惕惊厥、脑水肿、脑疝及呼吸衰竭等的发生,备齐抢救药品及器械,加强巡视、密切观察、详细记录,以便及早发现,给予急救处理。

(六)健康教育

(1)护理人员应给患儿做身体按摩和被动功能训练,而后让患儿逐渐下床活动。

(2)护理人员应指导患儿遵医嘱服药。

(3)护理人员应向患儿及其家长讲解关于疾病治疗、护理的知识及影响预后的相关因素,提高患儿及其家长对治疗护理的依从性,帮助患儿及其家长树立战胜疾病的信心。

(4)有肢体瘫痪的患儿应保持肢体功能位,以及早进行肌肉按摩和被动功能训练以促进康复。护理人员应指导家长协助有语言障碍的患儿进行语言训练。

(5)患儿应遵医嘱定期复查脑电图,一旦出现头痛、呕吐、惊厥等症状及早就医,以免延误病情。

(赵　娜)

第三节　小儿心包炎

心包炎可分感染性和非感染性两类,且多为其他疾病(婴儿常见于败血症、肺炎、脓胸,学龄儿童多见于结核病、风湿病)的一种表现。

一、临床特点

(一)症状

较大儿童常有心前区刺痛,平卧时加重,取坐位或前倾位时可减轻,疼痛可向肩背及腹部放射。婴儿表现为烦躁不安。患儿同时有原发病的症状表现,常有呼吸困难、咳嗽、发热等。

(二)体征

早期可听到心包摩擦音,多在胸骨左缘第3~4肋间最清晰,但多为一过性。有心包积液时心音遥远、低钝,出现奇脉。当心包积液达一定量时,心包舒张受限,出现颈静脉怒张、肝脏增大、肝颈反流征阳性、下肢水肿、心动过速、脉压变小。

(三)辅助检查

1.X线检查

心影呈烧瓶样增大,肺血大多正常。

2.心电图

心电图显示窦性心动过速,低电压,广泛ST段、T波改变。

3.超声心动图

超声心动图能提示心包积液的部位、量。

4.实验室检查

血沉加快。C反应蛋白含量升高。血常规结果显示白细胞、中性粒细胞含量升高。

二、护理评估

(一)病史

了解患儿近期有无感染性疾病及有无结核、风湿热病史。

(二)症状、体征

评估患儿有无发热、胸痛,胸痛与体位的关系。评估有无心脏压塞症状,如呼吸困难、心率加快、颈静脉怒张、肝大、水肿、心音遥远及奇脉。听诊心脏,注意有无心包摩擦音。

（三）社会、心理

评估家长对疾病的了解程度和态度。

（四）辅助检查

了解并分析胸片、心电图、超声心动图等检查结果。

三、常见护理问题

（一）疼痛

疼痛与心包炎性渗出有关。

（二）体温异常

体温异常与炎症有关。

（三）气体交换受损

气体交换受损与心包积液、心脏受压有关。

（四）合作性问题

合作性问题是急性心脏压塞。

四、护理措施

（一）休息与卧位

患儿应卧床休息，宜取半卧位。

（二）饮食

护理人员应给予患儿高热量、高蛋白、高维生素、易消化的半流质或软食，限制患儿的钠盐摄入，嘱其少食易产气的食物（如薯类），多食芹菜、海带等富含纤维素的食物，以防止肠内产气过多而引起腹胀及便秘，导致膈肌上抬。

（三）高热护理

护理人员应及时做好降温处理，测定体温并及时记录体温。

（四）吸氧

护理人员应对胸闷、气急严重者给予氧气吸入。

（五）对症护理

对有心包积液的患儿，护理人员应做好解释工作，协助医师进行心包穿刺。在操作过程中护理人员应仔细观察生命体征的变化，记录抽出液体的性质和量，穿刺完毕，局部加压数分钟后无菌包扎。把患儿送回病床后，护理人员应继续观察有无渗液、渗血，必要时给局部用沙袋加压。

（六）病情观察

（1）呼吸困难为急性心包炎和慢性缩窄性心包炎主要的突出症状，护理人员应密切观察患儿的呼吸频率和节律。

（2）当患儿静脉压升高，面色苍白、发绀，烦躁不安，肝脏在短期内增大时，护理人员应及时报告医师并做好心包穿刺准备。

（七）心理护理

护理人员应肯定患儿对疼痛的描述，并设法分散其注意力，减轻其不适感觉。

（八）健康教育

（1）护理人员应向家长讲解舒适的体位、休息和充足的营养供给是治疗该病的良好措施。

（2）若需要进行心包穿刺时，护理人员应向家长说明必须配合和注意的事宜。

五、出院指导

（1）护理人员应遵医嘱及时、准确地使用药物并定期随访。

（2）由于心包炎患儿的抵抗力减弱，出院后患儿应坚持休息半年左右，并加强营养，以利于心功能的恢复。

（赵　娜）

第四节　小儿病毒性心肌炎

一、概述

病毒性心肌炎是由病毒感染引起的心肌间质炎症细胞浸润和邻近的心肌细胞坏死、变形，有时病变也可累及心包或心内。该病可导致心肌损伤、心功能障碍、心律失常和周身症状。该病可发生于任何年龄，是儿科常见的心脏疾病之一，近年来发生率有增大的趋势。

（一）病因

近年来病毒学及免疫病理学迅速发展，通过大量动物实验及临床观察，证明多种病毒可引起心肌炎。其中柯萨奇病毒 B6（1～6 型）常见，其他病毒（如柯萨奇病毒 A、埃可病毒、脊髓灰质炎病毒、流感病毒、副流感病毒、腮腺炎病毒、水痘病毒、单纯疱疹病毒、带状疱疹病毒及肝炎病毒）也可能致病。柯萨奇病毒具有高度亲心肌性和流行性，据报道很多原因不明的心肌炎和心包炎由柯萨奇病毒 B 所致。

病毒性心肌炎在一定条件下才发病。例如，当机体继发细菌感染（特别是链球菌感染）、发热、缺氧、营养不良、接受类固醇或放疗而抵抗力低下时，可发病。

医师对病毒性心肌炎的发病原理至今未完全了解，目前提出病毒学说、免疫学说等几种学说。

（二）病理

病毒性心肌炎病理改变轻重不等。轻者常以局灶性病变为主，而重者则多呈弥漫性病变。局灶性病变者的心肌外观正常，而弥漫性病变者的心肌苍白、松软，心脏呈不同程度的扩大、增重。镜检可见病变部位的心肌纤维变性或断裂，心肌细胞溶解、水肿、坏死。心肌间质有不同程度的水肿，淋巴细胞、单核细胞和少数多核细胞浸润。左心室及室间隔的病变显著。病变可波及心包、心内膜及心脏传导系统。

慢性患者的心脏扩大，心肌间质炎症浸润，心肌纤维化，有瘢痕组织形成，心内膜呈弥漫性或局限性增厚，血管内皮肿胀。

二、临床表现

病情轻重悬殊。轻者可无明显自觉症状，仅有心电图改变。重者可出现严重的心律失常、充血性心力衰竭、心源性休克，甚至死亡。1/3 以上的患者在发病前 1～3 周或发病的同时有呼吸道或消化道病毒感染，伴有发热、咳嗽、咽痛、周身不适、腹泻、皮疹等症状，继而出现心脏症状，如年长儿常诉心悸、气短、胸部及心前区不适或疼痛、有疲乏感。发病初期患儿常有腹痛、食欲缺乏、恶心、呕吐、头晕、头痛等表现。3个月以内婴儿有拒乳、苍白、发绀、四肢凉、两眼凝视等症状。心力衰竭者呼吸急促,突然腹痛,发绀,水肿。心源性休克者烦躁不安,面色苍白、皮肤发花、四肢厥冷或末梢发绀。发生窦性停搏或心室纤颤时患儿可突然死亡。如病情拖延至慢性期,常表现为进行性充血心力衰竭、全心扩大,可伴有各种心律失常。

体格检查:多数心尖区第一音低钝。一般无器质性杂音,仅在胸前或心尖区闻及Ⅰ~Ⅱ级吹风样收缩期杂音。有时可闻及奔马律或心包摩擦音。该病严重者心脏扩大,脉细数,颈静脉怒张,肝大并有压痛,有肺部啰音,面色苍白,四肢厥冷,皮肤发花,指(趾)发绀,血压下降。

三、辅助检查

(一)实验室检查

(1)白细胞总数为$(10.0\sim20.0)\times10^9/L$,中性粒细胞数偏高。血沉、抗链"O"大多正常。

(2)血清肌酸磷酸激酶、乳酸脱氢酶及其同工酶、谷草转氨酶的含量在病程早期可升高。超氧化歧化酶在急性期降低。

(3)若从心包、心肌或心内膜中分离到病毒,或用免疫荧光抗体检查找到心肌中特异的病毒抗原,电镜检查心肌发现有病毒颗粒,可以确定诊断。

(4)测定补体结合抗体及用分子杂交法或聚合酶链式反应检测心肌细胞内的病毒核酸也有助于病原诊断。部分病毒性心肌炎患儿有抗心肌抗体,一般于短期内恢复,如抗体量持续提高,表示心肌炎病变处于活动期。

(二)心电图检查

心电图在急性期有多变与易变的特点,对可疑患者应反复检查,以助于诊断。其主要变化为ST-T改变,有各种心律失常和传导阻滞。恢复期多见各种类型的期前收缩。少数慢性期患儿可有房室肥厚的改变。

(三)X线检查

心影正常或不同程度地增大,多数为轻度增大。若该病迁延不愈或合并心力衰竭,则心脏扩大明显。该病合并心力衰竭可见心搏动减弱,伴肺淤血、肺水肿或胸腔少量积液。有心包炎时,有积液征。

(四)心内膜心肌活检

心内膜心肌活检在成人患者中早已开展,该检查用于小儿患者是近年才有报道的,这为心肌炎的诊断提供了病理学依据。据报道,心内膜心肌活检证明约40%原因不明的心律失常、充血性心力衰竭患者患有心肌炎。该检查的临床表现和组织学相关性较差,原因是取材很小且局限,取材时不一定是最佳机会;心内膜心肌活检本身可导致心肌细胞收缩,而出现一些病理性伪迹。因此,心内膜心肌活检无心肌炎表现者不一定无心肌炎,临床医师不能忽视临床诊断。此项检查在一般医院尚难开展,不作为常规检查项目。

四、诊断与鉴别诊断

(一)诊断要点

1.病原学诊断依据

(1)确诊指标:检查患儿的心内膜、心肌、心包或心包穿刺液,发现以下之一者可确诊心肌炎由病毒引起:①分离到病毒;②用病毒核酸探针查到病毒核酸;③特异性病毒抗体呈阳性。

(2)参考依据:有以下之一者结合临床表现可考虑心肌炎由病毒引起:①从患儿的粪便、咽拭子或血液中分离到病毒,并且恢复期血清同型抗体滴度是患儿入院检测的第一份血清的5倍或比患儿入院检测的第一份血清同型抗体滴度降低25%以上;②病程早期患儿血中特异性IgM抗体呈阳性;③用病毒核酸探针从患儿的血中查到病毒核酸。

2.临床诊断依据

(1)患儿有心功能不全、心源性休克或心脑综合征。

(2)心脏扩大。

(3)心电图改变,以R波为主的2个或2个以上主要导联(Ⅰ、Ⅱ、aVF、V$_5$)的ST-T改变持续4 d以上伴动态变化,窦房传导阻滞,房室传导阻滞,完全性右束支或左束支阻滞,成联律、多型、多源、成对或并行性期前收缩,非房室结及房室折返引起异位性心动过速,有低电压(新生儿除外)及异常Q波。

(4)CK-MB(肌酸肌酶同工酶)含量升高或心肌肌钙蛋白(cTnI或cTnT)呈阳性。

3.确诊依据

(1)具备2项临床诊断依据,可临床诊断为心肌炎。发病的同时或发病前1~3周有病毒感染的证据支持诊断。

(2)同时具备病原学诊断依据之一,可确诊为病毒性心肌炎,具备病原学参考依据之一,可临床诊断为病毒性心肌炎。

(3)不具备确诊依据,应给予必要的治疗或随诊,根据病情变化,确诊或排除心肌炎。

(4)应排除风湿性心肌炎、中毒性心肌炎、先天性心脏病、结缔组织病、代谢性疾病的心肌损害、甲状腺功能亢进症、原发性心肌病、原发性心内膜弹力纤维增生症、先天性房室传导阻滞、心脏自主神经功能异常、β受体功能亢进及药物引起的心电图改变。

4.临床分期

(1)急性期:新发病,症状及检查的阳性发现明显且多变,一般病程为半年以内。

(2)迁延期:临床症状反复出现,客观检查指标迁延不愈,病程多为半年以上。

(3)慢性期:进行性心脏增大,反复心力衰竭或心律失常,病情时轻时重,病程为1年以上。

(二)鉴别诊断

在考虑九省市心肌炎协作组制定的心肌炎诊断标准时,应首先排除其他疾病,包括风湿性心肌炎、中毒性心肌炎,结核性心包炎、先天性心脏病、结缔组织病、代谢性疾病、代谢性疾病的心肌损害、原发性心肌病、先天性房室传导阻滞、高原性心脏病、克山病、川崎病、良性期前收缩、神经功能紊乱、电解质紊乱及药物等引起的心电图改变。

五、治疗、预防、预后

该病尚无特殊治疗方法。应结合患儿的病情采取有效的综合措施。

(一)一般治疗

1.休息

急性期患儿应至少卧床休息至热退3~4周;心功能不全或心脏扩大的患儿,更应绝对卧床休息,以减轻心脏负荷及减少心肌耗氧量。

2.抗生素

抗生素虽对引起心肌炎的病毒无直接作用,但因细菌感染是病毒性心肌炎的重要条件,故在开始治疗时,应适当使用抗生素。一般肌内注射青霉素 1～2 周,以清除链球菌和其他敏感细菌。

3.保护心肌

大剂量维生素 C 具有增加冠状血管血流量、心肌糖原、心肌收缩力,改善心功能,清除自由基,修复心肌损伤的作用。剂量为 $100～200\ mg/(kg \cdot d)$,溶于 $10～30\ mL$ $10\%～25\%$ 的葡萄糖注射液,静脉注射,每天 1 次,15～30 d 为 1 个疗程;抢救心源性休克患儿时,第 1 d 可用 3～4 次。

极化液、能量合剂及三磷酸腺苷因难进入心肌细胞内,故疗效差。近年来多推荐以下几种药物:①辅酶 Q_{10},$1\ mg/(kg \cdot d)$,口服,可连用 1～3 个月。②1,6-二磷酸果糖,$0.7～1.6\ mL/kg$,静脉注射,最大量不超过 $2.5\ mL/kg$,静脉注射速度为 $10\ mL/min$,每天 1 次,10～15 d 为 1 个疗程。

(二)激素治疗

肾上腺皮质激素可用于抢救危重患者及其他治疗无效的患者。口服泼尼松 $1～1.5\ mg/(kg \cdot d)$,用 3～4 周,症状缓解后逐渐减量停药。对反复发作或病情迁延者,可考虑较长期的激素治疗,疗程不少于半年。对于急重抢救患者可采用大剂量,如地塞米松 $0.3～0.6\ mg/(kg \cdot d)$,或氢化可的松 $15～20\ mg/(kg \cdot d)$,静脉滴注。

(三)免疫治疗

动物实验及临床研究均发现丙种球蛋白对心肌有保护作用。从 1990 年开始,在美国波士顿及洛杉矶的儿童医院已将丙种球蛋白作为病毒性心肌炎治疗的常规用药。

(四)抗病毒治疗

动物实验中联合应用利巴韦林和干扰素可提高生存率,目前欧洲正在进行干扰素治疗心肌炎的临床试验,其疗效尚待确定。环孢霉素 A、环磷酰胺目前尚无肯定疗效。

(五)控制心力衰竭

心肌炎患儿对洋地黄类药物耐受性差,易出现中毒而发生心律失常,故应选用快速作用的洋地黄类药物,如毛花苷 C(西地兰)或地高辛。病重者静脉滴注地高辛,一般患者口服地高辛,饱和量为常规量的 1/2～2/3,心力衰竭不重、发展不快者可每天口服维持量。应早用和少用利尿剂,同时注意补钾,否则易导致心律失常。注意供氧,保持安静。若患儿烦躁不安,可给镇静剂。患儿发生急性左心功能不全时,除短期内并用毛花苷 C、利尿剂、镇静剂、吸入氧气外,应给予血管扩张剂(如酚妥拉明 $0.5～1\ mg/kg$ 加入 $50～100\ mL$ 10% 的葡萄糖注射液内),快速静脉滴注。紧急情况下,可先用半量,以 10% 的葡萄糖注射液稀释,静脉缓慢注射,然后静脉滴注其余半量。

(六)抢救心源性休克

抢救心源性休克需要吸氧、扩容,使用大剂量维生素 C、激素、升压药,改善心功能及心肌代谢等。

近年来,应用血管扩张剂——硝普钠取得良好疗效,常用剂量为 $5～10\ mg$,溶于 $100\ mL$ 5% 的葡萄糖注射液中,开始时以 $0.2\ \mu g/(kg \cdot min)$ 滴注,以后每隔 5 min 增加 $0.1\ \mu g/kg$,直到获得疗效或血压降低,最大剂量不超过 $4～5\ \mu g/(kg \cdot min)$。

（七）纠正严重心律失常

对轻度心律失常（如期前收缩、一度房室传导阻滞），多不用药物纠正，而主要是针对心肌炎本身进行综合治疗。若发生严重心律失常（如快速心律失常、严重传导阻滞），应迅速、及时地纠正，否则威胁生命。

六、护理

（一）护理诊断

（1）活动无耐力与心肌功能受损、组织器官供血不足有关。

（2）胸闷与心肌炎症有关。

（3）潜在并发症包括心力衰竭、心律失常、心源性休克。

（二）护理目标

（1）患儿的活动量得到适当控制，休息得到保证。

（2）患儿的胸闷缓解或消失。

（3）患儿无并发症或有并发症，但能被及时发现和适当处理。

（三）护理措施

1.休息

（1）急性期患儿要卧床休息至热退后 3～4 周，以后根据心功能恢复情况逐渐增加活动量。

（2）心功能不全的患儿或心脏扩大的患儿应绝对卧床休息。

（3）总的休息时间为 3～6 个月。

（4）护理人员应创造良好的休息环境，合理安排患儿的休息时间，保证患儿的睡眠时间。

（5）护理人员应主动提供服务，满足患儿的生活需要。

2.胸闷的观察与护理

（1）护理人员应观察患儿的胸闷情况，注意诱发和缓解因素，必要时给予吸氧。

（2）护理人员应遵医嘱给予心肌营养药，促进患儿的心肌恢复正常。

（3）患儿要保证休息，减少活动。

（4）护理人员应控制输液的速度和输液总量，减轻患儿的心肌负担。

3.并发症的观察与护理

（1）护理人员应密切注意患儿的心率、心律、呼吸、血压和面色改变，有心力衰竭时给予吸氧、镇静、强心等处理，应用洋地黄类药物时要密切观察患儿有无洋地黄中毒表现，如出现新的心律失常、心动过缓。

（2）护理人员应注意有无心律失常，一旦心律失常发生，需及时通知医师并给予相应处理。例如，对高度房室传导阻滞者给异丙肾上腺素和阿托品来提升心率。

（3）护理人员应警惕心源性休克，注意血压、脉搏、尿量、面色等的变化，一旦出现心源性休克，立即给患儿取平卧位，配合医师给予大剂量维生素 C 或肾上腺皮质激素来治疗。

（四）康复与健康指导

（1）护理人员应给患儿家长讲解病毒性心肌炎的病因、病理、发病机制、临床特点及诊断、治疗措施。

（2）护理人员应强调休息的重要性，指导患儿控制活动量，建立合理的休息制度。

（3）护理人员应讲解该病的预防知识，如预防上呼吸道感染和肠道感染。

(4)护理人员应对有高度房室传导阻滞者讲解安装心脏起搏器的必要性。

七、展望

近年来,心肌炎已成为常见心脏病之一,对人类健康构成了威胁,因而对该病的诊治研究也日益受到重视。心脏扩大、心律失常或心力衰竭为心脏明显受损的表现,心电图 ST-T 改变与异位心律或传导阻滞反映心肌病变的存在。但对于怀疑为病毒性心肌炎的患者,提倡进行心脏活检,行病理学检查。

但分离病毒检查或特异性荧光抗体检查存在以下几个问题。

(1)患儿不易接受。

(2)炎性组织在心肌中呈灶状分布,活检标本小而致病灶标本不一定取得。

(3)提取 RNA 的质量和检测方法的敏感性不同。

(4)心脏中有病毒,而从血液中不一定检出抗原或抗体;心脏中无病毒,而从心脏中检出抗原或抗体;即使抗原或抗体呈阳性反应,也不足以证实有病毒性心肌炎;只有当感染某种病毒并引起相应的心脏损害时,心脏和血液检查呈阳性反应才有意义。在检查血液中抗原或抗体时,因检测试剂、检查方法、操作技术不同而结果迥异。

因此,病毒性心肌炎的确诊相当困难。由于抗病毒药物的疗效不显著,目前建议采用中西医结合疗法。有人用以黄芪、牛磺酸及一般抗心律失常药物为主的中西医结合方法治疗病毒性心肌炎,取得了比较满意的效果。中药黄芪除具有抗病毒、免疫调节、保护心肌的作用,还可以抑制内向钠-钙交换电流,改善部分心电活动,清除氧自由基,而广泛应用于临床。牛磺酸是心肌游离氨基酸的重要成分,也可通过抑制病毒复制,抑制病毒感染心肌细胞引起的钙电流增大,使受感染而降低的最大钙电流膜电压及外向钾电流趋于正常,使心肌细胞钙内流减少,在病毒性心肌炎动物模型及临床病毒性心肌炎患者中,具有保护心肌、改善临床症状等作用。

（赵　娜）

第五节　小儿原发性心肌病

原发性心肌病是指病因不明、病变局限于心肌的一组疾病。依据临床和病理改变可分为扩张型心肌病、肥厚型心肌病、限制型心肌病,以前两类常见。临床上以缓慢进展的心脏增大、心律失常及心功能不全为主要表现。病因尚不清楚,可能与遗传因素、免疫因素及感染因素有关,个别柯萨奇病毒所致心肌炎可转化为心肌病。该病的预后不良,患儿常并发心力衰竭而死亡。

一、临床特点

(一)扩张型心肌病

扩张型心肌病(dilated cardiomyopathy,DCM)又称充血型心肌病(congestive cardiomyopathy,CCM),主要表现为慢性充血性心力衰竭。

1.症状与体征

较大儿童表现为乏力,食欲减退,不爱活动,腹痛,活动后呼吸困难、心动过速,尿少,水肿。

婴儿出现喂养困难、体质量不增、吮奶时呼吸困难、多汗、烦躁不安、食量减少。约10％的患儿会发生晕厥。体检时患儿的心率、呼吸加快,脉搏细弱,血压正常或偏低,有的患儿可有奔马律,可闻及Ⅱ～Ⅲ/6级收缩期杂音,肝脏增大,下肢水肿。

2.辅助检查

(1)X线检查:心脏增大,并以左心室为主或普遍性增大,呈球形。心搏减弱,肺淤血明显。

(2)心电图:左心肥厚,出现心律失常及非特异性ST-T改变。

(3)超声心电图:左心房、左心室明显扩大,左心室流出道增宽,心室壁活动减弱。

(二)肥厚型心肌病

肥厚型心肌病(hypertrophic cardiomyopathy,HCM)是一种遗传性疾病,其特征为心室肥厚,心腔无扩大。临床表现具有多变性。

1.症状与体征

患有该病的婴儿常见的症状有呼吸困难、心动过速、喂养困难。较重者发生心力衰竭。患有该病的儿童多无明显症状,常因心脏杂音而首次就诊。少数儿童有呼吸加快、乏力、心绞痛、晕厥,并可于活动后发生猝死。体检时,有的患儿可听到奔马律,有的患儿在胸骨左缘下端及心尖部可听到Ⅰ～Ⅲ/6级收缩期杂音。

2.辅助检查

(1)X线检查:可见左心室轻度到中度增大。

(2)心电图:左心室肥厚伴劳损,可有ST-T改变、病理性Q波及各种心律失常。

(3)超声心动图:室间隔非对称性肥厚,室间隔厚度与左心室后壁厚度之比大于或等于1.3。左心室流出道狭窄。

(三)限制型心肌病

限制型心肌病(restrictive cardiomyopathy,RCM)常见于儿童及青少年,预后不良。

1.症状与体征

起病缓慢,表现为原因不明的心力衰竭。右心病变主要表现为静脉压升高、颈静脉怒张、肝大、腹水及下肢水肿,很像缩窄性心包炎。左心病变表现为呼吸困难、咳嗽、咯血、胸痛,有时伴有肺动脉高压的表现。

2.辅助检查

(1)X线检查:心影扩大,肺血减少。

(2)心电图:可见心房肥大、房性期前收缩、心房颤动、ST-T改变、P-R间期延长及低电压。

(3)超声心动图:左心房、右心房明显扩大(左心房尤为明显),左心室腔、右心室腔正常或变小。

二、护理评估

(一)健康史

询问患儿的家族史和发病前有无感染的病史。

(二)症状、体征

测量生命体征,评估心率、心律、呼吸、血压、心功能。

(三)社会、心理

了解患儿及其家长对疾病的性质、预后的认识程度,了解他们的心理需求。

(四)辅助检查

分析 X 线、心电图、超声等各种检查的结果。

三、常见护理问题

(一)心排血量减少

心排血量减少与心室扩大、肥厚致心肌收缩力减弱有关。

(二)体液过多

体液过多与肾灌注量减少、水钠潴留、尿量排出减少有关。

(三)有感染的危险

有感染的危险与机体抵抗力降低有关。

(四)合作性问题

合作性问题是猝死。

四、护理措施

(一)限制活动

护理人员应嘱患儿应卧床休息,让患儿保持愉悦的心情。

(二)饮食护理

护理人员应嘱患儿选择低盐饮食,增加维生素、蛋白质、微量元素的摄入;应鼓励服用利尿剂的患儿多进食含钾丰富的食物,如香蕉。

(三)供氧

护理人员应根据缺氧程度给予鼻导管或面罩吸氧。

(四)密切观察病情

护理人员应监测患儿的血压、脉搏、呼吸、心律、尿量及意识状态,注意观察心力衰竭的早期表现,有无心律失常及栓塞症状。

(五)用药护理

应用强心药、利尿剂、扩血管药物时护理人员应观察其疗效及不良反应。患儿对洋地黄类药物耐受性差,故护理人员应警惕患儿发生中毒。

(六)预防诱因

心力衰竭者应避免过度劳累。饮食清淡,忌暴饮暴食,预防便秘,以免用力大便而诱发心力衰竭。护理人员应控制输液速度,保持病房安静、整洁、舒适,保持病房内空气新鲜和温度适宜,防止患儿呼吸道感染。

(七)健康教育

(1)护理人员应向家长解释该病的病程长及预后等情况。

(2)护理人员应合理安排患儿的活动与休息时间。

(3)当患儿出现心悸、呼吸困难时应立即停止活动,并取平卧位,必要时吸氧。

五、出院指导

(1)患儿要调整情绪,促进身心健康。

(2)饮食要易消化、低盐、富含维生素。少食多餐。

(3)扩张型心肌病患儿应避免劳累,宜长期卧床休息,减轻与延缓心脏扩大,促进心功能的恢复。肥厚型心肌病患儿要避免剧烈运动、情绪激动、突然用力或提取重物。

(4)该病进展缓慢,应定期复查及合理用药。

(5)家长要经常给患儿的居室通风;不让患儿去人群集中的公共场所;注意气候变化,以及时给患儿增减衣服,避免其受凉。

(赵　娜)

第六节　小儿心源性休克

心源性休克是心排血量减少所致的全身微循环障碍,是某些原因使心排血量过少、血压下降,导致各重要器官和外周组织灌注不足而产生的休克综合征。小儿心源性休克多见于急性重症病毒性心肌炎,严重的心律失常如室上性心动过速或室性心动过速和急性克山病。

一、临床特点

(一)原发病症状

症状因原发病不同而异。病毒性心肌炎往往在感染的急性期发病,重症者可突然发生心源性休克,表现为烦躁不安、面色灰白、四肢湿冷和末梢发绀。如该病因室上性阵发性心动过速而产生,可有阵发性发作病史并诉心前区不适,表现胸闷、心悸、头晕、乏力,听诊时心律绝对规则,心音低钝,有奔马律,并有典型的心电图改变。

(二)休克症状

症状因病期早晚而不同。

1.休克早期(代偿期)

患儿的血压及重要器官的血液灌注尚能维持,患儿的神志清楚,但烦躁不安,面色苍白,四肢湿冷,脉搏细弱,心动过速,血压正常或出现直立性低血压,脉压缩小,尿量正常或稍减少。

2.休克期(失代偿期)

出现间断平卧位低血压,收缩压降至 10.7 kPa(80 mmHg)以下,脉压在 2.7 kPa(20 mmHg)以下,患儿的神志尚清楚,但反应迟钝,意识模糊,皮肤湿冷,出现花纹,心率更快,脉搏细速,呼吸稍快,尿量减少或无尿,婴儿的尿量少于 2 mL/(kg·h),儿童的尿量少于 1 mL/(kg·h)。

3.休克晚期

重要器官严重受累,血液灌注不足,血压降低且固定不变或测不到。患儿昏迷,肢冷发绀,脉搏弱或触不到,呼吸急促或缓慢,尿量明显减少[<1 mL/(kg·h)],甚至无尿,出现弥散性血管内凝血和多脏器功能损伤。

二、护理评估

(一)健康史

了解患儿发病前有无病毒或细菌感染史,有无心律失常、先天性心脏病等基础疾病。

(二)症状、体征

测量心率、心律、呼吸、血压,评估患儿的神志、周围循环情况及尿量。评估疾病的严重程度。

(三)社会、心理

了解患儿及其家长对疾病的严重性、预后的认识程度和家庭、社会支持系统的状况。

(四)辅助检查

了解患儿的心功能、肺功能各参数的动态变化。

三、常见护理问题

(一)组织灌注改变

组织灌注改变与肾、脑、心肺、胃肠及外周血管灌注减少有关。

(二)恐惧

恐惧与休克所致的濒死感及对疾病预后的担心有关。

四、护理措施

(一)卧床休息

患儿采取平卧位或中凹位,头偏向一侧,保持安静,注意保暖,避免受凉而加重病情。一切治疗、护理集中进行,避免过多地搬动患儿。对烦躁不安的患儿,护理人员要遵医嘱给镇静剂。

(二)吸氧

护理人员应根据病情选择适当的吸氧方式,保持患儿的呼吸道通畅,使氧分压维持在9.3 kPa(70 mmHg)以上。

(三)建立静脉通路

护理人员应建立两条以上静脉通路,保证扩容有效地进行;遵医嘱补生理盐水、平衡盐溶液等晶体溶液和血浆、右旋糖酐等胶体溶液。

(四)详细记录出入液量

护理人员应注意保持患儿的出入量平衡,如果发现患儿少尿或无尿,应立即报告医师。

(五)皮肤护理

护理人员应根据病情适时为患儿翻身,对骨骼突出部位可采用气圈。患儿翻身活动后护理人员应观察患儿的血压、心率及中心静脉压的变化。

(六)病情观察

(1)护理人员应监测生命体征变化,注意患儿的神志状态、皮肤色泽及末梢循环状况。

(2)护理人员应观察输液反应,因输液过快、过量可加重心脏负担,一般输液速度要小于5 mL/(kg·h)。

(3)护理人员应观察药物的疗效及不良反应,应用血管活性药物时避免药液外渗,引起组织坏死。

(4)护理人员应观察周围血管灌注,由于血管收缩,首先表现在皮肤和皮下组织,良好的周围灌注表示周围血管阻力正常。皮肤红润且温暖表示小动脉阻力降低;皮肤湿冷、苍白表示血管收缩,小动脉阻力升高。

(七)维持正常的体温

护理人员应注意为患儿保暖,但不宜体外加温,因为加温可使末梢血管扩张而影响休克最初的代偿机制——末梢血管收缩,影响重要器官的血流灌注,还会加速新陈代谢,增加氧耗,加重心脏负担。

(八)保护患儿的安全

休克时患儿往往烦躁不安、意识模糊,护理人员应给予适当的约束,以防患儿坠床或牵拉、拔脱仪器和各治疗管道。

(九)心理护理

(1)医护人员在抢救过程中做到有条不紊,让患儿信任,从而减少恐惧。

(2)护理人员应经常巡视病房,给予患儿关心、鼓励,让患儿最亲近的人陪伴患儿,增加患儿的安全感。

(3)护理人员应及时与患儿及其家长进行沟通,使他们对疾病有正确的认识,增强患儿战胜疾病的信心。

(4)护理人员应适时给患儿听音乐、讲故事,以分散患儿的注意力。

(十)健康教育

(1)护理人员应向家长说明疾病的严重性,并要求配合抢救,不要在床旁大声哭泣和喧哗。

(2)护理人员应要求家长协助做好保暖和安全护理,在患儿神志模糊时适当做好肢体约束和各种管道的固定。

(3)护理人员应嘱家长不要随意给患儿喂水、喂食,以免窒息。

(4)护理人员应教会家长给患儿的肢体做些被动按摩,以保证肢体功能。

五、出院指导

(1)患儿应注意休息。例如,重症病毒性心肌炎患儿的总休息时间为3~6个月。

(2)护理人员应嘱家长为患儿加强营养,提高患儿的免疫力。

(3)护理人员应告知预防呼吸道疾病的方法,冬、春季节及时增、减衣服,少去人多的公共场所。

(4)对带药回家的患儿护理人员应让其家长了解药物的名称、剂量、用药方法和不良反应。

(5)定期门诊随访。

(赵　娜)

第七节　小儿肠套叠

肠套叠指一部分肠管及其系膜套入邻近的肠管之中,临床上出现急性肠梗阻的症状。该病为婴儿期常见的急腹症,在2岁以下的婴幼儿中多见。患儿的男女之比为2:1至3:1。该病在春季多见。

一、临床表现

小儿肠套叠的临床表现随年龄不同和类型不同而有差异,通常有四大特点:腹痛、呕吐、便血和腹部包块。

(1)急性腹痛:为突然发作的、剧烈的阵发性腹痛。患儿哭闹不安,面色苍白,出汗,四肢乱动,表情痛苦,疼痛缓解时可恢复安静及嗜睡,间歇 10～20 min 又复发。随病情发展,疼痛时间延长,间歇期缩短。发生肠绞窄时,疼痛无间歇,伴腹胀及腹膜炎。

(2)呕吐:腹痛初期即可呕吐,呕吐物为胃内容物。晚期患者可吐出小肠液及粪便,因完全性肠梗阻,肠道积气、积液逆反入胃,形成反流性呕吐。

(3)便血:是早期症状。一般腹痛后 6～12 h 就可出现黏液血便,似果酱样,无特殊臭味。回结型、回盲型套叠早期即有血便,小肠型套叠少有血便或血便出现得较晚。

(4)腹部包块:约 75% 的患者腹部可触及肿块,肿块一般沿结肠走向分布。

(5)患儿全身情况、营养良好,但面色苍白,烦躁不安,晚期出现精神萎靡、表情呆钝、嗜睡、高热、严重脱水、休克等症状。

二、辅助检查

(一)X 线检查

空气灌肠后,X 线检查若见结肠内气柱前端呈杯口状、螺旋状阴影即可确诊。用稀钡剂灌肠,X 线检查看到的阴影更为清晰。

(二)超声检查

超声检查可探及横切面呈同心圆形的腹部包块。

三、鉴别诊断

在鉴别诊断中必须排除细菌性痢疾、急性胃肠炎、急性阑尾炎、出血性肠炎、肠蛔虫症、过敏性紫癜、流行性出血热(急腹症型)等。

四、治疗

(一)非手术治疗

在透视下空气灌肠或钡剂灌肠简便易行,复位可靠,适用于起病 48 h 以内、全身情况良好者。也可在 B 超监测下灌肠,灌肠复位后观察数小时,若患儿安静入睡,腹胀减轻,包块消失,让患儿口服活性炭 1 g,6 h 后由肛门排黑色炭末便,证实复位成功。在治疗过程中严格掌握灌肠复位的适应证和操作要领,90% 以上的患者都能一次复位成功。若复位失败或发生肠穿孔,可行急症手术。禁忌证:病程超过 48 h,腹胀严重,且腹部透析可见多个巨大液平,疑有腹膜刺激征或肠坏死;肿块超过脾曲,出血反复发作,疑有器质性病变。

(二)手术治疗

手术治疗适用于晚期灌肠复位失败,合并肠道疾病或慢性肠套叠的患者。术前准备应充分、细致,包括静脉输液、纠正水和电解质失衡、应用抗生素、输血、吸氧、退热、胃肠减压等。若无肠坏死,应先行手法复位。阑尾套入受压时可同时切除阑尾。合并肠坏死、肠穿孔时,应行肠切除吻合术。

五、护理措施

(一)非手术治疗护理/术前护理措施

(1)护理人员应向患儿家长讲解治疗方法及手术的必要性,减轻家长对手术的恐惧心理。

（2）护理人员应给予患儿补液治疗,补充血容量。

（3）护理人员应密切观察患儿腹痛、呕吐、腹部包块的情况。若患儿经空气（或钡剂）灌肠复位治疗后症状缓解,常表现为安静入睡,不再哭闹,停止呕吐;腹部肿块消失;拔出肛管后排出大量有臭味的黏液血便,继而变为黄色粪水。如患儿仍然烦躁不安、阵发性哭闹,腹部包块仍存在,应怀疑肠套叠还未复位或又重新发生肠套叠,应立即通知医师。

（4）护理人员应备好吸氧管、监护仪器等用物。

（5）术前用药:通常用安定、阿托品等注射药物以消除患儿的恐惧心理,减少呼吸道腺体的分泌,保持呼吸道通畅,保持胃管通畅,减少术后并发症。

（6）饮食护理:患儿要加强营养,食用高蛋白、粗纤维、易消化的食物,适当限制盐的摄入量,少食多餐。

（二）术后护理措施

1.一般护理

患儿麻醉清醒后,护理人员应给患儿取去枕平卧位,把患儿的头偏向一侧;注意防止患儿误吸呕吐物;定时监测血压、脉搏、心率并详细记录,观察 5 h 至平稳;如发现体温不升应给患儿保暖,对高热者进行降温。

2.疼痛护理

护理人员应安抚患儿,患儿疼痛时使用止痛泵,并告知家长使用方法,必要时使用镇静止痛药。

3.切口的护理

护理人员应观察伤口的渗血、渗液情况,保持伤口敷料的清洁、干燥。

4.引流管护理

护理人员应保持引流管通畅,妥善固定管道,防止扭曲、折叠及患儿抓脱;密切观察和记录胃液和引流液的性质、颜色和量。

（赵　娜）

第八节　小儿先天性巨结肠

先天性巨结肠（congenital megacolon,hirschsprung's disease,HD）是常见的胃肠道发育畸形,发病率为 1/5 000～1/2 000。患儿中男与女之比为 4:1。该病有遗传倾向,近年的调查显示家族性 HD 约为 4%。

HD 病变肠段神经节细胞缺如,这是一种发育停顿,目前认为是在多基因遗传因子的条件下,原胚肠发生了暂时性缺血、缺氧,故该病是遗传因素的产物。男性的发病率较高,是因为所需的基因型值较低。

神经节细胞缺如的肠段平滑肌持续收缩,呈痉挛状态,蠕动消失,形成非器质性肠狭窄,使粪便通过发生障碍。在无神经节细胞段近端正常肠段,粪便淤积,肠道将粪便推入痉挛部位,久之肠管有代偿性扩张、肥厚,形成巨大的扩张段。

一、新生儿巨结肠

(一)临床表现

约 2/3 的 HD 患者在出生后 1～6 d 发生急性肠梗阻,临床表现如下。

(1)发生胎粪便秘,出生后 24～48 h 没有胎粪排出,或只有少量胎粪,必须灌肠或用其他方法处理才有胎粪排出。这是由于胎粪不能通过痉挛狭窄的乙状结肠、直肠。

(2)呕吐为常见的症状,可能呕吐次数不多,呕吐量少,但也可能呕吐频繁不止,呕吐物带有胆汁。

(3)腹部膨胀,大多数为中等程度的腹胀,部分患者腹部极度膨胀,压迫膈肌而引起呼吸困难。有时肠蠕动显著,听诊肠鸣音存在。

(4)直肠指诊对诊断颇有帮助,特点是在便秘情况下直肠壶腹空虚、无粪。指检还可激发排便反射,拔出手指后,随着胎粪或粪便排出,大量气体排出,同时腹胀好转。

(二)并发症

1.肠梗阻

在便秘和部分性肠梗阻的基础上,逐渐或突然发展为完全性肠梗阻。如未及时积极治疗该病,新生儿往往死亡。

2.小肠结肠炎

这是新生儿 HD 最严重和常见的并发症,主要临床表现是腹泻。医师一般认为远端梗阻(包括失弛缓性内括约肌的作用)和因此而产生的结肠极度扩张及肠壁循环缺陷是基本原因。结肠扩大和壅滞有利于感染的扩散而加重病情。

小肠结肠炎发作时,患儿的全身情况突然恶化,高热,呕吐,多次腹泻,并迅速出现严重脱水征象,腹部异常膨胀,小肠尤其结肠极度充气扩张,引起呼吸窘迫和面色青紫。腹壁皮肤发红,似有感染状,做直肠指检或插肛管时有大量奇臭的粪液或气体溢出。小肠结肠炎的病死率很高。

3.肠穿孔、腹膜炎

患有 HD 的新生儿的结肠内压力经常很高。伴发小肠炎时,黏膜可有溃疡,肠腔扩张,肠壁薄,血运较差,某些薄弱点逐渐发生坏死,最后穿孔而发生腹膜炎。乙状结肠和盲肠穿孔多见。

4.全身并发症

患有 HD 的新生儿、婴儿、幼儿由于抵抗力低下,易发生感染和全身水肿等。

(三)辅助检查

新生儿出生后,胎粪排出时间较晚(24 h 后),量较少,或经指检、灌肠才排出胎粪,并伴有腹胀和呕吐,应怀疑为先天性巨结肠症。

1.X 线检查

摄片前不灌肠,先拍平片,然后采用钡剂灌肠。

2.直立前后位平片

典型患者的直立前后位平片显示结肠低位肠梗阻的征象,有少数小肠段扩张及液平面阴影,显示扩张的降结肠;另一个有价值的征象是直肠内无气,表现为盆腔空虚。

3.钡剂灌肠摄片

常见型病变位于直肠和乙状结肠,诊断的准确率约为 80%。主要 X 线征象是无神经节细胞段与其近端结肠的直径有差别,直肠、乙状结肠扩张尚未形成,直径差异尚不显著,有时造成确定诊断困难。24 h 复查多见到钡剂滞留,对诊断有帮助。

(四)鉴别诊断

1.胎粪性便秘

胎粪特别稠厚聚集在直肠内,新生儿肠蠕动微弱不能将其排出,可于出生后数天无排便。直肠指检的刺激多能发动排便反射,用盐水灌肠能清除胎粪,之后不会再有便秘。

2.先天性肠闭锁

直肠指检仅见少量灰绿色分泌物,用盐水灌肠也不能排出大量胎粪。

3.新生儿腹膜炎

新生儿有腹胀、呕吐、大便少或腹泻等症状,与新生儿 HD 发生小肠结肠炎的患者极为相似,鉴别诊断困难。患有该病的新生儿出生后胎粪排出正常,根据其感染的表现、发展情况和 X 线检查结果多能确诊。

4.新生儿坏死性小肠结肠炎

很难区别新生儿坏死性小肠结肠炎与 HD 伴发小肠结肠炎。但患该病的多是早产儿。患该病的新生儿出生后有窒息、缺氧、休克的病史,且有便血。X 线平片显示肠壁囊肿和/或门静脉积气,这在新生儿巨结肠中极罕见。

(五)治疗原则

新生儿巨结肠的治疗方案有下列几种。

1.非手术疗法

该方法适用于诊断未完全确定和有感染或全身情况较差的小儿,待小儿体质量达 8～10 kg 或 1 岁左右再做根治手术。

2.结肠造瘘术

许多学者认为早期做结肠造瘘术是暂时处理新生儿 HD 较好的方法,待小儿 1 岁左右施行根治手术。

3.根治手术

对诊断肯定、情况良好的新生儿 HD,近年来采用一期根治手术者越来越多。根治手术的优点是免除前两种方法在等待期间的艰难护理,使患儿早期恢复健康;其缺点是新生儿盆腔小,解剖较困难。新生儿巨结肠的根治手术的死亡率略高于婴儿、儿童巨结肠的根治手术的死亡率。

二、婴儿和儿童巨结肠

(一)临床表现

婴儿和儿童 HD 病史相当典型:新生儿期或婴儿期就有便秘、腹胀和呕吐等情况,之后婴儿大便秘结,需要灌肠、塞肛栓或服泻剂,便秘越来越顽固。

查体最突出的体征为腹胀,肠的形状隐约可见。腹部扣诊,有时可在左下腹触及粪石,听诊结果为肠鸣音亢进。直肠指检发现壶腹空虚。粪便停留在扩张的乙状结肠内,此征对常见型先天性巨结肠的诊断颇有价值。

(二)诊断

儿童巨结肠的诊断不难,患儿一般有长期便秘和腹胀等体征。为确定诊断可做下列检查。

1.钡剂灌肠 X 线检查

小儿多年便秘,钡剂检查可见到明显的狭窄段和扩张段。在常见型患者中于狭窄段的近端可见到乙状结肠近端和降结肠明显扩张,有时处于中间的漏斗区清晰显影。在短段型患者中,狭窄段只有 6～8 cm。有时甚至看不出明显的狭窄段,似乎直肠从肛门上开始扩张。

2.直肠肛管测压法

测定直肠和肛管括约肌的反射性压力变化,对诊断 HD 和区别其他原因的便秘甚有价值。

3.活体检查

直肠壁全层活检,因需住院、全身麻醉,且损伤性大,故多不采用。

直肠黏膜吸引活检:采用黏膜吸引活检钳在直肠后壁吸引、摘取小块黏膜和黏膜下层组织,进行组织学检查或乙酰胆碱酯酶组织化学检查,观察黏膜下层有无神经节细胞,诊断率接近 100%。

(三)鉴别诊断

1.特发性巨结肠

该病患儿有正常的神经节细胞。病因尚不完全明确,国外学者认为精神因素是主要原因,如小儿与父母关系不正常、恐惧。对该病文献上曾用不同名称,如"无动性直肠""功能性巨结肠""巨直肠""假性赫希施普龙病"。

2.继发性巨结肠

继发性巨结肠的形成乃继发于器质性原因的机械性不完全性肠梗阻。

3.其他原因的便秘

(1)呆小病患儿在婴儿期,甚至新生儿期,就开始有便秘和腹胀。

(2)大脑发育不良、大脑萎缩、小头畸形常伴有便秘和腹胀,可误诊为 HD。

三、特殊类型先天性巨结肠

(一)全结肠无神经节细胞症

该病的绝大多数患儿在新生儿期出现症状,胎粪排出延缓,呕吐,腹胀,与常见型 HD 不同,在直肠指检时多不能发生排便反射,无大量气体和胎粪排出。少数患于新生儿期没有症状或症状极轻,之后才出现间歇性便秘,并有进行性加重,直到几个月后才发生明显的全结肠狭窄。结肠较正常的短缩,结肠袋不如正常的清楚,整个结肠壁似乎平坦、僵硬,没有正常结肠的活动度和柔软性。病理切片对确诊甚为重要。

(二)短段型 HD

无神经节细胞段局限于直肠末端 6～8 cm 者称为短段型 HD。短段型 HD 患儿在新生儿期即有便秘,少数略晚,症状略轻,早期腹胀不及常见型显著。钡剂灌肠摄片可见痉挛狭窄段仅占直肠末端的几厘米,其上即是扩张的直肠近端或乙状结肠。有时很难区别诊型与特发性巨结肠。短段型 HD 患儿的肛门直肠测压没有内括约肌松弛反射,组织化学黏膜固有膜乙酰胆碱酯酶呈强阳性。

(三)肠神经源性发育异常病

肠神经源性发育异常病是 HD 最多见的类缘病,临床表现酷似 HD。该病的病理特点:①肌间和黏膜下层神经丛增生;②交感神经发育不良;③乙酰胆碱酯酶活性升高;④黏膜肌层常有孤立的神经节细胞。

四、先天性巨结肠症的外科治疗

外科治疗的目的是将无神经节细胞的直肠和结肠切除,在这方面有 4 种常用的手术。现将

4 种手术简单说明。

（一）拖出型直肠、乙状结肠切除术（Swenon 手术）

切除无神经节直肠、结肠后，将近端结肠翻出肛门外做吻合。保留直肠前壁 3 cm，后壁 1 cm。

（二）结肠切除、直肠后结肠拖出术（Duhamel 手术）

切除无神经节结肠，于腹膜反折水平切断直肠，关闭直肠末端，把正常结肠从直肠后拖出，钳夹结肠前壁和直肠后壁。夹钳脱落后，吻合即形成。

（三）经腹直肠、乙状结肠切除术（Rehbein 手术）

经腹切除无神经节结肠，于腹膜反折下 1 cm 切断结肠近端，与直肠吻合。

（四）直肠黏膜剥离、结肠于直肠肌层内拖出切除术（Soave 手术）

游离无神经节结肠，将直肠黏膜剥离，直到肛门，从肛门经直肠肌鞘拖出结肠，切除直肠黏膜及游离的无神经节结肠，结肠与肛门吻合。

（五）短段型治疗

在麻醉下强力扩张肛门，继之连续 3～6 个月（每天或隔天 1 次）在无麻醉下做直肠扩张，同时应用针刺疗法。多数短段型患者在扩张和针刺时期即能排便，不需洗肠，在疗程后也能持久排便。扩肛效果不佳者可做直肠肌层部分切除术。

（六）全结肠型治疗

其原理是将正常回肠与无神经节细胞的结肠做侧-侧吻合术，借回肠的蠕动功能推进和排出粪便。也有人主张做全结肠切除术。

五、先天性巨结肠的护理

（一）术前护理

1.饮食护理

护理人员给予患儿高热量、高蛋白、高维生素、少渣饮食，术前 2 天改为流质饮食。

2.肠道准备

（1）术前 2 周开始，护理人员每天用生理盐水，回流灌肠，必要时每天 2 次，术前 1 天早上、下午、晚上及术晨需行回流清洁灌肠。

（2）术前 3 天，护理人员按医嘱给予患儿口服肠道细菌抑制剂（如庆大霉素、甲硝唑），同时给患儿补充维生素 K_1 110 mg，肌内注射，每天 1 次。

（3）灌肠注意事项如下。①选择大小合适的肛管或者硅胶导尿管，应把管子通过狭窄段进入巨结肠的肠腔内，用 38 ℃～41 ℃的生理盐水和甘油灌肠器行回流灌肠，必须将每次灌入的水全部排出，防止水中毒。②插管时动作要轻柔，不可用暴力，以免损伤肠壁，甚至造成肠穿孔。灌肠过程应不断调整肛管的位置和深度，同时以手法按摩患儿的腹部，向盆腔轻柔挤压，协助排便。③灌入水量应根据病情、年龄而定，一般为 100～150 mL/kg。要分次灌入和抽出灌肠液。④灌肠时要注意患儿的生命体征及全身情况，洗肠后腹部变平软甚至凹陷，应用腹带给腹部加压包扎，以防止腹压突然降低引起虚脱。⑤如近直肠处有粪石，应用手指抠出后再行回流灌肠。

（二）术后护理

1.病情观察

术后患儿若有腹胀，护理人员应报告医师，可在医师的指导下行肛管排气，严禁灌肠。术后

1周禁用肛表。

2.饮食护理

待肠蠕动恢复,停止胃肠减压后,患儿可进少量流质饮食,以后逐步改为半流质饮食。对营养不良的患儿,护理人员在短期内可实施胃肠外营养支持疗法。

3.引流管护理

术后患儿要禁食,如患儿有持续胃肠减压,护理人员应注意保持胃管通畅,观察引流液的颜色、性质、量,如有异常,立即报告医师。

4.肛门护理

术后护理人员应注意患儿肛门口肛塞的脱落时间,一般肛塞随第一次排便时一起排出;对肛塞未脱落者应于术后48 h后拔除,保持肛门周围皮肤的清洁、干燥;患儿每次大便后,用碘伏棉球清洗其肛周皮肤。

5.并发症护理

(1)大便失禁:术后护理人员应观察患儿的排便情况,对大便失禁的患儿,除做好肛门清洁、护理外,还要训练患儿养成排便习惯。

(2)小肠结肠炎:患儿出现高热、腹泻、腹胀,有水样奇臭大便,护理人员应考虑是小肠结肠炎,应协助医师抢救。

6.心理护理

护理人员应尽量减少对患儿的不良刺激,集中进行治疗和护理,保证患儿的充分睡眠;特别要做好家长的心理疏导以让家长配合治疗,树立对患儿治疗的信心。

7.健康教育

(1)护理人员应嘱患儿不要挑食,应多吃蔬菜、水果等粗纤维食物,少吃刺激性食物。

(2)护理人员应有意识地培养患儿按时排便的习惯,定期复查。

(3)护理人员应了解患儿有无肠吻合口狭窄,观察每次排便情况,若大便变细,说明有肠道狭窄,应扩肛。护理人员应教患儿家长先用手指扩肛,以后改用扩肛器扩肛,每天1次,逐渐减少次数,半年后带患儿来医院复查。

（赵　娜）

第九节　小儿胆道闭锁

胆道闭锁是指各种原因引起胆道完全阻塞,因而胆汁排出有障碍。临床表现为阻塞性黄疸。该病患儿的男女比例约为1:2。20世纪60年代末葛西教授成功治疗了不可矫治型胆道闭锁。近年来,随着早期诊断、手术技巧及术后处理的改进和提高,患儿预后明显改善,长期生存的患者数增加。

一、病因

胆道闭锁的病因复杂,有众多的学说,但至今确切的发病机制还不完全清楚。多数学者认为该病不是单因素所致的疾病,很可能是不同的病因表现为相同的临床表现的疾病。该病与以下几个方面有关。

(1)隐性病毒感染主要有巨细胞病毒、肝炎病毒、轮状病毒和肠病毒感染。

(2)肝外胆管形态发育有缺陷。

(3)患儿的免疫系统异常。

(4)妊娠期妇女接触有毒物质。

(5)胎儿肝、胆的发育过程中血管发育异常。

二、病理

胆道闭锁的病理改变是进行性胆管炎症和肝纤维化。患儿胆道阻塞的范围差异较大,可累及肝内胆道系统、肝外胆道系统,并呈节段性,亦可发生在肝门部。肝内胆管,尤其是微细胆管常不受累。肝脏的组织病理学改变是多种多样的。肝脏早期增大,随病情发展肝脏逐渐变硬。至晚期,肝脏体积缩小,质地继续变硬,被胆汁染成深绿色,表面平滑或呈颗粒状。显微镜下,初期以胆汁淤积为主要特征,即在肝细胞和毛细胆管内有胆色素沉着。肝细胞有程度不等的变性,还出现肿胀、胞浆疏松、淡染,压迫肝窦,肝细胞内胆汁沉着,呈棕黄色细颗粒或粗颗粒。晚期肝外组织和器官胆汁淤积,汇管区及小叶间结缔组织增生,新生小胆管增多且发育不全。覆有立方上皮或柱状上皮的分化成熟的胆小管少见。

三、分型

葛西根据胆道闭锁患儿的病理检查和手术中所见,认为先天性胆道闭锁的肝外胆管的形态多种多样,而肝内胆管简单得多。葛西在 Gross 分型(基本型)的基础上又分出许多亚型。一般分为 3 个类型及 7 个亚型。

(一)Ⅰ型

Ⅰ型为胆总管闭锁型。此型属于可矫治型胆道闭锁。肝总管以上有管腔且通畅,含有胆汁,可供吻合。此型占 10% 左右。进行肝总管与肠道的吻合手术,治疗的效果好。

(二)Ⅱ型

Ⅱ型为肝管闭锁型。此型有 3 个亚型。肝管呈闭锁形态,但其中有 2 个亚型肝内胆管发育,可行肝总管与肠道吻合。

(三)Ⅲ型

Ⅲ型位肝门部闭锁。肝门部虽然闭锁,但多数肝内胆管发育,而肝外胆道结构几乎完全不存在,呈闭锁形态。对此型以往不能行肝外胆道与肠道的吻合,故此型曾称为不可矫治型胆道闭锁。此型在临床上最常见,占近 90%。

四、临床表现

患儿出现黄疸的时间不一,早的在出生后 1~2 d 巩膜开始出现黄疸,部分患儿的生理性黄疸比一般新生儿重,且从未完全消退。随年龄增长,巩膜黄疸加深,并且皮肤也逐渐出现黄疸。晚的在满月后出现黄疸。病情晚期患儿的皮肤为暗黄色或略带棕绿色,全身组织液亦呈黄色,小便呈深黄色,直至为浓茶色。在胎粪排干净后,大便颜色由正常大便的黄色转为淡黄色,甚至为白陶土色。大便的颜色与患儿进食的食物和药物有关,进食奶粉者的大便比食母乳者的颜色淡,服药者受药物的影响大便呈灰色、灰黑色等。因缺乏胆汁,患儿的大便含有很多的未消化的脂肪滴,大便稍发亮,而粘有大便的尿布很油腻。

初期患儿的进食不受影响,生长发育与同龄儿无明显的差异。随着胆汁不能排入消化道,患儿出现胃纳欠佳、消化功能差,腹胀甚至腹部膨隆,腹壁的静脉逐渐显露、曲张,肝脏和脾脏明显增大,肝脏增大尤以右叶明显,并明显变硬,肝脏边缘清晰。因腹压高,超过半数的患儿出现腹股沟斜疝、睾丸鞘膜积液或脐疝。晚期出现脂溶性维生素缺乏,有出血的倾向;发生缺钙、佝偻病等。患儿还可出现生长发育缓慢甚至停止,有腹水,呼吸困难等一系列临床表现。未经治疗的胆道闭锁患儿多于 1 岁左右,因肝硬化、门静脉高压、肝性脑病、肝功能衰竭而死亡。

五、诊断与鉴别诊断

实验室检查发现谷丙转氨酶含量明显升高,血清结合胆红素和非结合胆红素含量均升高,以结合胆红素升高为主。晚期肝功能差,血清中清蛋白含量低,清蛋白与球蛋白的比例倒置。尿常规检查显示含大量胆红素,但无尿胆原和粪胆素。大便常规检查可见脂肪球。

目前对阻塞性黄疸的诊断方法有多种,但尚无一种方法是绝对可靠的。年龄越小,诊断越困难。

(一)B 超检查

B 超检查对肝外部分闭锁的可矫治型胆道闭锁有帮助。但对不可矫治型的胆道闭锁与婴儿肝炎的鉴别诊断则相当困难。对胆道闭锁的 B 超检查,常因胆囊空瘪或未发育而未发现胆囊或胆囊发育不良。还可通过观察进食前后胆囊的收缩情况,计算进食后胆囊缩小程度,如果缩小超过 50%,可排除胆道闭锁。

(二)MRI 检查

因小儿的特点,一般行不控制呼吸的磁共振胰胆管检查。磁共振胰胆管检查能清楚显示胆道解剖、胰胆管合流异常,对扩张的胆道能显示清楚。肝炎患儿的 MRI 检查,可见包括胆囊、胆囊管、胆总管、总肝管、左肝管、右肝管及肝内二级肝管的胆道,而胆道闭锁的患儿的 MRI 检查仅能显示胆囊,另外胆道闭锁患儿可见门静脉周围纤维性增厚,据此可做出诊断。据报道 MRI 诊断胆道闭锁的准确率达 98%,灵敏度为 100%,特异性达到 96%,因而 MRI 是一种可靠、非损伤性诊断方法。门静脉周围纤维性增厚为胆道闭锁的重要特征。对小婴儿不扩张胆道的显示,在技术上还需不断改进。在对婴儿和幼儿进行检查时,因检查室内无法用监护仪器,不适合进行基础麻醉。但每次成像时间较长、噪声大,使患儿在整个检查期间保持安静、不动,是非常困难的事情。

(三)放射性核素肝胆显像

静脉注射 ^{99m}Tc 标记的乙酰替苯胺亚氨二醋酸(IDA)类化合物,由肝细胞从血液中摄取。^{99m}Tc-IDA 类化合物与肝细胞膜上的阴离子结合膜载体结合,进入肝细胞内,再与细胞内的受体蛋白结合,进入毛细胆管,最后经胆道系统进入肠道。正常情况下注射化合物 10 min 后,肝外胆管和肠道相继显影。出现胆道阻塞时,化合物可经肾异途径排出。虽然放射性核素肝胆显像诊断胆道闭锁的特异性较高,但有时会把婴儿肝炎误诊为胆道闭锁,其主要原因是胆红素水平过高,肝细胞受损,检查时患儿胆道正处于完全阻塞期。

(四)十二指肠引流

胆道闭锁患儿的胆汁不能从肝脏经胆道排出,再流入消化道,因而十二指肠液中没有胆红素,可对十二指肠液进行测定,进行胆道闭锁和婴儿肝炎的鉴别诊断。选用直径为 2.5 mm 的软质硅胶管作为十二指肠引流管,也可用带有金属头的引流管。方法是经鼻或口插入引流管,使其达十二指肠,为确保引流管进入十二指肠,应掌握引流管插入的深度。用自身标尺测量插管深度。患儿的鼻前庭至耳根,再从耳根经剑突到髂前上棘的距离即为鼻至十二指肠降部的距离。一般 4 个月的婴儿,此距离在 40 cm 以内。将导管插入胃后(约 30 cm),帮患儿取右侧卧位约半小时,再插进约 10 cm。此时可用 pH 试纸测引流液,当引流液呈碱性时,引流管多已在十二指肠内(十二指肠液反流入胃者例外)。为确保引流管在十二指肠内,也可在 X 线观察下插管,必要时注入对比剂,证实引流管进入十二指肠后,抽液进行检查。

(五)内镜逆行胰胆管造影

内镜逆行胰胆管造影是在纤维十二指肠镜直视下通过十二指肠乳头将导管插入胆管和/或胰管内进行造影。用内镜逆行胰胆管造影对阻塞性黄疸的鉴别诊断,既可收集十二指肠液进行检查,又可通过造影显示胆道系统和胰腺导管的解剖和病变。

(六)腹腔镜检查

近年来采用腹腔镜探查进行阻塞性黄疸的鉴别诊断,采用两孔或三孔的方法进行。分别在脐下和剑突下钻孔,必要时在右锁骨中线肋缘下加一孔。步骤包括用腹腔镜观察肝脏及肝外胆道、肝脏活检、穿刺胆囊行胆道造影和肝外胆道冲洗。胆道闭锁患儿的肝脏有明显的胆汁淤积,肝门区空虚,胆囊塌陷或找不到胆囊。找到塌陷的胆囊后,可沿胆囊向肝门区解剖,胆管及左右肝管均显示不清,只能看到蓝色的门静脉,用细针经胆囊底穿刺,无胆汁抽出。患有肝炎的婴儿胆囊比胆道闭锁患儿的胆囊充盈,用细针从胆囊底部穿刺可抽出黄色的胆汁,如穿刺未抽到黄色的液体,也可在注入少量盐水后,回抽到黄色的液体。再向胆囊注入稀释的亚甲蓝液体,可见肝外胆道和十二指肠内充满蓝色的液体。也可穿刺胆囊或经胆囊置管,行胆道造影,观察胆囊、肝内外胆道的情况。

六、治疗

对胆道闭锁的有效治疗方法唯有手术治疗,包括葛西手术及各种改良术式和肝移植术。葛西手术可为肝移植手术创造较为理想的条件。总而言之,在胆道闭锁的治疗中,葛西手术仍具有重要的、不可替代的作用,目前仍是治疗胆道闭锁首选的手术方法。必须根据当地医疗条件、医疗技术水平及患儿的具体情况来决定治疗方法。

葛西手术及各改良术式强调早期诊断、早期治疗。应在出生后 60 d 以前,最好在出生后 40 d 左右进行该类手术,最迟不能超过 90 d。该病造成的肝脏损害是进行性的,手术延迟,治疗效果就相应降低,出生 60 d 以后手术每延迟 10 d,胆汁良好引流的机会就会减少一半。

患儿出生超过 90 d 或葛西手术失败,或葛西手术后肝功能差,应进行肝移植。小儿肝移植术式为背驮式。小儿肝移植根据小儿的特点可进行减体积肝移植、亲属活体供肝肝移植、劈裂式肝移植。

七、护理措施

(一)术前护理

(1)护理人员应选择患儿易吸收的含有中链脂肪酸的奶粉,嘱进行母乳喂养的患儿母亲多吃豆制品以改善母乳的营养。

(2)护理人员应给患儿穿棉质的、透气性好的衣物(特别是衬衣和贴身衣服);勤为患儿擦洗身体,剪短指甲。

(3)护理人员应做好家长的心理护理,告知手术的必要性及手术的预后,把相同疾病恢复好的患儿介绍给家长认识,增强家长对手术的信心。

(4)手术前准备包括备皮、备血、做药物敏感试验、禁饮、禁食、使用胃肠减压。

(5)护理人员应告知家长喂养患儿的注意事项及日常护理要点。

(二)术后护理

1.呼吸道护理

术后 6 h 护理人员应给患儿取去枕平卧位,把患儿的头偏向一侧;术后 12 h 后可给患儿取斜坡卧位,通过鼻导管给氧,必要时雾化吸痰。

2.监测生命体征

护理人员应密切观察患儿的神志,15～30 min 测量一次生命体征,病情平稳后 1～2 h 测一次生命体征;密切注意体温变化,对 38.5 ℃以下的发热予以物理降温,必要时遵医嘱使用退热药。

3.疼痛护理

护理人员应分散患儿的注意力,在不影响疾病恢复的情况下尽量选择让患儿舒适的体位;必要时遵医嘱使用镇静止痛药;指导家长在患儿咳嗽时用双手扶住切口两侧,以减轻切口张力增加而引起的疼痛。

4.维持机体需要量

患儿术后禁食、禁饮期间护理人员应根据患儿的体质量静脉补充水、电解质和营养液,以维持内环境的稳定、促进康复;胃肠道恢复蠕动后改为半量母乳或配方奶,逐渐增加乳量。

5.切口及引流管的护理

护理人员应观察切口有无渗血、渗液及感染征象;妥善固定各引流管,保持引流通畅,观察和记录引流液的性状和量,若发现短时间内有较多新鲜血性液体流出(常提示有活动出血现象,常发生在术后 24 h),应及时报告医师。护理人员应按时更换引流袋,留置腹腔引流管 48～72 h,适时拔管。小儿的腹腔容量相对较小,且腹壁薄弱,术后护理人员应常规行腹带包扎,以防伤口裂开,应注意腹带的松紧度,以免影响小儿的呼吸。

(赵　娜)

第十节　小儿急性肾衰竭

急性肾衰竭(acute renal failure,ARF)是指肾脏自身原因和/或肾外原因引起的肾功能在短期内(数小时或数天)急剧下降的一组临床综合征。患儿出现氮质血症、水及电解质紊乱和代谢性酸中毒。

一、分类

急性肾衰竭常见的病因可分为肾前性、肾实质性和肾后性 3 类。

(一)肾前性肾衰竭

肾前性肾衰竭指有效血液循环量急剧降低,造成肾血流量不足、肾小球滤过率显著降低所导致的急性肾衰竭。

(二)肾实质性肾衰竭

肾实质性肾衰竭亦称肾性肾衰竭,指各种肾实质性病变所导致的肾衰竭,或由肾前性肾衰竭未能及时去除病因、病情进一步发展所致的肾衰竭。

(三)肾后性肾衰竭

各种原因所致的泌尿系统梗阻引起的急性肾衰竭,称为肾后性肾衰竭。

二、临床表现

根据尿量减少与否,急性肾衰竭可分为少尿型和非少尿型。急性肾衰竭伴少尿或无尿表现者称为少尿型。非少尿型是指血尿素氮、血肌酐浓度迅速升高,肌酐清除率迅速降低,而不伴有少尿表现。临床常见少尿型急性肾衰竭,临床过程分为 3 期。

(一)少尿期

少尿期一般持续 1～2 周,长者可达 4～6 周,持续时间越长,肾损害越重。少尿期的系统症状如下:①水钠潴留,出现全身水肿、高血压、肺水肿、脑水肿或心力衰竭等;②电解质紊乱,常见高钾、低钠、低钙、高镁、高磷等;③代谢性酸中毒,出现恶心、呕吐、呼吸深快、嗜睡甚至昏迷;④出现尿毒症,因肾排泄障碍使各种毒性物质在体内积聚。可出现全身中毒症状,例如,消化系统表现为食欲缺乏、恶心、呕吐;循环系统可表现为高血压和心力衰竭等;神经系统可表现为嗜睡、神志混乱、焦虑不安、抽搐、昏迷等。

(二)利尿期

此期 ARF 患儿尿量逐渐增多,全身水肿减轻。一般持续 1～2 周,此期由于大量排尿,可出现脱水、低钠血症和低钾血症。早期氮质血症持续甚至加重,后期肾功能逐渐恢复。

(三)恢复期

利尿期后,肾功能改善,尿量恢复正常,血尿素氮和肌酐逐渐恢复正常,而肾浓缩功能需数月才能恢复正常。少数患儿遗留不可逆的肾功能损害。此期患儿可表现为虚弱无力、消瘦、营养不良、贫血和免疫功能低下。

三、实验室检查

(一)尿液检查

尿液检查有助于区别肾前性 ARF 和肾实质性 ARF。

(二)血生化检查

进行血生化检查时应注意监测电解质浓度的变化、血肌酐和尿素氮。

(三)肾影像学检查

肾影像学检查多采用腹平片、超声波、CT、磁共振等,有助于了解肾脏的大小、形态,血管、输尿管、膀胱有无梗阻,也可了解肾血流量、肾小球的功能或肾小管的功能。使用对比剂可能加重肾损害,需慎用。

(四)肾活检

对原因不明的 ARF,肾活检是可靠的诊断手段,可帮助诊断和评估预后。

四、诊断依据

(1)尿量显著减少,出现少尿(每天尿量<250 mL/m^2)或无尿(每天尿量<50 mL/m^2)。

(2)有氮质血症,血清肌酐≥176 μmol/L,血尿素氮≥15 mmol/L,或每天血肌酐增加量≥44 μmol/L,或每天血尿素氮增加量≥3.57 mmol/L。

(3)患儿有酸中毒、水电解质紊乱等表现。无尿量减少为非少尿型 ARF。

五、治疗

治疗原则是去除病因,积极治疗原发病,减轻症状,改善肾功能,防止并发症的发生。

(一)少尿期的治疗

1.去除病因和治疗原发病

对肾前性 ARF 应注意及时纠正全身循环血流动力学障碍,措施包括补液、输注血浆和清蛋白、控制感染等。严格掌握肾毒性抗生素的用药指征,并根据肾功能调节用药剂量,密切监测尿量和肾功能的变化。

2.饮食和营养

应给患儿提供高糖、低蛋白、富含维生素的食物,尽可能供给足够的能量。供给热量 210~250 J/(kg·d),蛋白质 0.5 g/(kg·d)。应选择优质动物蛋白质。脂肪提供的热量占总热量的 30%~40%。

3.控制水和钠的摄入

坚持"量入为出"的原则,严格限制水、钠的摄入。如有透析支持则可适当放宽液体入量。每天液体的出入量为尿量+显性失水+不显性失水-内生水。无发热患儿每天不显性失水为 300 mL/m^2,体温每升高 1 ℃,不显性失水增加 75 mL/m^2;内生水在非高分解代谢状态为 250~350 mL/m^2。所用液体均为非电解质液。髓襻利尿剂(呋塞米)对少尿型 ARF 可短期试用。

4.纠正代谢性酸中毒

对轻度、中度代谢性酸中毒一般无须处理。当血浆 HCO$_3^-$<12 mmol/L 或动脉 pH<7.2,可补充 5%碳酸氢钠 5 mL/kg,提高 CO$_2$结合力 5 mmol/L。纠酸时宜注意防治低钙性抽搐。

5.纠正电解质紊乱

纠正电解质紊乱包括对高钾血症、低钠血症、低钙血症和高磷血症的处理。

6.透析治疗

凡上述保守治疗无效者,应尽早进行透析。透析的指征:①严重水潴留,有肺水肿、脑水肿的倾向;②血钾≥6.5 mmol/L;③血浆尿素氮>28.6 mmol/L 或血浆肌酐>707.2 μmol/L;④严重酸中毒,血浆 HCO$_3^-$<12 mmol/L 或动脉 pH<7.2;⑤药物或毒物中毒,该物质又能被透析去除。透析的方法包括腹膜透析、血液透析和连续动静脉血液滤过 3 种技术。对儿童常用腹膜透析。

(二)利尿期的治疗

利尿期早期,肾小球功能和肾小球滤过率尚未恢复,血肌酐、尿素氮、血钾的含量和酸中毒程度仍继续升高,伴随着多尿,还可出现低钾血症和低钠血症等电解质紊乱,故应注意监测尿量、电解质和血压变化,以及时纠正水、电解质紊乱。当血浆肌酐接近正常水平时,应增加饮食中蛋白质的摄入量。

(三)恢复期的治疗

此期肾功能日趋恢复正常,但可遗留营养不良、贫血和免疫力低下,少数患儿遗留不可逆性肾功能损害,应注意休息和加强营养,防治感染。

六、护理措施

(一)一般护理

1.少尿期

(1)患儿应绝对卧床休息,注意肢体功能锻炼。

(2)护理人员应饮食给予患儿高糖、高维生素的半流质饮食,严格控制含钾食物的摄入。

(3)对有恐惧心理者,护理人员应以关心、安慰为主,多鼓励。

2.多尿期

(1)患儿应以卧床休息为主。

(2)护理人员应供给足够的热量和维生素,给予含钾多的食物。

3.恢复期

(1)护理人员应鼓励患儿逐渐恢复活动,防止肌肉无力。

(2)护理人员应给予患儿高热量、高蛋白饮食。

(3)护理人员应告知患儿及其家长要有充分的思想准备,定期到医院复查。

(二)特殊护理

1.少尿期的护理

(1)护理人员应严格限制液体入量。

(2)护理人员应做好患儿的口腔及皮肤护理,严格执行无菌操作。

(3)护理人员应遵医嘱监测电解质、肌酐、尿素氮等。

(4)护理人员应做好血液透析、血液滤过、腹膜透析的准备工作。

2.多尿期的护理

(1)护理人员应准确记录患儿的出入量,特别是尿量。

(2)护理人员应做好保护性隔离,保持病房内空气新鲜,避免患儿与易感人群接触,严格控制探视人员;在进行各种介入性操作时严格执行无菌操作。

3.恢复期的护理

(1)护理人员应嘱患儿避免劳累和一切加重肾脏负担的因素,如高血压。

(2)护理人员应遵医嘱给药,指导患儿勿乱用药物。

(三)病情观察

(1)少尿期:护理人员应观察患儿有无嗜睡、肌张力低下、心律不齐、恶心、呕吐等症状及血压变化,心功能不全,尿毒症脑病的先兆。

(2)多尿期:护理人员应注意监测血钾、血钠及血压的变化。

(3)恢复期:护理人员应注意用药不良反应。

(四)健康指导

(1)护理人员应指导患儿积极治疗原发病,增加抵抗力,减少感染的发生,避免使用损伤肾脏的食物、药物。

（2）护理人员应指导患儿观察尿量，如果发现 24 h 尿量少于 400 mL，应到医院就诊。

（3）护理人员应嘱患儿定期门诊复查肾功能。

（赵　娜）

第十一节　小儿贫血

一、概述

贫血是指单位体积的外周血中红细胞、血红蛋白和血细胞比容低于正常或其中一项明显低于正常。贫血本身不是一种疾病而是多种疾病的伴随症状。世界卫生组织指出：6 个月至 6 岁儿童血红蛋白<110 g/L，6～14 岁儿童血红蛋白<120 g/L 为诊断儿童贫血的标准。我国小儿血液病学会暂定 6 个月以下婴儿贫血标准如下：新生儿血红蛋白<145 g/L；1～4 个月婴儿血红蛋白<90 g/L；4～6 个月婴儿血红蛋白<100 g/L。贫血是儿童时期特别是婴幼儿时期的常见病，不但影响小儿生长发育，而且是一些感染性疾病的诱因。

临床上多根据红细胞的数量和血红蛋白的浓度分为轻度、中度、重度、极重度贫血，见表 15-1。

表 15-1　贫血的分类

指标及其单位	轻度	中度	重度	极重度
血红蛋白/(g·L^{-1})	120～90	90～60	60～30	<30
红细胞/(×10^{12}·L^{-1})	1～3	3～2	2～1	<1

贫血根据病因分为造血原料缺乏性贫血、红细胞生成不良性贫血、溶血性贫血和失血性贫血。

形态上可根据红细胞平均体积（MCV）、红细胞平均血红蛋白量（MCH）、红细胞平均血红蛋白浓度（MCHC）的测定结果分类（表 15-2）。

表 15-2　贫血的形态分类

贫血类型	MCV(fL)	MCH(pg)	MCHC(%)	疾病
大细胞性贫血	＞94	＞32	32～38	巨幼红细胞贫血
正常细胞性贫血	80～94	28～32	32～38	急性失血性贫血
单纯小细胞性贫血	<80	<28	32～38	遗传性球形红细胞增多症
小细胞低色素性贫血	<80	<28	<28	缺铁性贫血

二、护理评估

（一）临床症状评估与观察

（1）询问患儿的病史及喂养史，起病的急缓，发病年龄，是否有偏食、挑食现象，是否未及时添加辅食,有无消化系统疾病(如消化道溃疡)。

(2)评估患儿有无贫血表现。

1)一般表现:皮肤黏膜苍白,口唇、结膜、甲床处明显。年长儿可诉全身无力、头晕、耳鸣、眼前发黑等。病程长者可出现易疲乏、毛发枯黄、营养低下及体格发育迟缓等。

2)造血器官反应:婴幼儿常出现骨髓外造血,导致肝、脾、淋巴结增大。年龄越小,病程越长,贫血越严重,肝、脾、淋巴结增大越明显。末梢血中出现核红细胞、幼稚粒细胞。

3)呼吸循环系统:心悸,血压升高,呼吸加快。重度失代偿时,可出现心脏扩大和充血性心力衰竭。

4)消化系统:胃肠道的蠕动和消化酶的分泌功能均受影响,可出现腹胀、便秘、食欲减退、恶心等。

5)神经系统:表现为精神不振、注意力不集中、头痛、眩晕或耳鸣等。

(3)评估不同贫血的表现特点。

1)缺铁性贫血:发生隐匿。皮肤、黏膜苍白。患儿易疲乏,活动后气短。与消化系统有关的症状有食欲缺乏、恶心、腹泻、口腔炎、舌乳头萎缩等,少数患儿有异嗜癖;与神经系统有关的症状有萎靡不振或易激惹、注意力不易集中、记忆力减退、学习成绩下降等;与循环系统有关的症状有心率加快,心脏扩大,出现心前区收缩期杂音,甚至发生心力衰竭;其他如细胞免疫功能降低,因上皮组织异常而出现指甲扁平、反甲等。

2)巨幼细胞贫血:神经精神症状主要是表情呆滞,对周围反应迟钝,嗜睡,少哭,不笑,智力、动作发育落后甚至出现倒退现象;缺乏维生素 B_1 的患儿可出现乏力、手足对称性麻木、感觉障碍、步态不稳、行走困难,年幼儿表现为精神异常、无欲状。

3)溶血性贫血:①急性溶血,起病急骤,常伴发热、寒战、恶心、腹痛及腰背痛、苍白、黄疸、血红蛋白尿或胆红素尿。重者可发生心力衰竭、急性肾衰竭甚至休克。②慢性溶血,贫血多为轻度至中度,有时为重度,但一般情况下能耐受。多伴轻度黄疸,肝、脾轻度至中度肿大,多数血管外溶血患儿脾大,血管内溶血患儿肝脾大不明显,部分免疫性溶血患儿肝大明显。③细小病毒 B19 感染而表现贫血加重、网织红细胞减少、骨髓红系增生受抑制的现象是再生障碍危象。贫血突然加重伴黄疸、网织红细胞数升高为溶血危象。葡萄糖-6-磷酸脱氢酶缺乏症患儿常在服药、吃蚕豆、感染及接触樟脑丸等诱因作用下发生溶血,除贫血表现外,有黄疸、血红蛋白尿,严重者可出现少尿、无尿、酸中毒和急性肾衰竭。

遗传性球形红细胞增多症以不同程度的贫血、脾大、球形红细胞增多及红细胞渗透脆性增加为特征。地中海贫血多表现为慢性进行性溶血性贫血,严重者出现地中海贫血特殊面容,即头颅变大、额部隆起、颧骨变高、鼻梁塌陷、两眼距增宽。

(二)辅助检查评估

(1)血常规:根据红细胞和血红蛋白可判断贫血程度,根据红细胞大小、形态及染色情况判断疾病。红细胞较小,染色浅,中央淡染区扩大,多提示缺铁性贫血;红细胞大,中央淡染区不明显,多提示巨幼细胞贫血;红细胞大小不等,染色浅并有异形、靶形,多提示地中海贫血。

(2)骨髓常规:除再生障碍性贫血表现为增生低下外,其他贫血表现为增生活跃。缺铁性贫血为早幼红细胞及中幼红细胞比例升高,染色质颗粒致密,血红蛋白形成差。粒系细胞和巨核细胞正常。巨幼细胞贫血骨髓增生活跃,红系细胞明显增多,有巨幼变,核浆发育不平衡。

(3)血生化检查:缺铁性贫血患儿血清铁含量降低 $50\ \mu g/d$,总铁结合力升高为 $360\ \mu g/d$,转铁蛋白饱和度降低为 15％，铁蛋白降低为 15 g/L。巨幼细胞贫血患儿血清叶酸水平降低为 2.5 ng/mL，维生素 B_2 小于 100 pg/mL。

（4）特殊检查：红细胞脆性试验里示脆性升高，考虑遗传性球形红细胞增多症，红细胞脆性降低则见于地中海贫血。红细胞酶活力测定对溶血性贫血有诊断意义。

三、护理问题

（1）营养低于机体需要量与摄入铁不足、吸收障碍、需求增加、丢失过多有关。

（2）活动无耐力与缺铁性贫血引起全身组织缺血、缺氧有关。

（3）有感染的危险与机体免疫功能下降有关。

（4）潜在并发症为心力衰竭。

四、护理目标

（1）患儿的食欲增加，偏食得到纠正，体质量增加，血清铁恢复正常。

（2）患儿的活动量增加。患儿在活动时无明显心悸、气促、无力等不适感觉。

（3）患儿（或家长）能说出预防感染的重要性，减少或避免感染的发生。

（4）患儿在住院期间不发生心力衰竭或发生心力衰竭时能被及时发现、处理。

（5）患儿在住院期间不发生药物不良反应或发生药物不良反应时能被及时发现、处理。

五、护理措施

（一）合理安排患儿饮食

（1）护理人员应嘱患儿家长改变不良的喂养方式，提倡合理的母乳喂养，以及时添加含铁或维生素 B_{12} 及叶酸丰富的辅食，如动物肝脏、瘦肉、蛋黄、黄豆、海产品、黑木耳、绿叶蔬菜。

（2）护理人员应嘱患儿家长给患儿培养良好的饮食习惯，纠正偏食，采取措施为患儿提供色、香、味、形俱全的膳食，增加患儿的食欲。

（3）葡萄糖-6-磷酸脱氢酶缺乏症患儿应避免食用蚕豆及其制品，忌服有氧化作用的药物。

（二）用药的护理

1.对缺铁性贫血者补充铁剂的护理

（1）口服铁剂会刺激胃肠道，引起恶心等胃部不适，应从小剂量开始，逐渐增加至全量。在两餐之间服用铁剂，避免空腹服用以减少对胃的刺激。忌同时服用影响铁吸收的食品（如茶、咖啡、牛乳、谷类、钙片、植酸盐），也应避免同时服用抗酸药物及 H_2 受体拮抗剂。与稀盐酸和/或维生素 C、果糖等同服，可促进铁吸收。为避免牙齿及舌质被染黑，服用铁剂时可用吸管将药液吸至舌根部咽下，服药后漱口。护理人员应告知患儿及家长服用铁剂期间，患儿的粪便会变成黑色，是由于铁与肠内的硫化氢作用生成黑色的硫化铁，是正常现象，不必顾虑。

（2）如果需要肌内注射铁剂，应深部肌内注射，抽药和给药时必须使用不同的针头，以防铁剂渗入皮下组织，造成注射部位的疼痛及皮肤着色或局部炎症。首次注射右旋糖酐铁后应观察 1 h，警惕发生过敏现象。

（3）应用铁剂的疗效判断：用药 3～4 d，网织红细胞数上升，7～10 d 达高峰，1～2 周后血红蛋白含量逐渐上升，常于治疗 3～4 周达到正常。此时不能停药，应在血红蛋白含量恢复正常后再继续用药 6～8 周以增加铁储存。

2.对巨幼细胞贫血者补充维生素 B_{12} 和叶酸的护理

(1)补充维生素 B_2 和叶酸的同时口服维生素 C,恢复期加服铁剂。单纯维生素 B_2 缺乏时,不宜加用叶酸,以免加重神经、精神症状。

(2)药物疗效观察:用维生素 B_2 治疗 2～4 d,患儿精神好转,网织红细胞增加,6～7 d 可达高峰,2 周左右降至正常,随后红细胞数、血红蛋白含量上升,一般 1～2 个月恢复正常。神经系统的症状恢复较慢。口服叶酸后 1～2 d 食欲好转,网织红细胞数增加,4～7 d 达高峰,随后红细胞数、血红蛋白含量增加,一般 2～6 周恢复正常。

(三)合理安排患儿的休息和活动

对轻度、中度贫血患儿,护理人员应让其规律地生活,安排患儿进行适合自身状态、力所能及的活动,限制有危险性、活动量大的活动,防止出现意外。对严重贫血者,护理人员应嘱其卧床休息以减少氧耗,减轻心脏负担,同时定时测量心率,观察有无心悸、呼吸困难等表现,必要时给氧。

(四)预防感染

患儿的居室应阳光充足,空气新鲜,温度、湿度适宜。患儿应根据气温变化及时增减衣服,尽量不到人群集中的公共场所。护理人员应鼓励患儿多饮水,保持口腔清洁,必要时每天进行 2 次口腔护理,预防舌炎、口腔炎;注意保持患儿皮肤的清洁;观察皮肤、黏膜、呼吸系统等有无感染迹象,以及时给予治疗、护理。

(五)防止心力衰竭

护理人员应密切观察患儿的生命体征,注意心率、呼吸、面色、尿量等变化,若患儿出现心悸、气促、肝脏增大等心力衰竭的症状和体征,应及时通知医师,并按心力衰竭患儿进行护理。给重症贫血患儿输血、输液时护理人员要根据病情严格控制输液速度,以防患儿心力衰竭。

(六)对急性溶血性贫血患儿的护理

护理人员要建立静脉通道并保持静脉通道的通畅,应使用输液泵均匀、准确地泵入液体,严格记录 24 h 出入量,密切观察患儿的尿量及尿色变化,并详细记录。

(七)健康教育

护理人员应加强预防宣教,强调孕妇及哺乳期妇女预防小儿贫血,应提倡母乳喂养,以及时添加辅食;对早产儿从 2 个月开始补充铁剂,对足月儿从 4 个月开始补充铁剂;用铁锅炒菜,选用富含铁的动物性食物,与富含维生素 C 的蔬菜搭配以利于铁的吸收;黄绿色蔬菜、蛋黄、肉类、动物内脏及紫菜中都含有较多的铁,可以根据孩子的消化能力及饮食习惯进行烹饪。

护理人员要指导患儿家长掌握口服铁剂、补充叶酸、维生素 B_{12} 的方法及注意事项。

护理人员要对患儿要多给予关怀、疏导、理解和鼓励;对有异食癖的患儿,应正确对待,不可责备。

患儿要及时治疗各种慢性失血性疾病,避免服用可诱发疾病的各种食品和药品。

(赵　娜)

第十二节　小儿血友病

一、概述

血友病是一种 X 染色体连锁的遗传性出血性疾病,其遗传基因定位于 X 染色体上,由女性传递,男性发病。病理机制为凝血因子基因缺陷导致其水平和功能降低,使血液不能正常地凝固。临床主要表现为自发性关节和组织出血及出血所致的畸形。根据患儿所缺乏凝血因子的种类,血友病可分为血友病 A(也称甲型血友病甲)、血友病 B(也称乙型血友病)。临床上所见的血友病 A 约 70%有家族史,约 30%无家族史,其发病可能由基因突变所致。血友病可发生于全世界所有种族或所有地区人群,患病率为(5~10)/10 万,我国有 7 万~10 万患者。其中血友病 A 多见,占 80%~85%,血友病 B 占 15%~20%。

虽然血友病目前还是不可治愈的遗传性疾病,但通过及时补充因子或预防性补充因子、防治出血并发症和其他综合治疗,可使患儿获得接近正常人的生活质量与生存期。

二、护理评估

(一)临床症状评估与观察

1.询问患儿的病史及家族史

多数患儿有全身各部位的自发性出血史或损伤后出血不止。可询问患儿是否有轻微外伤时较难止血史,或反复膝、肘等关节出血肿痛史,母亲家族中男性成员是否有异常出血疾病史。询问有无外伤、碰撞等诱发因素。

2.评估患儿的出血情况

自发性出血或轻微损伤时、手术时出血不只是血友病的特征。该病的出血可发生在任何部位,常见关节、软组织、肌肉、皮肤黏膜出血和血尿。危及生命的出血为中枢神经系统、咽喉和内脏的出血。

(1)评估有无关节出血情况:关节出血是血友病最典型的特征。关节出血急性期开始时患儿往往有关节轻微不适、酸胀等先兆症状,然后逐渐出现关节疼痛、肿胀、发热及活动受限。一般关节出血有自限性或经补充凝血因子治疗而停止,关节腔内出血,血液经数天或数周逐渐吸收。

(2)评估有无肌肉出血:重型血友病可自发出血,而轻型和中型血友病只有在受外伤的情况下才发生肌肉出血。出血部位常见于屈伸的肌肉群,尤其是髂腰肌、腓肠肌。肌肉出血常引起肌肉肿痛,甚至剧烈的疼痛,可引起肌肉保护性痉挛、相连关节屈曲及活动受限。

(3)评估有无泌尿系统出血:血友病患儿(多大于 5 岁)还可出现泌尿系统出血。出血部位包括肾、输尿管和膀胱。血尿分为镜下血尿和肉眼血尿,有一定的自限性。肉眼血尿呈洗肉水样,甚至鲜红色,有的患儿可伴有腰背痛、尿痛、尿频等症状。根据排尿过程中血尿出现的不同时间,分为初始血尿、终末血尿和全程血尿。初始血尿仅在排尿开始时出现,表示前尿道出血;终末血尿是排尿终末时出现的血尿,提示后尿道、膀胱颈部或膀胱三角区出血;全程血尿是排尿全过程中都尿血,提示病变在膀胱、输尿管或肾脏。

(4)评估有无口腔出血:患儿以口腔创口出血不止为主要表现,亦可把口腔渗血吞咽到胃部,引起胃部不适及黑便等。出血时间由数小时到数天不等。出血原因主要为外伤及牙源性出血两种。

(5)评估有无鼻腔出血:鼻出血多为一侧,也有为双侧的,出血量不定,轻者仅为从鼻孔滴血,重者出血如注。出血量超过 500 mL,会出现头昏、口渴、乏力、面色苍白;出血量超过 100 mL 者可出现胸闷、心慌、脉速无力、血压下降、出冷汗等休克症状。

(6)评估患儿是否出现假肿瘤:血友病假肿瘤又称血友病性血囊肿,发生率低,但愈后很差。假肿瘤是在骨膜下或肌腱筋膜下形成的囊性血肿,由于囊内反复出血,血肿体积渐大,并出现压迫,破坏周围组织。常见的生长部位是大腿和骨盆。

(7)评估患儿出血后是否经过止血处理,其方法及效果如何,既往检查、治疗经过和疗效。

(二)辅助检查评估

1.活化部分凝血活酶时间

活化部分凝血活酶时间是内源性凝血系统较为敏感的筛选试验。活化部分凝血活酶时间延长。

2.硅化凝血时间和活化凝血时间

硅化凝血时间和活化凝血时间是内源性凝血系统敏感的筛选试验。两者均延长。

(三)体格检查评估

(1)评估发生出血的部位和范围、出血的持续时间、出血量、出血性状,以便估计出血量、出血速度及性质。

(2)评估有无关节畸形及关节的畸形程度。

三、护理问题

(一)出血

出血与凝血因子缺乏有关。

(二)疼痛

疼痛与关节、肌肉出血有关。

(三)躯体移动障碍

躯体移动障碍与治疗性制动、关节畸形有关。

(四)潜在并发症

潜在并发症为颅内出血。

四、护理目标

(1)患儿出血停止或减轻。

(2)患儿主诉疼痛减轻,表现为发松和舒适感。

(3)患儿表现为最佳的躯体活动,活动范围正常。

(4)患儿住院期间不发生颅内出血或发生时能被及时发现并处理。

(5)患儿或家长能够辨识出血的征象,说出疾病过程及治疗、护理、预防的方法。

五、护理措施

(一)急性出血的观察与处理

1.关节、肌肉出血

采用 RICE 法进行处理。

(1)"R"表示 rest,休息。关节、肌肉出血时,根据出血的程度,患侧应该休息 12～24 h 或更长时间。可用夹板制动,或使用辅助器械(如拐杖、轮椅)帮助肢体休息。可以用石膏或热塑料来制作夹板。

(2)"I"表示 ice,冰敷。对活动性出血的关节或肌肉采用冰敷以帮助控制肿胀、减轻疼痛、减少炎症的发生。冰敷时间一般为 10～15 min,每 2 小时 1 次。

"RICE"中的"I"也代表固定,用石膏托或夹板来固定关节以保持其静止。固定的时间不能过长,一般为 2～3 d;固定关节不可过紧,固定后注意观察远端肢体血运情况,是否出现肿胀、发暗和变冷。

(3)"C"表示 compression,加压。施压于出血部位可以帮助收缩血管和减缓出血,可以用弹性绷带对出血的关节进行压迫。用十字形(或 8 字形)包扎受伤部位。包扎后注意观察远端手指、脚趾有无发冷、发麻或肤色改变。如果有上述症状发生,应松开绷带,重新包扎。

(4)"E"表示 elevation,抬高。将受伤的肢体放在高于心脏的位置有助于降低血管内压力、减缓出血。可以用枕头垫高患儿的手臂或小腿。

2.鼻出血

护理人员首先应让患儿采取坐位或半卧位,以降低鼻部的血压;冷敷前额部或鼻部,因为冷的刺激可使鼻内小血管收缩而有利于止血;指导患儿对流到咽部的血尽量不要吞咽,以免刺激胃部引起恶心呕吐。常用止血方法如下。

(1)指压法:用拇指、示指捏紧两侧鼻翼 5～10 min,压迫鼻中隔前下方以达到止血的目的。

(2)冷敷法:用冷水袋或湿毛巾在额部、颈部或后颈部冷敷,收缩血管,减少出血。

(3)收敛法:用 1%麻黄碱或把肾上腺素棉片塞入前鼻腔,收缩血管。

(4)填塞法:上述方法无效或出血量较大时,请专科医师做后鼻孔填塞。

3.口腔出血

(1)口腔软组织损伤:采用细针线严密分层缝合,局部加压包扎,严禁在创口放置引流管。

(2)腭部黏膜损伤:可采用黏膜创口缝合,创缘周围以碘酚棉球止血,然后在整个腭部覆盖碘仿纱条,以牙间结扎丝固定。

(3)自发性牙龈出血:先对出血处的牙齿进行牙周清洁,冲洗牙周后,用注射器将 6-氨基己酸溶液、凝血酶、肾上腺素的混合液注入牙周袋或牙龈沟内,再压迫牙龈止血,止血后用塞治剂外敷压迫保护创面。

(二)输注凝血因子的护理

血友病患儿发生出血是因为缺乏因子Ⅷ(FⅧ)或因子Ⅸ(FⅨ),所以替代疗法,即静脉输注含有FⅧ或FⅨ的制剂,将血浆中 FⅧ或 FⅨ的含量提高到止血所需的水平仍是现今治疗和预防血友病患儿出血的最有效的措施。

1.配置药液

(1)将稀释液和浓缩剂置于室温下,如急需可用温水浸泡,但不能高于 37 ℃。

(2)取下稀释液和浓缩剂瓶的塑胶帽,消毒。

(3)取下双头针一端的针帽,将该末端插入稀释液瓶的瓶塞中心。再取下双头针另一端的针帽,插入因子浓缩剂瓶的瓶塞中心。为了减少泡沫,插入时应将稀释液瓶倒置过来,注意要让稀释液瓶子在浓缩剂瓶子的上方,插入针头的角度要能使稀释液顺着浓缩剂瓶的瓶壁流下,可调整稀释液瓶塞上的针头以保证所有的稀释液都能进入装有因子冻干粉的瓶子内。

（4）拔出双针头。

（5）不要剧烈摇晃瓶体，可轻轻地旋转瓶体使所有冻干粉都溶解。

（6）应现用现配药液，如遇特殊情况需冷藏，冷藏时间不要超过 2 h。

2.推注药液

（1）取出带滤过器的专用针头，去除保护帽。缓慢抽吸配置好的药液，排尽针管中的空气。

（2）另外取 10 mL 注射器 1 支，抽吸生理盐水，排空空气，连接静脉穿刺针（头皮针），静脉穿刺。

（3）推注少量生理盐水，确保静脉穿刺成功后，更换已抽吸好药液的注射器，缓慢给药。推注药物完毕，再推少量的生理盐水，将头皮针内的药液推入，避免浪费。

（4）拔出针头，避免血管和组织不必要损伤。压迫静脉穿刺点 2～5 min。

3.观察药物的不良反应

输注因子可能会产生变态反应，如麻疹、皮肤瘙痒、鼻塞、胸痛、头昏、气短、发热、头痛、心悸、轻度寒战、恶心和输液部位疼痛。对于有变态反应病史者，可预防性地给予抗组胺药物。

（三）消除出血的诱发因素

大多数患儿在出血发生之前可能存在一些诱发因素，例如，跌伤、摔伤、挫伤、扭伤可引起出血。要加强看护，避免意外伤害，教育患儿了解和认识这些危险因素，并在日常生活中排除这些因素，选择适宜的活动，避免参加各种剧烈运动。护理人员尽量避免有创性操作，注意避免深部肌内注射。

（四）血友病儿童预防注射的方法

血友病儿童应从出生开始按时进行预防接种以抵抗传染性疾病。在注射时应选用小号的注射器针头，在三角肌进行皮下注射。预防注射一般不会引起进行性出血，如发现注射处有肿、痛及发热感，可先用局部冰敷以减轻肿痛。按压穿刺部位 5～10 min，或弹力绷带包扎 24 h，以减少出血。如注射部位发生血肿，应立即与专业医师联系。

（五）饮食指导

血友病患儿的饮食应以清淡、易消化为主。患儿应少食或忌食辛辣食品，多饮水，多吃富含维生素 C 的蔬菜和水果，保持排便通畅；尽量避免吃过热食物，以免损伤牙龈或烫伤黏膜；避免食用坚硬、油炸的食品，如麻花、锅巴；小儿食用肉、鱼、虾制品时，家长应尽量去骨、刺、皮，以防硬物刺伤口腔黏膜，导致口腔出血。

六、健康教育

（1）护理人员应主动对年长患儿及患儿家长传授血友病相关知识，教会家长判断出血的程度、范围，基本的止血方法，讲解预防及恢复期的注意事项。

（2）护理人员应指导患儿家长保持环境的舒适、安全；加强看护，避免外伤发生，教育孩子不玩利器；告诉家长洗澡是检查孩子是否出血的最好时机。

（3）护理人员应培养患儿养成良好生活习惯，避免挖鼻子，如有鼻腔血痂，让其自行脱落，不能硬性擦掉，气候干燥时可在鼻腔中涂抹液体石蜡，或用温湿毛巾捂住鼻子，保持鼻腔湿润；指导患儿保持口腔卫生，以免由牙周疾病引起出血；不使用牙签，使用软毛牙刷刷牙，进餐后用清水漱口。护理人员应指导婴幼儿家长帮助孩子完成口腔护理，可购买指套式婴儿牙刷或将纱布、清洁软布裹在手指上每天早、晚给孩子擦拭牙齿，喂奶后再喂少许温开水，以便及时清除牙面堆积的污垢和食物残渣,减少龋齿和牙周疾病的发生。

(4)患儿要合理饮食,加强营养,避免进食过热、过硬或带刺的食物。

(5)患儿要终身禁用抗凝药物及抑制血小板功能的药物,如阿司匹林、吲哚美辛(消炎痛)、保泰松、双嘧达莫。

(6)就医时患儿家长应将患儿血友病病史告知医师,并告知可联系的血友病医师电话以便医师之间沟通。

(7)患儿出血时间为 10～30 min 或反复出血,应立即注射因子,患儿家长应请求专业医师或护士帮助。

(赵　娜)

第十三节　小儿营养不良

营养不良是指缺乏热量和/或蛋白质引起的一种营养缺乏症,多见于小于 3 岁婴幼儿。主要表现为体质量下降,生长发育迟缓,消瘦及全身各系统的功能紊乱,常伴有多种营养素缺乏,易并发肺炎、腹泻等疾病。

一、临床特点

(一)体质量不增

体质量不增为最初表现,继而体质量下降,皮下脂肪逐渐减少或消失。皮下脂肪减少或消失首先发生在腹部,接下来发生于躯干、臀部、四肢,最后发生于面颊部。随病情发展营养不良程度由轻变重。

1.轻度

患儿的体质量下降,比正常小儿减轻 15％～25％。患儿的腹部皮下脂肪厚度为 0.8～0.4 cm,身高不受影响,皮肤干燥,精神状态正常。

2.中度

患儿的体质量比正常小儿减轻 25％～40％,腹部皮下脂肪厚度小于 0.4 cm,身高较正常小儿降低,皮肤干燥、苍白,肌张力明显减低,肌肉松弛。

3.重度

患儿的体质量比正常小儿减轻 40％以上,皮下脂肪消失,呈老人面容,皮包骨样,身高明显低于正常小儿,皮肤苍白、干燥无弹性,肌肉萎缩,肌张力低下,精神萎靡,烦躁与抑郁交替,对外界反应差。患儿常有低体温,脉细缓,血压低,心电图呈低电压、T 波,可低平。患儿的食欲低下,出现便秘或腹泻,血浆蛋白浓度降低而水肿。患儿常并发营养性贫血、低血糖及各种感染性疾病。

(二)分型

目前国内根据患儿的体质量及身高减少的情况将小儿营养不良分为 3 种类型。

(1)体质量低下型:患儿的体质量低于同年龄、同性别正常小儿,提示患儿过去和/或现在有营养不良,但不能区分急性、慢性。

(2)生长迟缓型:患儿的年龄和身高低于同年龄、同性别正常小儿,提示患儿过去或长期慢性营养不良。

(3)消瘦型:患儿的身高和体质量低于同年龄、同性别正常小儿,提示患儿近期患营养不良。

(三)辅助检查

血清总蛋白浓度下降,尤其是清蛋白浓度下降最明显,血糖、血胆固醇水平降低,多种维生素、微量元素缺乏。

二、护理评估

(一)健康史

询问患儿的喂养史,有无喂养不当、摄入不足;询问患儿有无急慢性病史(如慢性腹泻)、先天性畸形、各种传染病及消耗性疾病。

(二)症状、体征

评估患儿的体质量、身长、皮下脂肪厚度、消瘦部位、精神状况、智力发育情况、有无肌张力下降及水肿。

(三)社会、心理

评估家庭经济状况,父母及保育者是否具备科学育儿知识。

(四)辅助检查

了解血清总蛋白、血清蛋白、血常规、血糖、微量元素、心电图等检查结果。

三、护理问题

(一)营养失调

营养失调与热能、蛋白质摄入不足和/或丢失、消耗过多有关。

(二)体温低下

体温低下与热能摄入不足、皮下脂肪减少致产热少、散热快有关。

(三)有感染的危险

有感染的危险与免疫功能下降有关。

(四)有低血糖发生的可能

有低血糖发生的可能与热量摄入不足及脂肪转化供能不够有关。

(五)有皮肤完整性受损的危险

有皮肤完整性受损的危险与免疫力低下、各种维生素缺乏有关。

四、护理措施

(一)调整饮食,纠正营养失调

(1)对轻度营养不良者在基本维持原饮食的基础上,添加含蛋白质和高热量的食物。供给热量由每天418~502 kJ/kg逐渐递增。当供能达每天585 kJ/kg时,体质量可获满意增长。体质量接近正常后将供给热量恢复为小儿正常需要量。

(2)对中度、重度营养不良者供给热量从每天167~250 kJ/kg开始,逐渐增加至每天502~628 kJ/kg。待体质量与身长接近正常后,将供给热量恢复至正常小儿生理需要量。

(3)给患儿适量补充维生素及矿物质,尤其是维生素A、钾、镁,可提供新鲜蔬菜和水果。

(4)对不能进食者可采用鼻饲法或静脉全营养。

(二)维持正常体温

护理人员应保持环境温度为 22 ℃～24 ℃,勿使患儿过多暴露,可用保暖毯、热水袋、电保温箱保暖,操作时注意安全;监测体温,每 6 小时 1 次。

(三)预防感染

(1)对中度、重度营养不良患儿护理人员应做好保护性隔离。

(2)护理人员应保持床单位清洁,保持患儿的口腔黏膜清洁。

(3)每次患儿大便后,护理人员应用温水清洗患儿的臀部并擦干,涂鞣酸软膏。

(4)护理人员应定时给患儿翻身,避免拖、拉、拽等动作,防止皮肤损伤,在骨突处多加按摩。

(5)一切侵入性操作应严格无菌。

(四)健康教育

(1)护理人员应向患儿家长解释导致营养不良的原因。

(2)护理人员应向患儿家长介绍科学育儿知识,鼓励母乳喂养,指导混合喂养、人工喂养的方法,纠正患儿的不良饮食习惯。

(3)患儿合理安排生活作息制度,坚持户外活动,保证充足睡眠,按时预防接种,预防感染。

(4)先天性畸形患儿应及时手术治疗。护理人员要告诉患儿家长正确的护理方法。

(5)护理人员应定期监测体质量,做好生长发育监测。

五、出院指导

(1)鼓励母乳喂养。

(2)对人工或混合喂养的患儿,开始可给予稀释牛奶,让患儿少食多餐,若吸收良好逐渐增加牛奶量及浓度。

(3)添加辅食应遵循从少到多、从软到硬、从稀到稠、从细到粗、从一种到多种的原则。根据患儿的食欲情况、月龄大小给予适合的饮食,尽可能给予高能量、高蛋白质饮食,如豆浆、蛋类、肝、肉末、鱼泥。

(4)对幼儿期及儿童期营养不良患儿应创造舒适的进食环境,鼓励患儿进食。

(5)每次调整饮食时,要注意患儿的食欲及消化情况。

(6)定期给患儿测体质量,了解饮食调整效果。

(7)给患儿或指导患儿保持个人卫生。及时给患儿添加衣服,防止受凉。家长应少带年龄小的患儿或重度患儿去公共场所,防止交叉感染。

(赵　娜)

第十六章

眼科护理

第一节 泪 囊 炎

一、新生儿泪囊炎

(一)概述

新生儿泪囊炎也是儿童常见眼病之一。其是由于鼻泪管下端先天残膜未开放造成泪道阻塞,致使泪液滞留于泪囊之内,伴发细菌感染引起的。常见致病菌为葡萄球菌、链球菌、假白喉杆菌等。

(二)诊断

1.症状

出生后数周或数天发现患儿溢泪并伴有黏液脓性分泌物。

2.体征

内眦部有黏液脓性分泌物,局部结膜充血,下睑皮肤浸渍或粗糙,可伴有湿疹。指压泪囊区有脓性分泌物从泪小点溢出。

3.辅助检查

分泌物行革兰染色,血琼脂培养以确定感染细菌类型。

(三)鉴别诊断

1.累及内眦部眼眶蜂窝织炎

挤压泪囊区无分泌物自泪小点溢出。

2.急性筛窦炎

鼻骨表面疼痛、肿胀,发红区可蔓延至内眦部。

3.急性额窦炎

炎症主要累及上睑,前额部有触痛。

(四)治疗

1.按摩

用示指沿泪囊上方向下方挤压,挤压后滴抗生素滴眼液,2~4 次/天。

2.滴眼液或眼膏

有黏液脓性分泌物时,滴抗生素滴眼液或眼膏,2～4 次/天。

3.泪道探通术

对于 2～4 个月患儿可以施行泪道探通手术,探通后滴抗生素眼药 1 周。

4.泪道插管手术

对于大于 5 个月或者存在反复泪道探通手术失败的患儿可以考虑行泪道插管手术治疗。

5.抗感染治疗

继发急性泪囊炎或眼眶蜂窝织炎时,须及时全身及局部抗感染治疗。

二、急性泪囊炎

(一)概述

急性泪囊炎是儿童比较少见但十分严重的泪道疾病。其常继发于新生儿泪囊炎、先天性泪囊突出、泪囊憩室及先天性骨性鼻泪管发育异常等。常见致病菌为葡萄球菌、链球菌等。

(二)诊断

1.症状

内眦部红肿,疼痛,患眼流泪并伴有黏液脓性分泌物。

2.体征

内眦部充血肿胀,患眼局部结膜充血,可伴有全身症状如发热等。

3.辅助检查

分泌物行革兰染色、血琼脂培养以确定感染细菌类型。

(三)鉴别诊断

1.累及内眦部眼眶蜂窝织炎

挤压泪囊区无分泌物自泪小点溢出。

2.急性筛窦炎

鼻骨表面疼痛、肿胀,发红区可蔓延至内眦部。

3.急性额窦炎

炎症主要累及上睑,前额部有触痛。

(四)治疗

(1)全身及局部应用广谱抗生素治疗。根据眼部分泌物细菌培养加药敏实验结果调整用药。

(2)局部脓肿形成,可以先尝试经上、下泪小点引流脓液。如果上述方法无效,则只能行经皮肤地切开引流。

(3)炎症控制后尽快行进一步影像学检查如 CT 等,明确发病原因。根据不同的发病原因行进一步的治疗。

三、护理措施

(一)慢性期护理重点

1.指导正确滴眼药

每次滴眼药前,先用手指按压泪囊区或行泪道冲洗,排空泪囊内的分泌物后,再滴抗生素眼药水,每天 4～6 次。

2.冲洗泪道

选用生理盐水加抗生素行泪道冲洗,每周1～2次。

(二)急性期护理重点

(1)指导正确热敷和超短波物理治疗,以缓解疼痛,注意防止烫伤。

(2)按医嘱应用有效抗生素,注意观察药物的不良反应。

(3)急性期切忌泪道冲洗或泪道探通,以免感染扩散,引起眼眶蜂窝织炎。

(4)脓肿未形成前,切忌挤压,以免脓肿扩散,待脓肿局限后切开排脓或行鼻内镜下开窗引流术。

(三)新生儿泪囊炎护理重点

指导患儿父母泪囊局部按摩方法,置患儿立位或侧卧位,用一手拇指自下睑眶下线内侧与眼球之间向下压迫,压迫数次后滴用抗生素眼水,每天进行3～4次,坚持数周,促使鼻泪管下端开放。操作时应注意不能让分泌物进入婴儿气管内。如果保守治疗无效,按医嘱做好泪道探通手术准备。

(四)经皮肤径路泪囊鼻腔吻合术护理

1.术前护理

(1)术前3天滴用抗生素眼药水并行泪道冲洗。

(2)术前1天用1%麻黄碱液滴鼻,以收缩鼻黏膜,利于引流及预防感染。

(3)向患儿家属解释手术目的、意义、注意点。泪囊鼻腔吻合术是通过人造骨孔使泪囊和中鼻道吻合,使泪液经吻合孔流入中鼻道。

2.术后护理

(1)术后患儿置半坐卧位;术后24 h内可行面颊部冷敷,以减少出血及疼痛。

(2)做好鼻腔护理:术后第2天开始给予1%麻黄碱液、雷诺考特喷雾剂等喷鼻,以收敛鼻腔黏膜,利于引流,达到消炎、止血、改善鼻腔通气功能的目的。注意鼻腔填塞物的正确位置,嘱患儿勿牵拉填塞物、勿用力擤鼻及挖鼻腔,以防止填塞物松动或脱落而引起出血。

(3)做好泪道护理:术后患儿眼部滴用抗生素眼液,滴眼时,患儿面部处于水平稍偏健眼位置,有利于药液聚集在患眼内眦部,从而被虹吸入泪道,增强伤口局部药物浓度,促进局部炎症的消退。

(4)术后嘱患儿注意保暖、防止感冒。术后当天进温凉饮食,多吃水果蔬菜,加强营养,忌食酸辣刺激性食物,禁烟、酒,忌喝浓茶、咖啡。

(五)鼻内镜下泪囊鼻腔吻合术护理

(1)加强并发症的观察和护理:术后短时间内鼻腔或口腔的少许血丝不需处理;若有大量鲜血顺前鼻流出或吐出血性分泌物,色鲜红,则可能为伤口活动性出血,应及时通知医师给予处理。

(2)术后3～5 d起,每天在鼻内镜下对手术侧腔道进行彻底清理,以减少腔道内结痂、黏膜炎症,加快愈合。

(3)术后应用抗菌药物加地塞米松进行泪道冲洗,每天1次,连续1周。冲洗时注意动作轻柔,应顺着泪道方向缓慢进针。如植入人工泪管,嘱患儿不要用力揉眼、牵拉泪管,以免人工泪管脱落。

(4)教会患儿家属正确滴鼻药和眼药方法,嘱家属带患儿定期随访,坚持复诊。在内镜下彻底清理鼻腔凝血块、分泌物和结痂等;按时冲洗泪道,冲刷泪道内分泌物,避免泪道再次堵塞。

(高 雪)

第二节 角 膜 炎

角膜炎是我国常见的致盲眼病之一。角膜炎的分类尚未统一,根据病因可分为感染性角膜炎、免疫性角膜炎、外伤性角膜炎、营养不良性角膜炎,其中感染性角膜炎最为常见,其病原体包括细菌、真菌、病毒、棘阿米巴、衣原体等,以细菌和真菌感染最为多见。角膜炎最常见的症状是眼痛、畏光、流泪、眼睑痉挛,伴视力下降,甚至摧毁眼球。其典型体征为睫状充血、角膜浸润、角膜溃疡的形成。

角膜炎病理变化过程基本相同,可以分为如下四期。①浸润期:致病因子侵入角膜,引起角膜边缘血管网充血,随即炎性渗出液及炎症细胞进入,导致病变角膜出现水肿和局限性灰白色的浸润灶,如炎症及时得到控制,角膜仍能恢复透明;②溃疡形成期:浸润期的炎症向周围或深层扩张,可导致角膜上皮和基质坏死、脱落形成角膜溃疡,甚至角膜穿孔,房水从角膜穿破口涌出,导致虹膜脱出、角膜瘘、眼内感染、眼球萎缩等严重并发症;③溃疡消退期:炎症控制、患者自身免疫力增加,阻止致病因子对角膜的损害,溃疡边缘浸润减轻,可有新生血管长入;④愈合期:溃疡区上皮再生,由成纤维细胞产生的瘢痕组织修复,留有角膜薄翳、角膜斑翳、角膜白斑。

一、细菌性角膜炎

(一)概述
细菌性角膜炎是由细菌感染引起的角膜炎症的总称,是临床常见的角膜炎之一。

(二)病因与发病机制
本病常由于角膜外伤后被感染所致,常见的致病菌有表皮葡萄球菌、金黄色葡萄球菌、肺炎双球菌、链球菌、铜绿假单胞菌(绿脓杆菌)等。眼局部因素(如慢性泪囊炎、倒睫、戴角膜接触镜等)和导致全身抵抗力低下因素(如长期使用糖皮质激素和免疫抑制剂、营养不良、糖尿病等)也可诱发感染。

(三)护理评估
1.健康史

(1)了解患者有无角膜外伤史、角膜异物剔除史、慢性泪囊炎、眼睑异常、倒睫病史,或长期佩戴角膜接触镜等。

(2)有无营养不良、糖尿病病史,是否长期使用糖皮质激素或免疫抑制剂,以及此次发病以来的用药史。

2.症状与体征

(1)发病急,常在角膜外伤后 24～48 h 发病,有明显的畏光、流泪、疼痛、视力下降等症状,伴有较多的脓性分泌物。

(2)眼睑肿胀,结膜混合充血或睫状充血,球结膜水肿,角膜中央或偏中央有灰白色浸润,逐渐扩大,进而组织坏死脱落形成角膜溃疡。并发虹膜睫状体炎,表现为角膜后沉着物,瞳孔缩小、虹膜后粘连及前房积脓,是因毒素渗入前房所致。

(3)革兰阳性球菌角膜感染表现为圆形或椭圆形局灶性脓肿,边界清楚,基质处出现灰白色浸润。革兰阴性球菌角膜感染多表现为快速发展的角膜液化坏死,其中铜绿假单胞菌角膜感染者发病迅猛,剧烈眼痛,严重充血水肿,角膜溃疡浸润灶及分泌物略带黄绿色,前房严重积脓,感染如未控制,可导致角膜坏死穿孔、眼球内容物脱出或全眼球炎。

3.心理-社会状况评估

(1)通过与患者及其家属的交流,了解患者及其家属对细菌性角膜炎的认识程度及有无紧张、焦虑、悲哀等心理表现。

(2)评估患者视力对工作、学习、生活等能力的影响。

(3)了解患者的用眼卫生和个人卫生习惯。

4.辅助检查

了解角膜溃疡刮片镜检和细胞培养是否发现相关病原体。

(四)护理诊断

1.疼痛

疼痛与角膜炎症刺激有关。

2.感知紊乱

感知紊乱与角膜炎症引起的角膜浑浊导致的视力下降有关。

3.潜在并发症

角膜溃疡、穿孔、眼内炎等。

4.知识缺乏

缺乏细菌性角膜炎相关的防治知识。

(五)护理措施

1.心理护理

向患者介绍角膜炎的病变特点、转归过程及角膜炎的防治知识,鼓励患者表达自己的感受,解释疼痛原因,帮助患者转移注意力,以及时给予安慰理解,消除其紧张、焦虑、自卑的心理,正确认识疾病,树立战胜疾病的信心,争取患者对治疗的配合。

2.指导患者用药

根据医嘱积极抗感染治疗,急性期选择高浓度的抗生素滴眼液,每 15～30 min 滴眼一次。严重患者,可在开始 30 min 内每 5 min 滴药一次。同时全身应用抗生素,随着病情的控制逐渐减少滴眼次数,白天使用滴眼液,睡前涂眼药膏。进行球结膜下注射时,先向患者解释清楚,并在充分麻醉后进行,以免加重局部疼痛。

3.保证充分休息、睡眠

要提供安静、舒适、安全的环境,病房要适当遮光,避免强光刺激,减少眼球转动,外出应佩戴有色眼镜或眼垫遮盖。指导促进睡眠的自我护理方法,如睡前热水泡脚、喝热牛奶、听轻音乐等,避免情绪波动。患者活动空间不留障碍物,将常用物品固定摆放方便患者使用,教会患者使用传呼系统,鼓励其寻求帮助。厕所必须安置方便设施,如坐便器、扶手等,并教会患者如何使用,避免跌倒。

4.严格执行消毒隔离制度

换药、上药均要无菌操作,药品及器械应专人专眼专用,避免交叉感染。

5.严密观察

为预防角膜溃疡穿孔,护理时要特别注意如下几点:①治疗操作时,禁翻转眼睑,勿加压眼球;②清淡饮食,多食易消化、富含维生素、粗纤维的食物,保持大便通畅,避免便秘,以防增加腹压;③告知患者勿用手擦眼球,勿用力闭眼、咳嗽及打喷嚏;④球结膜下注射时,避免在同一部位反复注射,尽量避开溃疡面;⑤深部角膜溃疡、后弹力层膨出者,可用绷带加压包扎患眼,配合局部及全身应用降低眼压的药物,嘱患者减少头部活动,避免低头,可蹲位取物;⑥按医嘱使用散瞳剂,防止虹膜后粘连而导致眼压升高;⑦可用眼罩保护患眼,避免外物撞击;⑧严密观察患者的视力、角膜刺激征、结膜充血及角膜病灶和分泌物的变化,注意有无角膜穿孔的症状,例如,角膜穿孔时,房水从穿孔处急剧涌出,虹膜被冲至穿孔处,可出现眼压下降、前房变浅或消失、疼痛减轻等症状。

6.健康教育

(1)帮助患者了解疾病的相关知识,树立治疗信心,保持良好的心理状况。

(2)养成良好的卫生习惯,不用手或不洁手帕揉眼。

(3)注意劳逸结合,生活规律,保持充足的休息和睡眠,戒烟酒,避免摄入刺激性食物(如咖啡、浓茶等)。

(4)注意保护眼睛,避免角膜受伤,外出要戴防护眼镜。

(5)指导患者遵医嘱坚持用药,定期随访。

二、真菌性角膜炎

(一)概述

真菌性角膜炎为致病真菌引起的感染性角膜病。近年来,随着广谱抗生素和糖皮质激素的广泛应用,其发病率有升高趋势,是致盲率极高的角膜疾病。

(二)病因与发病机制

其常见的致病菌有镰刀菌和曲霉菌,还有念珠菌属、青霉菌属、酵母菌等。它常发生于植物引起的角膜外伤后,有的则发生于长期应用广谱抗生素、糖皮质激素和机体抵抗力下降者。

(三)护理评估

1.健康史

(1)多见于青壮年男性农民,有农作物枝叶或谷物皮壳擦伤眼史。

(2)有长期使用抗生素及糖皮质激素史。

2.症状与体征

疼痛、畏光、流泪等刺激性症状均较细菌性角膜炎为轻,病程进展相对缓慢,呈亚急性,有轻度视力下降。体征较重,眼部充血明显,角膜病灶呈灰白色或黄白色,表面微隆起,外观干燥而欠光滑,似牙膏样或苔垢样。溃疡周围抗体与真菌作用,形成灰白色环形浸润即"免疫环"。有时在角膜病灶旁可见"伪足""卫星状"浸润病灶,角膜后可有纤维脓性沉着物。前房积脓为黄白色的黏稠脓液。由于真菌穿透力强,易发生眼内炎。

3.心理-社会状况评估

了解患者职业,评估该病对患者的工作学习及家庭经济有无影响。评估患者对真菌性角膜炎的认识度,有无紧张、焦虑、悲哀等心理表现。

4.辅助检查

(1)角膜刮片革兰染色和 Giemsa 染色可发现真菌菌丝,是早期诊断真菌最常见的方法。

(2)共聚焦显微镜检查角膜感染灶,可直接发现真菌病原体(菌体和菌丝)。

(3)病变区角膜组织活检,可提高培养和分离真菌的阳性率。

(四)护理诊断

1.疼痛

慢性眼痛与角膜真菌感染刺激有关。

2.焦虑

焦虑与病情反复及担心预后不良有关。

3.感知紊乱

感知紊乱与角膜真菌感染引起的角膜浑浊导致的视力下降有关。

4.潜在并发症

角膜溃疡、穿孔、眼内炎等。

5.知识缺乏

缺乏真菌性角膜炎防治知识。

(五)护理措施

(1)由植物引起的角膜外伤史者,长期应用广谱抗生素及糖皮质激素滴眼液或眼药膏者,应严密观察病情,注意真菌性角膜炎的发生。

(2)遵医嘱应用抗真菌药物,同时要观察药物的不良反应,禁用糖皮质激素。

(3)对于药物不能控制或有角膜溃疡穿孔危险者,可行角膜移植手术。

(4)真菌性角膜炎病程长,易引起患者情绪障碍,应对患者做好解释疏导工作,并告知患者真菌复发的表现,如患眼出现畏光、流泪、眼痛、视力下降等,应立即就诊。

三、单纯疱疹病毒性角膜炎

(一)概述

单纯疱疹病毒性角膜炎是指由单纯疱疹病毒所致的严重的感染性角膜病,其发病率及致盲率均占角膜病首位。其特点是复发性强,角膜知觉减退。

(二)病因与发病机制

本病多为单纯疱疹病毒原发感染后的复发,多发生在上呼吸道感染或发热性疾病以后。原发感染常发生于幼儿,单纯疱疹病毒感染三叉神经末梢和三叉神经支配的区域(头、面部皮肤和黏膜),并在三叉神经节长期潜伏下来。当机体抵抗力下降时,潜伏的病毒被激活,可沿三叉神经至角膜组织,引起单纯疱疹病毒性角膜炎。

(三)护理评估

1.健康史

(1)了解患者有无上呼吸道感染史,全身或局部有无使用糖皮质激素、免疫抑制剂。

(2)评估有无复发诱因存在,如过度疲劳、日光暴晒、月经来潮、发热、熬夜、饮酒、角膜外伤等。

(3)了解有无疾病反复发作史。

2.症状与体征

(1)原发感染常见于幼儿,有发热、耳前淋巴结肿大、唇部皮肤疱疹,呈自限性。眼部表现为急性滤泡性或假膜性结膜炎、眼睑皮肤疱疹,可有树枝状角膜炎。

(2)复发感染常在诱因存在下引起角膜感染复发,多为单侧。患眼可有轻微眼痛、畏光、流泪、眼痉挛,若中央角膜受损,则视力明显下降,并有典型的角膜浸润灶形态。①树枝状和地图状角膜炎:最常见的类型。初起时患眼角膜上皮呈小点状浸润,排列成行或成簇,继而形成小水疱,水疱破裂互相融合,形成树枝状表浅溃疡,称为树枝状角膜炎。随病情进展,炎症逐渐向角膜病灶四周及基质层扩展,可形成不规则的地图状角膜溃疡,称为地图状角膜炎。②盘状角膜炎:炎症浸润角膜中央深部基质层,呈盘状水肿、增厚,边界清楚,后弹力层皱褶。伴发前葡萄膜炎时,可见角膜内皮出现沉积物。③坏死性角膜基质炎:角膜基质层内出现单个或多个黄白色浸润灶、溃疡甚至穿孔,常可诱发基质层新生血管。疱疹病毒在眼前段组织内复制,可引起前葡萄膜炎、小梁网炎。炎症波及角膜内皮时,可诱发角膜内皮炎。

3.心理-社会状况评估

注意评估患者的情绪状况、性别、年龄、职业、经济、文化、教育背景。

4.辅助检查

角膜上皮刮片可见多核巨细胞、病毒包涵体或活化性淋巴细胞,角膜病灶分离培养出单纯疱疹病毒;酶联免疫法发现病毒抗原;分子生物学方法如聚合酶链反应查到病毒核酸,有助于病原学的诊断。

(四)护理诊断

1.疼痛

急性眼痛与角膜炎症反应有关。

2.焦虑

焦虑与病程长、病情反复发作、担心预后不良有关。

3.感知紊乱

感知紊乱与角膜透明度受损导致视力下降有关。

4.潜在并发症

角膜溃疡、穿孔、眼内炎等。

5.知识缺乏

缺乏单纯疱疹病毒性角膜炎的防治知识。

(五)护理措施

(1)严密观察患者病情,注意角膜炎症的进展。

(2)指导患者据医嘱正确用药:①急性期每1～2 h滴眼一次,睡前涂眼药膏。注意观察眼睛局部药物的毒性作用,如出现点状角膜上皮病变和基质水肿。②使用糖皮质激素滴眼液者,要告知患者按医嘱及时用药。停用时要逐渐减量,不能随意增加使用次数和停用,并告知其危害性。注意观察激素的并发症,如出现细菌、真菌的继发感染,出现角膜溶解,出现青光眼等。③用散瞳药的患者,外出可戴有色眼镜,以减少光线刺激,并加强生活护理。④使用阿昔洛韦者要定期检查肝、肾功能。

(3)鼓励患者参加体育锻炼,增强体质,预防感冒,以降低复发率。

(4)药物治疗无效、反复发作、角膜溃疡面积较大者,有穿孔危险,可行治疗性角膜移植术。

(高　雪)

第三节 结 膜 炎

结膜表面大部分暴露于外界环境中,容易受各种病原微生物的侵袭和物理、化学因素的刺激。正常情况下,结膜组织具有一定的防御能力。当全身或局部的防御能力减弱或致病因素过强时,将使结膜组织发生急性或慢性的炎症,统称为结膜炎。结膜炎是最常见的眼病之一,根据病因可分为细菌性、病毒性、衣原体性、真菌性和变态反应性结膜炎,细菌和病毒感染性结膜炎是最常见的结膜炎。

一、急性细菌性结膜炎

(一)概述

急性细菌性结膜炎是指由细菌所致的急性结膜炎症的总称,临床上最常见的是急性卡他性结膜炎和淋球菌性结膜炎,两者均具有传染性及流行性,通常为自限性,病程在 2 周左右,一般不引起角膜并发症,预后良好。

(二)病因与发病机制

1.急性卡他性结膜炎

以革兰阳性球菌感染为主的急性结膜炎症,俗称"红眼病"。常见致病菌为肺炎双球菌、Koch-Weeks杆菌和葡萄球菌等。本病多于春、秋季流行,通过面巾、面盆、手或患者用过的其他用具接触传染。

2.淋球菌性结膜炎

本病主要由淋球菌感染所致,是一种传染性极强、破坏性很大的超急性化脓性结膜炎。由于接触患有淋病的尿道、阴道分泌物或患眼分泌物而引起感染。成人主要为淋球菌性尿道炎的自身感染,新生儿则在通过患有淋球菌性阴道炎的母体产道时被感染。

(三)护理评估

1.健康史

(1)了解患者有无与本病患者接触史,或有无淋球菌性尿道炎史。或患儿母亲有无淋球菌性阴道炎史。成人淋球菌性结膜炎潜伏期为 10 h 至 3 d,新生儿则在出生后 2~3 d 发病。

(2)了解患者眼部周围组织的情况。

2.症状与体征

(1)起病急,潜伏期短,常累及双眼。自觉眼睛刺痒、异物感、灼热感、畏光、流泪。

(2)急性卡他性结膜炎眼睑肿胀、结膜充血,以睑部及穹隆部结膜最为显著,重者出现眼睑及结膜水肿,结膜表面覆盖一层假膜,易擦掉。眼分泌物增多,多呈黏液或脓性,常发生晨起睁眼困难,上、下睑睫毛被粘住。Koch-Weeks 杆菌或肺炎双球菌所致者可发生结膜下出血斑点。

(3)淋球菌性结膜炎病情发展迅速,单眼或双眼先后发病,眼痛流泪、畏光,眼睑及结膜高度水肿、充血,而致睁眼困难,或肿胀的球结膜掩盖角膜周边或突出于睑裂。睑结膜可见小出血点及薄层假膜。初期分泌物为浆液性或血水样,不久转为黄色脓性,量多而不断溢出,故又称脓漏眼。淋球菌侵犯角膜,严重影响视力。重者耳前淋巴结肿痛,为引起淋巴结病变的仅有的细菌性结膜炎。

细菌培养可见相应的细菌,即肺炎双球菌、Koch-Weeks杆菌、淋球菌等。

3.心理-社会状况评估

急性结膜炎起病急,症状重,结膜充血、水肿明显且有大量分泌物流出,影响外观,患者容易产生焦虑情绪,同时实行接触性隔离,患者容易产生孤独情绪。护士应评价患者的心理状态、对疾病的认识程度及理解、接受能力。

4.辅助检查

(1)早期结膜刮片及结膜囊分泌物涂片中有大量多形核白细胞及细菌,提示细菌性感染,必要时还可作细菌培养及药物敏感试验。

(2)革兰染色,显微镜下可见上皮细胞和中性粒细胞内或外的革兰阴性双球菌,提示淋球菌性结膜炎。

(四)护理诊断

1.疼痛

疼痛与结膜炎症累及角膜有关。

2.潜在并发症

角膜炎症、溃疡和穿孔、眼内炎、眼睑脓肿、脑膜炎等。

3.知识缺乏

缺乏急性结膜炎的预防知识。

(五)护理措施

(1)向患者解释本病的发病原因、病程进展和疾病预后,解除患者的忧虑,使其树立战胜疾病的信心,配合治疗。

(2)结膜囊冲洗:以清除分泌物,保持清洁。常用的冲洗液有生理盐水、3%硼酸溶液。淋球菌性结膜炎用1:5 000的青霉素溶液冲洗。冲洗时使患者取患侧卧位,以免冲洗液流入健眼。冲洗动作轻柔,以免损伤角膜。如有假膜形成,应先除去假膜再冲洗。

(3)遵医嘱留取结膜分泌物送检细菌培养及药物敏感试验。

(4)药物护理:常用滴眼液有0.25%氯霉素、0.5%新霉素、0.1%利福平,每1~2小时滴眼1次;夜间涂眼药膏。淋球菌感染则局部和全身用药并重,遵医嘱使用阿托品软膏散瞳。

(5)为减轻不适感,建议佩戴太阳镜。炎症较重者,为减轻充血、灼热等不适症状,可用冷敷。禁忌包扎患眼,因包盖患眼,使分泌物排出不畅,不利于结膜囊清洁,反而有利于细菌的生长繁殖,加剧炎症。健眼可用眼罩保护。

(6)严密观察角膜刺激征或角膜溃疡症状。对淋球菌性结膜炎还要注意观察患者有无全身并发症的发生。

(7)传染性结膜炎急性感染期应实行接触性隔离。①注意洗手和个人卫生,勿用手拭眼,勿进入公共场所和游泳池,以免交叉感染。接触患者前后的手要立即彻底冲洗与消毒。②向患者和其家属传授结膜炎预防知识,提倡一人一巾一盆。淋球菌性尿道炎患者,要注意便后立即洗手。③双眼患病者实行一人一瓶滴眼液。单眼患病者,实行一眼一瓶滴眼液。做眼部检查时,应先查健眼,后查患眼。④接触过眼分泌物和病眼的仪器、用具等都要及时消毒隔离,用过的敷料要烧毁。⑤患有淋球菌性尿道炎的孕妇须在产前治愈。未愈者,婴儿出生后,立即用1%硝酸银液或0.5%四环素或红霉素眼药膏涂眼,以预防新生儿淋球菌性结膜炎。

二、病毒性结膜炎

(一)概述

病毒性结膜炎是一种常见的急性传染性眼病,由多种病毒引起,传染性强,好发于夏、秋季,在世界各地引起过多次大流行,通常有自限性。临床上以流行性角结膜炎、流行性出血性结膜炎最常见。

(二)病因与发病机制

1.流行性角结膜炎

由 8 型、19 型、29 型和 37 型腺病毒引起。

2.流行性出血性结膜炎

由 70 型肠道病毒引起。

(三)护理评估

1.健康史

(1)了解患者有无与病毒性结膜炎接触史,或其工作、生活环境中有无病毒性结膜炎流行史。

(2)了解患者发病时间,评估其潜伏期。

2.症状与体征

(1)潜伏期长短不一。流行性角结膜炎约 7 d;流行性出血性结膜炎约在 24 h 内发病,多为双眼。

(2)流行性角结膜炎的症状与急性卡他性结膜炎相似,自觉异物感、疼痛、畏光、流泪及水样分泌物。眼睑充血水肿,睑结膜滤泡增生,可有假膜形成。

(3)流行性出血性结膜炎症状较急性卡他性结膜炎重,常见球结膜点状、片状出血,分泌物为水样。耳前淋巴结肿大、压痛。角膜常被侵犯,发生浅层点状角膜炎。

(4)部分患者可有头痛、发热、咽痛等上呼吸道感染症状。

3.心理-社会状况评估

因患者被实行接触性隔离,容易产生焦虑情绪。护士应评价患者的心理状态、对疾病的认识程度和理解、接受能力等。

4.辅助检查

分泌物涂片镜检可见单核细胞增多,并可分离到病毒。

(四)护理诊断

1.疼痛

眼痛与病毒侵犯角膜有关。

2.知识缺乏

缺乏有关结膜炎的防治知识。

(五)护理措施

(1)加强心理疏导,告知患者治疗方法、预后及接触性隔离的必要性,消除其焦虑情绪。

(2)药物护理:抗病毒滴眼液以 0.5% 利巴韦林、1% 碘苷、3% 阿昔洛韦等配制,每小时滴眼1次;合并角膜炎、混合感染者,可配合使用抗生素滴眼液;角膜基质浸润者可酌情使用糖皮质激素,如0.02%氟米龙等。

(3)生理盐水冲洗结膜囊,眼局部冷敷以减轻充血和疼痛,注意消毒隔离。

(4)做好传染性眼病的消毒隔离和健康教育,防止疾病的传播。

三、沙眼

(一)概述

沙眼是由沙眼衣原体引起的一种慢性传染性结膜角膜炎,因其睑结膜面粗糙不平,形似沙粒,故名沙眼。其并发症常损害视力,甚至失明。

(二)病因与发病机制

沙眼是由 A 抗原型沙眼衣原体、B 抗原型沙眼衣原体、C 抗原型沙眼衣原体或 Ba 抗原型沙眼衣原体感染结膜角膜所致的,通过直接接触眼分泌物或污染物传播。

(三)护理评估

1.健康史

(1)沙眼多发生于儿童及青少年时期,男女老幼皆可罹患。其发病率和严重程度与环境卫生、生活条件及个人卫生有密切关系。沙眼在流行地区常有重复感染。

(2)其潜伏期为 5~14 d,常为双眼急性或亚急性发病。急性期过后 1~2 个月转为慢性期,急性期可不留瘢痕而愈。在慢性期,结膜病变被结缔组织所代替而形成瘢痕。

2.症状与体征

(1)急性期有异物感、刺痒感、畏光、流泪、少量黏性分泌物。体征:眼睑红肿、结膜明显充血、乳头增生。

(2)慢性期症状不明显,仅有眼痒、异物感、干燥和烧灼感。体征:结膜充血减轻,乳头增生和滤泡形成,角膜缘滤泡发生瘢痕化改变称为 Herbet 小凹,若有角膜并发症,可出现不同程度的视力障碍及角膜炎症。可见沙眼的特有体征,即角膜血管翳(角巩膜缘血管扩张并伸入角膜)和睑结膜瘢痕。

(3)晚期并发症:发生睑内翻及倒睫、上睑下垂、睑球粘连、慢性泪囊炎、结膜角膜干燥症和角膜浑浊。

3.心理-社会状况评估

(1)注意评估患者生活或工作的环境卫生、生活居住条件和个人生活习惯。

(2)评估患者的文化层次、对疾病的认识程度、心理特点。

4.辅助检查

结膜刮片行 Giemsa 染色可找到沙眼包涵体;应用荧光抗体染色法或酶联免疫法,可测定沙眼衣原体抗原,是确诊的依据。

(四)护理诊断

1.疼痛

异物感、刺痛与结膜炎症有关。

2.潜在并发症

倒睫、睑内翻、上睑下垂、睑球粘连、慢性泪囊炎等。

3.知识缺乏

缺乏沙眼预防及治疗知识。

(五)护理措施

(1)遵医嘱按时滴用抗生素滴眼液,每天 4~6 次,晚上涂抗生素眼药膏,教会患者及其家属正确使用滴眼液和涂眼药膏的方法,注意随访观察药物疗效。

(2)遵医嘱全身治疗急性沙眼或严重的沙眼,可口服阿奇霉素、多西环素、红霉素和螺旋霉素等。

(3)积极治疗并发症,介绍并发症及后遗症的治疗方法。如倒睫可选电解术,睑内翻可行手术矫正,角膜浑浊可行角膜移植术,向患者解释手术目的、方法,使患者缓解紧张心理,积极配合治疗。

(4)健康教育:①向患者宣传沙眼并发症的危害性,做到早发现、早诊断、早治疗,尽量在疾病早期治愈;②沙眼病程长,容易反复,向患者说明坚持长期用药的重要性,一般要用药 6～12 周,重症者需要用药半年以上;③指导患者和其家属做好消毒隔离,预防交叉感染,接触患者分泌物的物品通常选用煮沸和 75％乙醇消毒法;④培养良好的卫生习惯,不与他人共用毛巾、脸盆、手帕,注意揉眼卫生,防止交叉感染;⑤选择公共卫生条件好的地方理发、游泳、洗澡等。

(高 雪)

第四节 葡 萄 膜 炎

一、概述

葡萄膜炎是一类发生于葡萄膜、视网膜、视网膜血管及玻璃体的炎症统称。多发于青壮年,常合并全身性自身免疫性疾病,反复发作,引起继发性青光眼、白内障及视网膜脱离等严重并发症,是严重的致盲性眼病。按其发病部位可分为前葡萄膜炎(虹膜炎、虹膜睫状体炎和前部睫状体炎)、中间葡萄膜炎、后葡萄膜炎和全葡萄膜炎。

二、病情观察与评估

(一)生命体征
监测生命体征,观察患者有无体温异常。

(二)症状体征
(1)观察患者有无视力减退、视物模糊、畏光、流泪、眼痛、眼前黑影等。
(2)了解患者有无自身免疫性疾病、结核病、消化道溃疡、梅毒等病史。

(三)安全评估
(1)评估患者有无因视力下降导致跌倒/坠床的危险。
(2)评估患者及家属有无担心疾病的预后导致的焦虑、悲观。

三、护理措施

(一)用药护理
(1)散瞳剂可预防和拉开虹膜前后粘连,解除瞳孔括约肌和睫状肌的痉挛,缓解症状,防止并发症。滴药后压迫内眦部 2～3 min,以减少药物经泪道进入鼻腔由鼻黏膜吸收引起的全身毒副作用。如出现心跳加快、面色潮红、口渴等药物反应,症状加重时立即停药,通知医师,协助处理。

（2）糖皮质激素具有抗炎、抗过敏作用。用药过程中注意补钾，补钙，使用胃黏膜保护剂；饮食宜低盐、高钾，适当限制水的摄入；长期用药者应遵医嘱逐渐减量，不能自行突然停止用药。

（3）使用免疫抑制剂患者定期复查血常规、肝肾功能等。

（4）非甾体抗炎药抑制炎性介质的产生，达到抗炎的作用。

（二）眼部护理

（1）患眼湿热敷，扩张血管，促进血液循环，减轻炎症反应，缓解疼痛。每天 2～3 次，每次 15 分钟。

（2）观察患者视力改善情况及畏光、流泪、眼痛、眼部充血、眼前黑影飘动、遮挡感、闪光感等症状有无减轻。

（3）观察患者有无视力下降、视野缺损、眼压升高等青光眼症状；有无视物模糊、晶体浑浊等白内障症状；有无眼前黑影、视物变形、闪光感、视野缺损等视网膜脱离症状。

（三）心理护理

加强与患者沟通，做好心理疏导，消除其焦虑、悲观心理，增强战胜疾病的信心，积极配合治疗。

四、健康指导

（一）住院期

（1）讲解疾病的病因、治疗方法及预后等知识，增强患者依从性，积极配合治疗。

（2）告知患者应生活规律、劳逸结合，适当参加体育锻炼以增强体质，戒烟酒、防感冒，保持心情舒畅、情绪稳定，预防疾病复发。

（二）居家期

（1）本病易反复发作，如有自身免疫性疾病或眼部感染性疾病时应积极治疗。

（2）强调使用糖皮质激素的注意事项，提高药物治疗的依从性。

（3）定期门诊复查，如有病情变化及时就诊。

（高　雪）

第五节　视神经炎

一、概述

视神经炎是指阻碍视神经传导，引起视功能一系列改变的视神经病变，如炎性脱髓鞘、感染、自身免疫性疾病等。临床上常分为视神经乳头炎及球后视神经炎。视神经乳头炎是指视神经乳头局限性炎症，多见于儿童及青少年，一般预后较好；球后视神经炎则以慢性多见，一般预后较差。

二、病情观察与评估

（一）生命体征

监测生命体征，观察患者有无体温、脉搏、呼吸、血压异常。

(二)症状体征

(1)观察患者视力、瞳孔对光反射、眼球运动情况。

(2)了解患者视觉诱发电位、眼底及视野的改变,有无眼球压痛、转动痛、色觉减退等。

(3)了解患者近期有无感冒、疲劳、接触有害物质等情况;有无神经系统及自身免疫性疾病;有无局部及全身感染。

(三)安全评估

(1)评估患者有无因视力障碍导致跌倒/坠床的危险。

(2)评估患者对疾病的认知程度,有无焦虑、急躁等表现。

三、护理措施

(一)用药护理

1.用药原则

遵医嘱给予激素、血管扩张剂、活血化瘀、神经营养支持等治疗。

2.使用糖皮质激素注意事项

(1)结核、消化道溃疡史者禁用;糖尿病、高血压患者慎用。

(2)骨质疏松、低钙、低钾、消化道溃疡是常见的药物不良反应,使用过程中注意补钙、补钾、使用胃黏膜保护剂。饮食宜低盐、高钾、适当限制水的摄入。

(3)长期大剂量使用可引起脂肪重新分布从而出现满月脸、水牛背等症状,停药或减量后可逐渐消退。

(4)长期大剂量使用会使机体抵抗力、免疫力下降,应预防感冒、皮肤及口腔感染。

(5)告知患者监测血糖、血压、电解质、眼压及体质量变化的目的及重要性。

(6)长期用药者应遵医嘱逐渐减量,不能自行停止用药。

(二)预防跌倒/坠床

根据患者视力障碍程度及自理能力,协助其完成进食、洗漱、如厕等生活护理。将常用的物品置于随手可得之处,保持周围环境无障碍物,晚上使用夜灯,指导患者使用厕所、浴室、通道的扶手,活动及外出时有人全程陪同,避免跌倒/坠床。

(三)心理护理

加强与患者沟通,关心患者,讲解疾病的病因、诱因、治疗方法及预后等知识,消除其紧张、焦虑心理,以增强战胜疾病的信心,积极配合治疗。

四、健康指导

(一)住院期

(1)告知患者视觉诱发电位、眼底荧光血管造影、头部 MRI 等检查的目的及配合要点。

(2)告知患者视神经炎常与炎性脱髓鞘、感染、自身免疫性疾病等有关。一旦出现视力急剧下降、视野变小、眼球或眼眶后疼痛、色觉减退时,应立即就医。

(二)居家期

(1)遵医嘱用药,强调使用糖皮质激素的注意事项。

(2)讲解预防视神经炎复发的方法:生活有规律、劳逸结合、保证充足睡眠;饮食合理搭配,营养丰富,戒烟酒;适当参加体育锻炼,增强体质;保持情绪稳定;防感冒。

(3)出院后1周门诊复查。

(高　雪)

第六节　屈光不正

临床上将眼的屈光状态分为两类,即屈光正常(正视眼)、屈光不正(非正视眼)。在眼的调节松弛状态下,外界平行光线进入眼内经眼的屈光系统屈折后,不能聚焦在视网膜黄斑中心凹上称为屈光不正。屈光不正包括近视、远视和散光。外界光线经过眼的屈光系统折射在视网膜上,形成清晰的物像称为眼的屈光作用。眼的屈光作用的大小称为屈光力。单位是屈光度,简写为 D。

一、近视

(一)概述

近视眼是指在眼的调节松弛状态下,平行光线经过眼的屈光系统屈折后,聚焦在视网膜之前,在视网膜上形成一个弥散环,导致看远处目标模糊不清。近视眼按度数可分为三类:轻度小于 -3.00 D,中度为 $-6.00\sim-3.00$ D,高度大于 -6.00 D。

(二)病因与发病机制

1.遗传因素

高度近视可能为常染色体隐性遗传。中低度近视可能为多因子遗传:既服从遗传规律又有环境因素参与,而以环境因素为主。其中高度近视比低度近视与遗传因素的关系更密切。

2.发育因素

婴幼儿时期眼球较小,为生理性远视,随着年龄增长,眼球各屈光成分协调生长,逐步变为正视。若眼轴过度发育,即成为轴性近视。

3.环境因素

青少年学生与近距离工作者中以近视眼较多,主要与长时间近距离阅读、用眼卫生不当有关。此外,营养成分的失调和使用工具不符合学生的人体工程力学要求、大气污染、微量元素的不足等也是形成近视的诱发因素。

(三)护理评估

1.健康史

注意询问患者有无视疲劳、眼外斜视及近视家族史等。了解患者配戴眼镜史及用眼卫生情况、发现近视的时间及进展程度。

2.症状与体征

(1)视力:近视最突出的症状是远视力减退、近视力正常。

(2)视力疲劳:近视初期常有远视力波动,注视远处物体时喜眯眼,容易产生视疲劳。低度近视者常见,但较远视者轻。

(3)视疲劳外斜视:视疲劳重者可发展为外斜视,是调节与集合平衡失调的结果。为使调节与集合间固有的不平衡能够维持暂时的平衡,故容易产生视疲劳。看近时不用或少用调节,造成

393

平衡紊乱即产生眼位变化。斜视眼为近视度数较高的眼。

（4）眼球前后径变长：多见于高度近视属轴性近视。

（5）眼底高度近视可引起眼底退行性变化和眼球突出，出现豹纹状眼底、近视弧形斑、脉络膜萎缩甚至巩膜后葡萄肿、黄斑出血等变化。周边部视网膜可出现格子样变性和产生视网膜裂孔，增加视网膜脱离的危险。

（6）并发症：如玻璃体异常（液化、浑浊、后脱离）、视网膜脱离、青光眼、白内障等，以高度近视者多见。

3.心理-社会状况评估

有部分患者由于佩戴眼镜影响外观而表现为不愿意配合。需要评估患者的学习、生活和工作环境及对近视的认识程度。

4.辅助检查

常用屈光检查方法如下：客观验光法、主觉验光法、睫状肌麻痹验光法。对于高度近视患者有眼底改变者应进行荧光素眼底血管造影或吲哚菁绿血管造影。

（四）护理诊断

1.视力下降

视力下降与屈光介质屈光力过强有关。

2.知识缺乏

缺乏近视眼及其并发症的防治知识。

3.潜在并发症

视网膜脱离、术后伤口感染、上皮瓣移位、角膜浑浊、高眼压等。

（五）护理措施

1.用眼卫生指导

（1）避免长时间连续用眼，一般持续用眼 1 h 应休息 5～10 min。

（2）保持良好的学习、工作姿势：不躺在床上、车厢内阅读，不在太阳直射下或光线昏暗处阅读。双眼平视或轻度向下注视荧光屏，眼睛与电脑荧光屏距离在 60 cm 以上。

（3）高度近视患者避免剧烈运动如打篮球、跳水等，防止视网膜脱落。

（4）饮食以富含蛋白质、维生素的食物为主，如新鲜水果、蔬菜、动物肝脏、鱼等。

（5）定期检查视力，建议半年复查一次，根据屈光检查结果及时调整眼镜度数。

2.配镜矫正护理

向患者及其家长解释近视视力矫正的重要性及可能的并发症，纠正"戴眼镜会加深近视度数"的错误认知。建议在睫状肌麻痹状态下验光，可取得较为准确的矫正度数。

（1）佩戴框架眼镜护理：框架眼镜是最常用和最好的方法，配镜前须先经准确验光确定近视度数，镜片选择以获得最佳视力的最低度数的凹透镜为宜。指导患者和其家属学会眼镜护理：①坚持双手摘戴眼镜，单手摘戴若力度过大会使镜架变形；②戴眼镜的位置正确，将镜片的光学中心对准眼球中心部位，才能发挥眼镜的正确功能；③镜架沾上灰尘时，用流水冲洗，再用眼镜专用布或软纸拭干；④参加剧烈运动时不要戴眼镜，以免眼镜受到碰撞。

（2）佩戴角膜接触镜护理：①根据不同材料的角膜接触镜的不同特点予以护理指导。软镜验配简单佩戴舒适；角膜塑形镜（OK 镜）睡眠时佩戴，起床后取出；硬性透氧性接触镜验配较复杂，必须严格按规范验配，佩戴前须向患者详细交代注意事项，使患者充分了解其重要性，以提高患者的依从性。初次戴镜通常第 1 天戴 5～6 h,然后每天延长 1～2 h,1 周左右每天可戴 12～16 h,期间必须定期复查。②养成良好的卫生习惯,取、戴前均应仔细洗手,定期更换镜片。③避免超时佩戴和过夜佩戴。④戴镜后刺激症状强烈,应摘下重新清洗后再戴,如有异物感、灼痛感马上停戴。⑤游泳时不能戴镜片。

3.屈光手术护理

目前屈光手术治疗的方法如下。

(1)角膜屈光手术:分为非激光手术与激光手术。非激光手术包括放射状角膜切开术表层角膜镜片术、角膜基质环植入术。激光手术包括准分子激光角膜切削术(PRK)、激光角膜原位磨镶术(LASIK)、准分子激光角膜上皮瓣原位磨镶术(LASEK)。

角膜屈光手术前护理:按手术常规做好术前准备。①戴隐形眼镜者,手术前眼部检查须在停戴48～72 h 后进行;长期佩戴者须停戴 1～2 周;佩戴硬镜者须停戴 4～6 周。②冲洗结膜囊和泪道,如发现感染灶要先治疗后再行手术。按医嘱滴用抗生素滴眼液。③注意充分休息,以免眼调节痉挛。④全面的眼部检查,包括视力、屈光度、眼前段、眼底、瞳孔直径、眼压、角膜地形图、角膜厚度和眼轴测量等。⑤告诉患者术后短时间内视力可能不稳定,会有逐步适应的过程。

角膜屈光手术后护理:①3 d 内避免洗头,洗脸洗头时,不要将水溅入眼内;②1 周内不要揉眼睛,最好避免看书报等,外出佩戴太阳镜,避免碰伤,近期避免剧烈运动和游泳;③进清淡饮食,避免刺激性食物;④遵医嘱用药和复查,如出现眼前黑点、暗影飘动、突然视力下降,应立即门诊复查。

(2)眼内屈光手术:目前已开展的手术治疗方法有白内障摘除及人工晶体植入术、透明晶状体摘除及人工晶体植入术、晶状体眼人工晶体植入术。

(3)巩膜屈光手术如后巩膜加固术、巩膜扩张术等。巩膜屈光手术后注意观察眼球运动障碍、出血、复视、植入物排斥等并发症。

二、远视

(一)概述

远视眼是指在眼的调节松弛状态下,平行光线经眼的屈光系统屈折后,焦点聚在视网膜后面者。远视眼按度数可分为三类:轻度小于+3.00 D,中度为+3.00～+5.00 D,高度大于5.00 D。远视按屈光成分分为轴性远视和屈光性远视。

(二)病因与发病机制

1.轴性远视

眼的屈光力正常,眼球前后径较正常眼短,为远视中最常见的原因。初生婴儿有 2～3 D 远视,在生长发育过程中,慢慢减少,约到成年应成为正视或接近正视。如因发育原因,眼轴不能达到正常长度,即成为轴性远视。

2.屈光性远视

眼球前后径正常,由于眼的屈光力较弱所致。其原因:一是屈光间质的屈光指数降低;二是角膜或晶状体弯曲度降低,如扁平角膜;三是晶状体全脱位或无晶状体眼。

(三)护理评估

1.健康史

注意询问患者有无远视家族史,了解患者佩戴眼镜史及用眼卫生情况、发现远视的时间及进展程度。

2.症状与体征

(1)视疲劳:远视最突出的临床症状,表现为视物模糊、头痛、眼球眼眶胀痛、畏光、流泪等。闭目休息后,症状减轻或消失。尤其以长时间近距离工作时明显,这是由于眼调节过度而产生,多见于高度远视和35岁以上患者。

(2)视力障碍:轻度远视青少年,由于其调节力强,远近视力可无影响;远视程度较高,或因年龄增加而调节力减弱者,远视力好,近视力差;高度远视者,远近视力均差,极度使用调节仍不能代偿;远视程度较重的幼儿,常因过度使用调节,伴过度集合,易诱发内斜视。看近处小目标时,内斜加重,称为调节性内斜视。若内斜持续存在,可产生斜视性弱视。

(3)眼底:高度远视眼眼球小,视盘较正常小而色红,边界较模糊,稍隆起,类似视盘炎,但矫正视力正常,视野无改变,长期观察眼底像不变,称为假性视盘炎。

3.心理-社会状况评估

轻度远视眼者不易发现,常在体检时才被发现;部分患者由于佩戴眼镜影响外观而表现为不愿意配合。需评估远视对患者学习、生活和工作环境的影响及患者对远视的认知程度。

4.辅助检查

屈光检查方法:客观验光法、主觉验光法、睫状肌麻痹验光法。

(四)护理诊断

1.知识缺乏

缺乏正确戴眼镜的知识。

2.舒适改变

舒适改变与过度调节引起的眼球眼眶胀痛、视疲劳有关。

3.视力下降

视力下降与眼球屈光力弱或眼轴过短有关。

(五)护理措施

(1)向患者及其家属介绍远视眼的防治知识:①轻度远视无症状者不需矫正,如有视疲劳和内斜视,虽然远视度数低也应戴镜;中度远视或中年以上患者应戴镜矫正以提高视力,消除视疲劳和防止内斜视发生。②原则上远视眼的屈光检查应在睫状肌麻痹状态下进行,用凸透镜矫正。每半年进行视力复查,根据屈光检查结果及时调整眼镜度数。12周岁以下者或检查中调节能力强者应采用睫状肌麻痹剂散瞳验光配镜。③保持身心健康,生活有规律,锻炼身体,增强体质,保持合理的饮食习惯,避免偏食。

(2)观察患者视力及屈光度的改变,有无眼位改变。

三、散光

(一)概述

散光是指由于眼球各屈光面在各径线(子午线)的屈光力不等,平行光线进入眼内不能在视网膜上形成清晰物像的一种屈光不正现象。

(二)病因与发病机制

本病最常见的病因是由于角膜和晶状体各径线的曲率半径大小不一致,通常以水平及垂直两个主径线的曲率半径差别最大。发病还可能与遗传、发育、环境、饮食、角膜瘢痕等因素有关。

根据屈光径线的规则性,可分为规则散光和不规则散光两种类型。

(1)规则散光是指屈光度最大和最小的两条主子午线方向互相垂直,用柱镜片可以矫正,是最常见的散光类型。规则散光可分为顺规散光、逆规散光和斜向散光。根据各子午线的屈光状态,规则散光也可分为五种:单纯远视散光、单纯近视散光、复性远视散光、复性近视散光和混合散光。

(2)不规则散光是指最大和最小屈光力的主子午线互相不垂直,如圆锥角膜及角膜瘢痕等,用柱镜片无法矫正。

(三)护理评估

1.健康史

了解患者发现散光的年龄及戴眼镜史。

2.症状与体征

(1)视疲劳:头痛、眼胀、流泪、看近物不能持久,单眼复视,视力不稳定,看书错行等。

(2)视力:散光对视力影响取决于散光的度数和轴向。散光度数越高或斜轴散光对视力影响越大,逆规散光比顺规散光对视力影响大。低度散光者视力影响不大;高度散光者远、近视力均下降。

(3)眯眼:以针孔或裂隙作用来减少散光。散光者看远看近均眯眼,而近视者仅在看远时眯眼。

(4)散光性弱视:幼年时期的高度散光易引起弱视。

(5)代偿头位:利用头位倾斜和斜颈等自我调节,以求得较清晰的视力。

(6)眼底:眼底检查有时可见视盘呈垂直椭圆形,边缘模糊,用检眼镜不能很清晰地看清眼底。

3.心理-社会状况评估

评估患者的情绪和心理状态。评估患者的年龄、性别、学习、生活和工作环境及对散光的认知程度。

4.辅助检查

屈光检查方法有客观验光法、主觉验光法、睫状肌麻痹验光法。

(四)护理诊断

1.知识缺乏

缺乏散光的相关知识。

2.舒适改变

舒适改变与散光引起的眼酸胀、视疲劳有关。

3.视力下降

视力下降与眼球各屈光面在各子午线的屈光力不等有关。

(五)护理措施

(1)向患者及其家属宣传散光的相关知识,若出现视物模糊、视疲劳,发现散光应及时矫正,防止弱视发生。规则散光可戴柱镜矫正,如不能适应全部矫正可先以较低度数矫正,再逐渐增加度数。不规则散光可试用硬性透氧性角膜接触镜矫正,佩戴时需要一定时间的适应期。手术方法包括准分子激光屈光性角膜手术和散光性角膜切开术。

(2)护理要点:①避免用眼过度导致视疲劳;②高度散光常伴有弱视,在矫正散光的同时进行弱视治疗;③定期检查视力,青少年一般每半年检查一次,以及时发现视力及屈光度的改变,以及时调整眼镜度数;④保持身心健康,生活有规律,锻炼身体,增强体质,保持合理的饮食习惯,避免偏食;⑤注意眼镜和角膜接触镜的护理和保养。

(高　雪)

第七节　弱　视

一、概述

弱视是指眼部无明显器质性病变,但在视觉发育期间,由于各种原因引起的视觉细胞有效刺激不足,导致单眼或双眼最好矫正视力低于 0.8 的一种视觉状态。弱视在学龄前儿童及学龄儿童患病率为1.3%~3%,是一种可治疗的视力缺损性常见眼病,越早发现,越早治疗,预后越好。

二、病因与发病机制

按发病机制的不同,弱视一般可分为如下几种。

(一)斜视性弱视

斜视性弱视为消除和克服斜视引起的复视和视觉紊乱,大脑视皮层中枢主动抑制由斜视眼传入的视觉冲动,该眼黄斑功能长期被抑制而形成弱视。

(二)屈光参差性弱视

一眼或两眼有屈光不正,两眼屈光参差较大,使两眼在视网膜上成像大小不等,融合困难,大脑视皮层中枢抑制屈光不正较重的一眼,日久便形成弱视。

(三)屈光性弱视

屈光性弱视多见于双眼高度远视(也可高度近视),在发育期间未能矫正,使所成的像不能清晰聚焦于黄斑中心凹,造成视觉发育的抑制,而形成弱视。

(四)形觉剥夺性弱视

由于先天性或早期获得的各种因素导致视觉刺激降低,如眼屈光间质浑浊(如白内障、角膜瘢痕等)、完全性上睑下垂、不恰当的眼罩遮盖眼等,妨碍视网膜获得足够光刺激,而干扰了视觉的正常发育过程,造成弱视。

(五)先天性弱视

先天性弱视包括器质性弱视如新生儿视网膜或视路出血和微小眼球震颤。

三、护理评估

(一)健康史

向家长询问患儿出生时情况,有无眼病,有无不当遮眼史,有无复视和头位偏斜,有无家族史,了解患儿诊治经过。

(二)症状与体征

视力减退,临床上将屈光矫正后视力在 0.6~0.8 者定为轻度弱视,在 0.2~0.5 者定为中度弱视,不大于 0.1 者定为重度弱视。但在暗淡光线下,弱视眼的视力改变不大,临床上弱视患儿往往无主诉,常在视觉检查时发现异常。视力测定应在散瞳后检查更准确,常用方法如下。

(1)2岁以内婴幼儿:①观察法,婴幼儿视力检查比较困难,不伴有斜视的弱视则更不易发现。可用临床观察法衡量婴幼儿的视力。交替遮盖法,即先后交替遮盖患儿的一只眼,观察和比较其反应;或用一件有趣的图片或玩具引逗他,连续移动,根据患儿的单眼注视和追随运动估计其视力。②视动性眼球震颤方法,利用能旋转的黑色条纹的眼震鼓,观察眼动状态。

(2)2～4岁儿童:用图形视力表或E视力表检测。检测时应完全遮盖一眼,有拥挤现象(即对单个字体的识别能力比对同样大小但排列成行的字体的识别能力要强)。

(3)5岁以上儿童与成人一样,用E视力表检测。

(三)心理-社会状况评估

由于弱视患者多为年幼患儿,除应评估患者的年龄、受教育水平、生活方式和环境外,还应评估患儿家属接受教育的水平、对疾病的认识和心理障碍程度、社会支持系统的支持程度等。

四、护理诊断

(一)感知改变

感知改变与弱视致视力下降有关。

(二)潜在并发症

健眼遮盖性弱视。

(三)知识缺乏

缺乏弱视的防治知识。

五、护理措施

(1)向患儿和其家属详细解释弱视的危害性、可逆性、治疗方法及注意事项等,取得他们的信任与合作。随着弱视眼视力的提高,受抑制的黄斑中心凹开始注视但由于双眼视轴不平行(如斜视等),打开双眼后可出现复视,这是治疗有效的现象,应及时向家属解释清楚。只要健眼视力不下降,就应继续用遮盖疗法。矫正斜视和加强双眼视功能训练,复视能自行消失。

(2)治疗方法的指导:①常规遮盖疗法指导,利用遮盖视力较好一眼,即优势眼,消除双眼相互竞争中优势眼对弱视眼的抑制作用,强迫弱视眼注视,同时让大脑使用被抑制眼,提高弱视眼的固视能力和提高视力,这是弱视患儿最有效的治疗方法。遮盖期间鼓励患儿用弱视眼做描画、写字、编织、穿珠子等精细目力的作业。具体遮盖比例遵照医嘱,遮盖健眼必须严格和彻底,应避免偷看,同时警惕发生遮盖性弱视;定期随访,每次复诊都要检查健眼视力及注视性质。同时因遮盖疗法改变了患者的外形,予以心理疏导。②压抑疗法,利用过矫或欠矫镜片或睫状肌麻痹剂抑制健眼看远和/或看近的视力;视觉刺激疗法(光栅疗法);红色滤光胶片疗法等。③后像疗法指导,平时遮盖弱视眼,治疗时盖健眼,用强光炫耀弱视眼(黄斑中心凹3°～5°用黑影遮盖保护),再于闪烁的灯光下,注视某一视标,此时被保护的黄斑区可见视标,而被炫耀过的旁黄斑区则看不见视标。每天2～3次,每次15～20 min。

(3)调节性内斜视经镜片全矫后,应每半年至1年检眼1次,避免长期戴远视镜片而引起调节麻痹。为巩固疗效、防止弱视复发,所有治愈者均应随访观察,一直到视觉成熟期,随访时间一般为3年。

(高　雪)

第八节 白 内 障

一、概述

白内障是指因年龄、代谢、外伤、药物、辐射、遗传、免疫、中毒等因素导致晶状体透明度降低或颜色改变所致光学质量下降的退行性变,是最常见的致盲性眼病。常分为年龄相关性白内障、先天性白内障、外伤性白内障、代谢性白内障等。白内障的治疗目前以手术治疗为主,手术方式主要采用超声乳化联合人工晶状体植入术、飞秒激光辅助白内障超声乳化联合人工晶体植入术。

二、病情观察与评估

(一)生命体征
监测生命体征,观察患者有无血压异常。

(二)症状体征
(1)观察患者有无视力下降、视物模糊、遮挡、变形、眼痛、眼胀等症状。有无眼部外伤史等。

(2)了解患者晶状体浑浊部位及程度。

(三)安全评估
评估患者有无因年龄、视力障碍导致跌倒/坠床的危险。

三、护理措施

(一)术前护理
1.完善检查

协助完善术前常规及专科检查。

2.散瞳

术前充分散瞳,增大术野,有利于晶体、晶体核的吸出及人工晶体的植入,避免虹膜损伤,保证手术成功。前房型人工晶体植入者禁止散瞳。

3.访视与评估

了解患者基本信息和手术相关信息,确认术前准备完善情况。

4.患者交接

与手术室工作人员核对患者信息、手术部位标识及患者相关资料,完成交接。

(二)术后护理
1.眼部护理

(1)观察患者术眼敷料有无渗血、渗液,保持敷料清洁干燥。

(2)术眼有无疼痛,有无恶心、呕吐等伴随症状。

(3)勿揉搓、碰撞术眼,避免突发震动引起伤口疼痛及晶体移位。

(4)术后如出现明显头痛、眼胀、恶心、呕吐时,应警惕高眼压的发生,报告医师给予相应处理。

（5）术眼佩戴治疗性角膜接触镜者，手术 2 h 后至睡前遵医嘱滴用抗生素眼液及人工泪液，每 2 小时 1 次，至少 3 次以上；术眼包扎者，术后 1 d 敷料去除后遵医嘱滴眼药。

2.用药护理

（1）散瞳剂：防止术后瞳孔粘连，滴药后会出现视物模糊，应睡前使用，预防跌倒。

（2）激素类：严格遵医嘱用药。

3.预防跌倒/坠床

视力不佳者佩戴老花镜，晚上使用夜灯，将常用的物品置于随手可取之处，保持周围环境无障碍物，指导患者使用厕所、浴室的扶手，避免跌倒/坠床。

四、健康指导

（一）住院期

（1）告知患者眼电图、眼 AB 超、角膜曲率、角膜内皮细胞计数等专科检查的目的，积极配合检查。

（2）告知手术的目的、方法、大致过程及注意事项等，积极配合治疗。

（二）居家期

（1）告知患者术后注意事项，指导用眼卫生，避免脏水入术眼。

（2）未植入人工晶体者 3 个月后验光配镜。

（3）出院后 1 周门诊复查，若出现视力突然下降，眼部分泌物增加等应及时就医。

（高　雪）

第九节　青　光　眼

一、概述

青光眼是病理性高眼压导致视神经损害和视野缺损的一种主要致盲性眼病，具有家族遗传性。高眼压、视盘萎缩及凹陷、视野缺损及视力下降是本病的主要特征。根据前房角形态、病因机制及发病年龄等主要因素，将青光眼分为原发性、继发性及先天性。原发性青光眼又分为开角型和闭角型。

二、病情观察与评估

（一）生命体征

监测生命体征，观察患者有无体温、脉搏、呼吸、血压异常。

（二）症状体征

（1）观察患者有无眼压升高、眼部充血、角膜水肿、瞳孔散大、光反射迟钝或消失等症状。

（2）观察患者有无剧烈头痛、眼胀、虹视、雾视、视力下降、视野变小、恶心、呕吐等症状。

（3）了解患者有无前房浅、房角变窄、虹膜节段萎缩、角膜后沉着物、晶体前囊下浑浊等症状。

(三)安全评估

(1)评估患者有无因双眼视力障碍导致跌倒/坠床的危险。

(2)评估患者对疾病的认知程度、心理状态,有无焦虑、恐惧等表现。

三、护理措施

(一)术前护理

1.完善检查

协助完善术前常规及专科检查。

2.卧位

卧床休息,抬高床头 15°～30°。

3.疼痛护理

采用数字分级法(NRS)进行疼痛评估,分析疼痛的原因,安慰患者,遵医嘱予以降眼压对症处理,观察疼痛缓解情况及眼压的动态变化。

4.用药护理

(1)磺胺类降眼压药物:观察患者有无口唇、四肢麻木等低钾表现,遵医嘱同时补钾。该类药物易引起泌尿系统结石,应少量多次饮水、服用小苏打等碱化尿液,磺胺过敏者禁用。

(2)缩瞳剂眼药、β受体阻滞剂眼药:滴药后压迫内眦部 2～3 min,防止药物经泪道进入鼻腔由鼻黏膜吸收引起心率减慢、哮喘及呼吸困难等全身毒副作用。有心功能不全、心动过缓、房室传导阻滞、哮喘、慢性阻塞性肺疾病的患者慎用。

(3)20%甘露醇:快速静脉滴注完毕后平卧 1～2 h,防止引起直立性低血压及脑疝等,观察神志、呼吸及脉搏的变化。长期输入者,监测电解质的变化。

5.心理护理

加强与患者沟通,做好心理疏导,消除其焦虑、恐惧心理,以免不良情绪导致青光眼急性发作,增强战胜疾病的信心,积极配合治疗。

6.访视与评估

了解患者基本信息和手术相关信息,确认术前准备完善情况。

7.患者交接

与手术室工作人员核对患者信息、手术部位标识及患者相关资料,完成交接。

(二)术后护理

1.卧位

卧床休息,抬高床头 15°～30°,减轻颜面水肿,利于房水引流。

2.眼部护理

(1)观察术眼敷料有无松脱、渗血渗液、脓性分泌物;有无头痛、眼痛、恶心呕吐、角膜水肿或角膜刺激症状。

(2)结膜缝线会有术眼异物感,勿揉搓术眼。

(3)观察眼压、视功能的变化。

(4)浅前房患者半卧位休息,加压包扎术眼,促进伤口愈合、前房形成。

3.用药护理

术眼应用散瞳剂防止虹膜粘连,非手术眼禁用散瞳剂。

4.预防青光眼发作

(1)进食清淡、软、易消化饮食,保持大便通畅;戒烟酒,不宜食用浓茶、咖啡及辛辣刺激性食品;不宜暴饮,应少量多次饮水,一次饮水不超过 300 mL。

(2)劳逸结合,保持精神愉快,避免情绪波动;不宜在黑暗环境中久留,衣着宽松,不宜长时间低头弯腰,睡觉时需垫枕,以免影响房水循环导致眼压升高。

(3)原发性青光眼术前禁用散瞳剂。

四、健康指导

(一)住院期

(1)告知患者裂隙灯、房角镜、眼底、眼压、视野、光学相干断层成像、视觉诱发电位、角膜内皮细胞计数等检查的目的、重要性,积极配合检查。

(2)强调预防青光眼发作的措施及重要性。

(3)有青光眼家族史者,告知其直系亲属定期门诊检查,做到早发现、早诊断、早治疗。

(二)居家期

(1)告知患者坚持局部滴药,教会正确滴眼药方法。

(2)出院后 1 周门诊复查。如发生眼胀、红肿、分泌物增多或突然视物不清,应立即就医。青光眼术后需终身随访。

(高　雪)

第十节　玻璃体积血

一、概述

玻璃体积血是各种原因造成视网膜、葡萄膜血管或新生血管破裂,血液流出并聚积于玻璃体腔。大量玻璃体积血时,不仅造成视力障碍,还可引起视网膜脱离、青光眼、白内障等并发症。

二、病情观察与评估

(一)生命体征

监测生命体征,观察患者有无血压异常。

(二)症状体征

(1)观察患者视力、眼压情况,眼前有无漂浮物、闪光感等症状。

(2)了解患者有无外伤史、手术史、视网膜血管病变史、高血压、糖尿病、血液病史等。

(三)安全评估

(1)评估患者有无因视力障碍导致跌倒/坠床的危险。

(2)评估患者对疾病的认知程度、心理状态及家庭支持系统。

三、护理措施

(一)术前护理

1.完善检查

协助完善术前常规及专科检查。

2.卧位

半卧位休息,减少活动。

3.用药护理

(1)滴用散瞳剂麻痹睫状肌,保证眼球休息,利于检查,防止术后瞳孔粘连。

(2)滴药后压迫泪囊 2～3 min,以减少药物经泪道进入鼻腔由鼻黏膜吸收引起全身毒副作用。

(3)若出现呼吸加速、神经兴奋症状、全身皮肤潮红等应高度警惕药物中毒,立即停药、吸氧,协助医师处理。

(4)糖尿病、高血压患者坚持治疗,监测血糖、血压变化,观察患者有无并发症。

4.心理护理

加强与患者沟通,了解患者对治疗的预期效果,给予正确的引导。讲解成功案例,增强战胜疾病的信心,积极配合治疗。

5.访视与评估

了解患者基本信息和手术相关信息,确认术前准备完善情况。

6.患者交接

与手术室工作人员核对患者信息、手术部位标识及患者相关资料,完成交接。

(二)术后护理

1.卧位

合并视网膜脱离行玻璃体腔注气/硅油填充者取裂孔处于最高位休息,根据气体吸收及视网膜复位的情况变换体位。

2.眼部护理

(1)勿碰撞揉搓术眼、用力咳嗽、打喷嚏、用力排便,3 个月内勿过度用眼、避免剧烈活动,防止再出血及视网膜再脱离。

(2)观察眼压、眼内气体吸收、视网膜复位等情况,若有异常,协助医师处理。

3.预防跌倒/坠床

根据患者视力障碍程度及自理能力,协助患者完成生活护理,落实住院患者跌倒/坠床干预措施,如使用床栏、保持地面干燥、穿防滑鞋、将用物置于易取放处,保持病房和通道畅通等。

四、健康指导

(一)住院期

(1)告知患者眼底、三面镜、眼压、眼底血管造影、光学相干断层成像、眼电图、视觉诱发电位、眼 B 超等检查的目的、重要性,积极配合检查。

(2)强调正确体位的重要性,提高患者特殊体位依从性。

（二）居家期

（1）球内注气未吸收者 2 个月内禁止乘坐飞机或至海拔 1 200 米以上的地方。硅油填充者 3～6 个月后取出。

（2）出院后 1 周门诊复查。如出现视物变形、遮挡感、眼前闪光感等，立即就医。

（高　雪）

第十一节　视网膜脱离

一、概述

视网膜脱离是指视网膜神经上皮与色素上皮之间的潜在间隙发生分离，根据发病原因可分为孔源性视网膜脱离、牵拉性视网膜脱离和渗出性视网膜脱离。高度近视、糖尿病性视网膜病变、高血压性视网膜病变、外伤等是发病的主要因素。早发现、早诊断、早治疗可有效减少视网膜脱离对视功能的损害。

二、病情观察与评估

（一）生命体征
监测生命体征，观察患者有无体温、脉搏、呼吸、血压异常。

（二）症状体征
（1）观察患者视力、眼压、眼底情况，有无视物变形、眼前黑影、遮挡感、闪光感等症状。

（2）了解患者有无高度近视、眼部外伤史、糖尿病、高血压、玻璃体积血等病史。

（三）安全评估
（1）评估患者有无因视力障碍导致跌倒/坠床的危险。

（2）评估患者对疾病的认知程度、心理状态，有无焦虑、抑郁等表现。

三、护理措施

（一）术前护理
1.完善检查

协助完善术前常规及专科检查。

2.体位与活动

（1）协助患者取视网膜裂孔处于最低位休息，减少视网膜下积液，促进视网膜回帖。如上方裂孔采取低枕卧位、下方裂孔采取高枕卧位。

（2）减少用眼，避免剧烈活动、突然转头、瞬目、咳嗽、打喷嚏、俯卧、埋头等动作，减少玻璃体对视网膜的牵拉，防止视网膜脱离范围扩大。

3.用药护理

（1）遵医嘱散瞳，麻痹睫状肌，保证眼球休息，利于检查，防止术后瞳孔粘连。

（2）滴药后压迫泪囊区 2～3 min，防止药物经泪道进入鼻腔由鼻黏膜吸收出现口干、皮肤潮红、心悸等毒副作用,若症状加重,立即停药,吸氧,协助医师进行处理。

4.预防跌倒/坠床

根据患者视力障碍程度及自理能力,协助其完成进食、洗漱、如厕等生活护理。将常用的物品置于随手可得之处,保持周围环境无障碍物,晚上使用夜灯,指导患者使用厕所、浴室、通道的扶手,活动及外出时有人全程陪同,避免跌倒/坠床。

5.糖尿病患者监测血糖变化,控制血糖在正常范围。

观察患者有无糖尿病足等并发症。

6.心理护理

加强与患者沟通,了解患者对治疗的期望值,给予正确的引导。讲解成功案例,增强战胜疾病的信心,积极配合治疗。

7.访视与评估

了解患者基本信息和手术相关信息,确认术前准备完善情况。

8.患者交接

与手术室工作人员核对患者信息、手术部位标识及患者相关资料,完成交接。

(二)术后护理

1.体位与休息

协助患者正确卧位,眼内注气或硅油填充患者术后取裂孔处于最高位休息,利用气体向上的浮力及硅油表面张力促进视网膜复位。可采取坐卧交替或按摩颈肩背部等方法以缓解手术后被动体位带来的身体不适。

2.眼部护理

(1)勿过度用眼,减少眼球转动,避免揉搓碰撞术眼、剧烈活动、咳嗽、打喷嚏、头部震动。

(2)观察患者眼压、眼内气体吸收、视网膜复位等情况,若有异常,协助医师处理。

3.饮食护理

(1)饮食清淡、软、易消化、富含维生素及蛋白质,保持大便通畅,避免过度咀嚼、用力排便引起视网膜再脱。

(2)巩膜外垫压术或巩膜环扎术的患者,手术牵拉眼肌可引起恶心、呕吐等不适,应少量多餐进食。

4.疼痛护理

巩膜外垫压术或环扎术患者,因手术范围大、牵拉眼肌,术后疼痛明显,采用数字分级法进行疼痛评分,分析疼痛原因,指导患者采取听音乐、默念数字等分散注意力的方法缓解疼痛。数字分级法≥4分时,遵医嘱用药,观察疼痛缓解情况。

四、健康指导

(一)住院期

(1)告知患者裂隙灯、眼底、三面镜、眼压、眼底血管造影及光学相干断层成像、眼电图、视觉诱发电位、眼B超等检查的目的、重要性及配合要点。

(2)告知患者视网膜脱离的治疗原则是尽早封闭裂孔,促进视网膜复位。

(二)居家期

(1)告知患者选择适当交通工具避免剧烈颠簸,3个月内避免剧烈活动。

（2）球内注气或硅油填充者低头位休息，根据气体吸收及视网膜复位情况，确定更换体位时间。

（3）球内注气者2个月内禁止乘坐飞机或到海拔1 200米以上的地方；硅油填充者3～6个月后取出硅油。

（4）出院后1周门诊复查。如出现视力下降、眼前黑影遮挡、闪光感等立即就医。糖尿病性视网膜脱离患者需终身随访。

（高 雪）

第十二节 视网膜动脉阻塞

一、概述

视网膜动脉阻塞是指视网膜中央动脉或其分支阻塞。当动脉阻塞后，该血管供应的视网膜营养中断，引起视网膜功能障碍，是眼科急危症之一，若处理不及时，最终将导致失明。

二、病情观察与评估

（一）生命体征
监测生命体征，密切观察患者血压情况。

（二）症状体征
（1）观察患者视力、瞳孔对光反射、眼底等情况。
（2）了解患者视力下降时间、程度，有无一过性视力丧失。
（3）了解患者有无糖尿病、高血压、心脏病、动脉粥样硬化等病史。

（三）安全评估
（1）评估患者有无因视力下降导致跌倒/坠床的危险。
（2）评估患者及家属心理状况，对疾病的认知程度，对视力恢复的期望值。

三、护理措施

（一）紧急处理
1.给氧治疗
视网膜缺血超过90 min光感受器将发生不可逆转的死亡，应争分夺秒积极抢救，给予95%氧气及5%二氧化碳的混合气体吸入，增加脉络膜毛细血管的氧含量，改善视网膜的缺氧状态，必要时行高压氧治疗。

2.药物治疗
立即给予硝酸甘油0.5 mg舌下含化或吸入亚硝酸异戊酯等扩血管治疗。

（二）用药护理
（1）口服降眼压药物，观察患者眼压变化，必要时行前房穿刺等降眼压治疗。
（2）遵医嘱使用视神经营养药物等。

（三）眼部护理

反复按摩放松眼球,使视网膜动脉被动扩张,将血管内的栓子冲到周边的分支血管中,解除阻塞,减少视功能的损伤。

（四）预防跌倒/坠床

视力不佳者佩戴老花镜,晚上使用夜灯,将常用的物品置于随手可取之处,保持周围环境无障碍物,指导患者使用厕所、浴室的扶手,避免跌倒/坠床。

（五）心理护理

加强与患者沟通,关心患者,了解患者心理状况,消除其悲观、恐惧心理,增强战胜疾病的信心,积极配合治疗。

四、健康指导

（一）住院期

（1）讲解疾病的病因、诱因、治疗方法及预后。

（2）告知患者视网膜动脉阻塞发病与糖尿病、高血压、动脉粥样硬化等疾病密切相关,积极治疗糖尿病、高血压、动脉粥样硬化等原发病,定期行眼底检查观察视网膜血管情况。

（二）居家期

（1）告知心脏病、高血压者应随身携带速效救心丸、硝酸甘油等扩血管急救药品。突发视力改变时立即服药并就医。

（2）保持良好生活习惯,避免情绪波动过大,避免用冷水洗头等。

（3）定期门诊复查,如有病情变化及时就诊。

（高　雪）

第十三节　视网膜静脉阻塞

一、概述

视网膜静脉阻塞是指视网膜中央静脉或分支静脉阻塞,以分支静脉阻塞最为常见,是常见的眼底血管病。主要与高血压、动脉粥样硬化、血液高黏度和血流动力学异常有密切关系。其特征为静脉扩张迂曲、视网膜出血、渗出、水肿等。常导致玻璃体积血、牵拉性视网膜脱离、新生血管性青光眼等并发症。本病比视网膜中央动脉阻塞多见。

二、病情观察与评估

（一）生命体征

监测生命体征,密切观察患者血压情况。

（二）症状体征

（1）观察患者视力情况,有无视网膜水肿、渗出、出血等症状。

（2）了解患者有无高血压、动脉粥样硬化等病史;有无血液黏稠度及血流动力学改变等。

（三）安全评估

评估患者有无因视力障碍导致跌倒/坠床的危险。

三、护理措施

（一）用药护理

遵医嘱行溶栓抗凝治疗，观察患者皮肤黏膜有无出血点、有无瘀斑等症状，定期检查凝血酶原时间及纤维蛋白原。

（二）眼部护理

（1）观察患者视力恢复情况，有无玻璃体积血、牵拉性视网膜脱离、新生血管性青光眼等并发症。

（2）有新生血管或大面积毛细血管无灌注区者行全视网膜光凝治疗。

四、健康指导

（一）住院期

（1）告知患者眼底荧光造影、视网膜电图、视野等检查的目的及配合要点。

（2）告知患者积极治疗原发病，监测血糖、血压及血脂情况，饮食清淡易消化、低脂肪、低胆固醇。

（3）合理安排日常生活，戒烟酒，保持良好的睡眠习惯。

（二）居家期

（1）积极治疗原发病，出院后每半年或一年行体格及眼底检查。

（2）出院后1周门诊复查，若出现视力突然下降、部分视野缺损等情况应及时就医。

（高　雪）

第十四节　视网膜母细胞瘤

一、概述

视网膜母细胞瘤是由原始神经外胚层组织未成熟的视网膜细胞形成的原发性眼内恶性肿瘤。确切病因不明。多发生在3岁以下婴幼儿，可单眼、双眼先后或同时发病，具有家族遗传倾向。根据肿瘤的发展过程，临床上将视网膜母细胞瘤分为眼内期、青光眼期、眼外期、转移期。因本病易发生颅内及远处转移，危及患儿生命，因此应早发现、早诊断、早治疗。

二、病情观察与评估

（一）生命体征

监测生命体征，观察患儿体温、脉搏、呼吸有无异常。

（二）症状体征

（1）了解患儿发病年龄、有无家族史。

(2)了解患儿视网膜母细胞瘤的分期:眼内期、青光眼期、眼外期及转移期。

(三)安全评估

(1)评估患儿有无因年龄、视力障碍导致跌倒/坠床的危险。

(2)评估家属对疾病的认知程度、心理状态,如焦虑、悲观等。

三、护理措施

(一)术前护理

1.完善检查

协助完善术前常规及专科检查。

2.心理护理

向患儿家属讲解疾病的治疗方法和预后,关心患儿、安慰家属,减轻其焦虑、悲观情绪,协助家属做好患儿的心理安抚,积极配合治疗。

3.访视与评估

了解患儿基本信息和手术相关信息,确认术前准备完善情况。

4.患者交接

与手术室工作人员核对患儿信息、手术部位标识及患儿相关资料,完成交接。

(二)术后护理

1.卧位

协助患儿平卧位休息,头偏向健侧一侧,以及时清除口鼻分泌物,保持呼吸道通畅,防止窒息。4～6 h后半卧位休息,减轻局部水肿。

2.观察生命体征

低流量吸氧、心电监护,监测并记录患儿生命体征、氧饱和度、尿量等。

3.眼部护理

(1)观察眼部加压包扎松紧度、是否压迫耳郭及鼻孔;观察敷料有无渗血、渗液,如有异常,协助医师处理。

(2)安抚患儿,减少哭闹,勿抓挠术眼,防止敷料脱落;术眼敷料去除后,勿揉搓、碰撞术眼,避免脏水进术眼。

4.预防跌倒/坠床

落实预防跌倒/坠床干预措施,如上床栏、保持地面干燥、防滑、协助患儿床旁活动,保障患儿安全。

四、健康指导

(一)住院期

(1)告知家属X线、CT、MRI、眼B超等检查的目的及配合要点。

(2)告知家属该病的手术方式为眼球摘除或眶内容物剜除术,以控制肿瘤生长及转移,挽救患儿生命。

(二)居家期

(1)告知需行放疗、化疗的患儿家属,以及时到相关科室继续治疗。

(2)出院后1周门诊复查,病情变化及时就医。

(高　雪)

第十七章

中医护理

第一节　中医康复护理的对象

中医康复护理是在总的康复医疗计划实施过程中,为达到躯体的、精神的、社会的和职业的全面康复目标,紧密配合康复医师和其他康复专业人员的工作,对康复对象进行一般的基础护理和各种专门功能训练,预防继发性残疾,减轻残疾的影响,以达到最大限度的康复和重返社会。

中医康复护理的对象主要是残疾者、慢性病患者、老年人和一些急性伤病患者,以及手术前后患者。

一、残疾者

残疾是指由于身体的结构或功能不同程度的丧失而造成生理上或心理上的缺陷,从而不同程度地丧失生活自理、工作和社会活动的能力。由疾病、先天缺陷和发育障碍引起的残疾称为病残,由外伤引起的残疾称为伤残。主要表现为肢体缺陷的称为肢残,主要表现为智力缺陷的称为智残。世界卫生组织按照残疾的性质、程度和影响,分类如下。

(1)损伤身体结构和功能有一定缺损,不一定影响生活自理能力。

(2)残疾损伤的程度严重,造成身体、精神或智力活动明显障碍,影响个人的生活自理能力。

(3)残障残疾发展严重、影响个人不能履行社会职责和参加社会生活。

二、慢性病患者

慢性病患者是指由于慢性疾病致使某些功能障碍,诸如冠心病、冠状动脉硬化、狭窄,影响心脏的功能,慢性阻塞性肺疾病,影响呼吸功能及其他造成功能缺陷的慢性病。

三、老年人

随着医学的进步,人均寿命延长,人口"老化"问题越来越受到人们的关注。老年康复医学日益重要。

四、急性病患者

某些急性病在急性期即开始康复治疗,诸如急性心肌梗死、脑血栓形成等疾病,均贯彻早下床、早活动、早训练原则,可以缩短住院日期、提高了治愈率、减少病残程度。

(全 欣)

第二节 传统保健体育康复护理法

一、调形为主的运动

(一)五禽戏

五禽戏是三国时代著名医家华佗模仿熊、虎、猿、鹿、鸟的动态创编的。《后汉书·方术传》载,华佗云:"我有一术,名五禽之戏,一曰虎,二曰鹿,三曰熊,四曰猿,五曰鸟,亦以除疾,兼利蹄足,以当导引。"随着历史演变发展,如今形成了各种流派的五禽戏。五禽戏的动作随其模仿禽兽的动作不同,意守、调息、动作的部分即有所不同,所起的保健作用亦有所区别。虎戏即模仿猛虎善用爪力和摆首摆尾、鼓荡周身等威猛刚强的动态,意守命门,内壮真元,增强体力;鹿戏即模仿鹿善运尾闾,活动腰胯的动态,沟通任督二脉气血,活跃盆腔的血液循环,具有益肾强腰之功,人练之如鹿的心静体松,性灵寿高;熊戏即模仿熊的动态,身形沉稳,外静内动,意守中宫(脐内),调和气血,有助于增加内脏器官功能;猿戏即模仿猿的动态,敏捷机警,形动神静,肢体运动迅速轻捷,灵活自如,但意守脐中,思想清虚静达;鸟戏也称鹤戏,即模仿鹤的动态,动作轻翔舒展,昂然挺拔,悠然自得,意守气海。五禽戏的每一种动作各有侧重,但全部练完,又是一个整体,常练则有宁心神、增体力、调气血、益脏腑、通经络、活筋骨、利关节等作用,是中老年人防老抗衰,防治老年病的理想运动项目。

(二)八段锦

八段锦是我国劳动人民根据生产生活需要而创造的一套保健体操,流传至今已有八百余年历史。古人把精心编纂的保健体操比做美丽多彩的锦缎,又因整套操练动作按八套图势依次连贯进行,遍及周身,故名"八段锦"。八段锦的特点是:动作简单,而功效全面,主要能加强臂力和下肢肌力,发达胸部肌肉,防治脊柱后突和圆背等不良姿势,调形与调息结合,行气活血,周流营卫,斡旋气机,调养脏腑,舒展筋骨。所以,八段锦是适宜于中老年人及肌肉不发达或身姿不正的青少年锻炼的保健操。

(三)太极拳

太极拳是我国传统的健身运动项目,以"太极"为名,是取我国古代《易经》哲学理论为指导思想,采太极图势之圆柔连贯,阴阳合抱之势为运动原则。运动中,手、眼、身、步法动作协调,与呼吸吐纳、神意内守有机结合。这样使锻炼时形体外动,意识内静,动静结合,以静御动,内外兼修,以内制外,虚实相间,虚中求实,以意导气,以气动身,身动圆活,如环无端,从而经络疏通,气血流畅,遍达周身,充分体现"太极"本意,激发协调人体自身的阴阳气血,使内气发于丹田,并复归于丹田,丹田气充,肾精内蛰,神气内敛。太极拳所以能防治疾病,健身益寿,道理即在于此。

太极拳的锻炼要领有以下几点。

（1）一要神静体松，以静御动。打太极拳切忌精神和躯体肌肉的紧张，要始终保持神静，排除思想杂念，以使意识内守，全神贯注。形体放松，上要沉肩坠肘，下要松胯宽腰，以使经脉畅达，气血周流。

（2）二要全身协调，以腰为轴。打太极拳要求全身协调，浑然一体，以腰部的轴心运动为纲，做到定根于脚，发劲于腿，主宰于腰，形动于指，神注于眼，手动于外，气动于内，神为主帅，身为神使，做到手到、意到、气到，而眼神先至。

（3）三要呼吸均匀，气沉丹田。调息在太极拳练习过程中亦是十分重要的。呼吸以腹式自然呼吸为主，呼吸之深长均匀与动作之轻柔圆活相应。一般说吸气时，动作为合，气沉丹田，呼气时，动作为升，气发丹田。

太极拳流派众多，主要有陈式、杨式、武式、吴式和孙式等五大流派，各派架式各有特点。新中国成立后，国家体委编写"简化太极拳"，通称"太极二十四势"，便于广大人民群众练习。近代从生理、生化和免疫等各方面进行研究证实太极拳确有健身和防治疾病的作用，能使脊柱周围的软组织和韧带保持旺盛的血液循环，从而减少和推迟骨质与韧带的硬化、钙化及退行性变化的发生，防止或延缓驼背，关节不灵活等衰老现象的出现。此外，还可使机体的新陈代谢得到改善，提高消化功能，增加免疫能力，调节血压、血糖、血脂，防止高血压、高血脂、动脉硬化、糖尿病及肥胖症等老年常见病的发生。

（四）易筋经

"易"即变化，活动，"筋"泛指筋骨、肌肉，"经"乃方法。"易筋经"是通过活动筋骨、肌肉，使形体得到锻炼，把萎弱的筋骨、肌肉变得强壮结实，从而获得增进健康，祛病延年效果的养生康复方法。相传古代十二式易筋经中，所有动作都是由各种劳动姿势演化而成的，是劳动人民为了锻炼肌肉、筋骨而创立的，因而在我国民间流传甚广。易筋经的锻炼要领是动静相谐、松紧结合、刚柔相济。其特点是全身自然放松，动随意引，意随气行，紧密配合呼吸，全身进行静止性用力（即发暗劲），通过意念、气息，调节肌肉、筋骨的紧张力，长练此功，会使肌肉韧带富有弹性，收缩和舒张能力增强，同时，全身经络，气血通畅，五脏六腑调和，精力充沛，生命力旺盛，还可使减肥消除腹部过多的脂肪，强腰固肾，解除腰腿酸痛，使步履稳健有力。易筋经，能够强筋骨，增体力，抗衰老。对于一般的神经衰弱、高血压、心血管病、关节炎等病症亦有较好的治疗保健作用。

二、调息为主的运动

（一）放松功

放松功是以意念调控，松弛肌体，密切结合调息的一种静功锻炼方法。它是通过有步骤、有节奏地依次注意身体各部位，结合默念"松"字的方法，逐步松弛肌肉、骨骼，把全身调整至自然、轻松、舒适，以消除精神和身体的一些紧张状态，使整个身心趋于松弛；在放松思想的同时，逐步集中注意力，排除杂念，使心神真正处于"入静"状态，身心的入静松弛要与调息紧密结合，一般采用自然呼吸法，吸气时注意放松部位，呼气时默念"松"字，以使放松部位有节奏地排列下去。这样不仅可以协调脏腑，疏通经络，还可使机体气血循序运行，周流不息，有助于增强体质，防治疾病。正常人练习放松功，可以增强体质，消除疲劳，解除紧张，特别是对那些情绪急躁、思想不易入静的人有良好调节情绪，宁静思想的保健效果。对于一些慢性病患者如高血压、胃肠病、青光眼、哮喘及肌肉痉挛性疾病等还有一定的治疗作用。练习放松功时要特别注意所谓"松"的含义，松是一种不紧张状态,是练功中的一种体会,不能理解为松垮、松散,在练习时,如遇到某一部位没有松的感觉,或松的体会不明显,不必急躁,可任其自然,按着次序,继续逐个部位放松下去。默念"松"字不出声,快慢轻重,掌握适当,用意太快太重会引起头部不适,太轻太慢则易昏沉欲睡。此外,对实证、阳证,宜多放少守;对虚证、阴证,宜少放多守。

(二)内养功

内养功是一种以调息为主的静功。在练功中强调腹式呼吸,呼吸停顿,舌体起落,意守丹田,配合默念字句等内容。内养功,有静心安神,增补元气,调和气血,协调内脏,强健脾胃等作用。在保持精神与机体松弛的状态下,用意念导引进行不同种类的呼吸锻炼,使腹腔内压产生周期性变化,从而活跃腹腔血液循环,促进胃肠蠕动,故此功法对神经系统、呼吸系统和消化系统有较为显著的保健作用,对精神不安、情绪急躁、中气不足、脾胃虚弱之人有一定治疗强身作用。练功姿势,通常以侧卧位为主,亦可坐位或仰卧位,练功后期还可采用半卧位以增强体力。胃紧张力低下、蠕动力较弱及排空迟缓者,则宜选用右侧卧位,尤其饭后更应如此,但对胃黏膜脱垂症患者,则不宜选用右侧卧位。

练功时的呼吸吐纳方法,常用的有 3 种:吸-停-呼;吸-呼-停;吸-停-吸-呼。一般多用前两种,后一种较少用,第二种呼吸法与平时的呼吸形式变化不大,故易于掌握,根据练功者机体状况及练功后的反应,凡精神紧张,胃肠功能低下者宜采用吸-停-呼的方法。内养功的呼吸吐纳还需配合默念、舌动、意守诸项动作,这样有利于安定情绪,排除杂念。意守丹田时,一般多意守下丹田(气海),但如患低血压或月经量多时,可守中丹田(膻中)。或上丹田(两眉间),有高血压头痛或闭经等时,可守下丹田或足趾,不论意守何处,都应做到似守非守。

(三)强壮功

强壮功是通过对传统的释、儒、道各家练功方法的整理综合而成,是一种在自然舒适的体位下,通过调整呼吸、意守、入静以达到强壮机体的一种静功功法。练强壮功的体位要求自然舒适,一般采用以下几种体位,即单盘式、双盘式、自然盘膝及站式。练功时,头部要正直,下颌回收,眼、口微闭,舌抵上腭,面带微笑,脊柱直立,腰椎微向前方,臀部坐实着床,下放一垫,胸部内含,垂肩坠肘,腹部平直,两手轻握,放于小腹前方,或两侧膝盖上,全身轻松,毫无束缚之感,练强壮功时呼吸要柔和自然,随着练功的进度,呼吸由细缓渐至顺畅、深长、均匀,然后意守呼吸,"意气合一",以一念代万念逐渐入静,可用意守丹田法、听息法、数息法、默念法,进入似睡非睡、似醒非醒的忘我状态,并将这种静念维持 30～40 min,然后收功。强壮功对冠心病、高血压、神经官能症、神经衰弱、自主神经功能紊乱等慢性疾病均有一定防治效果。

(四)保健功

保健功是一种由外及内的功法,它是以自己双手在头、颈、躯干、四肢等部位进行按摩为主,辅以身体各部位伸屈旋转活动的保健功。中医学认为,人体是一个有机整体,外而四肢百骸,内而五脏六腑,靠经络系统相互联系。保健功就是根据经络理论,循经取穴而进行自我按摩,活动肢体,通过刺激经络和俞穴,起到调和脏腑气血的作用。保健按摩通过刺激末梢神经来促进血液、淋巴液循环,提高组织间氧的利用率和营养物质的吸收,使器官间的相互关系,以及整体功能得到改善。保健功、动作舒缓柔和,功法简便易行,男女老少咸宜,特别适用于老年人和慢性病患者,如能持之以恒,可以收到祛病延年之效。颜面诸功,还是五官保健和美容行之有效的方法。保健功可以使身体悦泽,面色光辉,鬓毛润泽,耳目精明,令人食美,气力强健,百病皆祛。练保健功要掌握由轻到重,活动幅度由小到大的原则,以练后感觉舒适轻快为度。保健功不可作为其他功法的辅助,按病情需要选其中的某一节。

(五)站桩功

站桩功原是中华武术中作为腰腿锻炼的基本功夫,亦称"马步""地盘",是一种形神同练的静气功。此功的特点是以站桩为主,练功之人犹如树大根深,站立挺拔,配合意念和呼吸练功,使躯干四肢保持一定的姿势,肌肉呈持续性的静力性紧张,思想集中。站桩功不仅作为练习武术的一种入门功夫,而且也是气功中祛病强身、延年益寿的有效方法。它一方面能使中枢神经得到休息,另一方面能促进血液循环,增加各个系统的新陈代谢,使五脏六腑、四肢百骸之功能得到协调,最终达到全身润泽、生机旺盛,祛病延年的目的。在站式为主的基础上,根据上肢和下肢的姿势及体位高低,站桩法式可分为提抱式、扶按式、撑按式、分水式、休息式数种。

提抱式两足分开与肩齐,膝微曲,体直头正,两手臂如抱一大气球,面呈微笑。

扶按式两臂稍抬,双手位于脐际,如扶按飘浮水上的大气球。余同提抱式。

撑按式两臂抬至胸前,松肩、肘关节稍下垂,双手与胸间隔一尺,手心向内作抱球状,或手心向外作撑物状。余同提抱式。

分水式两臂稍弯曲,并向左右侧自然伸展,两手保持在脐横线以下,手心向下有如分水。余同提抱式。

休息式即如平时站着休息的各种方式,或反手贴腰,或扶物而站,或手插衣袋而立,或左右足前后分开,呈似走未走状。

练功时必须注意:每天练功 2～3 次,开始每次 10 min 左右,以后逐步延长至 40 min 左右。站桩过程中,如发现头晕、恶心、出虚汗时,必须停止练功,适当休息一会。站桩结束后,可自由活动一下,如感到全身酸麻时,可进行四肢自我按摩或拍打,站桩时的意守和呼吸一般任其自然。

健康人练站桩功有增强体质的作用,而对慢性病患者则有治疗效果,尤其是高血压、神经衰弱、慢性胃肠炎、胃溃疡、关节炎等患者更为适宜。

(仝　欣)

第三节　娱乐康复护理法

娱乐康复法是指利用各种形式的娱乐活动,调节患者的神情,锻炼患者的形体,促使其身心康复的一类方法。娱乐康复法可分为两种:一是让患者观赏各种文娱表演,娱耳目、乐心意,借以调畅患者的情志,并通过调神以全形。二是让患者亲自参与各种娱乐活动,诸如吹拉弹唱、琴棋书画等,以此养心怡情,锻炼体魄,促进气血的运行。

娱乐康复法亦具有调畅情志的作用,与调摄情志康复法之间存在着较为密切的关系。但娱乐康复法是以日常生活中的各种娱乐形式为主要手段,具有浓厚的生活气息,较之以说理、行为或某些事物为手段的调摄情志康复法更为自然,更易为患者所接受,而且,不少娱乐康复法还可锻炼形体,有利脏腑气机调畅和肢体气血的运行。不过,娱乐康复法在对患者心理的影响程度和对疾病的针对性等方面,又不如调摄情志康复法。音乐疗法属娱乐康复法的范畴,但因其内容较为丰富,理论较为系统,故列专节进行讨论。

一、适用范围

娱乐康复法可以怡心志、畅神明,也可练形体、行气血,因而在康复医疗中,运用十分广泛。一般各种病残伤残患者及内、外、妇、儿、五官等各科的慢性病,都可根据病情不同灵活选用。

二、常用方法

(一)舞蹈疗法

本疗法可以让患者有选择地观看舞蹈,欣赏优美的舞姿,舒畅情怀,但主要的还是组织患者参与舞蹈活动,陶冶神情,锻炼形体。舞蹈的种类很多,具体应用时,应根据患者病情、年龄、兴趣等特点,选择或编排与之相适应的舞蹈形式和动作,如探戈、伦巴、华尔兹及各种民族舞蹈等。就舞蹈本身的特点来说,一般要求头、胸、腰、胯、腿、手等各部位都要有节奏地扭动,而且要求全身动作协调,节奏明快,兴奋感强,活动量较大。探戈舞要求步伐稳健,动作敏捷,幅度较大,稍带摇荡感,活动量也较大,探戈舞情趣高雅,使人意气风发。伦巴舞动作柔和,旋律活泼,感觉优雅,给人轻松愉快之感,运动量较小。民族舞一般多有旋转及关节动作,旋律活泼、优美、运动量中等。舞蹈疗法应以集体室内活动为主,以便于指导和看护。除音乐外跳舞时最好配以适宜的灯光色彩。

(二)书画疗法

书画疗法是指通过书法或绘画练习以促进康复对象身心康复的一种疗法。练习书画是一种集肢体活动和全身气力于笔端的艺术劳动,它要求运用指力、腕力、臂力甚至腰力,类似于轻微的体育活动和体力劳动,有助于舒筋活血贯通血脉。进行书画活动,要求凝神贯气,认真思索,呼吸调畅,与打太极拳、练气功相似,具有心静、体松、用意等特点,可修身养性,防病治病。书画作为一种艺术,还可调节情趣,丰富生活,灵心益智,使人精神愉快,有利于医治各种心理创伤。书画的内容较为丰富,如书法有楷书、隶书、行草等;绘画有水粉画、国画、油画等。在进行书画疗法时,可根据患者的情趣灵活选择。就书画本身来说,一般认为楷书、隶书可除烦躁、宁心神。行草可激情旺志;绘画除了所画的内容(如山水、花鸟、人物等)不同对人的情绪影响有一定差异外,不同色彩对人的影响也不尽一致。

(三)垂钓疗法

垂钓疗法是指通过钓鱼活动,让患者借钓鱼为乐,以促进身心康复的一种疗法。钓鱼,要求凝神静气,精诚专一,既无思虑之患,又无形疲之忧,加上环境的选择,应该是空气新鲜、宁静幽雅之处,所以具有较好的调神爽身,积思主智的作用。垂钓时间的长短可根据个人情况灵活决定,但一般不宜太长。垂钓时,一定要注意体位的舒适。康复适应证患者外出钓鱼,一般应结伴而行,有条件的应有医护人员相随,以便相互照顾和看护。

(四)琴棋疗法

琴棋疗法是通过弹琴、弈棋以怡情畅志,练习指掌,进而促进身心康复的一种方法,弹琴疗法具有锻炼指掌灵活性,锻炼听力的作用,操作时的神情专一,又可调节情志。如果具备了一定的技巧,还能从中获得优美的音乐享受。琴具的选择应根据患者的兴趣和身体状况等灵活决定,一般弦乐器较为轻巧,键盘乐器较为笨重。对不能或不喜欢弹琴的患者,可以刺绣、雕刻、编织等代之。弈棋疗法可使患者心神集中,杂念尽消,随着棋子起落,神情有弛有张,对患者的情绪有较好的调节作用,有助于患者消除郁闷、孤单等不良情绪的干扰。下棋还是锻炼智力的好方法,经常进行此活动,可逐步叩开智慧之门,提高独立思考的能力。对康复对象施以弈棋疗法,必须强调不得过于计较输赢,持续时间也不宜过长,要注意适当休息,避免耗神太过。

三、注意事项

(1)较重的高血压病、冠心病、胃下垂、糖尿病等患者,不宜进行运动量大的娱乐活动,如舞蹈等。

(2)施行各种娱乐疗法,要注意适可而止,不可因此而导致过度的劳累。

(3)要详细分析患者的病情、体质、性格、喜爱等各方面的不同特点,以此作为选择不同娱乐方法或同一方法不同类型的依据,不可机械从事,千篇一律。

(仝 欣)

第四节 自然康复法

自然康复法是广泛利用存在于自然界中的自然因素,以促进患者身心康复的一类方法。人是自然界中的生物之一,各种自然因素在极大的程度上影响着人体的生理和病理过程。人类要维持其正常的生命活动,避免病邪的侵害,消除疾病的影响,不仅需要积极地去适应自然环境的变化,而且应有选择地利用一切有利的自然环境因素,以帮助人类祛病延年。当前,随着医学模式及疾病谱的转变,利用自然环境因素以防病治病,已成为未来医学的显著特点和发展趋势。中医康复学在天人合一整体观的指导下,迎合时代的需求,在自然康复法的应用及发展方面,蕴藏着无限的生命力。自然康复法之所以能促使疾病康复,主要是借助了物理及化学等因素的作用,但它是纯自然因素的利用。因此,带有较大人工因素的理化疗法和药物疗法不在本节中论述。

一、泉水疗法

泉水疗法是通过沐浴或饮用泉水以促使疾病康复的一种方法。我国地大物博,是世界上泉水资源较丰富的国家之一,具备广泛开展泉水疗法的良好条件。泉水除了极少数不宜用于饮疗或浴疗外,绝大多数都具有一定的医疗价值,由于泉水所含物质、气体或温度等的不同,其医疗作用亦略有差异。

(一)作用原理

中医学认为,可供饮用的泉水,大多性味甘平,具有补养之功。它既可调和脾胃,滋阴清热,又是人体生命活动的物质基础——气血津液赖以滋荣的源泉;可作浴疗用的泉水,则具有温经通络、调畅气血、舒畅情志、解毒消肿、杀虫止痒等功效。

(二)常用方法及运用

利用泉水来促使疾病康复,方法有很多,如浴疗、饮疗、含嗽疗、吸入疗、肠浴疗等,但最常用的是浴疗法和饮疗法。

1.浴疗法及其应用

浴疗法多数是在澡盆或浴池中浸泡,但也可采用淋浴、喷浴、敷浴等方式。浴疗部位当根据病情而定,常用的有以下几种。

(1)全身浴:仰卧澡盆或浴池内,浸至乳头水平,浸泡时间随病情需要及身体状况而定。短时热浴者,水温在 42 ℃~45 ℃,入浴几分钟即出浴,休息片刻,再入浴,反复 2~3 次;长时温浴者,水温在 35 ℃~37 ℃,时间可 1~3 h,一般以出汗为度。多用于各种皮肤病、关节痛、腰痛、瘫痪、痿症、失眠、眩晕、郁症等。一般 38 ℃左右的温水浸浴,具有镇静、缓解血管痉挛等作用;42 ℃左右的热水浸浴则具有兴奋、增强新陈代谢等作用。

(2)半身浴:坐在澡盆或浴池内,下半身侵入水中,水面平脐或平腰,上半身用大毛巾盖好,以防受凉。水温一般在 38 ℃左右,也可视病情采用冷浴、热浴等不同方法。根据水温及按摩强度的不同,具有兴奋、强壮、镇静的作用。30 ℃以下水浴结合用力摩擦皮肤,有较强的兴奋作用,可用于治疗神经衰弱、抑郁症等;36 ℃左右水温结合较有力的摩擦,有较好的强壮作用,主要用于体质虚弱、久病恢复期等患者;39 ℃左右水温结合轻微按摩有镇静作用,可用于失眠、烦躁不安等患者。此外,半身浴还可用于腹腔、盆腔炎症、痔疮、下肢损伤等疾病的康复。

(3)坐浴:坐于"坐浴盆"里,将臀部、骨盆及大腿上部浸入泉水之中,水温一般在 40 ℃左右,浴 15~20 min,保持水温,上身及下肢注意保暖,此法能改善骨盆部及相应内脏的血液循环,促进炎症产物的吸收,缓解疼痛,并有一定的镇静、催眠作用,常用于直肠、前列腺、膀胱、肛门、生殖器炎症及失眠、烦躁不安、头痛等症的康复。

(4)足浴:将两足浸入泉水之中,要浸过踝关节,水温 40 ℃~45 ℃,浸 15~30 min,保持水温。足浴可增进足部血液循环,减少头部充血,适用于早期高血压、头痛、眩晕、失眠等症,也可用于治疗足部关节病变、关节扭伤等。

2.饮疗法及其应用

饮疗法又称饮泉疗法。它主要是依靠药物化学、温度、渗透压等作用来达到康复目的,作饮疗用的泉水,可冷饮,也可加热饮,还可用于煮菜、煮食品等。

(1)冷饮法:取新汲冷泉水适量(以自觉舒适为度),空腹或饭后片刻饮用,每天 2~3 次,一天量最多不超过1 500 mL。泉水冷饮法有滋阴、解毒、通淋、通便等作用,常用于消渴病、郁火性胃脘痛、慢性胆囊炎、习惯性便秘、关节疼痛、淋症等。

(2)热饮法:将泉水煮沸,待温饮用,饮入量也以自觉舒适为度,服法同上。具有较好的温阳、疏郁等作用,可用于中焦虚寒诸症、慢性肝胆疾病、寒性头痛、风湿痹痛等。

(三)注意事项

(1)老年、体弱、低血压、高血压患者的全身浴,水温不宜过高,时间不宜过长。内脏有较重宿疾、常发心悸、怔忡者忌用长时间温浴。

(2)浴疗过程中,应注意随时观察患者的脉搏变化及其他耐受情况。若浴中患者脉搏超过 120 次/分钟,或出现头痛、眩晕、心悸等症状,应停止浸浴。

(3)禁止空腹或饱餐后立即入浴。浴后要注意休息,并避免受凉。

(4)饮泉水与服药一样,必须在医师的指导下进行。

(5)饮疗,一般是"就泉饮之,新汲为佳",时间过长,会因泉水有效物质的丧失(如气体)或变质而影响到疗效的发挥。

(6)饮疗法一般以 3~6 周为 1 个疗程,若须再用,最少间隔一周左右。一年内不宜超过 3 个疗程,避免破坏体内酸碱平衡,导致电解质紊乱。

(7)一般饮泉以空腹饮用最好,若稍有不适,可喝少许温茶或咖啡,但铁泉、碘泉、砷泉等应饭后饮用,以防刺激胃黏膜,睡前不宜饮。

二、空气疗法

空气疗法是有效地利用自然界中的新鲜空气,以促使患者身心康复的一种方法。在高山、森林、海滨、瀑布旁、喷泉边等良好的自然环境中,由于日光、雷电的作用,产生出大量的负离子(也称阴离子),加上少有灰尘、废气,空气十分清新。经常在这样的环境中慢跑、散步或打太极拳等,有利于体内"呼而出故,吸而入新"的代谢过程,起到调养五脏,祛病延年的作用。经常大量地吸入新鲜空气,可使人感到头脑清新、胸境开畅,还可消除疲劳,另外,由于自然环境与人体皮肤间存在着湿、温差,在良好的自然环境中锻炼,空气中的湿度、温度及其流动,对机体有一定的刺激作用,天长日久,即可提高人体对寒冷和炎热的适应能力,改善血液、神经、呼吸等系统的功能,进而促使疾病得以康复。

(一)常用方法

1.空气吸入

在空气清新的自然环境中慢跑、散步或做健身操,以充分地吸入新鲜空气。体力较好者,可在运动之后再做深呼吸运动;体力较差者,可在散步后或在通气良好的室内做深呼吸运动。做深呼吸运动时,上肢应随吸气而上举、外展,然后随呼气而向下、内收,借此尽量扩展胸部,加深呼吸程度。

2.空气浴

在空气良好的自然环境中,尽可能地裸露肌肤,接受外界空气中温度、湿度及流动的刺激,裸露部位的多少,要因人而异。体质较好者,可只穿背心、短裤进行空气浴;体质较差者,可逐渐减少衣着,直到穿背心、短裤。空气吸入和空气浴常可结合运用,一般多在作适当的体育运动和深呼吸运动时,尽量裸露皮肤做空气浴;而在暴露皮肤进行空气浴时,也尽量做深呼吸以进行空气呼入。

(二)适应范围

空气中的负离子可加强神经系统的调节功能,加速脑组织的氧化过程,增加肺活量,改善血液循环;空气浴也能促使心肺功能和神经系统功能的改善。因此,空气疗法广泛用于心血管、呼吸、神经及消化等系统的疾病,如头痛、眩晕、失眠、咳喘、心悸、胃脘疼痛等。

(三)注意事项

(1)空气疗法以清晨进行为好。

(2)进行空气浴,时间应从少到多,衣服应逐渐减少,可配合做一些体育活动。冬天做空气浴,常须事前做一些准备,如运动、擦热皮肤等,穿衣多少以不出现寒战为度,时间一般不超过 5 min。

(3)大风、大寒天气,一般应停止空气浴;有外感发热或正在出血者,不宜脱衣进行空气浴。

三、日光疗法

日光疗法又称日光浴,是指在阳光下沐浴,利用太阳光的照射,以促进患者身心康复的一种方法。接受日光照射的方式有两种:一是在日常生活、生产和体育活动中自然地接受照射;二是在医师的指导下,对治疗场所、治疗部位有选择地进行专门照射。日光疗法主要是指后者而言。

中医学认为,阳光的照射可以温壮人体的阳气,增强机体抗御疾病的能力。由于督脉行于脊背正中,总督一身之阳,并下出会阴,人脑贯心,所以一般认为日光疗法以背晒方式最佳。背日而照、直补督脉之阳,进而可起到调节全身脏腑组织器官功能的作用。日光是由紫、蓝、青、绿、黄、橙、红 7 种可见光和紫外线、红外线两种不可见光线构成,不同光线对人体的作用不同。

(一)常用方法

常用全身日光浴法。患者多取卧位,将全身置于日光之下。衣着当根据季节气候及患者体质而定,总以尽可能暴露肌肤为好。为使身体各部都能得到照射,应不断变换体位(一般将身体分为前、后、侧 3 区,轮流照射)。每个部位照射时间的长短,以自觉有热感为度。日光疗法时间以上午 8~11 时,下午 2~5 时为好,场所应是空气清新、洁净安宁之处,如湖畔、海滨、旷野、庭院、阳台或室内近窗处(打开窗户)等。治疗时间的长短,应根据季节气候、患者的病情、体质等不同灵活制定,一般应由短到长,逐渐增加。日光疗法常与游泳、泉浴等治法结合应用,多在日光浴后休息几分钟,然后下水游泳或进行泉浴。

(二)适应范围

日光疗法广泛运用于阳虚气弱,精亏失养所引起的各种病症,如腰膝冷痛、久咳喘息,眩晕、健忘、失眠、脘腹冷痛、遗精阳痿、小儿佝偻、智能低下等。其他多种慢性久病,如贫血、肥胖病、慢性胸膜炎等,也可运用。

(三)注意事项

(1)头部一般不宜进行日光浴。在进行日光浴时,可用白布或草帽遮盖。眼睛不宜受阳光照射,最好戴上太阳镜。

(2)在施行日光疗法过程中,若出现心慌、眩晕、恶心、失眠、食欲缺乏或全身不适者,应暂时停止治疗。

(3)做日光治疗,一般忌暴晒、久晒。进行日光浴,思想要集中,不宜看书、抽烟等。

(4)不宜在空腹时或饭后立即进行日光浴。冬季,老年人及体弱者在进行日光浴时,要注意保暖。有发热症状及体质太弱者,不宜进行日光浴;出血性疾病、严重的心血管疾病、活动性肺结核及尿毒症患者禁止做日光浴。

(5)浴后应注意休息和多饮水,有条件者可用温水沐浴。

四、泥沙疗法

泥沙疗法是将具有治疗作用的泥或沙敷于病变部位或敷盖全身,以促使患者身心康复的一种方法。该疗法所用的泥沙种类很多,如淤泥、矿泥、腐泥、煤泥及河沙、泉沙、磁沙等。其中除腐泥、煤泥外,其他均为临证所常用。中医学认为,泥沙也有性温、性凉的不同。温热(或加热)者具有温阳散寒、行气活血、祛风除湿的功效,寒凉者则可清热解毒。另外,泥沙疗法还具有按摩作用。

(一)常用方法

(1)全身泥疗:患者取卧位,将天然或经加热的温热泥沙(一般为 40 ℃~50 ℃)敷盖于全身,只露出头部。每天 1 次,每次 30 min 左右,之后用温水将泥沙或沙洗净。

(2)局部泥疗:根据病情需要,患者取合适体位,将具有一定温度的泥沙或冷泥直接作局部敷盖,也可将准备好的泥土涂在胶布上,做成泥饼,贴敷于某一部位或穴位,时间同上。之后用温水洗净。

（二）适应范围

泥沙疗法可用于各种风湿痹痛、肌肉肿痛、外伤后遗症、腹腔内粘连、多种神经系统疾病、头痛、失眠，以及慢性腹痛、腹泻等。

（三）注意事项

（1）所用泥沙温度要适宜，防止过热烫伤皮肤。

（2）皮肤有破损溃烂者，不宜施行泥沙疗法，以免感染。

（3）有发热、出血倾向及心肾功能不全、甲状腺功能亢进、活动性肺结核等患者，禁用泥沙疗法。

五、森林疗法

森林疗法是利用空气清香，优美宁静的森林环境，以促进患者身心康复的一种方法。森林之内，绿叶繁茂，鸟语花香，空气新鲜，环境宁静，是促使心绪平静、消除疲劳的理想场所。冬天林内温度高于林外，夏天林内温度低于林外，气候平稳宜人，优美舒适，有利于培养正气、增强体质、祛病延年。在阳光的照射下，森林能吸入空气中的二氧化碳，对空气中的灰尘、粉尘及二氧化硫等工业源有机物有良好的过滤和吸收作用，同时，森林又呼出大量氧气，可分泌萜稀物质之类的杀菌素，又是奇妙的阴离子发生器，因此，森林中的空气十分清新。森林还可散射声波，是不可多得的噪声消声器；森林的绿色对人的大脑、视网膜具有调节作用，可使皮肤温度有所降低、心跳略略变慢，让人感到心情舒畅，头脑清晰。

（一）常用方法

一般是到位于森林中的康复机构或疗养院生活一段时间，同时配合进行适当的治疗和锻炼，根据疾病的种类、病情的轻重、患者的体质、爱好等不同，居住于森林中的时间可长可短。短的可10～15 d，长的可 3～5 年。在施行森林疗法期间，患者应该在医师指导下，详细安排好每天的生活日程，对睡眠饮食、娱乐、运动时间加重等，都拟定具体的计划并严格遵守。只有在森林环境中生活一段时间，在得到良好休息的基础上，动静结合，注意生活有规律，养成良好的卫生习惯等条件都得到落实，才能算森林疗法的真正实施。

（二）适应范围

森林疗法可较大程度地影响到人的情绪、心跳、血压、呼吸等，因而可广泛用于心血管系统、神经系统、内分泌系统及消化系统的慢性疾病的康复。森林中分泌出的杀菌素（如萜稀物质），经肺吸入后，具较好的镇静、消炎、止咳、解痉、祛痰甚至抗癌作用，因而也可用于相应疾病的治疗。

（三）注意事项

（1）森林疗法是多种手段的综合实施，因而不可长期卧于室内，过于安逸。

（2）治疗期间，应丢开日常工作及其他琐事，让身心得到充分的休息。

（3）定期作健康检查。

（仝 欣）

第五节　脑卒中的康复护理

一、概述

脑卒中患者大多起病较急,有头痛、呕吐、血压变化、体温变化等一般症状,以及意识障碍、运动障碍、感觉障碍、言语障碍等临床表现。由于病变的部位、范围和性质等不同,脑卒中后的表现不尽相同,多见有一侧上下肢瘫痪无力,肌肤不仁,口眼歪斜,时流口水,面色萎黄,舌强语謇。久之,则肢体逐渐痉挛僵硬,拘急不张,甚则肢体出现失用性强直、挛缩,进而导致肢体畸形和功能丧失等,其中以偏瘫、失语最为常见。

传统医学称脑卒中为"中风",认为本病主要因风(肝风、外风)、火(肝火、心火)、痰(风痰、湿痰)、气(气逆)、虚(阴虚、气虚)、瘀(血瘀)等因素,造成阴阳失调,气血逆乱,上犯于脑导致发病。

康复技术主要以针灸、推拿、中药和传统运动疗法等为手段,能减轻结构功能缺损(残损),在促进患者的整体康复方面发挥重要作用。

二、辨证分型

(一)病因病机

本病是由于气血不足,脏腑阴阳失调,痰浊瘀血风火内盛引起。脑血栓形成多由正气内虚、肝风内动为本病致病原因,同时与老年人运化不健,痰湿阻滞经络,气血运行不畅有关。脑栓塞多由于心阳不振、血瘀阻络及气血不足等因素,影响了气血的正常运行,加之肝风内动清窍不利所致。脑出血则多因饮食不节,素体痰盛,阴亏于下,阳亢于上,遇恼怒等诱因引起肝阳暴涨化风,扰动气血,血随气逆,挟痰挟火,上冲于脑,蒙蔽清窍而致。病发之时,风、火、痰等邪势鸱张,阳气或被邪闭,或致外脱。危急过后,可因风痰、瘀血等阻滞经络,气血不复留下后遗症状。

(二)辨证分型

临床上常在急性期将本病分为中脏腑与中经络两大类。中脏腑者,病位较深,病情较重,主要表现为神志不清,㖞僻不遂,并且常有先兆及后遗症状出现。中经络者,病位较浅,病情较轻,一般无神志改变,仅表现为口眼歪斜,语言不利,半身不遂。一般而言,经四诊可辨证为以下证型。

1.络脉空虚,风邪入中

手足麻木,肌肤不仁,或突然口眼歪斜、语言不利、口角流涎,甚则半身不遂。或兼见恶寒发热,肢体拘急,关节酸痛等症,舌苔薄白,脉浮弦或弦细。

2.肝肾阴虚,风阳上扰

平素头晕头痛,耳鸣目眩,腰酸腿软,突然发生口眼歪斜,舌强言謇,半身不遂,舌质红或苔黄,脉弦细数或弦滑。

3.气虚血瘀,脉络瘀阻

半身不遂,肢软无力,或见肢体麻木,患侧手足水肿,语言謇涩,口眼歪斜,面色萎黄,或黯淡无华,舌色淡紫,瘀斑瘀点,苔白,脉细涩无力。

4.肝阳上亢,痰火阻络

半身不遂,患侧僵硬拘挛,语言謇涩或不语,兼见头痛头晕,面赤耳鸣,舌红苔黄糙或黄腻,脉弦滑有力。

三、辨证施护

(一)辨证要点

1.辩中经络、中脏腑

中经络者,表现为突发口眼歪斜、言语不利、半身不遂,一般没有昏仆,意识清醒,病情较轻,若救治及时,一般可以康复,或好转进入恢复期或后遗症期。若病后治疗调养失宜,则转为中脏腑,病情加重。中脏腑者,表现为突然昏仆,不省人事,半身不遂,口舌歪斜,舌强言謇或不语,偏身麻木等。病情较重,常遗留后遗症。若救治得宜,可使邪去而清窍得开,转为中经络,而逐渐康复。若失治误治,邪气炽盛,正气虚衰,终至邪闭正脱,阴阳离决而死亡。两者根本区别在于中经络一般无神志改变,而中脏腑有神志改变。

2.中脏腑辩闭证与脱证

中脏腑者,因邪正虚实的不同而有闭证和脱证之分。闭证属实是由邪气内闭清窍所致,常为骤起神志昏迷,牙关紧闭,口噤不开,两手握固,肢体强痉。脱证属虚为五脏真阳散脱,阴阳即将离绝之候,多由闭证恶变而成,临床可见神志昏聩无知,目合口开,四肢松懈瘫软,手撒肢冷,汗多,二便自溢,鼻息低微等,尚有阴竭阳亡之分,并可互相关联。

3.闭证辩阳闭和阴闭

因于痰火瘀热者为阳闭,症见身热面赤,气粗鼻鼾,痰声如拽锯,便秘溲黄,舌苔黄腻,舌绛而干,甚则舌体蜷缩,脉弦滑而数。因于痰浊瘀阻者为明闭,症见面白唇紫,痰涎壅盛,四肢不温,舌苔白腻,脉沉滑等症。

4.辨病期

根据病情发展,临床常分为三期。急性期为发病后2周以内,中脏腑者可至1个月;恢复期指发病后2周或1个月至半年内;后遗症期指发病半年以上者。

急性期的护治以挽救生命为重点;恢复期邪气虽衰,但正气耗伤,正虚邪实,虚实夹杂,其主要病理变化为气血失调,运行不畅,需要长期辨证护治,使邪祛正复,终获痊愈;或邪祛而正难复者,则进入后遗症期。恢复期或后遗症者,若遇诱因,极易复中,复中次数越多,治疗越难,预后越差。

(二)一般护理

中经络者以平肝熄风、化痰祛瘀通络为主。中脏腑的闭证以熄风清火,豁痰开窍为主;脱证以益气固脱,回阳救逆为主;内闭外脱者,宜醒神开窍与扶正固脱兼用。恢复期及后遗症期者,多为虚实兼夹,宜标本兼顾,攻补兼施。

(1)病室宜安静、空气新鲜、温湿度适宜、光线柔和。避免噪声、强光等一切不良刺激。急性期危重患者住单房,室内应备有急救物品,必要时设特护。

(2)取适宜体位卧床休息,避免搬动;及时清除口腔内的分泌物和呕吐物,取出义齿,头侧向一边,以及时做好吸氧吸痰的准备,保持呼吸道通畅;烦躁不安者应加床栏保护;定时协助翻身,防止压疮发生。肢体瘫痪者要保持功能位置,防止足下垂和肩关节脱白。

(3)要注意做好本人与家属的思想工作,耐心解释病情,了解情志刺激对该病的影响。劝慰患者克制情绪激动,尤其要"制怒",使气血通畅,减少复发因素。鼓励患者积极配合护治。

(4)饮食应以清淡、少油腻,低糖、营养、易消化的食品,以及新鲜蔬菜、水果为主,忌肥腻,辛辣等刺激之品。昏迷与吞咽困难者应给予鼻饲流质饮食。

(5)中药宜少量频服,或浓煎后滴入,防止呛咳,必要时鼻饲法给药,密切观察服药后反应。

(6)密切观察生命体征,如出现呼吸不畅,或时有间歇,喉中痰鸣辘辘等症状,应及时清除呼吸道异物,防止发生意外。如患侧瞳孔由大变小,或两侧不等大,或患者出现项背强直、抽搐、面赤、鼻鼾、烦躁不安等症状,说明病情加重。如患者表现为静卧不语、昏迷加深、手足逆冷,应警惕由闭证转为脱证。

(三)分型护治

1.中经络

(1)肝阳暴亢,风火上扰。

1)临床表现:肌肤不仁,手足麻木,突然发生口眼歪斜,语言不利,口角流涎,舌强言謇,甚则半身不遂,或兼见手足拘挛,关节酸痛等症,舌苔薄白或白腻,脉浮数。

2)护治原则:祛风化痰通络。

3)护理措施。①环境要求:病室宜安静,温湿度适宜,光线柔和,空气新鲜。②起居护理:卧床休息,加置床栏,防止坠床。注意防风,避免直吹。③情志护理:解释病情,消除紧张和恐惧心理,避免不良情绪刺激。④饮食护理:饮食宜清淡、营养、易消化,以祛风化痰为原则,宜食黑大豆、藕、香菇、桃、梨等,忌食羊肉、牛肉、狗肉、鸡肉、乌鸡肉等。⑤给药护理:汤药宜温服。⑥对症护理:口角流涎者应注意口腔及皮肤护理。⑦病情观察:密切注意生命体征、神志及舌脉变化,以及时发现病情的变化。

(2)风痰上扰证。

1)临床表现:素有眩晕头痛,耳鸣目眩,突发口眼歪斜,半身不遂,偏身麻木,舌强言謇或不语,或面红目赤,口苦咽干,心烦易怒,尿赤便干,舌质红,苔薄黄,脉弦有力。

2)护治原则:平肝潜阳,通络熄风。

3)护理措施。①环境要求:病室宜安静、整洁,空气新鲜、凉爽。②起居护理:卧床休息,加置床栏,防止坠床。严格限制探视,避免噪声和一切不良刺激。③情志护理:解释病情,鼓励患者消除恐惧、急躁、忧虑等情绪。④饮食护理:饮食宜清淡甘寒,如绿豆、芹菜、菠菜、冬瓜、黄瓜、梨等,忌食羊肉、牛肉、狗肉、鸡肉、鳞鱼、韭菜、大蒜、葱等。⑤给药护理:汤药宜温服或偏凉服。⑥对症护理:保持大便通畅。入睡困难,烦躁不安者,可遵医嘱服用镇静安神药物,或睡前按摩涌泉穴。⑦病情观察:密切注意生命体征、神志及舌脉变化,以及时发现病情的变化。

(3)阴虚风动证。

1)临床表现:素有眩晕耳鸣,腰酸膝软,烦躁失眠,五心烦热,手足蠕动等,突然出现口眼歪斜,言语不利,半身不遂,舌质红或暗红,少苔或无苔,脉细弦或细弦数。

2)护治原则:滋阴潜阳,息风通络。

3)护理措施。①环境要求:病室宜通风凉爽,避免直吹。②起居护理:卧床静养,保证睡眠。加置床栏,防止坠床。衣被不宜太厚。③情志护理:解释病情,稳定患者情绪,避免情志刺激,防止复发。④饮食护理:饮食以养阴清热为主,如百合莲子薏苡仁粥、甲鱼汤、淡菜汤、面汤、银耳汤、黄瓜、芹菜等。⑤给药护理:汤药宜温服或偏凉服。⑥对症护理:保持大便通畅。入睡困难,烦躁不安者,可遵医嘱服用镇静安神药物,或睡前按摩涌泉穴。⑦病情观察:密切注意生命体征、神志及舌脉变化、神志及舌脉变化,以及时发现病情的变化。

(4)气虚血瘀证。

1)临床表现:素有眩晕耳鸣,腰酸膝软,烦躁失眠,五心烦热,手足蠕动等,突然出现口眼歪斜,言语不利,半身不遂,舌质红或暗红,少苔或无苔,脉细弦或细弦数。

2)护治原则:滋阴潜阳,息风通络。

3)护理措施:①环境要求:病室宜通风凉爽,避免直吹。②起居护理:卧床静养,保证睡眠。加置床栏,防止坠床。衣被不宜太厚。③情志护理:解释病情,稳定患者情绪,避免情志刺激,防止复中。④饮食护理:饮食以养阴清热为主,如百合莲子薏苡仁粥、甲鱼汤、淡菜汤、面汤、银耳汤、黄瓜、芹菜等。⑤给药护理:汤药宜温服或偏凉服。⑥对症护理:保持大便通畅。阴虚火旺明显者,用五倍子粉水调外敷神阙穴。⑦病情观察:密切注意生命体征、神志及舌脉变化,以及时发现病情的变化。

2.中脏腑

(1)痰火瘀闭证。

1)临床表现:平时多有眩晕、头痛、痰多、面红目赤、心烦易怒、便秘等症,突然昏仆,不省人事,半身不遂,口眼歪斜,语言不利,肢体强痉拘急,躁扰不宁,甚则手足厥冷,频繁抽搐,鼻鼾痰鸣,气粗口臭,偶见呕血,舌质红,苔黄腻,脉弦滑数。

2)护治原则:通腑泄热,熄风化痰。

3)护理措施:①环境要求:病室宜安静,温湿度适宜,光线偏暗,空气清新流通。②起居护理:卧床静养,减少探视,衣被不宜太厚。加强口腔及皮肤护理。加置床栏,防止坠床。③情志护理:稳定患者情绪,避免一切刺激。④饮食护理:神志清醒患者,可用吸管进药。饮食以清热、化痰、润燥为原则,如萝卜、绿豆、丝瓜、冬瓜、梨、香蕉、芹菜等,忌食羊肉、牛肉、鸡肉、对虾、韭菜、辣椒、大蒜等。⑤给药护理:汤剂宜温服或偏凉服。少量频服,或浓煎后滴入,防止咳呛或呕吐,必要时用鼻饲法给药,密切观察服药后反应。⑥对症护理:高热者,可用冰袋冷敷;躁动不安,或肢体抽搐者,应将指甲剪短,双手握固软物,防止自伤;便干便秘者,可用生大黄粉1～3 g装胶囊口服或溶化鼻饲;小便不通者,应导尿或用针刺法利尿;喉间痰鸣者,尽早吸痰,或鼻饲竹沥水、猴枣散;呼吸困难者,给予吸氧;口噤不开者,可加牙垫,以免咬伤舌头,并做好口腔护理;大小便失禁者,以及时清理以保持卫生。⑦病情观察:严密观察生命体征、神志及舌脉变化并做好记录,如见嗜睡、朦胧,或高热抽搐、喷射状呕吐等,是病情加重的征兆,应立即通知医师,配合医师随时做好急救准备。

(2)痰浊瘀闭证。

1)临床表现:突然昏仆,不省人事,半身不遂,口眼歪斜,口吐痰涎,语言不利,肢体强痉拘急,面白唇暗,四肢厥温,甚则四肢厥冷,舌质淡,苔白腻或白滑,脉沉滑或沉缓。

2)护治原则:化痰熄风,醒神开窍。

3)护理措施:①环境要求:病室宜安静温暖,空气清新。②起居护理:卧床静养,减少探视。加置床栏,防止坠床。③情志护理:关心、体贴、安慰患者,稳定患者情绪,使其配合治疗。④饮食护理:神志清醒者,可用吸管进药。饮食宜偏温性为宜,如石花菜、萝卜、小油菜、菠菜、南瓜、糯米粥等。忌食生冷食物,以防助湿生痰。⑤给药护理:汤剂宜偏热服或温服。⑥对症护理:及时清除呼吸道痰涎或异物,防止窒息。四肢逆冷者,注意保暖。保持口腔、皮肤清洁,防止压疮的发生。⑦病情观察:密切注意生命体征、神志及舌脉变化,配合医师随时做好急救准备。

(3)脱证(阴竭阳亡)。

1)临床表现:突然昏仆,不省人事,半身不遂,肢体软瘫,口眼歪斜,语言不利,目合口张,鼻鼾息微,手撒肢冷,冷汗淋漓,大小便自遗,舌萎软,脉细弱或脉微欲绝。

2)护治原则:益气回阳,救逆固脱。

3)护理措施。①环境要求:病室应安静、温暖,空气新鲜。室内备齐抢救物品。②起居护理:卧床静养,专人护理。减少探视。加置床栏,防止坠床。③情志护理:严格控制探视,避免一切刺激。安慰患者,消除恐惧等消极心理,稳定患者情绪,使其配合治疗。④饮食护理:神志清醒者,可用吸管进药,亦可采用鼻饲法给流食,如混合奶、米汤、果汁、豆浆、菜汤、藕粉等。必要时,可从静脉内肠外供给营养。⑤给药护理:汤剂宜偏热服用,或鼻饲给药。⑥对症护理:四肢逆冷者,注意保暖。二便失禁者,加强皮肤护理,保持清洁。⑦病情观察:密切注意生命体征、神志及舌脉变化,配合医师随时做好急救准备。

3.恢复期

(1)风痰瘀阻证。

1)临床表现:半身不遂,口眼歪斜,舌强言謇或失语,舌紫,苔腻,脉弦滑。

2)护治原则:搜风化痰,行瘀通络。

3)护理措施。①环境要求:病室应清爽干燥,保持空气新鲜。②起居护理:起居有节,避风寒,注意保暖。进行规律的休息与锻炼,勿过劳累。③情志护理:解释病情,鼓励患者保持精神愉快。④饮食护理:饮食宜清淡、营养、易消化,忌肥甘厚味、甜腻辛辣之品。酌情给予半流食或稀、软食品,少食多餐。可适当选用山楂、木耳、萝卜、玉米、花生、大枣等。⑤给药护理:汤剂宜偏热服或温服。⑥对症护理:长期卧床的患者,按时进行口腔及皮肤护理,预防压疮的发生;及早规律地进行功能锻炼及语言训练,根据情况可配合选用推拿、按摩、气功、针灸等方法协助护治。⑦病情观察:观察记录患者的生命体征、舌脉,以及肢体、言语功能的恢复情况,以及时调整护治方案。

(2)气虚络瘀证。

1)临床表现:肢体偏枯废用,口眼歪斜,肢软无力,面色萎黄,气短乏力,自汗出,舌质淡紫,或见瘀斑,苔薄白,脉冗细涩或细弱。

2)护治原则:益气养血,化瘀通络。

3)护理措施。①环境要求:病室宜温暖、安静,注意避风。②起居护理:起居有节,避风寒,注意保暖。汗出较多者,以及时帮助振汗,更换衣被。进行规律的休息与锻炼,勿过劳累。③情志护理:避免七情刺激,稳定情绪,鼓励其积极配合治疗。④饮食护理:饮食宜选用益气、健脾与通络之品,如山药、薏苡仁、黄芪、莲子、木耳、赤小豆等做粥食用。⑤给药护理:汤剂宜偏热服或温服。⑥对症护理:长期卧床的患者,按时进行口腔及皮肤护理,预防压疮的发生。气虚血瘀、手足肿胀或肤色紫暗,可用红花、川乌、当归、川芎、桑枝等煎水浸洗或浸泡。及早规律地进行功能锻炼及语言训练,根据情况可配合选用推拿、按摩、气功、针灸等方法协助护治。⑦病情观察:观察记录患者的生命体征、舌脉,以及肢体、言语功能的恢复情况,以及时调整护治方案。

(3)肝肾亏虚证。

1)临床表现:半身不遂,患肢僵硬,拘挛变形,肢体肌肉萎缩,口眼歪斜,言语不利,眩晕耳鸣,腰膝酸软,舌质红,少苔或无苔,脉细弦或细弦数。

2)护治原则:滋养肝肾。

3)护理措施。①环境要求:病室宜安静、舒适,空气清新、流通。②起居护理:起居有规律,多卧床休息。进行规律的休息与锻炼,勿过劳累。眩晕严重者应加强陪护。③情志护理:关心、体谅、疏导患者,解释病情,鼓励其树立信心,积极配合治疗。④饮食护理:饮食宜清淡、营养、易消化,以滋养肝肾为原则,忌辛辣刺激之品。可用黄芪 50 g、人参 5 g、粳米 100 g 做粥食用。自行进食有困难者,应及时鼻饲。⑤给药护理:汤剂宜文火慢煎,空腹温服。⑥对症护理:长期卧床的患者应按时进行口腔及皮肤护理,预防压疮的发生。积极规律地进行功能锻炼及语言训练,根据情况可配合选用推拿、按摩、气功、针灸等方法协助护治。⑦病情观察:观察记录患者的生命体征、舌脉,以及肢体、言语功能的恢复情况,以及时调整护治方案。

4.健康指导

(1)积极治疗原发病,坚持锻炼,增强体质。

(2)避免中风发作的诱因:顺应四时气候,保持情绪稳定,起居有常,饮食有节,保持大便通畅。

(3)留意中风先兆,密切关注血压变化,尤其是中年人或恢复期患者。

(4)后遗症期患者应及时、科学地坚持功能锻炼。

四、中医药康复护理

(一)针刺法

1.毫针法

(1)操作目的:①遵照医嘱选择穴位,解除或缓解各种急、慢性疾病的临床症状;②通过其疏通经络,调整脏腑气血功能,促进机体的阴阳平衡,以达到防病治病的目的。

(2)评估内容:①评估患者当前主要症状,临床表现、既往史及对疼痛的耐受程度;②针刺取穴部位的局部皮肤情况;③询问患者是否进食;④评估患者年龄、文化层次、目前心理状况及对疾病的认识。

(3)注意事项:①操作前检查用物是否齐备,对硬弯、锈蚀、有钩等不符合要求的针具,应剔除不用。严格执行无菌技术操作。②选择合理体位,暴露腧穴,方便操作,注意保暖。③遵医嘱准确取穴,正确运用进针方法,进针角度和深度,勿将针身全部刺入,以防折针。刺激强度因人而异,急性病、体质强者宜强刺激,慢性病、体质弱者宜弱刺激。④针刺中应密切观察患者的反应,发现病情变化应报告医师并配合处理。⑤起针时要核对穴位及针数,以免毫针遗留在患者身上。⑥对胸胁、腰背部位的腧穴,不宜直刺、深刺,以免刺伤内脏。⑦孕妇禁止针刺。

2.水针法(穴位注射)

(1)操作目的:①疏通经络,调整脏腑气血功能;②促进机体的阴阳平衡,以达到防病治病的目的。

(2)评估内容:①评估患者主要症状、临床表现、既往史对疼痛的耐受程度及药物过敏史;②评估患者体质及穴位注射部位的局部皮肤情况;③了解患者年龄、文化层次、目前心理状况及对疾病的认识;④向患者解释穴位注射目的,取得患者配合,注射前排尿排便,取舒适卧位。

(3)注意事项:①执行"三查七对"及无菌操作规程,注意药物配伍禁忌。有毒性作用或刺激性较强的药物不宜采用;凡能引起变态反应的药物必须先做药物敏感试验,结果为阴性方可使用。②按医嘱处方进行操作,熟练掌握穴位的部位和注射的深度。每穴注射的药量,一般为 1～2 mL,胸背部可注射 0.5～1 mL,腰臀部通常注射 5 mL。③注射时避开血管丰富部位,避免药物注入血管内。患者有触电感时针体往外退出少许后再进行注射。④操作前应检查注射器有无漏气,针头是否有钩等情况。⑤注射时应避开神经干,以免损伤神经。⑥年老体弱者,选穴宜少,药液剂量酌减。

(二)艾灸法

1.操作目的

(1)借灸火的热力给人体以温热性刺激,通过经络腧穴的作用,解除或缓解各种虚寒性病证。

(2)通过温通经络、调和气血、消肿散结、祛湿散寒、回阳救逆等法,以达到防病保健、治病强身的目的。

2.评估内容

(1)评估患者主要症状、临床表现、既往史、对疼痛的耐受程度及药物过敏史。

(2)评估患者艾条施灸处的皮肤情况。

(3)了解患者年龄、文化层次、目前心理状况及对疾病的认识。

(4)向患者解释操作的目的,取得患者配合。

3.注意事项

(1)凡属实热证或阴虚发热者,颜面部、大血管处、孕妇腹部及腰部不宜施灸。

(2)施灸过程中应及时将艾条灰弹入弯盘,防止灼伤皮肤。

(3)施灸过程中,随时询问患者有无灼痛感,调整距离,防止烧伤。施灸后局部皮肤出现微红灼热,属正常现象。如灸后出现小水疱时,无须处理,可自行吸收。如水疱较大时,可用无菌注射器抽去疱内液体,覆盖消毒纱布,保持干燥,防止感染。

(4)艾条灸后彻底熄灭,以防止复燃发生火灾。

(三)拔火罐法

1.操作目的

温通经络、祛风散寒、消肿止痛、吸毒排脓。

2.评估内容

(1)评估患者当前主要症状,临床表现及既往史。

(2)评估患者体质及实施拔罐处的皮肤情况。

(3)了解患者年龄、文化层次、目前心理状况及对疾病的认识。

(4)向患者解释操作的目的,取得患者配合。

3.注意事项

(1)拔罐时应采取合理体位,拔罐过程中不宜移动体位,以免罐体脱落。

(2)拔罐时选择肌肉较厚的部位,骨骼凹凸不平和毛发较多处不宜拔罐。

(3)操作前一定要检查罐口周围是否光滑,有无裂痕。

(4)防止烫伤。拔罐时动作要稳、准、快,起罐时切勿强拉。

(5)起罐后,如局部出现小水疱,可不必处理,可自行吸收。如水疱较大,消毒局部皮肤后,用注射器吸出液体,覆盖消毒敷料。

(6)拔罐时要根据病情及所拔部位的面积大小而决定采用拔罐的方法及大小适宜的罐具。

(7)使用过的火罐,均应消毒后备用。

(四)刮痧法

1.操作目的

(1)缓解或解除外感时邪所致高热头痛、恶心呕吐、腹痛腹泻等症状。

(2)使脏腑秽浊之气通达于外,促使周身气血通畅,达到治疗疾病的目的。

2.评估内容

(1)评估患者当前主要症状、临床表现及既往史。

(2)评估患者体质及刮痧部位的皮肤情况。

(3)了解患者年龄、文化层次、目前心理状况及对疼痛的耐受程度。

(4)向患者解释操作的目的,取得患者配合。

3.注意事项

(1)保持空气清新,以防复感风寒而加重病情。

(2)操作中用力要均匀,勿损伤皮肤。

(3)刮痧过程中随时观察病情变化,发现异常,立即停止,报告医师配合处理。

(4)刮痧后嘱患者保持情绪安定,饮食清淡,忌食生冷油腻之品。

(5)使用过的刮具,应消毒后备用。

(五)中药熏洗法

1.操作目的

疏通腠理、祛风除湿、清热解毒、杀虫止痒。

2.评估内容

(1)评估患者当前主要症状、临床表现、既往史及药物过敏史。

(2)评估患者熏洗部位的皮肤情况。

(3)了解患者年龄、文化层次、目前心理状况及对疾病的认识。

(4)向患者解释操作的目的,取得患者配合。

(5)女患者评估胎、产、经情况。

3.注意事项

(1)冬季注意保暖,暴露部位尽量加盖衣被。

(2)熏洗药液不宜过热,一般以 50 ℃～70 ℃ 为宜,以防烫伤。

(3)在伤口部位熏洗时,按无菌技术操作执行。

(4)根据熏洗部位,选用合适物品。必要时可在浴室内进行。

(5)包扎部位熏洗时,应揭去敷料,熏洗完毕更换消毒敷料。

(6)所用物品应清洁消毒,每人 1 份,避免交叉感染。

(7)熏洗每天 1 次,熏洗时间不宜过长,以 20～30 min 为宜。

(六)穴位贴敷法

1.操作目的

将中医"坎离贴"贴附于患者双足涌泉穴,依赖药物的作用,达到引火归元、引血下行的治疗目的。

2.评估内容

(1)评估患者当前主要症状、临床表现及既往史。

(2)评估患者体质及敷贴部位的皮肤情况。

(3)了解患者年龄、文化层次、目前心理状况及有无药物过敏史。

(4)向患者解释操作的目的,取得患者配合。

3.注意事项

(1)有皮肤过敏、局部溃破、皮肤感染者慎用。

(2)贴药时间一般为傍晚,贴药前清洗皮肤,贴至第2天清晨揭去。贴药时间不宜过长。

(3)膏药应逐渐加温,以烊化为度,过久烘烤易烫伤皮肤。

(4)使用膏药后,如出现皮肤发红、起丘疹、水疱、瘙痒、糜烂等,这种现象称为膏药风,现代医学称为过敏性皮炎,应停止使用,皮损处以康复新外敷。有水疱者应抽吸疱内液体,给予烧伤2号湿敷。溃烂者应用黄连膏、冰石散换药。

五、中医康复饮食指导

(一)中医辨证施膳的特点

1.整体观念

中医学认为,人体是统一的有机体,通过经络等作用互相联系,构成整体。如对食物的受纳、消化、吸收、运行和排泄的过程,正是通过脾胃和大小肠等脏腑的协调来完成的。在病理方面,通过四诊了解脏腑的虚实、气血的盛衰、正邪的消长,进行辨证、综合分析,最后确定治疗方案。而辨证施膳就是遵循中医学整体观的基本理论,注意协调人体内部、人体与自然环境间的相互关系,保持稳定人体内外环境的统一性。疾病发展是阴阳失调、邪正斗争的过程,所以治疗疾病就是扶正祛邪,调整阴阳。如阳热亢盛,易耗伤阴液,施膳可采用清热保津法,选食芥菜炒香菇、甘蔗粥等,以泻阳和阴。如阳虚不能制阴,阴寒偏盛的病证,施膳采用温经散寒法,选用当归、生姜、羊肉汤、核桃仁炒韭菜等,以补阳制阴。气血两虚的病证,施膳采用双补气血法,选用枸杞、桃仁、鸡丁等。

一个脏腑发生病变,往往会影响其他脏腑的功能。故在施膳时应注意协调脏腑整体与局部之间的关系,以食物之偏性来矫正脏腑功能之偏,使之恢复正常,或增强机体抵抗力和免疫功能。如视物昏花的病证,为肝血不足,表现于目,施膳可采用滋补肝肾法,选用银杞明目汤(银耳、枸杞子、鸡肝)、猪肝羹等;口舌生疮的病证,为心胃火旺,反映于口舌,可采用清心泻火法,选食灯芯粥、竹叶芦根茶等。

2.调和五味,饮食有节

除不宜过饱过饥、暴饮暴食外,还要注意饮食多样化,使五味得当,荤素协调,饮食须寒、热、温、凉适度。若饮食有所偏嗜,则可能导致人体脏腑功能失调,阴阳偏盛或偏衰。如果长期偏食某种食物,久之则损伤内脏,发生病变。《素问·五脏生成篇》又说:"多食咸,则脉凝涩而色变;多食苦,则皮槁而毛拔;多食辛,则筋急而爪枯;多食酸,则肉胝而唇揭;多食甘,则骨痛而发落。"这些论述说明五味偏嗜,会给人体健康带来不良后果。

饮食的冷热也不宜有偏嗜,如果过食寒凉,贪食生冷瓜果,日久则损伤脾胃阳气,导致脾胃虚弱,寒湿内生,而发生腹痛,泄泻等病。若过食辛温燥热,则可使胃肠积热,出现口渴、腹满胀痛、便秘等。因此,需要纠正偏食的不良习惯。

3.因证施膳

根据不同病情、证候、体质、健康等情况,加以辨证分析,有区别地选择食物。

4.因时施膳

注意四季气候变化的特点极为重要,否则对机体会产生一定的影响。春季气候转温,五脏中属肝,以肝主疏泄为特征,适宜进补,饮食以补肝疏散为主,可选食韭菜炒猪肝等。夏季炎热酷暑,五脏属心,以喜凉为特征,适宜清补,饮食以清暑生津为主,可选食绿豆粥等。长夏,阳热下降,水气上腾,为一年之中湿气最盛的季节,五脏属脾,应以解暑为宜,适宜补饮食,如薏仁粥、芦根等。秋季气候凉爽,五脏属肺,以收敛为特征,适宜平补,饮食应平补润肺,可选柿饼银耳羹等。冬季气候寒冷,五脏属肾,以收敛潜藏为特征,适宜温补,饮食以补肾温阳为主。由于气温骤降,易感寒邪,易伤阳气,所谓"阴盛则阳病",又寒滞经络,关节经脉拘急,气血凝滞阻闭,饮食可选用羊肉、狗肉等。

5.因地施膳

由于不同地区的地势环境、气候条件及生活习惯不同,人的生理活动和病变特点也不尽相同,故施膳时应区别对待。如西北严寒地区,气候寒冷干燥,易受寒伤燥,宜食温阳散寒或生津润燥之食物;而在东南温热地区,气候温暖潮湿,易感湿邪,宜食清淡、除湿之食物。加之各地区口味习惯的异同,如山西、陕西多喜食酸,云贵川湘等地喜辛辣,江浙等地喜甜咸,而东北、华北各地又喜食咸与辛辣,东南沿海喜食海味,西北喜食乳酪等。

6.因人施膳

由于人的体质的寒、热之分,其气血盛衰有强弱之殊,老年人、青年、小儿、孕妇、经期、哺乳期、产妇等,施膳也应根据不同特点加以区别。如小儿生机蓬勃,发育迅速,适当增加营养物质是完全必要的;但因小儿脏腑娇嫩,气血未充,稚阴稚阳,生活不能自理,多饥饱不均,易伤罹虫,宜健脾消食,选用怀山药粥、红枣粥、山楂等温热、软烂之峻补食物。老年人气少血衰,生理功能减退,宜选择易消化而有补益之食物,如蒸子鸡等。

由于体质的差异,对于食物温凉的食用方法应加以选择。阴虚阳热之体,饮食宜凉,选择养阴为主的食物,如银耳等;阳虚阴盛之体则饮食宜温,选择补阳食物,如羊肉、狗肉等;气虚之体,宜补气,如人参粥等;血虚之体宜补血,如猪肝等;妇女有经期、怀孕、产后、哺乳等生理时期,应根据各期选择补气、补血、补肾、通乳之品,如鸡、糯米粥、鳝鱼、猪蹄等。

7.同病忌食

同病忌食是指相同的疾病因证不同,选用不同的饮食。

8.异病同食

异病同食是指不同的疾病,也可在不同的发展过程中出现相同的证候,可选用相同的饮食。

由此可见,在辨证施膳过程中,不在于病的异同,而在于证的区别。重视饮食疗法是脑梗死中医康复的传统,由于饮食不节,脾失健运,聚郁化热,阻滞经络,蒙蔽清窍也会引起脑梗死。所以,脑梗死恢复期应注意饮食调节,以防病情加重和复发。脑梗死阴虚者宜食甘凉食物,如绿豆、小米等;阳虚者宜食甘温食物,如麦面、胡萝卜等;脑梗死肝肾不足,头晕目眩者,宜多食白菜、黄瓜等蔬菜;脑梗死便秘者宜食高纤维素食物,如菜、水果等;脑梗死高脂血症者忌食动物内脏,少食花生等含油脂多、胆固醇高的食物;脑梗死患者应注意定时定量,少食多餐,不宜采用油炸、煎炒、烧烤烹调;忌肥甘甜腻、辛辣、过咸刺激助火生痰之品;戒烟酒。

(二)中风患者辅助食疗方

1.黑木耳

性甘平,补气,耐饥,活血。黑木耳 6 g,用水泡发,加入菜肴或蒸食。可降血脂、抗血栓和抗血小板聚集。

2.芹菜

性甘凉,清胃、涤热、祛风、利口齿咽喉、头目。烹饪时不宜过熟。芹菜根 5 个,红枣 10 个,水煎服,食枣饮汤,可起到降低血胆固醇作用。

3.山楂

性酸甘温,醒脾气,消肉食,破瘀血,散结,消胀,解酒,化痰,多食易耗气、损齿、易饥,故空腹、体虚者慎用。可吃鲜山楂或用山楂泡开水,加适量蜂蜜,冷却后当茶饮。若脑梗死并发糖尿病,不宜加蜂蜜。

4.萝卜

生者性辛甘凉,润肺化痰,祛风涤热。熟者性甘温,下气和中,补脾运食,生津液,百病皆宜。取汁煮水可以扩张血管而降压,还可提高高密度脂蛋白含量。鲜萝卜榨汁长期服用(每天 2 次,每次 15～20 mL),在治疗血清胆固醇升高、防治冠状动脉粥样硬化和预防冠心病方面也可能有一定作用。

5.冬瓜

性甘平,清热,养胃,生津,涤秽,除烦,消痈,行水,治胀满、泻痢、霍乱,解鱼、酒等毒。诸病不忌,荤素咸宜。冬瓜 500 g,芹菜 100 g,蜂蜜 50 g,冬瓜去皮去籽,芹菜洗净切碎捣汁,入锅煮沸,待凉,入蜂蜜调匀。每天 1 剂,分早晚 2 次饮用。具有清热祛风、利水降压等功用,适用于肝火上炎、肝阳上亢型高血压病等。脾胃虚弱、肾脏虚寒、久病滑泄、阳虚肢冷者忌食。

(三)后遗症患者的食疗方

1.三昧粟米粥

取荆芥穗、薄荷叶各 50 g,豆豉 150 g,水煎取汁,去渣后入粟米(色白者佳)150 g,酌加清水共煨粥。每天 1 次,空腹服。适用于脑梗死后言语謇涩、精神昏聩者。

2.大枣粳米粥

以黄芪、生姜各 15 g,桂枝、白芍各 10 g,加水浓煎取汁,去渣。取粳米 100 g,红枣 4 枚加水煨粥。粥成后倒入药汁,调匀即可。每天 1 次。可益气通脉、温经和血,适用于治疗脑梗死后遗症。

3.羊肚山药汤

取羊肚 1 具,去筋膜后洗净切片,加水煮烂后下入鲜山药 200 g,煮至汤汁浓稠,代粥服。适用于脑梗死后体质虚弱者。

4.乌鸡汤

取乌骨母鸡 1 只,去毛及肠杂,洗净切块后加入清水、黄酒等量,文火煨炖至骨酥肉烂时即成。食肉饮汤,数天食毕。适用于脑梗死后言语謇涩、行走不便者。高血压患者须同服降压药,密切观察血压变化。

5.黑豆汤

取大粒黑豆 500 g,加水入砂锅中煮至汤汁浓稠即成。每天 3 次,每服 15 mL,含服,缓咽。适用于言语謇涩者。

6.四味粳米粥

取天麻 9 g(以布包好),枸杞 15 g,红枣 7 枚,人参 3 g,加水烧沸后用文火煎煮约 20 min。去天麻、枣核,下粳米 50～100 g 共煨粥。每天 2 次。适用于治疗脑梗死后偏瘫伴高血压。

7.栗子桂圆粥

栗子 10 个(去壳用肉),桂圆肉 15 g,粳米 50 g,白糖少许。先将栗子切成碎块,与米同煮成粥,将熟时放桂圆肉,食用时加白糖少许。可做早餐,或不拘时食用。补肾、强筋、通脉。可辅治脑梗死后遗症。

8.枸杞羊肾粥

枸杞子 30 g,羊肾 1 个,羊肉 50 g,粳米 50 g,葱、五香粉适量。将羊肾、羊肉片与枸杞子并入佐料先煮 20 min,下米熬成粥即可。晨起做早餐食用。益气、补虚、通脉。可辅治脑梗死后遗症。

9.黄芪炖南蛇肉

黄芪 60 g,南蛇肉 200 g,生姜 3 片。将蛇肉洗净,与黄芪、生姜共炖汤,加油、盐调味即可。饮汤食肉。益气通络。适用于气虚血瘀、脉络闭阻、口眼歪斜、口角流涎、言语不利、半身不遂、肢体麻木等症。

10.天麻焖鸡块

母鸡 1 只(约重 1 500 g),天麻 15 g,水发冬菇 50 g,鸡汤 500 mL,调料适量。将天麻洗净,切薄片,放碗内,上屉蒸 10 min 取出。鸡去骨,切成 3 cm 见方的块,用油氽一下,捞出备用。将葱、姜用油煸出香味,加入鸡汤和调料,倒入鸡块,文火焖 40 min。入天麻片,5 min 后淀粉勾芡,淋上鸡油即可,佐餐食。平肝熄风,养血安神。适用于肝阳上亢之眩晕头痛,风湿着痹之肢体麻木、酸痛、脑梗死瘫痪等症。

六、中医康复心理护理

中风是当前严重威胁老年人身心健康的常见病,它不仅患病率高,致残率高,死亡率也很高。人的心理活动是脑的神经功能活动的表现。突如其来的中风,会使脑神经功能骤然受到损伤,常带来不同程度的心理反应。一个平时看上去好好的人,在短时间内突然变得手足不听指挥,生活不能自理,说话别人听不懂。这种风云突变的情景,会对患者造成很大的心理创伤。加之老年患者身体各脏器功能逐渐衰退,储备减少,对突发应急事件缺乏足够的适应能力,所以一些老年人就会表现出悲哀、沮丧、情绪低落、思虑过度等情绪,更有部分老年患者出现自闭,不愿沟通,拒绝西医治疗和康复训练,甚至出现绝望情绪,这种状态称之为中风后心理障碍。这种情况多发生在中风后 3 个月内,发生率高达 40%～50%。此时如果不加以干预治疗则会严重影响患者的康复进程,严重者将会再次诱发脑卒中。

中风患者最关心的问题,莫过于瘫痪的肢体能否恢复健康,为此整天焦虑不安。情绪过度紧张,日子一长,茶不思饭不想,就会导致营养状况低下,身体免疫能力下降,并发症也就与日俱增了。有的患者因肢体瘫痪,生活不能自理,往往苦闷、自卑、抑郁、忧愁,年轻人肢体瘫痪担心婚姻破裂,老年人生怕“久病无孝子”而暗自伤感;有的患者因经过一段时间治疗效果不理想,感到急躁和烦恼,常为一点小事而发火;也有一些患者只要家属在场,事事依赖,本来自己可以料理的事,也要让别人去做。

对中风患者进行心理治疗与护理十分重要。在心理治疗中,要帮助患者学会主动进行心理调节和自我控制,正确对待疾病,树立战胜疾病的信心。让他们保持愉快乐观的情绪,消除恐惧和悲观,积极配合医师治疗,坚持主动锻炼和被动锻炼。在心理治疗和心理护理中,最好给患者创造一个安静、舒适的环境,这样有利于增进患者的身心健康和保持良好的心理状态,在情绪上得到稳定,可以增强心理治疗的效果。

家庭所有成员都应积极关心、体贴、尊重和谅解患者,使患者感受到家庭的温暖和照顾。绝不能在患者面前表现出烦躁、讨厌情绪或随意训斥患者,也不可装聋作哑,不理睬患者。对待患者的合理需要,要尽量设法给予满足。

中风患者的心理障碍往往从认识活动障碍开始,进一步引起智能障碍和情感障碍。因此,不能单独依靠使用药物来恢复患者脑神经的功能,更重要的是,要根据患者不同的文化程度,从简到繁,指导患者去进行分析、归纳、判断、推理,帮助其重新认识周围事物。

只要病情许可,还应鼓励中风患者下床活动,适当地进行锻炼,日常生活尽量做到自理,并力所能及地进行一些家务、学习娱乐及社交活动,逐渐恢复对社会的适应,这对患者的心理有着积极的影响。

(一)心理特点

1.震惊、恐惧、孤独

表现为患者不能面对现实、不能接受疾病的打击,盼望有亲人看望自己;表现为沉默、无感觉、无反应、害怕、暗自流泪、不安等。

2.否认、自我保护

表现为患者对自己的疾病抱有侥幸心理,在心理上处于应激状态,对病情产生部分或完全的曲解,总幻想自己没有患病,躲避心理上的负担和痛苦。

3.抑郁、焦虑

这是大多数中风患者在患病后必经的心理阶段,随着对病情的深入了解,否认期突然消失,一旦面对现实,承认自己的终身残疾,就表现出内心的压抑、失眠、孤独,从闷闷不乐到悲痛欲绝,甚至发生木僵。患者如出现幻觉、幻想等精神症状时,需要到精神科进行专科治疗。

4.依赖、反对独立

表现为部分患者在患病后,凡事都要依赖家属,必须靠别人的帮助才能去做一些事,抵制康复训练或提出一些过高、不能实现的要求。

5.适应期表现

患者随着时间推移,对自己身体造成的伤残逐渐适应并能正视现状,心理防御功能建立,恢复心理平衡。

(二)脑卒中患者康复期的心理护理

帮助患者完善家庭支持系统,患者需要更多来自家庭的关爱,首先应在家庭里营造一个和谐、温馨的气氛,解除患者各种顾虑和精神负担,避免情感刺激。

1.满足脑卒中患者的心理需要

每位患者都希望在自己生病后得到医护人员的关切。因此,护士在脑卒中的心理康复过程中应尽快了解每一位患者的病情及心理,正确地评估患者的社会、心理、生理、家庭经济状况等影响患者康复的因素,帮助他们尽快适应医院的环境,建立新的人际关系,充分调动患者康复锻炼的主观能动性。

2.康复早期

注意密切观察患者的精神状态,了解思想变化,以及时予以心理干预。制订切合实际的护理计划,恰当解释病情,提供有关疾病、治疗及预后的可靠信息,帮助患者正确面对现实,有正确的心理预期,了解康复治疗对今后生活质量及回归社会的重要意义。鼓励患者进行主动锻炼,要尽可能地让患者树立积极的心态,克服急躁心理、悲观情绪,消除顾虑,稳定情绪,告知积极的情绪对疾病康复并且能大大提高治疗的效果,有利于心理障碍的康复。

3.偏瘫恢复期

此期患者的心理问题较多,护士应协助做好生活护理,如擦澡,洗脚、修剪指甲等。对患者进行语言安慰,关心体贴患者,增强患者对护士的信任感,消除焦虑、抑郁心理。尽量帮助患者摆脱孤独的境地,督促和教育其亲属按时到医院探视,明确答复患者提出的有关病情的问题,使患者对自己的病情有正确的认识。学会看懂患者的手势来代替语言的表达,要通过患者的面部表情、举止行为了解患者内心活动,采取与之吻合的护理。

4.配合医师进行心理治疗护理

大多数中风患者都会出现紊乱的思维和情绪,对自身疾病的转归存有顾虑,故护士对患者要耐心开导,精神愉快是脑卒中偏瘫患者自我调节的闸门和自我心理康复的首要因素。要帮助患者学会跳出烦恼之圈,改变他人不如改变自己,不要反复回首往事,同时应鼓励患者摆脱自卑的困扰和冲破固执屏障。对家属要详细解释,并强调康复训练的好处和不锻炼的严重后果,只有坚持不懈地治疗与锻炼,才能达到康复的目的,并列举成功的患者,使患者及家属树立起信心,密切配合。因此,心理护理应贯穿在整个康复过程中。

(三)中医心理护理

传统中医将中风的致病因素列为三类:一为内因,即所谓七情、饮食、劳倦所伤;二为外因,即六淫伤人;三为不内外因,即现在所言外伤等突发事情造成的损伤。因此,各种情绪的过度变化,均是导致疾病发生的重要因素。

情志活动与脏腑的关系密切。"喜、怒、忧、思、悲、恐、惊",此谓"七情",七情是人类情感过程中所产生的不同情志变化。中医学认为,情志活动是内脏功能的反应,是以脏腑为物质基础的,情志活动与五脏的关系为:肝在志为怒、心在志为喜、脾在志为思、肺在志为忧、肾在志为恐。当脏腑功能发生变化时,人的情志也相应变化。如肝气盛时人易怒;心气盛时人易喜;肺气盛时人易悲;肾气虚时人易惊恐等。情志过急,又会伤及内脏,如暴怒伤肝、过喜伤心、忧愁伤肺、思虑伤脾、惊恐伤肾等。

心理疗法与药物疗法、针灸疗法、体育疗法、饮食疗法等构成中医治疗疾病的基本手段,其中心理疗法在治疗上占有重要的地位。《黄帝内经》中对此提出"移情"学说。移情易性法是通过改变患者的生活环境和方式,转移或分散感知觉的集中点,达到改变患者紧张状态和不良认知的方法。其可以理解为心理学上的工娱、艺术、运动等疗法,尤其适用于脑血管病后出现抑郁症、神经症、精神异常等,对老年痴呆、心理障碍等重症精神疾病也有一定作用,正如叶天士在"情志之郁……盖郁证全在病者能移情易性"的描述范围。通过对患者的异常情绪的转移,解除患者在精神上的负担,达到治疗疾病的目的,这种思想构成以情治情的理论基础。同时,根据辨证的理论体系,将五脏所伤,七情之异相联系。《黄帝内经》进一步指出"相克"理论在心理治疗上的作用,即运用不同的情绪变化,以"相克"的方式来改变另一种异常的情绪变化。《素问》指出:"怒伤肝,悲胜怒","喜伤心,恐胜喜","思伤脾,怒胜思","忧伤肺,喜胜忧","恐伤肾,思胜恐"。这是在五行学说的基础上形成的一种治疗方式,原理是针对患者病理原因施加一种对立的或更为强大的情绪或刺激,使患者主动回避原有的病理行为,感知原有情绪和认知的狭隘性,从而矫正病情。如在偏瘫患者的不良情绪上施加一个更为强大的情绪或刺激,以达到校正病情的目的。这种主动的治疗过程为临床心理疗法提供了辨证施护的依据。由此,通过利用中医有关理论,指导临床中医心理护理具有很大的帮助。

(仝 欣)

第六节　感冒的护理

感冒是人体感受外邪引起的一种病证,以头痛、鼻塞、流涕、咳嗽、恶寒、发热、全身不适等为主要临床表现。本病四季皆可发生,尤以春、冬多见。如在一个时期内广泛流行,证候重且多相类似者,称为时行感冒。西医学的上呼吸道感染、流行性感冒可参本证辨证施护。

一、病因病机

(一)六淫

"风为百病之长",因而外感为病以风为先导,风邪常夹其他病邪(如寒、湿、热、暑等)伤人。

(二)时行病毒

主要是指具有传染性的时行疫邪病毒侵袭人体而致病,多由四时不正之气、天时疫疠之气流行而造成。其致病特点为发病快,病情重,有广泛的流行性,且不限于季节性,而六淫又易夹时行病毒伤人。

感冒主要是风邪兼夹时令之气侵袭人体,至于感邪后是否发病,又和机体正气的强弱有着密切的关系。其病机关键在于邪犯肺卫、卫表失和。

二、辨证施护

(一)风寒感冒

1.主症

恶寒重,发热轻,无汗,头身疼痛,鼻塞流清涕,或见咳嗽,痰稀薄色白,舌苔薄白而润,脉浮或浮紧。

2.调护方法

辛温解表、宣肺散寒。

(1)药物调护:选用荆防败毒散加减,汤药宜热服,药后稍加衣被,避风,多饮热水或热粥助其发汗。

(2)针灸调护:取印堂、迎香、太阳、风池、大椎、列缺、合谷穴,毫针刺以泻法。

(3)推拿调护:用按揉法在风府、风门两穴重点操作,每穴 2 min,使背部有轻松感为度;患者取俯卧位,术者位于患者右侧,用推法沿足太阳膀胱经背部 2 条侧线,操作 3～5 min,以透热为度。

(二)风热感冒

1.主症

发热重,恶寒轻,有汗,头痛,咳嗽痰黄,咽喉红肿疼痛,鼻塞,流黄浊涕,口渴欲饮,舌苔薄白或微黄,脉浮数。

2.调护方法

辛凉解表、宣肺清热。

(1)药物调护:选用银翘散加减,汤药宜轻煎,温服。

(2)针灸调护：取风池、大椎、曲池、外关、合谷穴，毫针刺以泻法。

(3)推拿调护：坐位，医者用一指禅推法沿督脉循行，自印堂推至上星，反复操作 5 min；用按揉法在百会、曲池穴操作 1～2 min。

(4)饮食调护：饮食宜清淡、凉润，多饮水，多食用新鲜蔬菜、水果，忌辛辣、油腻之品，可用薄荷茶、菊花茶、绿豆汤、西瓜汁等清凉解热。

(三)暑湿感冒

1.主症

发热，微恶寒，无汗或少汗，肢体酸重或疼痛，头昏重胀痛，鼻塞流涕，胸闷泛恶，小便短赤，舌苔薄黄而腻，脉濡数。多见于夏季。

2.调护方法

祛暑解表、清热化湿。

(1)药物调护：选用新加香薷饮加减，汤药宜温服。

(2)针灸调护：取孔最、合谷、中脘、足三里穴，毫针刺以泻法。

(3)推拿调护：按揉法在心俞、脾俞、胃俞穴操作 2 min；摩揉腹部 5 min，拿三阴交 1～2 分钟。

(4)饮食调护：饮食宜清淡、易消化，少食多餐，多食清热、化湿解暑之品，如绿豆粥、薏苡仁粥等，或藿香、佩兰煎水代茶饮，避免过食生冷、油腻和甜品。

(四)气虚感冒

1.主症

恶寒较甚，发热，肢体倦怠乏力，咳嗽，咯痰清稀，舌淡苔白，脉浮而无力。

2.调护方法

益气解表、理气化痰。

(1)药物调护：选用参苏饮加减，汤药宜热服。

(2)针灸调护：取风池、列缺、曲池、天枢、气海、足三里穴，毫针刺以补法。

(3)推拿调护：在肾俞、命门、足三里穴处按揉，每穴 2 min；重按合谷、太阳、肺俞，捶打足三里。

(4)饮食调护：宜选用温性食物，如山药粥等。

三、健康教育

(1)加强锻炼，增强体质，注意卫生，起居有常，饮食有节。

(2)注意四时变化，冬春季节防寒保暖，随时增减衣服，避免外感。

(3)感冒流行季节，减少人群活动，室内保持空气新鲜，防止交叉感染。

(4)感冒流行季节，可预防性服药，如板蓝根冲剂，或大青叶、金银花等药物煎汤代茶。

(5)易患感冒者，可坚持按摩印堂、太阳、迎香、风池等穴。

（芦珊珊）

第七节 胸痹的护理

胸痹是指以胸部闷痛,甚则胸痛彻背,喘息不得卧为主症的一种病证,轻者仅感胸闷如窒,呼吸欠畅,重者则有胸痛,严重者心痛彻背,背痛彻心。胸痹的发生多与寒邪内侵、饮食失调、情志失节、劳倦内伤、年迈体虚等因素有关。西医学的冠状动脉粥样硬化性心脏病、心包炎、心肌病等可参考本病护理。

一、病因病机

胸痹与寒邪、年迈、劳倦、情志、饮食等因素有关。病理性质分虚、实两个方面:虚为气虚、阴伤、阳衰,肺、脾、肝、肾亏虚,心脉失养;实为寒凝、血瘀、气滞、痰浊等痹阻胸阳,阻滞心脉。其病位在心,但与肺、肝、脾、肾有关。

(一)寒邪内侵

寒主收引,可抑遏阳气,即暴寒折阳,又可瘀滞血行,而发本病。素体阳衰,胸阳不足,阴寒之邪乘虚侵袭,寒凝气滞,致使胸阳痹阻、气机不畅而成胸痹,或阴寒凝结,日久寒邪伤人阳气,心阳虚衰,心脉痹阻,亦可成胸痹。

(二)年迈体虚

本病多见于中老年人,年过半百,肾气精血渐衰。肾阳虚衰,君火失用,使心气不足或心阳不振;肾阴亏损,不能滋养五脏之阴,心血失荣,血脉失于温运,心脉痹阻不畅,发为胸痹。心阴不足,心火燔炽,下汲肾水,耗伤肾阴,阴损及阳;心肾阳虚,阴寒之邪上乘,阻滞气机,胸阳失运,发生胸痹。

(三)劳倦内伤

劳倦伤脾,脾失健运,聚生痰浊,气血乏源,心脉失养;积劳损阳,心肾阳虚,鼓动无力,胸阳不振,阴乘阳位,血行阻滞,发为胸痹。

(四)情志不遂

忧思伤脾,脾失健运,转输失能,津液不布,聚湿生痰,痰聚心胸,胸阳痹阻;郁怒伤肝,肝失疏泄,郁久化火,灼津生痰或气郁血滞,血行不利,脉络不通,胸阳不运,痹阻心脉,不通则痛。总之,七情所伤可使气机逆乱,心脉痹阻不通而发胸痹。

(五)饮食不节

嗜食膏粱厚味,或嗜烟酗酒,损伤脾胃,升降受阻,化热灼津生痰;或过食肥甘,湿热蕴积,郁结中焦,灼津为痰;日久痰浊内生,阻塞经络,气机不畅,心脉闭阻而成胸痹。如痰浊留恋日久,痰阻血瘀,亦成本病。

二、辨证施护

(一)心血瘀阻

1.主症

胸部刺痛或绞痛,痛有定处,常于夜间发作,日久不愈,多由暴怒而加重,舌质紫暗,脉沉涩或结代。

2.调护方法

活血化瘀、通络止痛。

(1)药物调护:选用血府逐瘀汤加减,宜温热服用。

(2)针灸调护:选取膻中、巨阙、心俞、膈俞、阴郄等穴,用泻法。

(3)饮食调护:饮食宜温热,素食,忌生冷、肥甘、厚味,少食多餐。

(4)生活调护:发作期停止活动,卧床休息,缓解期适当活动,避免剧烈运动。

(二)痰阻心脉

1.主症

心胸闷痛,阴天加重,气短喘促,痰多口黏,形体肥胖,身体困重,倦怠乏力,舌苔浊腻,脉弦滑。

2.调护方法

通阳泄浊、豁痰开窍。

(1)药物调护:选用瓜蒌薤白半夏汤加味,宜热服。

(2)针灸调护:选取膻中、巨阙、心俞、脾俞、丰隆、足三里等穴,用泻法。

(3)饮食调护:宜少食多餐,常食柑橘、萝卜、山楂、竹笋、洋葱等,忌油腻、肥甘、厚味、过饥过饱。

(三)寒凝心脉

1.主症

胸痛彻背,感寒痛甚,心悸,胸闷气短,重则喘息,不能平卧,面色苍白,四肢厥冷,舌苔白,脉沉紧。

2.调护方法

辛温通阳、开痹散结。

(1)药物调护:选用当归四逆汤加减,宜热服。

(2)针灸调护:选取心俞、厥阴俞、肾俞、肺俞、内关、通里等穴,用泻法,加灸。

(3)饮食调护:饮食宜温热,常食生姜、大葱、核桃、山药等,忌生冷。

(四)心气亏虚

1.主症

胸闷隐痛,心悸气短,动则尤甚,神疲懒言,倦怠乏力,面色无华,舌胖有齿痕,苔薄白,脉虚弱或结代。

2.调护方法

补养心血、鼓动心脉。

(1)药物调护:选用保元汤加减,宜热服。

(2)针灸调护:选取心俞、脾俞、神门、足三里、三阴交等穴,用补法,加灸。

(3)饮食调护:饮食宜温热,忌生冷、油腻、肥甘食品。

(五)气阴两虚

1.主症

胸闷隐痛,时作时止,遇劳则甚,心悸气短,头晕目眩,倦怠懒言,面色少华,舌红,脉细弱或结代。

2.调护方法

益气养阴、活血通络。

(1)药物调护:选用生脉散合人参养荣汤,宜温服。

(2)针灸调护:选取心俞、厥阴俞、肾俞、神门、三阴交等穴,用补法。

(3)饮食调护:饮食宜凉润、甘平,常食莲子、扁豆、山药、薏苡仁、桂圆、大枣等,可煮粥食用。忌生冷、油腻。

三、健康教育

(1)居室安静,通风,温、湿度适宜。起居有节,避风寒,保持充足的睡眠。坚持运动,注意劳逸适度,动而有节,控制体质量,增强机体抗病能力。

(2)饮食应清淡少盐,少食肥甘厚腻。少量多餐,忌暴饮暴食,多吃水果、蔬菜,戒烟酒。保持大便通畅,切忌努责。

(3)心乃五脏六腑之君,悲哀愁忧则心动。因此,本病尤其应重视情志调护,平素要保持愉快平和的心理状态,情绪稳定,避免喜怒忧思过度。

(4)积极治疗高血压、糖尿病、高脂血症等疾病。指导患者按医嘱服药,自我监测药物不良反应,定期进行心电图、血糖、血脂检查。

(5)常备芳香温通药物,若猝发胸中大痛及时服药,保持镇静,平卧休息。如胸中剧痛,持续时间长,服用药物不得缓解,应及时到医院诊治。

(芦珊珊)

第八节　胃痛的护理

胃痛又称胃脘痛,是以上腹部近心窝处经常发生疼痛为主症。胃主受纳,腐熟水谷,胃气宜降,以和为顺。如寒邪内客于胃、饮食不节伤胃、肝气横逆犯胃或脾胃自身虚弱,均可致胃气郁滞,失于和降而引起疼痛。胃痛是临床常见的一个症状,多见于西医的急慢性胃炎、胃与十二指肠溃疡、胃神经官能症等胃部疾病,也可见于其他消化系统疾病,如胰腺炎、胆囊炎、胆石症等,凡此皆可参照本证辨证施护。

一、病因病机

(一)寒邪犯胃

外感寒邪,内客于胃,胃气郁滞,不通则痛。

(二)饮食伤胃

饮食不节,损伤脾胃,胃失和降而发生胃痛。

(三)情志不畅

郁怒伤肝,肝气犯胃,致胃失和降而发生胃痛,或气滞日久,气滞血瘀或气郁化火,耗伤胃阴,使胃络失养,而致胃痛。

（四）脾胃虚弱

素体脾胃虚弱，或劳倦太过，或久病伤及脾胃，中焦虚寒，中阳不振，胃失温养而作痛。

二、辨证施护

（一）寒邪客胃

1.主症

胃痛暴作，恶寒喜暖，得温痛减，遇寒痛剧，口淡不渴，或喜热饮，苔薄白，脉弦紧。

2.调护方法

温中散寒止痛。

（1）药物调护：良附丸加减，汤剂宜饭前热服；亦可将白胡椒、肉桂各6 g，共捣为丸，如梧桐子大，每次服5粒。

（2）针灸调护：取上脘、中脘、梁门、足三里、内关穴，毫针刺以泻法。可艾灸中脘、足三里穴，或盐炒热后熨推胃脘部；亦可运用温热疗法，如拔火罐、药熨、熏蒸；局部作热敷或艾灸中脘、足三里等穴。

（3）推拿调护：按摩中脘、气海、天枢、足三里、肝俞、脾俞、胃俞穴；自剑突下至脐下摩腹；一指禅推上脘、中脘、天枢、气海，摩全腹；按揉足三里穴。

（4）饮食调护：以清淡、温热、易消化为原则，宜用姜、葱、芥末、胡椒、大蒜等性温热的食物作调料；忌食生冷和油腻之品。可常用高良姜粥；亦可热服生姜红糖汤或温黄酒一杯，顿服，温中散寒止痛。

（5）生活调护：慎风寒，免劳累。

（二）饮食停滞

1.主症

胃痛胀满拒按，厌食，嗳腐吞酸，呕吐不消化食物，吐后痛减，大便不爽，舌苔厚腻，脉滑。

2.调护方法

消食导滞、和胃止痛。

（1）药物调护：选用山楂丸或保和丸加减。

（2）针灸调护：取中脘、下脘、梁门、足三里、内关、天枢穴，毫针刺以泻法。

（3）推拿调护：按摩中脘、气海、天枢、足三里、肝俞、脾俞、胃俞穴，顺时针方向摩腹。

（4）饮食调护：适当控制饮食，或给予清淡、易消化的流食，半流食；忌煎炸、油腻、厚味、辛辣刺激食品，适当控制饮食，病重者禁食6～12 h，待缓解后给予素食；养成定时、定量的习惯。也可用神曲30 g煎取药汁，加入100 g粳米煮粥服食；或炒莱菔子10 g，与粳米同煮粥，连服1～2 d；或用山楂、麦芽、萝卜煎汤饮用；为了保持大便通畅，亦可用番泻叶泡水代茶饮或焦米锅巴汤代茶饮。

（5）生活调护：生活起居有规律，保持大便通畅；可试用探吐法，使患者将积食吐出，胃痛有可能缓解。

（三）肝气犯胃

1.主症

胃脘胀满，通连两胁，胸闷，嗳气，善叹息，矢气则舒，常伴吞酸，呕吐，大便不畅，舌苔薄白，脉弦。

2.调护方法

疏肝理气、和胃止痛。

(1)药物调护:柴胡疏肝散加减,以及舒肝丸或胃苏冲剂,宜餐后半小时温服。疼痛发作时,可用木香粉 1.5 g,元胡粉 1 g 调服。

(2)针灸调护:取中脘、章门、太冲、行间、天枢、足三里、脾俞、胃俞、肝俞、膻中、期门穴,毫针刺以泻法。

(3)推拿调护:自剑突下至脐下摩腹;一指禅推上脘、中脘、天枢、章门、期门穴,摩全腹;按揉肝俞、胆俞、足三里穴。

(4)饮食调护:少食生冷、甜黏食品,可食用大蒜、韭菜、香菇、萝卜、芫荽、洋葱、薤白、柑橘等行气开胃之品;忌食土豆、南瓜、红薯等食品,禁酒。可用玫瑰花茶(玫瑰花 6 g、佛手 10 g)代茶饮;橙皮、生姜各 10 g,水煎服,1~2 次/天,7 d 为 1 个疗程。

(5)情志调护:及时做好心理疏导,消除郁怒烦恼,避免不良情绪刺激,保持情绪稳定、愉快,积极配合治疗。

(四)肝胃郁热

1.主症

胃脘灼热,痛势急迫,烦躁易怒,反酸嘈杂,口干口苦,舌红苔黄,脉弦或数。

2.调护方法

疏肝泻热、和胃止痛。

(1)药物调护:化肝煎加减。

(2)针灸调护:一般治疗同"肝气犯胃"。痛甚可针刺中脘、合谷、内关穴止痛。禁用温热疗法。

(3)推拿调护:同"肝气犯胃"。

(4)饮食调护:多给予疏肝泻热之品,如绿豆汤、荷叶粥。疼痛发作时,宜少食多餐;忌辛辣烟酒、烤熏甜腻之品。

(5)生活调护:注意口腔卫生,胃酸过多者,用淡盐水漱口。

(6)情志调护:恼怒抑郁是导致疼痛的重要原因,故应避免各种不良情志刺激。

(五)瘀血停滞

1.主症

胃脘疼痛,如锥刺刀割,痛有定处而拒按,或有呕血,黑便,舌质紫暗有瘀斑,脉弦涩。

2.调护方法

活血化瘀、理气止痛。

(1)药物调护:选用失笑散合丹参饮加减,宜饭前温服。亦可用元胡止痛片或胃复春;桃仁、五灵脂各等份,为细末醋糊为丸,如梧桐子大,每次服 20 丸,2 次/天;或以阿胶 10 g 烊化,加入三七粉 0.5 g 温开水送服,2 次/天。吐血、便黑者可选用三七片或血竭胶囊。

(2)针灸调护:取中脘、天枢、气海、膈俞、血海、内关、足三里穴,痛甚者加梁丘穴,毫针刺以泻法。

(3)推拿调护:按摩中脘、气海、天枢、足三里、肝俞、脾俞、胃俞穴。

(4)饮食调护:饮食应细、软、烂,以流质或半流质饮食,少量多餐;忌炙烤煎炸、坚硬食品,禁酒;吐血、便血者应暂禁食。可用三七粉 1 g,白及粉 1.5 g,温开水送服,每天 2 次;鲜藕汁一小杯煮沸,加入生鸡蛋1个、三七粉1 g。

(5)生活调护:环境安静,注意保暖,严密观察出血征兆,出血时应观察出血量、色及胃痛的性质。

(6)情志调护:对因出血而情绪紧张者,应及时做好解释工作,保持情绪稳定,积极配合治疗。

(六)胃阴亏虚

1.主症

胃脘灼痛,饥不欲食,口燥咽干,五心烦热,消瘦乏力,大便秘结,舌红少津或剥脱无苔,脉细数。

2.调护方法

养阴清热、和胃止痛。

(1)药物调护:选用一贯煎合芍药甘草汤加减,汤药饭前温服。

(2)针灸调护:取中脘、内关、足三里、三阴交、太溪穴,毫针刺以补法。

(3)推拿调护:自剑突下至脐下摩腹;一指禅推上脘、中脘、天枢、气海、关元穴,摩全腹;按揉肾俞、脾俞、足三里穴。

(4)饮食调护:多食润燥、生津之品,如西瓜、雪梨、莲藕、荸荠、甘蔗、菠萝、百合、银耳、甲鱼、花生、杨梅、柿子、番茄、蜂蜜等;忌辛辣、煎炸、烟酒、浓茶及咖啡类刺激之品。可常服八宝粥,多饮水或果汁;或用石斛、麦冬适量煎汤代茶饮。便秘者,每天早晚食蜂蜜一汤匙,或番泻叶通便;胃酸缺乏,可饭后吃山楂、话梅、乌梅汤等酸甘助阴。

(5)生活调护:室内宜偏凉润、向阴、清净,适当休息,减少活动,不宜作热敷或药熨等温热疗法。

(6)情志调护:消除恐惧心理,积极配合治疗。

(七)脾胃虚寒

1.主症

胃痛隐隐,喜暖喜按,空腹痛甚,得食痛减,遇寒发作或疼痛加重,泛吐清水,神疲食欲缺乏,四肢欠温,大便溏薄,舌淡,苔白,脉细弱或沉迟。

2.调护方法

温胃散寒、健脾止痛。

(1)药物调护:选用黄芪建中汤加减,附子理中丸或香砂养胃丸汤药温服,或以干姜10 g,砂仁10 g,水煎服,亦可用饴糖1~2匙,温水化服,3次/天。服药后宜进热粥、热饮,以助药力。疼痛时饮生姜红糖汤可温胃止痛。

(2)针灸调护:取中脘、足三里、脾俞、胃俞、内关穴,毫针刺以补法,可加灸法。痛时可胃脘部热敷、药熨;或艾灸中脘、足三里、神阙等穴。

(3)推拿调护:自剑突下至脐下摩腹;一指禅推上脘、中脘、天枢、气海、关元穴,摩全腹;按揉肾俞、脾俞、足三里穴;擦命门。

(4)饮食调护:饮食宜温热,有补中、益气、温胃作用的食品,如姜、葱、胡椒、花椒、桂圆、莲子、大枣、南瓜、扁豆、番茄、牛奶、鸡蛋、瘦肉、黄鱼、鳝鱼、河虾、胡桃等;忌生冷瓜果、油腻辛辣。可用吴茱萸粥(用饴糖1~2匙,温水化服,3次/天;或用粳米100 g煮粥,待米熟后下吴茱萸末3 g,生姜、葱白少许服用);或生姜红糖汤。饭前胃痛,可在饥饿时稍进糕点以缓中止痛。

(5)生活调护:本证患者遇寒则发,故应特别注意保暖,室温宜偏高,居室宜向阳。可用热水袋热敷上腹部。

三、健康教育

(1)饮食有节,定时定量,勿暴饮暴食,戒烟酒,避免辛辣、油腻食物。

(2)保持良好的精神状态,注重劳逸结合,帮助患者克服不良情绪。

(3)注意胃脘部保暖,或用手掌自上脘向下按摩胃脘部,反复做 20 次,每天数次,增强脾胃功能。

(4)嘱患者查明引起胃痛的原因,积极治疗原发病,若反复发作,迁延不愈,应定期做有关检查,防止恶变。

(芦珊珊)

第十八章

输液护理

第一节　输液室核对药物护理质量控制

一、护理质量标准

（1）护士核对患者门诊病历、医卡通，核对其姓名、年龄、性别，确定患者信息的一致性。

（2）对照病历，查对患者医嘱内容，检查医嘱是否正确，查对药物，按医嘱收取液体和药物。检查药物质量，查看有效期，打印瓶签，打印输液单。在软包装液体背面贴标签，按医嘱内容从医卡通内扣除当天费用。

（3）将当天所需液体和药物、输液单及抽取的注射序号放入专用药盒里，将药盒交给患者，交代患者在输液椅上等候，听见广播叫号后到相应窗口进行注射。

二、护理质量缺陷问题

（1）未认真核对患者病历、医卡通。

（2）未认真核对医嘱内容。

（3）未认真检查药液质量。

（4）未检查药液是否为本院药物。

三、护理质量改进措施

（1）核对护士检查病历和医卡通信息，询问患者姓名、年龄，患者自行回答，确认无误后核对药物。

（2）护士应认真查对医嘱内容，包括药物剂量、用法频次、有效时间及是否有医师签名。若发现医嘱有误、药物与医嘱不符、病历与医卡通医嘱不一致、存在配伍禁忌等情况，则先向患者解释，打电话与医师核实，医师修改医嘱正确后，方可执行。

（3）护士应按照要求认真查对药物质量，检查药液的生产日期、批号、有无过期、瓶体有无裂纹、液体内有无絮状物，软包装液体要检查有无漏液、漏气，外包装有无损坏等。

（4）护士对首次进行注射的患者，在核对药物的同时，提示患者出示取药发票，检查是否为本院药品，确认无误后方可进行核对，如为外购药品，则不予执行。

（林子颜）

第二节　静脉输液的专业化发展

静脉输液指通过静脉途径注入液体、药物、营养支持及输血治疗，是一项具有高度技术性和专业性的治疗方法。早期仅用于危重患者，如今静脉输液已成为临床治疗与营养支持的重要手段，甚至扩展到家庭、护理机构、医师诊所及社区等。随着科学技术的创新、临床实践的深入和护理服务的发展，静脉输液治疗从单纯的护理技术操作逐渐涉及多学科、多层面的知识与技能，成为备受关注的专业领域。

一、静脉输液的发展

静脉输液始于17世纪，历经近500年的波折，在20世纪逐渐形成一套完整的体系，在输液治疗理论、技术、工具、设备等方面取得长足进步，静脉输液的安全性、科学性和有效性得到极大提升。

（一）国外静脉输液的发展历程

1.静脉输液的早期实践（17世纪）

人类输血史上最早的记载出现于1492年罗马教皇英诺森八世病危，意大利一名叫卡鲁达斯的医师将三名童男的热血直接给教皇口服，结果并未挽救教皇生命，反而导致三名儿童因大量失血而死亡。虽然从现代观点来看，这样的输血无异于谋杀，但它毕竟是人对人输血的开端，具有重要历史意义。

1615年，德国化学家Libavious将输血方法著书立传，重新提出人对人输血的概念，但当时还不能进行实际操作。输血概念是静脉输液治疗的开端，经过几个世纪之后，人对人输血才成为可能，又经过了更长时间才出现安全的输血技术。

随着17世纪实验科学的兴起，人体生理解剖学有了许多重要发现。1628年，英国医师William Harvey经过长期研究，用动物实验阐明了血液在体内的循环方向，建立了血液循环理论，澄清了人们对血液的错误概念，引起了医学界的极大震动。这一发现不仅为以后的输血奠定了基础，而且也启发人们往血管内注射药物，借助流动的血液把药物带到全身，从而起到治疗作用。William Harvey被称为现代静脉输液治疗的鼻祖。

1656年，英国著名建筑师Christopher Wren朋友家的一条爱犬不幸患了重病，Wren获悉后自告奋勇充当医师进行救治。他尝试将狗膀胱作为输液容器，把吗啡溶液装入狗膀胱内，然后连接一根削尖的羽毛管，将吗啡通过羽毛管注入病犬的前腿静脉里，以减轻病犬的痛苦。1662年，Johann Major首次成功将未纯化的液体化合物输入人体静脉内，由于输液部位感染，患者未能存活。1665年，欧洲勃兰登堡侯国御医约翰·西吉斯蒙德·埃尔斯霍尔茨在他出版的《新灌药法及方式方法》一书中提及：Wren当初使用的尖头羽茎就像一个空心针。无疑，Wren开创了静脉输液治疗的先河，遗憾的是，Wren的这项发明并没有被广泛应用于临床实践中。初始的静脉注射操作由于缺乏无菌技术的保障，药品本身也难以达到今天的纯度和要求，因此这项发明就此"夭折"。

1665年，英国医师Richard Lower对濒死的狗进行成功输血，通过银管连接两狗的颈动脉和颈静脉,从而证实了输血理论。成功的试验坚定了他将动物血液输入人体的信念。《旧约全书》提出,血液即生命力、情感、遗传,古代人认为这些特性会通过输血进行传播,由于动物血液不会被热情、恶习和其他人类特质所破坏,因此将动物血液用于治疗人类疾病。人们认为羊性情温顺、圣洁,故而羊血是最合适的血源。1667 年 11 月 23 日,Lower 受皇家协会邀请为一名自觉"不平衡","脑子热"的青年男子输入少量羊血以求改变其行为,输血后患者无任何不良反应。当 6 d 后患者在英国皇家协会报告自我感觉,其结果震动了当时的社会。在医学史上,Lower 被公认为最早试行输血的先行者之一。

1667 年,法国皇帝路易十四的医师 Jean Baptiste Denis 为一位长期发热昏睡、经多次治疗性放血仍无好转的 15 岁男孩输入羊血,患者身体有所恢复。Denis 的成功引发人们纷纷尝试动物与人体之间的输血。从一些 17 世纪的油画上可以看见用羊血对人输血的情景:健壮的公羊被缚在凳子上,颈部的毛发被剃光,割破的颈动脉内插有一根管子。管子的另一端是较细的针头,刺入患者腕部的血管中。羊被缚在高处,患者躺在低处,羊血向患者的血管不断流去。但是,许多患者发生窒息、血液凝集,羊和人一起死去。动物与人体之间输血的混乱应用导致了诸多灾难性后果,教堂和法国国会于 1687 年敕令禁止将动物血输入人体,输血从此中断了一个半世纪之久。

2.静脉输液发展的里程碑(19 世纪)

(1)输血治疗:1818 年,英国生理学家及产科医师 James Blundell 发现濒死的狗若能及时输入另一只狗的血液即可获救,由此产生了将人的血液输给分娩大出血产妇以挽救其生命的设想。1834 年,他先后给 11 位分娩大出血的产妇输入人血,其中 5 例产妇成功获救。Blundell 证实动物血液不适合输入人体,只有人血才是安全的。Blundell 成为第一位同种输血的成功者,他的成功再一次激起医学界对输血的兴趣,但是由于当时对血型缺乏了解,输血并发症的发生率极高,输血的成功或失败缺乏科学解释,只能被认为是运气。

摒除异种输血后,为解决血液凝固的抗凝问题,英国产科医师 Hicks 首次使用磷酸钠抗凝剂,随后瑞士生理学教授 Arshus 改用草酸盐作抗凝剂,最终选择了无毒的柠檬酸盐。

输血的抗凝完成后,溶血反应无疑是最大难题。德国病理学家 Ponfik 和 Landois 进行了系列研究。1874 年,Ponfik 提出血红蛋白尿源于供血者的血细胞破坏。Landois 于 1875 年发表关于大量输血患者分析研究的论文,认为输血失败是"血液不合"或"血液相异"导致溶血反应。至此,安全输血曙光初露。

(2)静脉输液治疗:1831 年的欧洲霍乱流行是静脉输液治疗发展史上的一个重要事件。霍乱自印度传入欧洲,少有英国医师见过此疾病。爱丁堡大学毕业的医师 William Brooke O'Shaughnessy 发现霍乱患者的血液中丧失了大量的钾、钠及体液,建议通过静脉补充盐水。这一在当时被认为是天方夜谭般的设想被英格兰医师 Thomas Latta 次年付诸实践,Latta 经静脉给霍乱患者输入大量煮沸后的盐水,使患者的症状得到显著改善,被认为是第一位成功奠定人体静脉输液治疗模式的医师。而且,Latta 在为患者输液的过程中还观察到由此产生的"注射热",即现代医学所说的"输液反应",然而当时还无法解释其中原因。由于当时的医学界盛行"毒血症"一说,苏格兰人的治疗并未得到主流肯定,霍乱患者 2/3 的死亡率也使其备受质疑。此后人们对静脉输液治疗进行了更多尝试,采用糖、蜂蜜、牛奶、蛋清、鱼肝油等进行输注,但极少获成功。从 1835—1890 年,静脉输液技术发展缓慢。

19 世纪后期出现无菌术及麻醉技术,为 20 世纪实施更安全的外科手术奠定了基础。重大的外科手术常常需要保持体液平衡,因此,静脉补液逐渐成为术后患者治疗方案的重要组成部分。关于渗透作用的首次报道出现于 1822 年，随后于 1877 年发现渗透压原理。1876 年，英国生理学家 Sidney Ringer 率先提出复方电解质溶液的概念，配制了含有钠、氯、钾和钙等电解质的静脉注射生理溶液。后来人们根据 Ringer 的溶液配方研制了林格液。虽然早在 1890 年就有医学文献强调对注射器和溶液进行灭菌，但是当时液体引起的发热反应仍然十分常见，成为静脉输液治疗的最大障碍。

（3）输液相关的感染控制：19 世纪中后期，对细菌学、药学、病理学的不断了解促进了新方法的产生。维也纳产科医师 Ignaz Semmelweis 首次发现洗手与预防感染之间的相关性，被认为减少了 1846－1848 年期间 90% 的产妇死亡。德国病原细菌家罗伯特·科赫分离出多种病原微生物，人类对疾病的认识进入全新时代，无菌技术日益受到重视。过去静脉注射后出现的种种问题也得到了有力解释：经静脉注射的液体可能受到病原菌的污染。

1860 年，Louis Pasteur 创建了疾病的细菌理论，证实细菌生长导致谷氨酸发酵和化脓。在此理论基础上，格拉斯哥大学的外科学教授 Joseph Lister 提出细菌引起伤口化脓的假说，并首次使用消毒剂控制输血感染。他推测，通过杀灭微生物、阻止污染空气接触伤口可以预防伤口感染。1867 年，Lister 报道了关于应用苯酚喷雾作为杀菌剂的研究，人们开始在外科手术时使用消毒技术，对与患者接触的所有物品进行消毒成为当时的普遍实践。

1889 年，Johns Hopkins 医院的 William Halsted 因其手术室护士的双手对术前使用的洗手液（升汞）过敏，于是让固特异橡胶公司为该护士制作了一双橡胶手套。此后，手套逐渐在临床推广应用，从而消除了外科手术中最重要的感染源。今天，橡胶手套不仅为患者也为医护人员提供保护，制造手套的材料也不再仅限于橡胶，出现了各种各样的合成材料。

3.静脉输液的快速发展（20 世纪）

（1）输血治疗：1900 年，奥地利维也纳大学病理解剖研究所助教 Landsteiner 研究了 22 份人的血清和红细胞，发现有些人的血清会与某些人的红细胞发生凝集，确定了人类最初的三种血型，即 A 型、B 型、O 型，首次宣告开辟了现代输血的道路，Landsteiner 因此荣获 1930 年的诺贝尔医学奖，被誉为"血型之父"。1902 年，捷克医师 John Jansky 发现人的第四种血型（AB 型），从而确立 ABO 血型分类，使得经静脉输液成为安全的急救手段。1907 年，Ludvig Hektoen 建议通过献血者和受血者之间的交叉配血以提高输血安全性。1911 年，Reuben Ottenberg 完成了首例采用血型和交叉配血的输血实验，提出采用供血者的血清与受血者的红细胞发生凝集反应的安全输血是可行的，而使用供血者的红细胞与受血者的血清发生凝集反应的输血是危险的。此外，Ottenberg 还观察到血型的孟德尔遗传，并认识到 O 型血的通用性。1908 年开始在临床应用血液配型方法。1912 年，美国麻省总医院的客座医师罗杰·李和怀特博士共同阐述并发展了"李-怀特"凝固时间。罗杰·李还进一步证明了各种类型的血液均可输给 AB 型患者。

法国外科医师亚历克西斯·卡雷尔于 1908 年设计了一种防凝血方法，用外科缝合线将献血者的动脉和受血者的血管相缝合。他首次使用该技术挽救了朋友儿子的生命，这一并不可行的输血方法为后来成功的器官移植奠定了基础，卡雷尔因此获得 1912 年的诺贝尔医学奖。

1939 年，Levine 等发现 1 例 O 型血妇女在输入其丈夫的 O 型血后，她的血清可凝集其丈夫的红细胞。后来这名妇女分娩死胎，胎儿解剖发现存在严重溶血。他们推测该胎儿通过遗传从其父获得了一种其母缺乏而能形成某种抗原的物质，使其母在妊娠时产生与此相对应的抗体，此抗体再通过胎盘进入胎儿体内导致胎儿红细胞破坏。1940 年，Landsteiner 和 Winer 将恒河猴的红细胞注入家兔体内，使其产生抗恒河猴红细胞抗体，进一步发现该孕妇的血不与兔抗恒河猴血清凝集,而其丈夫的血则发生凝集。这说明其丈夫的红细胞膜上具有恒河猴红细胞膜上同样的抗原,故称 Rh 阳性血型,不凝集者则为 Rh 阴性血型。1939 年,Levine 和 Stetson 发现了抗 Rh 抗原,1940 年又发现了 Rh 因子。Rh 因子的鉴别继 ABO 血型系统之后成为输血界的又一重大突破,抗 Rh 抗原对妊娠异体免疫的作用阐明了新生儿溶血症的发生机制,对于安全输血具有重要意义。

奠定现代输血事业基础的外部因素是第一次世界大战的爆发。在第一次世界大战期间,3 个国家的 4 名科学家几乎在同一时间段独立地发表了解决血液凝固的方法。1914 年比利时的 A.Hustin、1915 年阿根廷的 L.Agote、美国的 Richard Lweisohn 和 R.Weil 同时发现了采用枸橼酸钠抗凝的方法。1916 年,弗朗西斯·路斯和特纳采用柠檬酸盐的葡萄糖溶液使血液在采集后可以保存数天。这一发现促使英国在一战期间建立了第一家血库,奥斯瓦德·罗伯逊被称为血库的创始人。1937 年,芝加哥市库克县医院的医师 Bernard Fantus 建立了美国首家医院血库,并首创了"血库"这一术语。几年后,医院和社区的血库遍及全美。

1913 年以前大多采用连接献血者和受血者的血管或用大型号注射器注入血液的方法进行直接输血。1935 年,英国医师 Hugh Leslie Marriot 和 Alan Kekwick 发表了《Slow drip-continuous method of transfusion》,输血终于成为可靠的治疗手段,挽救了成千上万的患者。

第二次世界大战时由于输血得到更为广泛的应用,成为输血史上的又一重要事件。1941 年,建立了分离血浆的新技术,血浆成为最早分离并应用的血液成分。然而,人们很快认识到输注血浆并不能满足伤员的所有需求。1943 年,红细胞被分离出来用于输血治疗。1951 年,第一台细胞分离机的发明促进了成分输血治疗的发展。1959 年,吉伯斯提出成分输血的概念,即根据患者的需要输入血液中的各种成分,使得输血更为安全和有效。1962 年,发明了首个过滤器以减少白细胞污染和去除纤维蛋白凝块,克服了近年来输血治疗未能有效解决的一大难题。1990 年,对血源性肝炎的检测技术得到改进,开始采用对丙肝病毒的特效检测。今天,输血已经成为普遍的医学实践,技术的进步使获取、检验、储存、使用血液成分成为可能,血液可以被分离成许多不同成分,每一种成分都可以用于纠正特定疾病。由于对抗原-抗体反应的了解及血液疾病检测技术的发展,大大减少了输血治疗风险的发生。

(2)静脉输液治疗:当时困扰医师的主要问题是静脉输液治疗过程中发生的感染和热原反应,所以在 1930 年之前静脉输液只能被用于急症患者,所有输液用液体均为医院自行配备,缺乏安全的液体成为难以开展静脉输液的主要原因。液体中含有致热原、未被灭菌破坏的异体蛋白质,当经静脉输液进入血液循环时可导致寒战、发热。1923 年,人们发现如果没有恰当进行蒸馏,经过灭菌和储存的微生物代谢产物热原会引起发热反应,由此发明了从液体和药物中去除热原的方法,使得静脉输液更为安全和普及。随着加热灭菌技术的出现及医护人员对物品灭菌的重视,对物品的清洁和消毒成为常规措施。

在 1925 年,最常用的静脉液体是生理盐水。由于水的张力较低,不能经静脉输入,必须制成等渗液体,因此,需要在水中加入一定比例的氯化钠。宾夕法尼亚大学 Phipps 研究所的 Dr.Florence Seibert 解决了静脉输液时热原反应造成的严重问题,制成无热原液体,进一步提高了静脉输液治疗的安全性。1925 年之后,葡萄糖被广泛用于制造等渗液体并提供热量。1931 年,美国医师 Dr.Baxbr 与同伴合作在改造后的汽车库内生产出世界上第一瓶商业用输液产品——5%葡萄糖注射液,结束了医院自行制备液体的历史。1950 年以后,静脉输液在临床普遍应用。至 20 世纪 60 年代时,静脉输液治疗迅速发展,有超过 200 种静脉输注液体可供选择,静脉给药方式变得多样化,滤器和电子输注装置得到广泛应用。

(3)静脉营养治疗:美国的 Emmelt Holt 于 1935 年完成了首例脂肪乳输注实验。1937 年,W.C.Rose 发现了氨基酸,促进了人体输注水解蛋白质的问世。1939 年,Dr.Robert Elman 与 Weiner 率先对人体输注 2%的水解蛋白和 8%的葡萄糖溶液,没有出现不良反应。其后人们对各种各样的水解蛋白质进行了研究。1940 年,经人体静脉输入结晶氨基酸。1942 年,从静脉输入葡萄糖、脂肪和水解蛋白质以维持患者体质量,并纠正负氮平衡。1953 年,用脂肪乳剂治疗极度消瘦患儿获得成功,但没有解决脂肪乳剂的稳定性,因输入后毒性反应大而难以推广。1957 年,美国研制了以棉籽油为原料的脂肪乳剂,但临床应用易引起脂肪超负荷综合征。由于对应激患者的代谢管理缺乏了解,营养不良造成较高并发症和病死率。1964 年,美国食品和药品监督管理局禁止输注脂肪乳。然而,在欧洲仍然使用从大豆油中提取的脂肪乳剂,这种精炼产品较少产生严重不良反应。1980 年,美国食品和药品监督管理局取消禁止静脉输注脂肪乳,大豆和红花油乳剂被批准用于静脉输注。

现代静脉营养治疗始于 20 世纪 60 年代。1967 年,在宾夕法尼亚大学哈里森外科研究部的 Dr.Harry Vars 帮助下,Dr.Stanley Dudrick 对狗的全静脉营养实验证实:通过中心静脉输入营养物质不仅可以使动物维持正氮平衡,长时间维持动物的生长发育,还可以通过中心静脉的快速血液流动迅速稀释高渗透压的营养物质。Dudrick 采用静脉营养成功救治了一名因先天性肠道闭锁而无法进食的患儿。Dr.JonathanE.Rhoads 和 Dr.Dudrick 提出肠外营养的概念,指经静脉输入足够的氮、热量和其他营养物质,以支持那些具有正常或过度营养需求的患者完成组织的合成代谢。Dudrick 的静脉高营养奠定了现代静脉营养的基础,成为临床肠外营养应用的里程碑,作为现代医学的四大成就之一载入史册,Dudrick 因此被誉为"肠外营养之父"。由于 Dudrick 的研究,以前因疾病无法存活的患者可以通过静脉途径接受全静脉营养治疗而得以存活。1980 年,静脉营养发展为一门学科,称为全肠外营养。1983 年开始实施家庭全肠外营养。近年来,肠外营养在营养制剂、容器、输注设备等方面得到快速发展。关于抗氧化物、氨基酸作用机制及全肠外营养中中链、短链、长链甘油三酯的研究持续至今。

肠外营养的发展经历了从营养素分瓶输注到混合输注的过程。20 世纪 70 年代初,将肠外营养制剂分瓶轮流输注或使用三通进行多瓶同时输注,不仅给医护人员带来了反复换瓶、不断检查、调整滴速等问题,还增加患者感染机会,使有效营养成分难以更好利用。20 世纪 80 年代后期,主张将肠外营养制剂配制成全合一营养液进行输注,将患者全天所需的各种营养物质混合于 3 L 静脉营养袋中,在室温 24 ℃内安全输入。此法在实际应用中存在诸多不便,如保存时间短、需要专用配制室、配制过程要求严格等。从全合一理论发展起来的工业化生产的全合一营养液——卡文的问世使肠外营养支持全合一从理论变成现实,成为临床营养支持历史上一个划时代的突破。卡文于 1999 年在瑞典问世,并于 2004 年进入我国医药市场。这种全营养混合液为三腔袋设计,由制药专家根据临床需要制订最合理的营养配方,采用先进无毒的合成材料,研制成由两个封条隔成的三腔塑料储袋,把葡萄糖、氨基酸和脂肪乳剂在严格无菌环境下分别置于三腔之中。在临床使用时,只需将三腔袋的两个封条撕开,三种营养液在数秒内即可完成混合过程,形成全营养混合液而直接用于患者。这一最新的世界临床营养支持发展技术对需要临床营养支持的患者及对节省医疗费用发挥着巨大作用。

(二)静脉输液器材的发展

1.静脉输液穿刺工具的发展

(1)外周静脉输液穿刺工具:根据 1670 年阿姆斯特丹 Clysmatic Nova 期刊记载,在早期输血实验中,科学家和医师使用带有金属尖端的羽毛管、动物静脉和膀胱。工业革命后逐渐开始使用金属针、橡皮管、金属管、玻璃容器等制品,一直沿用到 19 世纪。

最初的针头和导管都是可重复使用的,需要清洗、消毒、灭菌后再次使用,而且不便于固定,易损伤血管壁,输液过程中患者稍事活动即可造成针头移动、穿破血管或与输液器连接处脱落导致液体渗漏。虽然 1945 年发明了塑料导管,但塑料导管需要经静脉切开或针头经皮穿刺才能进入静脉内,否则容易造成渗漏。静脉切开增加感染机会,甚至引发败血症,为减少医源性感染机会,静脉切开置管时间一般只保留 4~5 d,待体表浅静脉充盈基本恢复,则改为静脉穿刺或更换切开部位。直到 1950 年 Mayo 医学中心的 Gautier 和 Massa 发明 Rochester 导管才真正解决了输液渗漏问题。Rochester 导管是一种内有导引钢针的树脂导管,穿刺成功后将进入静脉的导管与针头分离并撤出针头,Rochester 导管的发明带来了外周静脉穿刺置管的重大革命。

1957 年,McGaw 实验室推出首个头皮针,其蝶形双翼和与针头连接的塑料延长管使得操作更加方便,为输液后固定针头起到积极作用。但因其未从根本上解决静脉穿刺出现的液体渗漏问题,且不易长时间留置,长期输液患者需反复穿刺,20 世纪 90 年代以后,头皮静脉输液针逐渐被淘汰。美国 INS 编写出版的《输液治疗护理实践标准》(2006 版)中规定,使用头皮钢针仅限于短期或单次给药治疗。

20 世纪 60 年代开始出现由生物原材料制成的套管针(静脉留置针),其套管材料较为柔软,固定方便,可在静脉内留置数天,不必每天穿刺。1962 年德国贝朗公司生产出世界上第一支静脉留置针 The Braunüle。2003 年,不含增塑剂塑化剂的安全型静脉留置针上市,减少针刺伤,避免致畸、致癌及对生殖器官的不良影响。随着套管针材质和工艺的不断改进及型号的增加,套管针的应用日趋广泛。

输液产品的安全性能受到重视,许多基于安全目的的产品问世。此类产品可分为两大类。①静脉输液无针系统。除用套管针进行一次性穿刺外,配药、注射、输液、抽血等操作都无须使用头皮钢针穿刺肝素帽连接输液通道,而是采用输液器螺旋接头与静脉留置针或中心静脉导管的无针肝素帽直接连接,减少了微粒污染。②具有安全保护装置的产品。如可收缩针头的注射器、带保护性针头护套的注射器、针头可自动变钝的注射器、自毁型注射器及各种安全型套管针等,这类产品的共同特点是针头在使用后或使用时与使用者处于隔离状态,从而杜绝针刺伤的发生。

(2)中心静脉输液穿刺工具:1967 年,Dr.StanleyDudrick 经锁骨下静脉穿刺行上腔静脉置管,成功输入高浓度的葡萄糖和蛋白质,此后中心静脉治疗的概念如雨后春笋般蓬勃发展,造就各式各样中心静脉导管与敷料的发明。1962 年,历史上第一个硅胶导管研制成功。20 世纪 70 年代,精尖技术开始在临床应用。继 1973 年 Broviac 等报道隧道式导管方法以后,Hickman 等将导管内径从 0.22 mm 增至 0.32 mm,用于多种静脉治疗及血标本的采集,Hickman 导管成为静脉通道的"金牌"。Hickman Broviac 导管可以长时间进行输液治疗,并可大大降低技术上的并发症,使患者可以在家中进行更安全的输液治疗,成为静脉输液治疗的重大突破。此后不断开发可以用于长期输液治疗的各种导管。

经外周静脉穿刺中心静脉导管(peripherally inserted central catheter,PICC)是经外周静脉穿刺进入中心静脉的导管,PICC 的应用是外周静脉输液治疗的又一里程碑。1975 年,Baxter

Intrasil PICC 问世,该导管使用硅胶材质,利用 14G 穿刺针在肘窝静脉留置导管。1978 年,外科肿瘤医师 Leroy Groshong 发明了三向瓣膜式装置,减少了导管堵塞,使导管功效得到极大改进,患者舒适度得到极大提升。20 世纪 80 年代末,PICC 被欧美国家广泛用于各种疾病的患者,成为静脉安全输液的伟大变革。

20 世纪 80 年代,随着植入式输液港(Port)的问世,中心静脉导管应用得到进一步发展。输液港是一种全置入、埋植于体内的闭合输液装置,主要由供穿刺的注射座、专用穿刺弯针和静脉导管组成,适用于长期输液治疗和在中心静脉使用药物治疗的患者。植入式输液港给患者日常生活带来了便利,可放置数年或数十年,为化疗、补液、营养和采血等提供了安全、方便的静脉途径。

现今的中心静脉导管有各种不同大小的型号,管径范围从 12G 到 27G,导管长度从 20～76 cm甚至更长,有单腔、双腔、三腔,可以为不同年龄的患者进行各种输液治疗。导管材料的研究主要集中于不易引起血栓和感染并具备良好生物相容性的材料,硅塑及聚氨酯为中心静脉导管的主要材料。

2.输液敷料的发展

随着导管的发展,导管的保护与固定也出现了颠覆传统的变革,由纱布进展到透明敷料。早在 18 世纪就有科学家使用鱼胶、鱼鳔与蚕丝混合覆盖伤口。1962 年,Dr.Winter White(3M 欧洲实验室的科学家)在《Nature》杂志上发表湿润愈合的概念,透明敷料出现重大突破。20 世纪70 年代时,有许多生物科技公司生产透明敷料,但由于产品的透气与皮肤浸润问题无法突破,透明敷料只能用于伤口保护。直到 1981 年,美国 3M 公司成功地将透明敷料拓展到导管的保护与固定,经过无数的技术突破与临床试验,终于研制出可应用于动、静脉保护与固定的 3M™ Tegaderm 透明敷料。Dr.Maki 于 1987 年在 JAMA 发表透明敷料的研究报告,促使美国 CDC 认可 Tegaderm 透明敷料应用于输液导管保护与固定。至今已研发出三十余种透明敷料,可供专业医疗人士依据不同临床应用进行选择。

3.液体容器的发展

(1)玻璃瓶:传统的输液容器为玻璃瓶,已有近百年发展历程,经过了几次变革,至今仍有各种玻璃瓶在临床使用。最初的液体容器为开放式玻璃烧瓶,用纱布覆盖瓶口以过滤残渣。1930 年,出现密闭式真空玻璃瓶。在开放式输液和半开放输液时代,输液容器主要是玻璃瓶。尽管玻璃瓶输液具有透明度好、热稳定性优良、耐压、瓶体不变形等优点,但只能采用半开放输液方式,存在口部密封性差、易引起药液污染、胶塞与药液直接接触、体质量大且易碎、烧制时对环境造成污染及能源消耗量大等缺点。此外,玻璃瓶口一般采用橡胶塞封闭,这种胶塞多由天然胶塞制成,存在易老化、气密性差、化学稳定性差、杂质多、易掉屑等缺点。胶塞管与溶液接触,玻璃输液器刺破胶塞进入输液,同时将橡胶塞的微粒带入溶液。由于微粒对人体有诸多危害,输液生产厂家及临床医护人员日益重视减少输液微粒,日、美、欧等发达国家及地区已在 20 世纪 60～70 年代实现了医药用胶塞的丁基化。

(2)塑料瓶:塑料精炼技术促进了输液器具发展,塑料被用于生产输液器具和液体容器。虽然塑料瓶用于溶液包装的历史较短,但发展快速。日本在 1965 年开始开发聚乙烯塑料瓶作为输液容器。针对玻璃容器的缺陷,在 20 世纪 80 年代初期以日本大冢制药厂为代表的输液生产企业推出聚丙烯塑料瓶容器。塑料瓶输液具有稳定性好、口部密封性好、无脱落物、胶塞不与药液接触、质轻、抗冲击力强、输液产品在生产过程中受污染机会少、节约能源、保护环境、使用方便、对气体具有阻隔作用、一次性使用免回收、成型工艺成熟等优点。特别是现代科学技术已将制瓶、灌装、密封三位一体化,在无菌条件下完成大输液的自动化生产,减少了输液生产环节,有利于对产品质量的控制。塑料瓶输液的最大缺陷是只能采取半开放输液方式,药液易受污染。

(3)聚氯乙烯软袋:玻璃瓶和塑料瓶输液容器存在一个共同缺点,即输液产品在使用过程中需形成空气回路,外界空气进入瓶内形成内压使药液流出,因而增加输液过程中的二次污染和交叉感染的机会。为了解决玻璃瓶和塑料瓶自身特性造成的缺点,聚氯乙烯软袋包装应运而生。聚氯乙烯软袋透明性好、不易折裂、回复性好,在使用过程中可依靠自身张力压迫药液滴出,无须形成空气回路,大大降低二次污染和交叉感染的发生风险。但聚氯乙烯材料自身的缺点限制了其在输液包装方面的应用:首先,聚氯乙烯软袋材料含有聚氯乙烯单体,不利于人体健康;其次,聚氯乙烯软袋在生产过程中为改变其性能加入了增塑剂,在使用过程中可能有对人体有害的增塑剂溶出,严重危害人体健康;第三,聚氯乙烯袋质地较厚,不利于加工,且氧气、水蒸气的透过率较高,温度适应性差,高温灭菌易变形,抗拉强度较差。聚氯乙烯材料的缺陷限制了其在输液包装方面的应用,市场受到局限,只能作为玻瓶和塑瓶向非聚氯乙烯软袋的过渡产品,目前国家已基本禁止此类产品的生产和使用。

(4)非聚氯乙烯软袋:非聚氯乙烯多层共挤膜是由 PP、PE 等原料以物理兼容组合而成,因其具有材质稳定、无须空气回路、具有自身平衡压力、无交叉污染且可回收、无环保风险等特点,自20 世纪 80 年代末得到迅速发展,成为第三代大输液中的主力产品。非聚氯乙烯软袋输液包装技术的发展经历了两个阶段:①最初阶段是 20 世纪 80～90 年代的聚烯烃复合膜。生产过程中在各层膜之间使用了黏合剂,影响药液和膜材的稳定性。②第二个阶段是近年发展起来的多层共挤膜,由多层聚烯烃材料同时熔融交联共挤出,既消除了黏合剂带来的不稳定性,同时又增加了膜材的性能,使其更安全有效,符合药用和环保要求。目前较为流行的聚烯烃多层共挤膜多为三层结构,其内层、中层采用聚丙烯与不同比例的弹性材料混合,使得内层无毒、惰性,具有良好的热封性能和弹性,外层为机械强度较高的聚酯或聚丙烯材料。聚异戊二烯胶塞兼具丁基胶塞与药液接触的安全性和天然胶塞的穿刺无掉屑性,作为输液瓶塞更具安全性。目前国内外的输液软袋基本采用此材料制作一体式易拉环整体胶塞,开启后立即加药,无须消毒,既方便护士操作又提高工作效率。非聚氯乙烯软袋输液所用包装材料、生产工艺、整体设计、使用方法是当今输液体系中最理想的输液包装形式,代表着大输液包装材质的发展方向。

4.静脉输液辅助器械的发展

(1)静脉穿刺辅助设备:常规静脉穿刺是在灯光或自然光下凭借护士的个人经验及触觉、视觉等进行,一次穿刺成功率存在较大个体差异。20 世纪以来,人们尝试将静脉显示仪、静脉定位仪用于手背浅静脉穿刺,协助医护人员对静脉精确定位,大大提高了静脉穿刺的成功率。

(2)输液调速设备:古典的静脉输液治疗是利用液体静压的物理原理将液体输入体内,采用输液管上的调节器来控制输液速度。护士通过计算输液滴数来粗略计算输液速度,其准确性较低,同时由于莫菲滴管的设计和制造的变异,输液滴数大小难以估计,使得输液速度存在较大差异,容易发生输液并发症。1972 年,IVAC 研制了静脉输液控制器,在依靠重力完成输液的同时还可以通过滴数计数系统来控制输液速度,当滴数超过预设值时会引发该计数系统发出警报。

自德国 Braun(贝朗)公司研制出世界上第一款输液泵以来,输液泵经历了快速发展。如今输液泵/注射泵已经成为现代医院必不可少的医疗护理设备,静脉输液从过去的无监控输液发展到全程监控,从单纯的普通输液发展到可控输液、维持输液,使患者输液更安全、精确、有效。国外对智能型输液泵的研发较早,日本、美国、德国等国于 20 世纪 80 年代末开始研制输液泵,如日本 JMS 株式会社的 OT-601 型输液泵和 SP-500 型注射泵,美国贝朗公司的 Multifuse 型、Perfusor Compact 型(控制精度可达 2‰)、Infusomat P 型和 Infusomat fmS 型。微量注射泵的问世进一步拓展了输液泵使用范围,被广泛应用于血管活性药、化疗药物、镇痛药等的维持注入及新生儿微量输液、输血等。20 世纪 70 年代初,英国出现一种新的镇痛技术——自控性镇痛泵(patient controlled analgesia,PCA),术后患者可以根据自己的镇痛需求自我控制给药时机和剂量,使术后止痛更加安全有效和个性化,给药更加准确。未来的输液泵将向更小型、更便携、更安全、更精确及更智能方向发展。

现代可移动监控技术开始运用于家庭病床,使患者在接受必要治疗的同时又可保证其正常的生活方式。随着临床工作的不断发展,特别是现代复杂外科手术后的治疗,需要对患者同时输注多种药物,许多药物的用法及药物之间的相互配伍关系均较复杂,单泵系统不能满足临床需求。静脉输注工作站集多通路复杂输液和注射治疗管理、输液数据管理于一体,可协助医师及护士作出更准确、科学的判断。

(三)静脉输液方式的演进

1.全开放式输液

20 世纪 30 年代以前,全开放式输液方式广泛应用于临床。输液系统由反复使用的玻璃输液吊瓶配以橡胶管、莫菲滴管、针头接管和反复使用的针头组成。穿刺器具和容器不分离,多采用羽毛针管、动物膀胱及钢针等。输液时将输注液体倒入一个广口大容量的玻璃瓶内,盖上瓶盖。瓶下端用一根橡胶管与患者连接。需要向瓶内加入药物时打开瓶盖从瓶口处加入,液体完全暴露在空气中。

玻璃瓶因其不能扁瘪,输液过程中空气不断经通气管路引入溶液产生压力,空气中的灰尘及微生物可由此进入玻璃瓶内造成输液污染。输液过程中使用莫菲滴管加药时,打开小壶盖也会造成液体与空气接触。瓶装输液在液体输完后存在气体由输液管路进入人体的潜在危险,可能发生空气栓塞。当溶液中加有治疗性药物且需长时间滴注时,易氧化的抗生素、抗肿瘤药等药物与不断进入瓶内的空气接触,可能引起部分药物浓度及药效降低。1965-1978 年期间,文献报道了许多与瓶装输液有关的输液事件,其中影响最大的一次发生在美国,因瓶塞封闭不严导致带有革兰阴性细菌的冷却水渗入输液引起严重输液反应,事故波及 25 所医院,有 387 例患者发生感染,50 例患者死亡。20 世纪 70 年代以后,玻璃瓶全开放式输液方式逐渐被淘汰。

2.半开放式输液

半开放式输液系统由玻璃或硬塑料容器与带有滤膜的一次性输液管路所组成。输液器与容器分离而成为独立器具,莫菲滴管成为现代输液器的定型标志,输液器具备了穿刺、过滤、观察三大性能。液体装在封闭的玻璃瓶或塑料瓶内,输液时在瓶口橡胶塞上插入一次性聚氯乙烯输液器,另一端与患者连接。同时在瓶口胶塞处插入空气排气针,建立空气通路,使瓶内产生压力将药物和液体输注入体内。此种输液方式改进了输液管路,避免液体全部暴露于空气中,减少了污染机会。虽然半开放式输液系统管采用一次性和相对封闭的处理,但在使用过程中仍需在瓶口胶塞处插入空气排气针,因此,空气中的微生物及微粒可通过空气排气针进入输液,对人体造成不良影响。

3.全密闭式静脉输液

自从 20 世纪 50 年代塑料软袋包装输液问世以来,一种更新概念的全封闭式输液开始在临床应用。这种输液方式是将输液容器替换为塑料材质的软袋,利用软袋输液具有的自收缩性,在外界大气压的挤压下软袋自行收缩,以保证液体顺利流出的原理进行输液,无须建立空气通道,无须暴露液体,从而彻底解决了空气污染问题。软袋输液采用聚异戊二烯胶塞可明显减少输液中微粒数目,提高输液安全性。1970 年,美国百特公司成功推出全封闭式静脉输液软袋,为全世界静脉输液治疗建立了新的输液安全标准,成为第一个获得美国食品和药品监督管理局认可的输液软袋。医学文献数据库 Medline 自 1970 年以来有关静脉输液事故的文献报道表明,自20 世纪 70 年代软袋全密闭输液系统应用于临床以来,尚未见其有关输液事故发生。改进输液包装,提高输液质量,方便临床用药是输液生产发展的总趋势,目前世界上大部分国家均已淘汰瓶装输液,在临床上采用软袋全密闭式输液。此外,各种型号的输液器不断涌现,根据应用特点大致分为以下几个代表品种:普通输液器;泵式及重力输液器;袋式或吊瓶式输液器;精密过滤输液器;改性聚氯乙烯输液器;超低密度聚乙烯输液器;避光输液器。

(四)静脉输液技术的发展

1.静脉通路

20 世纪中叶以前,静脉输液只能通过周围静脉进行,使用注射钢针、静脉切开等技术。通常由医师进行静脉穿刺,当静脉血管穿刺困难时,在小腿皮下或乳房以下部位进行皮下或经皮输注等渗溶液,根据组织的耐受情况进行慢速滴注。如果危重患者需要维持静脉通道而静脉出现堵塞则需要进行静脉切开。

随着输液工具的变化,静脉穿刺部位有了更多选择,外周浅表静脉仍是临床静脉输液最常用的血管选择,但已不再是输液的唯一途径。1922 年,Drinker 率先提出骨髓腔作为输注途径。由于导管类型和质量的改进,1950 年以后,骨髓腔输液逐渐被弃用。1980 年,随着儿科心肺复苏的发展,骨髓腔输液再次被用于门诊或住院患儿的急症抢救,骨髓腔输液的成功证明了其作为静疗的又一重要发展。20 世纪 70 年代以来,镇痛药物给药方法有了更多途径。1976 年,Yaks Rudy将吗啡成功注入动物的蛛网膜下腔。1977 年,Wang 证明了鞘内注入吗啡可以有效减轻人体疼痛。今天,鞘内和硬脑膜外给药对于特定治疗尤其是控制术后疼痛和癌性疼痛的有效性已经被充分证实,鞘内给药也被广泛用于抗肿瘤药给药。

随着患者对中长期输液的要求日益增加,人们认识到将液体直接输注入上腔静脉效果优于外周静脉输注。德国医师 Werner Forssman 成为历史上第一个使用经外周插入中心静脉导管的人,于 1929 年报道通过穿刺针将一根长约 65 cm 的导管由肘部静脉插入右心房,探索静脉置管输液治疗的路径,但由于导管径粗、质硬,很快发生了静脉血栓。此后,Duffy 于 1949 年应用了颈外静脉途径。1952 年,Aubaniac 介绍了经锁骨下静脉置入到上腔静脉穿刺置管的方法,通过下腔静脉途径发展了静脉输液通道技术。1967 年,Dudrick 成功采用锁骨下穿刺方法输注高浓度的葡萄糖和蛋白质。1953 年,Seldinger 等采用一种通过导丝经皮插入导管的方法,成功地为一名患者进行了动脉造影,此方法被称为 Seldinger 技术并沿用至今。1958 年开始尝试经外周静脉穿刺经由导丝将导管从周围静脉送入中心静脉。PICC 穿刺术以其操作方法简单、穿刺成功率高、带管时间长、并发症少等诸多优势,在 20 世纪 80 年代以后被广泛应用于临床。1973 年,Broviac 等报道了一种全硅胶右心房导管在前胸壁通过经皮锁骨下隧道放置的方法。1982 年,Niederhuber 等对肿瘤患者实施完全植入式静脉通道系统——输液港。此种方法可避免反复穿刺带来的痛苦和难度,同时将各种药物直接输送中心静脉,迅速稀释药物,防止刺激性药物对外周静脉的损伤,可作为患者永久性通道,尤其适用于长期静脉输液的患者。

2.静脉充盈方法

(1)止血带绷扎位置及压力:静脉血管充盈良好是一针见血的关键,正确绷扎止血带是血管充盈的有效方法。扎止血带时让患者手臂下垂,止血带绷扎位置距离穿刺点 10～15 cm 并保持松紧适宜,扎止血带的时间在 40～120 s,止血带压力为 10.7～16.0 kPa,使肢体远端静脉充盈度达到最佳状态,既能保证上肢远端良好的动脉压,又能完全阻断其表浅静脉回流。

(2)两根止血带绷扎法:对危重患者、不能配合握拳的儿童、肢体瘫痪者、明显水肿和肥胖者,在穿刺点上下关节处或于穿刺点上、下相距 15 cm 左右扎两根止血带可以代替患者握拳,使其局部血管充盈良好。

(3)反复扎止血带:扎止血带后,若血管充盈不充分,可松开止血带,嘱患者反复松-握几次拳头,止血带放松后 1 min 内,血流速度较正常时明显加快、血流量增加再扎止血带,可以提高血管充盈度。

(4)局部血管扩张法。①外涂血管扩张剂法:对周围静脉显露不明显及血管痉挛穿刺困难者,用棉签蘸 1% 硝酸甘;②热敷法:局部热敷能使局部组织温度升高,改善血液循环,使血管扩张。对指(趾)静脉穿刺、小儿腹泻导致循环差、静脉塌陷难以穿刺者,局部热敷有助于提高穿刺成功率。

3.静脉输液排气方法

传统排气方法是将莫菲滴管倒置,打开调速器,待液平面达 1/2～2/3 处时,将滴管倒转180°,慢慢放下输液器,使液平面缓慢下降,直到排尽导管和针头内的空气,再关上调速器。有人提出两步排气法:当液体至输液管下端距尾端连接输液针 2 mm 处时,关闭开关(第一步排气);消毒皮肤后,缓慢打开开关,均匀放慢液体流速,直到硅胶管内及针头内空气排净,关闭开关(第二步排气)。自动排气输液器的研发使输液排气方法发生改变,无须挤捏和倒置莫菲滴管,药液即可自动流入滴管并自动排气。

4.静脉穿刺进针方法

(1)间接穿刺法:间接穿刺法即传统的"三段式"进针方法,指在预穿刺血管的上方,穿刺部位消毒后,操作者右手持针,针尖斜面向上,患者握拳,左手拇指绷紧皮肤,以 15°～30°经皮肤从静脉血管一侧刺入皮肤,在皮下潜行一段再刺入血管,见回血后将针梗送入 2/3 加以固定。

(2)直刺穿刺法:指在预穿刺血管的上方,穿刺部位消毒后,操作者右手持针,针尖斜面向上,患者握拳,左手拇指绷紧皮肤,以 15°～30°经皮肤直接刺入静脉,见回血后降低角度再进针。有研究通过力学分析和实践证明,以 45°或接近 45°角进针更容易且省力,不会出现皮肤随进针方向向前移动及刺破血管下壁。增大针头与皮肤之间的进针角度使通过真皮层的时间减少,可以减轻进针引起的疼痛或达到无痛注射。也有人提出,老年人浅、小静脉穿刺可选择 35°角进针;指(趾)背侧静脉穿刺应选择 10°～15°角进针;对老年血管壁厚、硬、易滑动者可选择超过 40°角进针。对小儿头皮静脉、手背及足背浅静脉、指(趾)间静脉选择 10°～45°角进针,而肘静脉、大隐静脉、小隐静脉则应选择 20°～30°角进针。

5.输液完毕拔针时机与方法

(1)拔针时机:有人认为,最佳拔针时机是在输液瓶内液体完毕,输液管内残留液面下降速度明显减慢或停止,残留量为(2.2±1.7)mL 时为宜,可为每例患者减少 18 mL 药液浪费。也有建议在患者卧位和坐位时,输液器内液面高度为 12～14 cm 时终止输液较为合适。对于输入贵重药物的患者,可嘱其平卧,将输液器提高,待液面不再下降时拔针,可将药液损失减少到最低限度。

（2）拔针方法与按压时间：通常在患者静脉输液完毕用常规方法拔针后，即护士用棉签按压穿刺点并迅速拔针，用左手拇指沿血管纵向按压穿刺点 2～5 min，此法容易出现局部皮下淤血、出血、疼痛等情况。近年来关于拔针方法的研究较多，拔针方法包括加压法、直压法、缓慢法、快慢法等，目前主张拔针时针头应在没有压力的情况下退出静脉，以减轻或去除针刃对血管造成的机械性切割损伤。

6.输液全程无痛技术

无痛微创成为临床医学发展的主流趋势，作为临床治疗重要组成部分的静脉输液也朝着无痛化方向发展，最大限度减轻患者静脉输液穿刺时的疼痛感。

（1）穿刺部位选择：选择合适的穿刺部位是无痛技术的关键环节。穿刺部位应选择皮下神经分布稀疏的部位，不易引起穿刺疼痛。对静脉输液的穿刺部位进行了广泛研究和探讨，有研究发现，桡骨茎突、尺骨茎突及第三掌骨头所形成的三角区域内的静脉神经分布稀疏，神经与静脉呈交叉关系，此区域内静脉穿刺疼痛分值明显低于其他区域。静脉穿刺时首选手背静脉，尽量选择桡骨茎突、尺骨茎突及第三掌骨头所形成的三角区域内的静脉，但要避免穿刺桡静脉的腕部。

（2）穿刺方法改良：

1）大角度穿刺：针头在皮下潜行是导致疼痛的重要原因之一，垂直进针可以有效减少针头在皮下潜行的时间和距离，从而减轻患者痛苦。有人提出 60°进针，针头与皮肤的接触面积小，速度快。也有主张 35°～40°进针，省去皮下潜行的距离，减少穿刺针对血管周围组织的刺激和损伤。李勤等以循证的方法探讨静脉输液穿刺角度对一次性穿刺成功率的影响，认为静脉穿刺时采用 45°进针是最科学有效的方法。

2）利用针尖刃面的锐度：穿刺时斜面略向左，可减少针尖对组织的切割和撕拉，以达到减轻疼痛和减少组织损伤的目的。

3）逆向穿刺：传统的静脉穿刺以向心性穿刺为主。现在认为对于手背近心端静脉已损伤而远心端静脉完好的患者，尤其是手背近指关节附近的浅小静脉，运用逆心性穿刺法可防止因固定不牢造成的穿刺失败，提高静脉的有效利用率。研究显示，逆向穿刺有明显降低局部疼痛的作用。

4）缩短进针长度：进入血管的针头越长，对血管壁的机械性刺激和损伤面积越大，对血管壁的损伤越严重。有关穿刺针进入血管的长度并无明确要求，在保证针尖斜面全部进入血管、固定牢固的前提下越短越好，以减少针尖或导管对血管壁的损伤。有研究发现，针头进入血管长度短（0.5～1.0 cm）对血管损伤小，血管使用寿命长，患者疼痛反应小。

5）直接刺入血管法：缩短针头斜面在皮内潜行的长度完成穿刺，可减少对皮下神经的刺激，减小皮肤机械性损伤的面积，对局部组织的损伤程度远远小于传统"三段式"进针方法。

6）翻转针柄固定法：静脉输注刺激药物时局部疼痛较重，可采取翻转针柄固定法。由于人体皮肤痛觉纤维大多分布于表皮，因此表皮对疼痛感觉较为敏感，采用翻转针柄固定法可使针头斜面对着血管下壁，药物输入时相对远离或避开体表敏感的神经末梢以减少刺激，从而减轻疼痛。输入高渗液时应选择大血管进行穿刺，或使用热毛巾、热水袋置于针头远端血管，使血管扩张，从而减轻刺激征。

7）局部贴敷：有些药物刺激血管壁，引起沿输液血管方向的局部组织疼痛，严重时导致患者不能坚持而终止治疗，使用伤湿止痛膏或麝香壮骨膏局部贴敷可以有效减轻疼痛。Susan 等建议,儿科患者静脉穿刺前可以采用 2% 利多卡因和 1/10 000 肾上腺素进行皮肤表面麻醉来减轻静脉穿刺引起的疼痛。Long 等将丁卡因融合其他物质制成 0.238 cm² 的圆形贴,贴在患儿手背 30 min,可以明显减轻患儿的疼痛感。还有一些研究提出在静脉穿刺前喂哺婴儿母乳、蔗糖或高浓度葡萄糖以减轻疼痛感。

8)无痛拔针方法:传统方法是在按压穿刺部位同时拔出针尖,因按压力与快速拔针时针尖的锐角会产生切力,切割血管导致机械性损伤,会引起局部疼痛或造成血管壁损伤。无痛拔针法是先将左手示指绷紧穿刺点上方皮肤,拇指指腹顺静脉向心走行虚压在覆盖穿刺部位的棉签上,压迫范围以皮肤和血管壁两个穿刺点为中心,而且要大于两个穿刺点,右手拇指与示指持针柄的上、下面轻柔、缓慢拔针,针尖拔出后立即按压穿刺部位 2~5 min。

(五)我国静脉输液治疗的发展

1.我国静脉输液治疗发展概况

(1)静脉输液方式:1900 年后,美、英、法等国所属的在华教会医院迅速发展,外籍医护人员来华者剧增,西方医疗护理之风日盛并得以在中国扎根。20 世纪 40~50 年代,静脉输液治疗引入中国。1971 年开始应用静脉高营养。近年来,随着我国医疗水平的提高,人们越来越多地接受静脉输液治疗,静脉输液治疗成为最常见、最普遍的临床治疗手段。

20 世纪 80 年代以前,国内静脉输液方式以全开放式为主,且输液橡胶管消毒后重复使用。天津大冢公司于 20 世纪 80 年代引进第一条塑料瓶生产线,我国塑料输液包装开始正规的工业化生产,推动了我国半开放式输液的开展。20 世纪 90 年代末引入全封闭式静脉输液,使不合理的开放式、半开放式输液方式成为过去。

20 世纪 90 年代以前,我国一直采用传统的液体配制方法,即由护士按照患者治疗需要在各种应用场所临时配制。这种方法没有考虑配制场所的洁净度,同时处方者和操作者也不具备药学背景,不能准确把握药物性质和配伍禁忌。美国在 1963 年率先推出静脉输液配置中心式输液(PIVAS)。我国于 20 世纪末引入 PIVAS,使静脉药物的配制能够集中在 1 万级洁净的环境中,在药学人员的指导下按照无菌技术进行。PIVAS 是目前最科学、最完善的液体配制方式,也是医院输液体系的发展方向。

(2)静脉输液穿刺工具:自静脉输液技术在我国开展以来,长期使用头皮钢针外周浅静脉输液。1972 年国内制成硅橡胶导管,采用静脉导管置管解决了危重患者穿刺难、反复穿刺的痛苦,静脉切开的方法逐渐被取代。进行深静脉置管时,用静脉导管水射置管法将医用人体硅橡胶管插入静脉内,但普通深静脉导管留置后容易出现感染和形成血栓,无法长期保留,也没有从根本上解决长期输液的问题。

20 世纪 80 年代,静脉留置针进入中国,当时仅限于手术室、重症监护室及急诊科使用,20 世纪90 年代后静脉留置针逐渐在临床广泛应用。我国于 2002 年引进可来福接头(无针正压接头),此后其他各种功能相似的正压接头陆续被介绍到临床。1999 年,PICC 从美国引入中国,北京协和医院和大连医科大学第二附属医院率先在临床使用,给患者及医护人员带来了革命性益处。目前在临床应用的静脉输液穿刺工具主要包括头皮针、套管针、中等长度导管、PICC、隧道式导管、植入式静脉输液港、经颈静脉穿刺的导管等,材料有硅胶、PU 及生物凝胶等。

(3)静脉输液穿刺技术:20 世纪 90 年代,中心静脉插管技术引入中国,天津肿瘤医院率先开展此项技术,主要是锁骨下静脉穿刺。自 PICC 技术引入中国之后,该技术被广泛用于肿瘤化疗、成人术后肠外营养和早产儿营养通路的建立等方面。21 世纪初,输液港进入中国,攻克了普通深静脉导管无法长期留置的难题,较好地解决了外周浅静脉输液患者的日常活动、中长导管及PICC导管每周维护的问题,患者生活不受限制,不需要换药,接受药物治疗既方便又轻松,大大提高了患者的生活质量。随着新型静脉导管的出现,头皮针穿刺不再是外周浅静脉穿刺唯一的方法,为减少输液患者长期反复穿刺血管及预防静脉输液穿刺并发症,通过外周静脉置入中心静脉导管,此穿刺技术日趋成熟。

(4)静脉输液辅助器械:国内对输液泵的研制起步较晚,大都在20世纪90年代中期开始研究,市场上也有一些国产输液泵,如北京科力丰高科技发展有限责任公司的ZNB系列产品,深圳康福特公司的输液泵产品,总体来讲,国产输液泵种类较少,性能也亟待改进。

此外,为了解决临床输液操作血管定位困难及液体低温造成不良反应等问题,手背浅静脉显示仪、输液恒温加热器和新型输液热敷器等输液辅助装置受到关注并研发。

(5)静脉输液包装技术:上海长征药厂和天津和平制药厂曾经于20世纪60年代生产聚氯乙烯软袋输液(主要是输血袋),后来发现聚氯乙烯软袋增塑剂析出的塑化剂增塑剂使输液微粒增加导致透明度下降,且对人体有致畸、致癌及不孕不育等不良影响,故而限制聚氯乙烯输液软袋的使用。20世纪80年代初我国引进塑料瓶(PE、PP)输液生产线,20世纪90年代中期又引进聚氯乙烯非复合膜输液生产线生产塑料软袋大输液。百特于1998年率先在中国静脉输液市场引进输液软袋。目前国内市场上的软袋输液主要包括聚氯乙烯和非聚氯乙烯软袋。其中非聚氯乙烯软袋输液所占比例较大、增长速度也较快,聚氯乙烯软袋输液存在材质缺陷,作为过渡期产品其销量逐年减少。2003年我国发生的"非典"疫情和2008年四川地震抗震救灾工作大大加快了输液产品的包装由玻璃瓶向软袋输液包装转换的速度。目前塑料软袋液体约占市场的5%,玻璃瓶输液占95%,国内拥有非聚氯乙烯软袋输液生产能力的厂商已逾百家。

2.我国静脉输液护理管理现状

(1)管理框架和内涵得到充实和拓展:静脉治疗护理管理涵盖了建立管理机制、制定技术指南、护理风险干预、专业培训教育、人员资格认证等方面,经历了由终末管理到环节控制、由主观判断到客观指标、由单方控制到多维评价的转变,更加科学化、专业化、规范化和程序化。静脉输液治疗护理管理不再只是制订技术操作规范之类单一的内容,而是一项复杂、细致并且随着专业领域拓展而不断动态更新的工作。

(2)静脉输液治疗护理管理方法多样化:①重视环节质量,突出前馈控制:静脉输液治疗护理的质量控制不再仅局限于操作本身,护理人员对于静脉输液治疗护理质量的认识更加严谨、细致。强调管理者要对计划运行中可能出现的偏离因素及关键环节有深刻的理解才能预见问题,采取预防措施;②优化输液流程,提高工作效率:将业务流程再造运用于静脉输液治疗流程优化,缩短患者等待时间,节省人力成本,提升工作效率;③成立PICC中心、静疗中心、静脉导管专科门诊及PICC门诊:集中管理,使静脉输液治疗的临床实践更加规范化。

(3)静脉输液治疗学术组织推动专业蓬勃发展:在护理质量管理体系中,专业组织的建设是质量保证的基础和条件。1999年,中华护理学会成立静脉输液专业委员会。2000年以来,我国各省、市护理学会相继成立静脉输液专业委员会,积极开展以静脉输液治疗护理为主题的学术讲座、会议交流等活动,不断扩大专业影响。

(4)静脉输液治疗护理管理组织加大护理质控力度:部分大型综合医院建立了静脉输液护理管理组织,通过建立静脉输液治疗指导委员会和科室小组两级管理模式,提高静脉输液治疗水平,促进护士积极参与管理和科研意识,全面提高护士的综合素质。例如,北京大学人民医院护理部率先在北京成立院级静脉输液治疗小组,静脉治疗小组主要负责管理和研究医院静脉输液治疗,定期修订静脉输液操作技术标准,进行静脉输液治疗知识培训,负责本专业的继续教育、护理科研,建立监控、信息收集、反馈控制,每月或每季度收集问题,提出改进措施,促进全院静脉输液治疗质量的提高等。

(5)静脉输液治疗风险管理标准化:静脉输液治疗在临床应用十分广泛,但因其具有侵入性和风险性,容易发生护理不良事件和护患纠纷。静脉输液治疗风险管理受到关注,建立护理告知签字制,降低静脉治疗中因药物不良反应、血管选择等发生纠纷的风险,健全医院输液反应管理制度,完善护理记录,制订巡视计划,做好健康教育,加强输液器具管理,严格准入制度。

(6)静脉输液治疗护理专科化:专科护士的概念源于美国,20世纪90年代引入我国,专科护士培养成为最热门的护理改革与实践的主题之一。《中国护理事业发展规划纲要》指出,根据临床专科护理领域的工作需要,有计划地培训临床专业化护理骨干,建立和发展临床专业护士。静脉输液护士属于专科护士的一个分支,是护理专门化进程中形成的护理专业中的一个分支、一种专门化的角色。静脉输液护士接受专业培训并具有临床实践经验,能为患者制订治疗方案、选择穿刺工具、开展健康教育、有效规避风险。许多省市护理学会举办静脉输液治疗专科护士培训,提高静脉输液治疗护士队伍专业技术水平。

二、静脉输液治疗专科护士

随着全球医学的不断发展,20世纪下半叶护理专科化呈现出快速发展的趋势,这种专科化的一个鲜明标志就是在美国、英国、德国、加拿大、澳大利亚、日本等许多国家兴起高级护理实践活动,使得护理学科边界向广度纵深移动和扩展,护理学科的知识技术向更加先进、复杂、高级化发展,获得更高的教育准备,更专门的护理实践范畴,形成更独立地行使职能的高级护士优秀群体,静脉输液护理转向注重需要专业知识和技能的特定操作范围的模式。

(一)静脉输液治疗专科护士的定义

静脉输液治疗专科护士简称静疗专科护士,指临床护士通过静脉输液专科护士培训(系统的理论、操作培训及临床实践)考核合格后,获得合格证书,在静脉输液护理领域具有较高水平和专长的专家型临床护士,能够利用自己的静脉输液理论知识及操作技能为患者和社区人群,甚至为同行提供专家级别的护理服务。静疗专科护士在输液临床护理领域具有广博的、丰富的工作经验,具有先进的专业知识和高超的临床技能,能为患者提供高质量的护理,预防或降低差错及给患者造成的危害。他们不再是简单的技术操作者,而是以专业、多元、整体的理论综合考虑医疗、护理、管理、市场、教育和提高患者生活质量等各方面的专门人才。

(二)国外静脉输液治疗专科护士的发展

1.静疗专科护士的兴起

早期的静脉输液只是危重疾病的一种额外治疗手段,由医师实施静脉输液操作,护士只能辅助医师进行相关物品准备工作。20世纪40年代以后,静脉输液技术迅速发展,护理责任范围得以扩展。1940年,美国麻省总医院率先设立静脉输液专科护士,由Ada Plumer承担输液、输血、清洗输液装置、保持输液通畅等简单的静脉输液职责,随后组建了第一支静脉输液护理小组。1972年,麻省总医院的Ada Plumer和Johns Hopkins医院的Marguerite Knight发出倡议书,成立静脉输液护士协会,静脉输液作为专业得到认可。1980年10月1日,美国参议会认可静脉输液治疗专业,宣布建立静脉输液治疗护士日。为了纪念全国静脉输液治疗协会,每年的1月

25 日为全国庆祝静脉输液治疗护士日。

2.静疗专科护士的核心能力

(1)语言及书面的沟通能力。

(2)为患者提供健康教育的能力。

(3)持续参与继续教育的能力。

(4)保持技术更新的能力。

(5)识别并处理操作失误、产品问题、疑难护理问题解决能力。

(6)遵循职业标准的能力。

(7)向医师护士同行提供咨询的能力。

(8)科研能力。

(9)成本控制能力。

3.静疗专科护士的角色

(1)教育者:有责任对其他护理人员进行输液相关新技术培训,帮助他们识别早期并发症,评价现有输液工具的利弊等。

(2)先进输液技术掌握者:对于不同的输液治疗方式,静脉输液治疗专科护士应具有丰富的经验和能力。熟练掌握不同疾病的诊断指标、给药方式、输液工具选择和操作,以及新技术如 PICC 的置管和输液港。

(3)咨询和宣教者:对患者及家属、医护人员进行输液相关内容的健康教育。健康教育内容和患者接受程度应有文字记录。

(4)科研者:组织参与静脉输液循证研究,参与科研活动、推广静脉输液新产品及科研成果,提高输液治疗护理水平。

(5)管理和自我管理者:严格遵守静脉输液护理实践标准和效果评估细则,不断收集临床资料,对不恰当的静脉输液护理实践及时评估并加以纠正,进行质量评价、监督、提高质效,完善自我。

4.静疗专科护士的工作职责

美国静脉输液护士学会认为,静脉输液专科护士(简称"静疗护士")应参与整个输液治疗的实施过程,保证提供安全的、优质的输液治疗护理,同时控制成本。主要工作职责如下。①完成静脉穿刺及与输液相关的所有操作、护理。检查外周静脉导管穿刺点,常规更换敷料、导管、部位等。每天各种静脉穿刺导管的观察维护;化疗给药、血液成分输注;动脉导管、血气技术操作、胃肠外营养。②在《输液治疗护理实践标准》的基础上制定、实施和严格遵守输液的制度和程序。③通过主动参与静脉输液专业教育、科研和发展新技术来推进输液治疗护理的专业发展。④对医疗专业人员、患者、护理人员、患者家属、社区及相关行业的人员提供咨询。⑤对临床使用的静脉输液治疗产品进行评估。⑥参与静脉输液有关的新技术准入。⑦参与预算管理程序,保证以最经济有效的支出达到最满意的护理质量。⑧参加静脉输液专委会,参与静脉输液护理质量、护理效果的考核评价工作和成本效益的核算工作。

静疗专科护士应在注册护士规定的实践范围内对所有实践负有责任,并承诺提供安全、优质的静脉输液护理。静疗护士的实践基于以下内容:解剖学和生理学知识;对血管系统及与其相关的身体其他系统的特殊知识和理解,以及静脉治疗的模式;实施输液治疗所必需的技能;与静脉输液相关操作要求的知识;社会心理方面的知识;与医疗保健队伍中各成员之间相互影响和合作并参加临床决策过程。

5.实施输液治疗护士的资格认证

(1)专业静疗实践许可护士(LPN)和职业许可护士(LVN):LPN 或 LVN 是协助注册护士实施输液治疗的资格最低的临床人员。进入静脉输液治疗的 LPN 或 LVN 必须符合以下要求(表 18-1)。

表 18-1 美国进行静脉输液治疗的 LPN 或 LVN 应符合的要求

要求	进行静脉输液治疗的 LPN 或 LVN
州护理执照	LPN 或 LVN
学位要求	护理证书
护理经验	2 年内科/外科临床护理经验
国家级认证	不要求

(2)实施输液治疗的注册护士:注册护士可以从事输液治疗。在 LPN 和 LVN 的协助下,经过输液治疗教育的注册护士应对接受输液治疗护理患者的各方面负责,并且对有关输液治疗的护理实践包括评估、计划、实施、评价有清晰的概念,同时对所授权的护理行为负有法律责任。

(3)静疗护理专家:静疗护理专家是通过学习、实践和资格认证,获得专业知识和具有实施输液治疗所必需技能的注册护士,被授权进行输液治疗,通过 CRNI 资格考试,并使用静脉输液治疗注册护士称号。其资格认证是一个自愿的过程,它对专业知识、工作经验、实践能力及职业承诺水平的要求远远高于执业注册的基本要求。在美国,由静脉输液治疗注册护士认证机构(INCC)组织静疗护士的认证考核,资格在全国认可。基本条件包括:具备当今美国或加拿大注册护士执照;通过 9 个科目选择题形式的理论笔试;考前 2 年内有≥1 600 h 静脉输液护理注册护士经验。再次认证:每 3 年进行 1 次再认证考核。在 3 年内必须有不少于 1 000 h 的静脉输液治疗护理实践,并获得 INS 主办的继续教育课程 40 个学分,包括参加年会和全国性专科教育学校的课程学习(表 18-2)。

表 18-2 美国静疗护理专家应符合的要求

要求	实施输液治疗	静疗护理专家
州护理执照	注册护士	注册护士
学位要求	护理学士学位(推荐)	护理学士学位(推荐)
护理经验	2 年内科/外科临床护理经验	1 年静脉输液治疗经验
国家级认证	不要求	静脉输液注册护士证书

注:一年静脉输液治疗经验指在过去连续两年内实施静脉输液治疗和护理 1 600 h。

(4)INS 资格认证的意义:①将历史上的志愿者观念转变为具有法律效应的资格确认,有助于专业能力的体现;②增强护理责任透明度,提高护理质量。在美国,静脉输液护士无论在何地从事输液护理都有义务遵循统一的标准;③服务对象可以通过各种标准对持有资格证书的人员进行监督;④持有资格证书的人员在特定的领域工作可以提高自身价值,获得较高薪酬,体现高水平的临床护理能力;⑤增强护士的工作满意度,增强自信心,受到社会的认可和尊重。

(5)静疗专科护士的培训。①理论培训:美国静疗专科护士的培训课程主要包括输液技术与临床应用、液体与电解质平衡、药理学、感染控制、儿科学、输血治疗、抗肿瘤治疗、胃肠外营养、质量保证/绩效提高等9个方面的内容。②操作培训:集中统一培训是安排集中操作培训,统一各项操作程序,纠正各带教老师临床带教中的操作程序偏差。一对一临床实践带教是采用一对一培训方法,阶段操作固定培训老师,负责按期完成该阶段全部操作项目培训,学员由浅到深轮转接受各阶段操作培训。③临床操作:PICC置管及导管维护由获得静疗专科护士合格证的老师带教。如掌握留置针穿刺技术,掌握PICC导管维护、PICC置管穿刺技术、血管彩超引导下行PICC置管技术,熟悉输液港导管的维护,直到操作者的熟练程度被接受。掌握静脉输液并发症的预防及处理,护士的工作能力通过医疗机构的评估程序认证。

6.静疗专科护士的工作评价

(1)对患者的益处:静疗专科护士熟悉输液实践标准,能正确实施最恰当的输液操作及评价输液器材。高质量的护理能够让患者得到全面的评估、连续的护理、及时的治疗,达到预期的护理效果,减少与输液治疗相关疾病的发病率和死亡率。有研究表明,静脉输液治疗专科护士比普通护士穿刺速度快、耗时少、留置时间长、耗用导管数量比普通护士少1/2。

(2)对护士的益处:由专业化的静脉输液治疗队伍承担输液治疗工作,使静脉输液治疗更加安全,护士承担的风险相对减少;由于输液量大、程序复杂、耗时长,可以使普通护士将更多时间用于其他护理项目,增加护士工作满意度。

(3)对医疗机构的益处:静脉输液治疗专科护士有助于降低输液相关并发症的风险,减少患者的额外住院时间,提高病床利用率。通过高质量的护理使患者安全得到保障,降低医疗机构的潜在责任风险,减少医疗纠纷,减少投诉,提高医疗机构的信誉,提升市场竞争力。

(三)我国静疗专科护士的发展

1.静疗专科护士的培训

部分省市卫生厅委托护理学会举办静疗专科护士资格培训班。以四川省护理学会对静脉输液治疗专科护士的培训管理为例,参加静脉输液治疗专科护士培训的对象要求具有护士执照、大专及以上学历且有2年及以上临床护理工作经验,培训时间为2个月,其中集中理论授课时间1个月,临床实践学习1个月。为了保证静疗专科护士学习效果,每个培训基地限制招生人数,通常每期招收15~35名学员。培训结束后参加四川省护理学会组织的静脉输液专科护士培训结业考试,考核合格者获得由省护理学会颁发的"静疗专科护士合格证书"。

我国静疗专科护士的培养和发展尚处于起步阶段,静疗专科护士的培训内容和方式多种多样,培训机构、培训时间和培训课程不尽相同。培训内容主要参考美国《INS静脉输液实践指南》及省护理学会编制的《静脉输液》培训教材。培训课程主要包括15个方面:静脉输液治疗概述;血管的解剖及生理与输液治疗的关系;药物的性质与输液治疗的关系;静脉输液患者的心理特点;感染控制与输液治疗的关系;输液治疗的类型及操作规范;输液工具的置入及标准护理计划;特殊人群的输液治疗;静脉输液的维护;输液治疗并发症及处理;文书记录;输液治疗新进展;静脉输液相关职业防护;静脉输液相关法律法规;静脉输液突发事件及紧急情况的应急措施。

2.静疗专科护士培训基地管理

医院静疗专科护士培训基地隶属护理部直接领导,由基地主任全面负责培训管理工作。建立基地教学管理小组及专家小组,负责制定专科护士教学计划、课程设置、实施与控制、培训指导、考核及质量监督等工作。

3.静疗专科护士的使用

许多医院成立静脉治疗小组或静脉输液治疗专委会,规范静脉输液技术标准、推广新技术、介绍新经验、开展科学研究,达到加强质量控制、减少并发症、降低费用等目标。也有医院设立静脉输液护士岗位,开设 PICC 门诊及会诊中心。这些活动对医院规范静脉输液治疗专业行为、促进静脉输液治疗的专业化及程序化发展将产生深远影响。

4.静疗专科护士的未来发展

虽然我国静脉输液护理专业化发展已经起步,但与国外相比还有较大差距,尚需在以下方面进行努力。

(1)完善学会的组织结构,明确学会的职责与权利。

(2)健全专业资格认证标准,提供专业教育。

(3)完善静疗专科护士管理办法,逐步推行临床护理专家。

(4)明确静疗专科护士的工作职责、权利、待遇。

(5)建立高质量的临床教学基地及护理师资,编写静脉输液的专用教材和实践标准。

(6)开展学术交流与研究,促进新理论、新技术在临床的应用。

(7)静疗专科护士应该参与学会每年组织的一会一班,以掌握最新、最前沿的静疗知识。

（林子颜）

第三节　静脉输液的注射方法

一、常规操作

（一）操作方法

(1)常规吸药后更换一无菌针头。

(2)选取注射部位,常规消毒皮肤,用左手将注射部位皮肤、皮下组织向一侧牵拉或向下牵拉,用左手拇指和示指拔掉针头帽,其余各指继续牵拉皮肤。

(3)右手将注射器内空气排尽后,刺入注射部位,抽吸无回血后注入药液,注射完毕立即拔针,放松皮肤,使得药液封闭在肌肉组织内。

（二）注意事项

(1)如注射右旋糖酐铁时,注药完毕后需停留 10 s 后拔出针头,放松皮肤及皮下组织。

(2)禁止按摩注射部位,以避免药物进入皮下组织产生刺激而引起疼痛。

二、水肿患者的静脉穿刺方法

临床工作中,水肿患者由于明显的水肿,肢体肿胀,看不到也触及不到静脉血管,患者需要静脉注射或滴注治疗时,就会遇到困难,现介绍一种简便方法。

用两条止血带,上下相距约 15 cm,捆扎患者的肢体,肢体远端一条最好选用较宽的止血带,捆在患者的腕部、肘部或踝部。捆扎 1 min 后,松开下面一条止血带,便在此部位看到靛蓝色的静脉,行静脉穿刺。

该方法亦适用于因肥胖而难以进行静脉穿刺的患者。

三、小静脉穿刺新法

患者因长期输液或输入各种抗癌药物,血管壁弹性越来越差,血管充盈不良,给静脉穿刺带来很大困难。此时如能有效利用小静脉,既可减轻患者痛苦,又能使较大血管壁弹性逐渐恢复。

其方法是:用棉签蘸1‰硝酸甘油均匀涂在患者手背上,然后用湿热小毛巾置于拟输液部位3 min左右,表浅小静脉迅速充盈,此时可进行静脉穿刺。因湿热毛巾外敷促使血管扩张,并可增加硝酸甘油的渗透作用,而硝酸甘油具有扩张局部静脉作用。

此方法适用于慢性衰竭及末梢循环不良者,静脉不清晰的小儿患者,长期静脉输液或输入刺激性药物后血管硬化者,休克患者,术前需紧急输入液体但静脉穿刺困难而局部热敷按摩无效者。

四、氦氖激光静脉穿刺新方法

氦氖激光治疗仪是采用特定波长的激光束,通过光导纤维置入人体血管内对血液进行净化照射的仪器。氦氖激光在治疗时是通过静脉穿刺来完成的。如采用激光套管针进行静脉穿刺,易造成穿刺失败,如改用9号头皮针进行静脉穿刺,取代套管针,不仅节省原材料,还能减轻患者痛苦。

(一)操作方法

(1)首先接通电源,打开机器开关,根据需要调节功率,一般在1.5～2.2 mV,每次照射60～90 min。

(2)将激光针用2%戊二醛溶液浸泡30 min后取出,用0.1%肝素盐水冲洗,以免戊二醛溶液损伤组织细胞。

(3)将9号头皮针末端硅胶管部分拔掉,留下带有约1 cm长塑料部分的针头。将激光针插入头皮针腔内,安置于纤维管前端的针柄上拧紧螺帽。

(4)选择较粗直的肘正中静脉、头静脉或手背静脉、大隐静脉,将脉枕放在穿刺部位下于穿刺点上方约6 cm处,扎紧止血带。

(5)常规消毒,针尖斜面向上使穿刺针与皮肤成15°角,刺入皮下再沿静脉走向潜行刺入静脉将激光针稍向外拉,见头皮针末端的塑料腔内有回血后,再轻轻送回原处。

(6)松止血带,胶布固定,将复位键打开使定时键为0并计时。

(二)注意事项

(1)每次治疗应随时观察病情变化,如患者出现兴奋、烦躁不安,心慌等可适当调节输出功率,缩短照射时间。

(2)为防止突然断电不能准确计时,应采用定时键与其他计时器同时计时。

(3)治疗结束后关闭电源,将头皮针和激光针一起拔出。将激光针用清水清洗干净后浸泡于2%戊二醛溶液中待用。

五、冷光乳腺检查仪用于小儿静脉穿刺

小儿静脉穿刺一直沿用着凭肉眼及手感来寻找静脉的方法。由于小儿皮下脂肪厚,皮下静脉细小,尤其伴有肥胖、水肿、脱水时常给静脉穿刺带来困难。冷光乳腺检查仪不仅能把乳腺肿物的大小、透光度显示出来,还能清晰地显示出皮下静脉的分布走行。应用乳腺检查仪,可大大

加快寻找静脉的速度,尤其能将肉眼看不到、手摸不清的静脉清晰地显示出来,提高了穿刺成功率。特别是为危重病儿赢得了抢救时间,提高了护士的工作效率,可减轻患儿不必要的痛苦,取得家长的信任和支持,密切护患关系。

(一)操作方法

(1)四肢静脉的选择。按常规选择好穿刺部位,以手背静脉为例,操作者左手固定患儿手部,右手将冷光乳腺检查仪探头垂直置于患儿掌心,让光束透射手掌,推动探头手柄上的滑动开关,调节光的强度,便可把手背部静脉清晰地显示出来,选择较大的静脉行常规消毒穿刺。

(2)头皮静脉的选择。按常用穿刺部位,以颞静脉为例,首先在颞部备皮,操作者以左手固定患儿头部,右手将探头垂直抵于颞部皮肤,移动探头并调节光的强度,可在探头周围形成的透射区内寻找较粗大的静脉,常规消毒穿刺。

(二)注意事项

(1)调节光的强度应由弱到强,直到显示清晰。

(2)四肢静脉以手背静脉、足背静脉效果最佳。

六、普通头皮针直接锁骨下静脉穿刺法

在临床危重患者的抢救中,静脉给药是抢救成功的最可靠的保证,特别是危重婴幼儿患者,静脉通道能否尽快建立成为抢救成功与否的关键。对于表浅静脉穿刺特别困难者,以往大多采用传统的静脉切开法或较为先进的锁骨下静脉穿刺法,但这两种方法难度较高,且又多用于成年患者,用普通头皮针直接锁骨下静脉穿刺,便可以解决这一难题。

(一)操作方法

(1)定位。①体位:患者取仰卧位,枕垫于肩下,使颈部充分暴露;②定点:取锁骨的肩峰端与胸锁关节连线的内 1/3 作为进针点;③定向:取胸骨上端与喉结连线的 1/2 处与进针点连线,此线为进针方向。

(2)进针:将穿刺部位做常规消毒,在定点上沿锁骨下缘进针,针尖朝进针方向,进针深度视患儿年龄的大小、体质的胖瘦而定,一般为 2.0～2.5 cm,见回血后再继续进针 2～3 mm 即可。

(3)固定:针进入血管后保持 45°角左右的斜度立于皮肤上,所以固定前应先在针柄下方支垫少许棉球,再将胶布交叉贴于针柄及皮肤上以防针头左右摆动,将部分输液管固定在皮肤上,以防牵拉输液管时引起针头移位或脱落。

(二)注意事项

(1)输液期间尽量减少活动,若行检查、治疗及护理时应注意保护穿刺部位。

(2)经常检查穿刺部位是否漏液,特别是穿刺初期,按压穿刺部位周围有无皮下气肿及血肿。

(3)在排除原发性疾病引起的呼吸改变后,应注意观察患儿的呼吸频率、节律是否有改变,口唇是否有发绀现象。因锁骨下静脉的后壁与胸膜之间的距离仅为 5～7 mm,以防针尖透过血管,穿破胸膜,造成血胸、气胸。

(4)拔针时,用无菌棉球用力按压局部 3～5 min,以免因局部渗血而形成皮下血肿,影响患儿的呼吸及再次注射。若需保留针头,其方法与常规表浅静脉穿刺保留法相同。

七、高压氧舱内静脉输液法

高压氧舱内静脉输液,必须保持输液瓶内外压力一致,如果产生压差,则会出现气、液体均流

向低压区,而发生气泡、液体外溢等严重后果。若将密闭式输液原通气方向改变,能较好地解决高压氧舱内静脉输液的排气,保持气体通畅,使输液瓶内与舱内压力一致,从而避免压差现象。

(一)操作方法

(1)患者静脉输液时,全部使用塑料瓶装,容量为 500 mL 的静脉用液体。

(2)取一次输液器,按常规操作为患者静脉输液,操作完毕,将输液瓶倒挂于输液架。

(3)用碘酒消毒该输液瓶底部或侧面(距液面 5 cm 以上)。

(4)将密闭式输液瓶的通气针头从下面的瓶口处拔出,迅速插入输液瓶底部或侧面已消毒好的部位,使通气针头从瓶口移至瓶底,改变原来的通气方向。

(5)调节墨菲滴管内液面至 1/2 高度,全部操作完成,此时患者方可进入高压氧舱接受治疗。

(二)注意事项

(1)舱内禁止使用玻璃装密闭式静脉输液。

(2)使用三通式静脉输液器时,需关闭通气孔,按上述操作方法,在瓶底或瓶侧插入一个 18 号粗针头即可。

(3)使用软塑料袋装静脉输液时,需夹闭原通气孔,按上述操作方法,在塑料袋顶端刺入一个 18 号粗针头,即可接受高压氧治疗。

八、静脉穿刺后新型拔针法

在临床中静脉穿刺拔针时,通常采用"用干棉签按压穿刺点,迅速拔出针头"的方法(下称旧法),运用此法操作,患者血管损伤和疼痛明显。如果将操作顺序调换为"迅速拔出针头,立即用干棉签按压穿刺点"(下称新法),可使患者的血管损伤和疼痛大为减轻。

经病理学研究和临床试验观察,由于旧法拔针是先用干棉签按压穿刺点,后迅速拔出针头,锋利的针刃是在压力作用下退出血管,这样针刃势必会对血管造成机械性的切割损伤,致血管壁受损甚至破裂。在这种伤害性刺激作用下,可释放某些致痛物质并作用于血管壁上的神经末梢而产生痛觉冲动。由于血管受损,红细胞及其他血浆成分漏出管周,故出现管周淤血。由于血管内皮损伤,胶原暴露,继发血栓形成和血栓机化而阻塞管腔。由于血管壁损伤液体及细胞漏出,引起管周大量结缔组织增生,致使管壁增厚变硬,管腔缩小或闭塞,引起较重的病理变化。

新法拔针是先拔出针头,再立即用干棉签按压穿刺点。针头在没有压力的情况下退出管腔,因而减轻甚至去除了针刃对血管造成的机械性切割损伤,各种病理变化均较旧法拔针轻微。

九、动、静脉留置针输液法

动、静脉留置针输液是近几年兴起的一种新的输液方法。它选择血管广泛,不易引起刺破血管形成血肿,能多次使用同一血管,维持输液时间长,短时间内可输入大量液体,是烧伤休克期、烧伤手术期及术后维持输液的理想方法。

(一)操作方法

(1)血管及留置针的选择:应选择较粗且较直的血管。血管的直径在 1 cm 左右,前端有一定弯曲者也可。一般选择股静脉、颈外静脉、头静脉、肘正中静脉、前臂表浅静脉、大隐静脉,也可选择颞浅静脉、额正中静脉、手背静脉等。留置针选择按血管粗细、长度而定。股静脉选择 16 号留置针,颈外静脉、头静脉、肘正中静脉、前臂表浅静脉、大隐静脉可选用 14~20 号留置针,其他部位宜选用 18~24 号留置针。

(2)穿刺方法:进针部位用1%普鲁卡因或利多卡因0.2 mL行局部浸润麻醉约30 s后进针,进针方法同一般静脉穿刺,回血后将留置针外管沿血管方向推进,外留0.5～2.0 cm。左手按压留置针管尖部上方血管,以免出血或空气进入,退出针芯、接通输液。股静脉穿刺在腹股沟韧带股动脉内侧采用45°角斜刺进针,见回血后同上述穿刺方法输液,但股静脉穿刺因其选择针体较长,操作时应戴无菌手套。

(3)固定方法:①用3M系列透明粘胶纸5 cm×10 cm规格贴于穿刺部位,以固定针体及保护针眼,此法固定牢固、简便,且粘胶纸有一定的伸缩性,用于正常皮肤关节部位的输液,效果较好;②缝合固定。将留置针缝合于局部皮肤上,针眼处用棉球加以保护,此方法多用于通过创面穿刺的针体固定或躁动不安的患者;③采用普通医用胶布同一般静脉输液,多用于前臂、手背等处小静脉。

(二)注意事项

(1)行股静脉穿刺输液时应注意以下几点:①因股静脉所处部位较隐蔽,输液过程中要注意观察局部有无肿胀,防止留置针管脱出致液体输入皮下;②因血管粗大,输液速度很快,应防止输液过快或液体走空发生肺水肿或空气栓塞;③若回血凝固,管道内所形成的血凝块较大,应用5～10 mL无菌注射器接于留置针局部将血凝块抽出,回血通畅后接通输液,若抽吸不出,应拔除留置针,避免加压冲洗管道,防止血凝块脱落导致血栓栓塞;④连续输液期间每天应更换输液器1次,针眼周围皮肤每天用碘酒、酒精消毒后针眼处再盖以酒精棉球和无菌纱布予以保护。

(2)通过创面穿刺者,针眼局部每天用0.2%氯己定液清洗2次,用油纱布及无菌纱布覆盖保护,若局部为焦痂每天可用2%碘酒涂擦3～4次,针眼处用碘酒棉球及无菌纱布保护。

(3)对前端血管发红或局部液体外渗肿胀者应立即予以拔除。

(4)留置针管同硅胶导管,其尖端易形成血栓,为侵入的细菌提供繁殖条件,故一般保留3～7 d。若行痂下静脉穿刺输液,保留时间不超过3 d。

十、骨髓内输注技术

骨髓内输注是目前欧美一些国家小儿急救的一项常规技术。小儿急救时,常因中央静脉插管困难及静脉切开浪费时间,休克导致外周血管塌陷等原因而无法建立静脉通道,采用骨髓内输注法进行急救,安全、省时、高效。因长骨有丰富的血管网,髓内静脉系统较为完善,髓腔由海绵状的静脉窦隙网组成,髓窦的血液经中央静脉系统回流入全身循环。若将髓腔视为坚硬的静脉通道,即使在严重休克时或心脏停搏时亦不塌陷。当然,骨髓内输注技术并不能完全取代血管内输注,只不过为血管内输注技术一项有效的补充替代方法,仅局限于急救治疗中静脉通路建立失败而且适时建立通路可以明显改善预后的患者。

(一)适应证和禁忌证

心脏停搏、休克、广泛性烧伤、严重创伤及危及生命的癫痫持续状态的患者,可选择骨髓内输注技术。患有骨硬化症、骨发育不良症、同侧肢体骨折的患者,不宜采用此技术,若穿刺部位出现蜂窝织炎,烧伤感染或皮肤严重撕脱则应另选他处。

(二)操作方法

(1)骨髓穿刺针的选择:骨髓内输注穿刺针采用骨髓穿刺针、15～18号伊利诺斯骨髓穿刺针或Sur-Fast(美国产)骨髓穿刺针。18～20号骨髓穿刺针适用于18个月以下婴幼儿、稍大一些小儿可采用13～16号针。

（2）穿刺部位的选择：最常用的穿刺部位是股骨远端和胫骨远、近端，多数首选胫骨近端，因其有较宽的平面，软组织少，骨性标志明显，但6岁以上小儿或成人常因该部位厚硬，穿刺难而选择胫骨远端（内踝）。胫骨近端为胫骨粗隆至胫骨内侧中点下方1～3 cm，胫骨远端为胫骨内侧内踝与胫骨干交界处，股骨远端为外踝上方2～3 cm。

（3）穿刺部位常规消毒，固定皮肤，将穿刺针旋转钻入骨内，穿过皮质后，有落空感，即进入了髓腔。确定针入髓腔的方法为，接注射器抽吸有骨髓或缓慢注入2～3 mL无菌盐水，若有明显阻力则表示针未穿过皮质或进入对侧皮质。

（4）针入髓腔后，先以肝素盐水冲洗针，以免堵塞，然后接输液装置。

（5）输注速度：液体从髓腔给药的速度应少于静脉给药。内踝部常压下13号针头输注速度为10 mL/min，加压40.00 kPa为41 mL/min。胫骨近端输注速度1 130 mL/h，加压情况下可达常压下2～3倍。

（6）待建立血管通路后，以及时中断骨髓内输注，拔针后穿刺部位以无菌纱布及绷带加压压迫5分钟。

（三）注意事项

（1）操作过程应严格无菌，且骨髓输注留置时间不宜超过24 h，尽快建立血管通路后应及时中断骨髓内输注，以防骨髓炎发生。

（2）为预防穿刺部位渗漏，应选择好穿刺部位，避开骨折骨，减少穿刺次数。确定好针头位于髓腔内，必要时可摄片。为防止针移位，应固定肢体，减少搬动。定时观察远端血供及软组织情况。

（3）婴幼儿穿刺时，若采用大号穿刺针，穿刺点偏向胫骨干，易引起医源性胫骨骨折。因此，应选择合适穿刺针，胫骨近端以选在胫骨粗隆水平或略远一点为宜。

（林子颜）

第四节 静脉输液并发症的处理

一、静脉输液肢体疼痛速效止痛法

患者在输液过程中，常因静脉输入刺激性较大或浓度较高的药物而引起输液肢体及局部胀痛、疲乏等，采用对侧穴位按压法，是解除患者疼痛的较好护理方法。

（一）方法

患者上肢静脉输液感到局部胀、疼痛、疲乏时，按压患者对侧上肢合谷或内关穴，以患者感到酸、麻、痛为止，可缓解患者静脉输液肢体局部的胀、痛、疲乏感。如患者下肢静脉输液出现此症状时，按压对侧足三里或三阴交穴，可收到同样效果。

（二）机制

依据针灸"同经相应交叉"取穴法，按压输液肢体对侧穴位，破坏了输液肢体因药物或输液刺激引起大脑皮质原兴奋灶而达到治疗效果。该方法简便易行，见效迅速，较减慢速度和局部热敷等方法止痛效果好。

二、静脉滴注甘露醇外渗的处理方法

静脉滴注甘露醇时发生血管外渗漏,是护理工作中比较棘手的问题。由于甘露醇为高渗溶液,一旦药物外漏进入皮下组织,不易被组织所吸收并损伤组织,同时提高了组织液的压力,造成渗透压梯度的反差,促使更多的液体渗透到组织中,加重了皮肤组织的损伤,而出现局部刺痛,皮下组织坏死等不良后果。

(一)烫伤膏外涂法

一旦发现甘露醇溶液外渗皮下组织,应立即停止输液,用烫伤膏外涂肿胀部位,用量多少取决于受损皮肤范围,以不干燥为宜。暴露局部,直至肿胀消退,皮肤恢复正常为止。应禁止局部热敷,因为热敷可使局部组织温度升高,促进组织坏死,同时血管扩张,水肿加重。另外,甘露醇外渗后应尽早用烫伤膏外涂局部。如果出现水疱、发绀,再涂用烫伤膏效果不佳。此方法适用于甘露醇液少量外渗,皮下肿胀较轻者。

(二)中药涂膜法

(1)药方配制:将丹参、紫荆皮、乳香、没药、降香、白及、儿茶、大黄诸中药挑选洗净,烘干粉碎,以70%乙醇为溶剂。按酊剂浸渍法制备。第1次浸渍20 d;第2次浸渍14 d,合并浸出液,过滤,回收酒精。滤液加入冰片、甘油、阿佐恩、PVA-124,搅匀,调节pH,分装外用。

(2)方法:棉签浸取药液均匀涂擦于肿痛淤血皮肤待干燥成膜。3～4次/天,肿痛淤血严重者,可酌加涂药次数。

(三)刺皮减压法

在剧烈肿胀肢体的局部涂3%的碘酒消毒,75%乙醇脱碘干燥后,用无菌注射器针头在肿胀中心部位(避开皮下静脉血管部位),均匀刺数针,刺破皮肤,然后用无菌大纱布3～5层加压包扎,使大量的皮下渗出液排出。如纱布被浸湿可再更换,从而使肿胀的肢体很快恢复正常。但注意消肿后刺破的皮肤局部应保持清洁干燥,避免感染发生。该方法仅限于严重肿胀的紧急情况下,机体免疫力低下和肢体局部感染者禁用。

三、静脉穿刺穿破血管后的补救方法

静脉输液是临床常用的重要治疗手段之一。在静脉穿刺时,如果血管扎穿后采用指压扎穿部位法止血,进行补救确保穿刺一次完成,以提高静脉穿刺成功率。

静脉穿刺后,自我感觉扎穿或穿刺后无回血,往外撤针头时才有回血,就判断为扎穿血管。此时,将针头缓慢往外撤,当有血时停止,立即用左手拇指或无名指按在扎穿的部位,同时打开止血带,用一条胶布固定针柄。先以指重压1 s左右,然后打开输液调节器,手指轻按以液体能缓慢通过为准(见墨菲滴管有滴入),观察有无外渗,1 min左右无外渗将手指抬起,用胶布将针头固定好,调节滴速60～70滴/分钟,如果需加快滴速,10～20 min后即可放快。

此方法特别适用于婴幼儿、老年人和不好找血管的患者。

四、颈外静脉输液导管阻塞更换法

颈外静脉穿刺输液适应于长期输液,周围静脉不易穿刺者,周围循环衰竭的危重患者。颈外静脉穿刺输液导管阻塞多因护理不周所致,如导管折叠或经导管抽血、输血而未及时用0.9%NaCl冲洗以致形成血栓。导管阻塞后,传统的方法是拔除阻塞导管,采用更换导管法,无须穿刺,即免除疼痛,效果很好。

(一)操作方法

(1)患者去枕平卧,肩下可垫枕头、头偏向对侧。

(2)严格执行无菌操作。常规消毒导管周围皮肤,阻塞导管末端接 5 mL 注射器,戴无菌手套,边抽吸边拔管,弃之于弯盘中。

(3)常规消毒穿刺口及周围皮肤,更换无菌手套,铺孔巾,用抽取了 0.9%NaCl 的注射器检查灭菌导管是否通畅。

(4)右手用镊子快速将无菌导管沿穿刺口插入至所需长度回抽注射器,见回血注入 0.9%NaCl 封管或接输液橡胶管输液。妥善固定导管、原穿刺口经用苯扎氯铵酊消毒后,覆盖无菌纱布。

(二)注意事项

(1)此方法适应于已行颈外静脉穿刺置管 10～14 d 后发生导管阻塞的患者,且局部无可疑感染者。

(2)长期置管者,每周常规做穿刺口分泌物细菌培养 1 次,每天用苯扎氯铵酊消毒穿刺口及周围皮肤,禁用碘酒或酒精,以防导管脆化折断。

(3)输液过程中严格无菌操作,以防感染及并发症发生。

(4)不宜从导管内抽血,输血。若抢救患者急需输血时,待输血完毕即用0.9%NaCl 将管腔冲洗干净,封管时加入适量肝素以防血栓形成。

(5)拔管时,导管末端接注射器,边抽吸边拔管,防止残留小血块进入血液,造成血栓。

五、长期静脉内置留置针、导管并发症及对策

(一)常见并发症

1.凝血

静脉内留置各类导管,形成血管异物,因而局部易形成血液凝集块造成静脉闭塞而发生末梢水肿、静脉炎等症状。其预防主要手段是要选择不易致局部凝血的导管和留置针。随着医疗材料科学技术的发展,目前的聚氨甲酸乙酯等材料就具有不易血栓形成的特点。

2.感染

在血管内留置导管易导致细菌感染,严重时可引起菌血症。造成这一并发症的主要原因是在导管插入或静脉穿刺操作过程中,特别是在连接输液管、三通等无菌操作不严格的情况下污染所致。

3.导管栓塞

导管内腔形成血液凝血块造成输入液体不畅。

4.固定脱落

长期插入导管患者,缝合固定线由于局部皮肤的坏死等原因而松动、脱落,失去对导管的固定力,易造成留置针和导管的自由拔出。

(二)并发症主要症状及对策

1.导管所致感染、菌血症症状及对策

(1)症状:突然高热 39 ℃～40 ℃,寒战,恶寒。

(2)对策:①在操作中严格执行无菌操作原则;②长期置入导管,疑导管感染时,拔出导管用

无菌剪刀剪下尖端部做细菌培养;③从末梢血管开始输液治疗;④头部、腋窝等部位冷敷,严密观察体温、脉搏、血压等全身状况。

2.静脉血栓、静脉炎症状及对策

(1)症状:穿刺侧上、下肢水肿,沿静脉走行疼痛,局部发红、发热。

(2)对策:①预防手段是要选择合适的高质量的导管或留置针材料;②留置时间不可过长;③中心静脉导管插入时尽可能避免输入高渗液;④遵医嘱拔去导管;⑤拔管后抬高患肢,局部冷、湿敷。

3.导管脱出或局部渗液症状及对策

(1)症状:液体从穿刺部漏出,穿刺部位出血,滴注速度缓慢;深静脉锁骨下静脉穿刺时,液体外漏纵隔内,出现呼吸困难、胸痛、血压低、脉频。

(2)对策:①打开穿刺部位,观察固定是否脱落;②遵医嘱拔管;③终止滴注,胸部 X 线检查。

4.导管误插入症状及对策

(1)症状:导管插入部开始疼痛,特别是静脉液体滴入时疼痛加剧。

(2)对策:①X 线透视检查;②遵医嘱拔出导管,重新穿刺。

（林子颜）

第五节　儿科患者的静脉输液护理

小儿与成人的根本差别在于小儿处在一个不断生长发育的过程,在解剖、生理、病理、免疫、疾病诊治、社会心理等方面均与成人不同,且各年龄期小儿也存在个体差异。因此,儿科护士不仅要具备高超的静脉穿刺技术和静脉输液治疗的医学知识,而且应掌握儿童生长发育的生理、心理等多方面的知识,根据儿童的特点为儿科患者实施静脉输液治疗。

一、小儿静脉输液生理特点

(一)小儿体液平衡的特点

1.体液总量与分布特点

体液分为细胞内液和细胞外液,细胞外液分为血浆及间质液两部分。各区间可互相交换,但又保持各自的相对平衡。新生儿体液占体质量的 80%,婴儿占 70%,2～14 岁占 65%。如果婴幼儿失液脱水,则体质量下降明显。

2.体液的电解质成分特点

小儿体液电解质成分与成年人相似。细胞外液的电解质以 Na^+、Cl^-、HCO_3^- 等为主,其中 Na^+ 占阳离子总量 90%以上,对维持细胞外液的渗透压起主导作用。细胞内液以 K^+、Mg^{2+} 和蛋白质等离子为主,K^+ 是维持细胞内渗透压的主要离子。新生儿出生后数天血钾、氯和磷偏高,血钠、钙和碳酸氢盐偏低。

3.水的交换特点

小儿水代谢旺盛,婴儿每天水交换量约为细胞外液的 1/2,而成年人仅为 1/7,婴幼儿水交换率比成年人快 3～4 倍,所以,小儿较成年人对水的耐受力差,容易发生脱水。临床上以等渗性脱水最常见,其次是低渗性脱水,高渗性脱水少见。

(1)等渗性脱水:水和电解质成比例丢失,血清钠浓度为 135～150 mmol/L,丢失的体液主要是循环血容量和细胞外液,而细胞内液的量无改变,常由于呕吐、腹泻、胃肠紊乱、进食不足、感染等所引起。

(2)低渗性脱水:电解质的丢失多于水的丢失,血清钠小于 135 mmol/L。多见于营养不良伴较长时间腹泻者,或腹泻时口服大量清水、静脉滴注大量非电解质溶液及大量使用利尿剂后等。

(3)高渗性脱水:水的丢失多于电解质的丢失,血清钠大于 150 mmol/L,多见于腹泻伴高热、饮水不足或输入电解质过多等。

4.小儿消化液的分泌与再吸收

正常成人每天分泌大量消化液,其中绝大部分被再吸收,仅有少量由粪便排出。年龄越小,消化液的分泌与再吸收越快,一旦出现消化功能障碍,极易出现水和电解质平衡紊乱。

5.小儿肾调节体液平衡的特点

年龄越小,肾调节能力越差,其浓缩、稀释功能、酸化尿液和保留碱基的能力均较低,易发生水、电解质、酸碱平衡紊乱,出现高血钠、低血钾、代谢性酸中毒等。因此婴儿补液时更应注意补液量和速度,并根据病情的变化、尿量、尿比重等调整输液方案。

(二)小儿静脉输液血管特点

1.小儿头皮静脉的特点

小儿头皮静脉极为丰富,分支多,互相沟通,交错成网,无静脉瓣,血-脑脊液屏障的通透性大,如全身感染,易随着血液循环引起颅内感染。头皮静脉血管壁薄弹性纤维少,静脉腔内压力低,在脱水时血管外形易呈扁缩状态。在行静脉穿刺时回血慢,易造成穿刺失败血肿形成或误入动脉、损伤神经。因此儿科患者静脉输液具有挑战性。

2.小儿头皮静脉与动脉的鉴别

静脉外观呈微蓝色,无搏动,管壁薄,易被压瘪,易固定,不易滑动,血液多呈向心方向流动;动脉外观呈正常肤色或淡红色,有搏动,管壁厚,不易被压瘪,血管易滑动,血液呈离心方向流动。

3.小儿四肢静脉的特点

3 岁以上的小儿一般选用四肢静脉进行静脉输液,常用的四肢静脉为手背静脉、足背静脉、贵要静脉、肘正中静脉、头静脉、大隐静脉、小隐静脉。小儿四肢静脉弹性好,血管壁薄,固定,暴露长度较短,进针不宜多,以防穿破血管。在某些病理情况下,如腹泻脱水、高热出汗、呕吐等可致体液丢失,血液浓缩,易致小儿血管不充盈,呈扁缩状态而增加穿刺难度。因为小儿好动,所以四肢静脉穿刺成功后,固定很重要。

(三)小儿静脉输液治疗的护理特点

1.输液工具的选择

选择原则是在满足治疗需要的情况下,尽量选择最细、最短的导管,选择与静脉大小相适应的针头,根据静脉大小及深浅部位而定,同时考虑患儿的年龄、静脉的条件、输液目的。输液时根据患儿的活动需要,选择静脉穿刺工具及型号。

头皮针及留置针:新生儿用 4.5 号,婴幼儿用 4.5～5.5 号,学龄前及学龄儿童用 5.5～6.5 号;新生儿及早产儿留置针用 24G,新生儿及早产儿使用经外周静脉置入中心静脉导管 PICC 1.9Fr,小儿使用 3Fr 导管。

2.影响小儿穿刺部位选择的因素

(1)年龄:小儿从出生至3岁这一时期,头部皮下脂肪少,静脉清晰表浅,这个时期的小儿宜选用头皮静脉穿刺。3岁以上患儿宜选择四肢静脉,一般选用手背静脉、足背静脉、贵要静脉、肘正中静脉、头静脉、大隐静脉、小隐静脉等。对3岁以上肥胖或肾脏疾病致全身水肿者,由于四肢血管不易看清楚,也应首选头皮静脉。

(2)治疗疗程:5～7 d输液治疗宜选头皮静脉和四肢浅静脉,选择血管应从远端到近端,从小静脉到大静脉,避免在同一根血管上反复多次穿刺。长期输液治疗,输入高刺激性、高浓度药物的患儿宜选大静脉或中心静脉。

(3)药物性质:对严重脱水、血容量不足或需快速输液及注入钙剂、50%葡萄糖、甘露醇等高浓度的药液时宜选用四肢大静脉,营养液、血管刺激性较强的药物及化疗药物时,选择较粗而直的血管穿刺,交替使用血管,切忌连续多次使用同一血管,特别是进行化疗时,应每次更换血管,以保证血管有进行自我修复的时间。

3.小儿静脉穿刺方法特点

(1)穿刺前要"一看二摸"。"一看"就是仔细观察血管是否明显,看血管的深浅度。瘦的患儿多半血管较浅,肥胖的患儿多半血管较深,不易看见。凸出皮肤平面的血管较浅,平或略凹于皮肤平面的血管较深。要选走向较直的血管,静脉大多呈蓝色,动脉和皮肤颜色一样或呈浅红色,因此要注意鉴别。"二摸"就是凭手感摸清血管的走向和血管弹性,弹性好的血管,触摸感觉软,易被压瘪,触之无疼痛感。弹性差的血管,感觉硬如条索状,不易被压瘪,触之有疼痛感,动脉可以摸到搏动。

(2)小儿静脉输液固定特点。儿童活动频繁,缺乏保护意识,固定的针头容易脱落或穿破血管,导致药液外渗,局部肿胀,严重者可能出现局部坏死。因此,儿童输液固定成为输液过程中的重要环节,常采用以下方法。①小儿静脉输液过程中的头部固定:在穿刺时,小儿头部固定正确与否决定穿刺成功率,固定时助手或家属双手抱住小儿颧骨、颊部及下颌部,双肘为支撑点,小儿双手位于助手双手下,固定住小儿头部,不要压住小儿躯体及四肢,以免增加抵抗力而不易固定;②头皮静脉输液绕耳后、头部固定法:额静脉或颞浅静脉穿刺成功后,先固定针头、针柄、交叉,后用一长胶布盖过穿刺部位的针柄,把胶布余段绕耳后将输液延长管固定于耳垂后;③固定输液管远端于耳郭上法:第1条胶布横贴固定针柄;第2条胶布绕过针柄下交叉固定;第3条胶布固定盘曲的头皮针软管;第4条胶布固定覆盖穿刺部位的无菌纱布或敷贴;第5条胶布固定输液管远端于前额处。改进法第1条、第4条胶布的固定方法同传统法;第5条胶布固定输液管远端于耳郭上。胶布不受患儿出汗的影响而失去黏性,因此粘贴牢固,即使输液管远端受到轻微牵拉也不会影响针头的牢固性。

4.易见回血的方法

(1)用10 mL空针吸生理盐水,取下针头,接头皮针后排气。穿刺时另一护士外拉空针活塞,使头皮针内保持轻度负压状态,一旦针头入血管,即可见回血,再进针少许。固定后,将头皮针与输液管连接输液,此法用于血液循环不良、血管不充盈的患儿。

(2)调节器高调法:调节器置于紧贴墨菲滴管下端,一般情况适用。

(3)调节器高调输液瓶低位法:调节器如上法调高,但输液瓶低于穿刺点。这样,头皮针斜面一进入血管,血液很容易回到针管内,见到回血。

二、小儿发展心理特点

(一)皮亚杰认知发展理论

瑞士著名的心理学家皮亚杰在对儿童长期的观察和大量实验研究的基础上形成了儿童的认知发展理论。皮亚杰把使得个体能够理解世界的心理结构叫作图式。图式是发展变化的基础单元。

婴儿的最初图式为感觉运动,如吮吸、观看、抓握和推的心理结构,经过练习,基本的图式可以组合、整合和分化为更复杂、更多样的行为模式。如:婴儿推开不想要的物体,或可以找到身后想要的物体时所表现出来的模式。

皮亚杰认为,同化和顺应是两个基本的过程,协同工作,以达到认知的发展。同化是对新的环境信息加以修改,使之更为适合已有的知识结构,就是使用已有的图式来对新感觉到的数据加以组织。顺应就是对儿童已有的图式进行修改或重新构建。例如,婴儿从吮吸母亲的乳房(或奶嘴)到用吸管喝饮料或直接拿杯子喝饮料,这个过程的变化中,同化与顺应相互穿插,相互作用,促进了儿童的认知发展。

皮亚杰把儿童的认知发展过程分为四个有序的、但不连续的阶段。他认为,所有的儿童都以同样的顺序经历这些阶段。

1.认知发展过程四个阶段

(1)感知运动阶段:从出生到2岁。在最初的几个月中,婴儿的大部分行为都是以天生的有限图式为基础,如吮吸、观看、抓握和推。在第一年中,感觉运动序列得到了改善、组合、协调和整合(如吮吸和抓握、观看和操作)。随着他们发现自己的行为对外界有影响,他们的行为变得更为丰富多彩。在这个时期最重要的认知发展,就是客体恒常性,是指儿童理解了物体可以独立于他们的行为和知觉而存在或运动。在生命的最初几个月中,儿童用眼光追随物体,但当物体消失在视野之内时,他们移开目光,就好像物体从他们的心灵中消失了一样。但在3个月大时,他们开始盯着物体消失的地方看。在8~12个月大时,儿童开始搜索消失的物体。到2岁时,儿童已经肯定,"消失"物体继续存在着,即形成了客体恒常性。获得了对抽象物体形成心理表征的能力。

(2)前运算阶段:2~7岁。最大进步就是对不在眼前的物体有了更好的心理表征。儿童前运算思维的特点是自我中心,即他们不能从别人的角度来思考。如果你听到一个2岁的孩子与其他孩子的对话,这个年龄的儿童经常似乎是在与自己说话,而不是与他人交流,即自我中心。另外,他们的注意力很容易被物体鲜明的知觉特征所吸引。如将同样多的柠檬汁倒进两个相同的杯中,5~7岁的儿童认为杯中有同样多的柠檬汁。但当把其中一个杯中的柠檬汁倒进一个细长的杯中时,5岁的儿童知道高杯中的柠檬汁还是原来的柠檬汁,但他们认为现在的柠檬汁多了,即被杯子的高度这个鲜明、单一的特征所吸引。7岁的儿童会肯定它们的量并没有变化。在皮亚杰的演示中,年幼儿童的注意力固着于单一的、知觉上突出的维度。年长一点的儿童既考虑到高度,也考虑到宽度。

(3)具体运算阶段:7~11岁。儿童开始了心理运算,即在心灵中产生逻辑思维的活动。具体运算使得儿童可以用心理活动代替物理活动。例如,如果一个儿童看见亚当比扎拉高,后来又看见扎拉比坦尼亚高,这个儿童就会推理说,亚当是三人中最高的,而他并不需要实际操纵比较这三个人。7岁大的儿童已经学会了皮亚杰所谓的守恒。即使物体的外表发生了变化,但如果不增加或拿去什么,物体的物理性质仍然不会改变。儿童最新获得的与守恒有关的运算之一就是可逆性。到了7～8岁,儿童具有了测量、判断和排序(按一定的顺序准确排放物件)的能力。

(4)形式运算阶段:11～14岁,在认知发展的这个最后阶段,思维变得抽象了。所处的现实只是多个可以想象到的现实中的一个,他们开始思考真理、公平和存在等诸如此类深刻的问题。

2.皮亚杰认知理论在患儿疼痛认知中的运用

(1)感知运动阶段(从出生到2岁):较小婴儿对疼痛的来源无法明确地辨别,经常当刺激发生时才警觉到疼痛的发生。如针刺下去以后才开始身体挣扎、拒绝,出现哭声、尖叫声。稍大的婴儿会将疼痛与有关事物联想:如医护人员白色的制服或特殊的房间(如输液治疗室)。只要看见穿白色制服的医护人员,进入输液治疗室,甚至听见其他孩子哭,就会有身体挣扎反应和哭声,而实际上穿刺针还没有真正刺入患儿的体内。此期的患儿是靠感觉来认识周围的环境,并作出相应的反应。

(2)前运算阶段(2～7岁):个体开始运用简单的语言符号从事思考,具有表象思维能力,但缺乏可逆性;儿童通常不能理解疼痛的原因,而常将疼痛视为对现实或想象中自己所犯错误的惩罚。他们往往赋予疼痛以魔幻色彩和特殊意义。对这一年龄阶段儿童的疼痛评估比较困难,因为年幼的儿童不会对持续的感觉进行量化,而往往选择量表中的最高分。此期的患儿身体、心理的发展仍不是很清楚,心理特点是对身体界面的确定仍发展不足,因此对许多常规的检查,即使无痛,也会被患儿视为侵入。例如,用压舌板检查口腔,用体温计量腋温,特别是留置针第二天输液时,头皮针即使由肝素帽插入而非由皮肤穿刺,仍可能遭致幼儿强烈的反抗,因为幼儿可能已将留置针视为身体的一部分,而深感侵入与疼痛。

学龄前期时已能意识到自己是一个独立的个体,会留意身体的完整性,害怕身体破相,在意身体上的切口、针眼处,护士需注意针眼、切口处粘上敷贴或无菌纱布覆盖,以保持身体的完整性。此期的患儿对抽象事物的理解能力差,因此对眼睛所不能看到的细菌,对疾病住院治疗的因果关系不能理解,因此护理人员向患儿说明各种治疗措施时,须用游戏、绘画等形式。通过绘画,患儿可以由图画中述说所经历的经验,表达情绪需求。

(3)具体运算阶段(7～11、12岁):出现了逻辑思维和零散的可逆运算,但一般只能对具体事物或形象进行运算;这时儿童能够量化躯体疼痛的程度,继而能分辨与疼痛相关的情感成分。尽管儿童仍会把疼痛视为惩罚,但逻辑思维能力的增强使他们对疼痛的解释趋于合理,对疼痛的定位也逐渐清晰,且运用自发应对策略如转移注意力或引导想象的能力增强。

在无疼痛方面的侵入性治疗措施,如听诊、耳鼻喉方面的检查,学龄期患儿通常都可以合作接受,然而对于疼痛的侵入性治疗,如静脉穿刺仍可能出现轻微或明显的反抗,会提出"我不打针、输液"的要求,或以咬紧牙关、僵硬不动方式表现勇气;有些患儿因长期打针输液而对打针非常害怕,会表现出过度反抗的现象,如跑开、哭泣、踢咬护士等。这是由于疼痛令患儿难以忍受。

(4)形式运算阶段(11～14岁):儿童进入了形式运算阶段,这一年龄段青少年的抽象思维和自省力得到了最大发展,并且对疼痛的心理因素和其保护功能有了更强的认识。他们能更好地区分疼痛的情绪成分,因而能利用行为干预减轻疼痛状态。对疼痛表现出更多的自我控制,也较少出现身体上的反抗与攻击,对疼痛也可以较具体的用语言描述。然而,随着青少年对未来关注的增多,使他们产生了对疼痛和疾病复发及致残的担心。

(二)艾瑞克森发展理论

艾瑞克森将自己的理论称为心理社会阶段论。按照人在一生中所处的特定时期经历的生理成熟和社会要求,他将人的一生分为八个阶段,每个阶段都有其独特的发展任务,亦面临相应的发展危机,只有将危机化解,才能顺利地进入下一个阶段,发展健康的人格,否则将产生适应困难。

1.艾瑞克森心理社会八阶段理论

(1)婴儿前期(0～1岁):主要发展任务是获得信任感和克服怀疑感。在艾里克森提出的第一个发展阶段,儿童需要通过与看护者之间的交往建立对环境的基本信任感。信任是对父母的强烈依恋关系的自然伴随物,因为父母为儿童提供了食物、温暖和由身体接触带来的安慰。但是,如果儿童的基本需要没有得到满足,经历不一致的回应,缺乏身体的接近和温暖的情感,以及看护者经常不出现,儿童就可能发展出一种强烈的不信任感、不安全感和焦虑感。

(2)婴儿后期(2～3岁):主要发展任务为获得自主感,克服羞耻感。安全的自主感和成为有能力和有价值的人的感受。过分的约束和批评可能导致自我怀疑。同时,要求过高(如过早或过严格的"上厕所训练")可能阻碍儿童征服新任务的坚韧性。

(3)幼儿期(4～5岁):主要发展任务为获得主动感,克服内疚感。在学前期结束前,养成了基本信任感的儿童能够主动产生智力或运动行为。父母对儿童自己主动发起活动的反应方式要么促进了自主感和自信感,要么导致儿童产生内疚感,使他们感到没有能力进入成人的世界。

(4)童年期(6～11岁):主要发展任务为获得勤奋感,克服自卑感。到了小学阶段,准备系统地发展各项能力。学校活动和体育活动为儿童学习知识技能和运动技能提供了场所。努力追求这些技能使儿童感到自己有能力。

(5)青少年期(12～18岁):主要发展任务是自我认同感,防止角色混乱。青春期阶段的基本危机是要面对不同人扮演不同角色,并在这种混乱中发现自己的正确身份。解决这个危机使个体培养出对自我的一致感觉;如果失败则导致缺乏稳定核心的自我形象。

2.艾瑞克森心理社会发展理论在患儿依恋关系中的运用

婴儿引发亲近的信号(比如笑、哭和叫)是告诉他人来关注他们的行为,激发父母来满足婴儿的各项需求,如饥饿、排泄、身体的不舒服等。成功依恋不仅依赖于婴儿发出信号的能力,而且依赖于成人对信号反应的倾向。婴儿会与那些对他们的信号进行持续和适当反应的人形成依恋。这种强烈的、持久的社会情感关系,进一步加强了成人与儿童之间的联系。

(1)婴儿期:当婴儿生病到医院,环境的改变、身体的不适、疼痛的治疗措施增强了婴儿对父母的需要程度,因此鼓励父母陪伴或照顾患儿可以满足患儿对父母的依恋,发展婴儿的信任感。

(2)幼儿期:这阶段任务是发展自主性。幼儿进入医院,潜意识知觉到生命或身体完整性受到威胁、痛苦的检查治疗、失去独立的活动,及将生病住院误解为父母拒绝他的一种方式,这些都会引发幼儿的焦虑。此期幼儿依恋类型可分为以下几种类型。①安全依恋型:儿童在母亲离开房间时显得忧伤;在母亲回来后要寻求亲近、安慰和接触;然后慢慢地又去游戏。②不安全依恋——回避型:儿童显得冷淡,可能在母亲返回后主动躲开或忽视她。③不安全依恋——矛盾型:儿童在母亲离开后变得极为不安和焦虑;在母亲返回后也不能安静下来,对母亲表现出生气和抵制,但同时又表现出接触的需要。

医护人员在照顾此时期的患儿时,必须针对幼儿的特性,保留孩子的安全感及在容许的范围内可自主的选择,例如,打针部位的选择,固定人员来照顾幼儿,让其对护理人员产生熟识感,有助于产生信赖及安全感。鼓励父母或兄弟姊妹的探视、相片或是心爱玩具的陪伴,以减轻分离焦虑。实施疼痛性的操作前,要进行充分的准备,并需父母扮演教练的角色积极参与。良好的准备可使患儿放松,缩短操作时间。

(3)学龄前期:在疾病与住院的压力下,学龄前期儿童仍显示出许多与幼儿期相同的需要。住院最大的恐惧仍是来自于父母的分离和失去爱和安全,如果在住院期间必须与父母分开,小孩会感到怨恨、愤怒和被遗弃,并以行动发泄出来,例如,敲打、踢人、不愿乖乖躺着等方式来减轻焦虑,若约束限制身体的活动,则会引起更大的焦虑。为了满足患儿发展上的需要,护理人员应提供患儿自我选择的机会,例如,让患儿决定注射部位、服药方式等,另外,对输液程序应做适当解释,以避免患儿错误的曲解,将输液治疗想象得很可怕。

(4)学龄期:学龄期患儿对父母依赖较少,正努力学习独立,可能有意识表现成熟行为,无法坦然表达自己的感受,为表现勇敢独立,可能不会向医护人员寻求帮助与支持,他们的反应较不明显,没有出现攻击性行为,畏缩无反应,可能会隐瞒或否认症状。因此,在照顾此阶段患儿时,必须敏感观察其行为,评估情绪需要及生理、病理的变化。

三、小儿静脉输液的心理特点

儿童进入医院环境,由于认知能力有限,许多医院的常规及各种侵入性的医疗措施随时会降临身上,使患儿难以适应,产生不安、焦虑和害怕,甚至是惊吓等心理反应。如果患儿不能得到身体上和心理上的良好照顾,将会对外界缺乏信任感和安全感,进而影响人格的发展。

(一)儿科患者的心理特点

1.儿科患者常见的压力源

(1)静脉输液引起的疼痛。

(2)静脉输液限制了患儿的日常活动:在静脉输液过程中,输液时间少则几个小时,多则一整天,往往限制了患儿的日常活动。不同的输液部位,对身体有不同的限制,如头皮静脉输液,患者睡觉时输液部位不能受压迫;如输液部位在手背上,影响患儿进食、玩玩具等活动;如输液部位在脚背上,患儿则不能自由自在的行走;学龄儿童则因输液影响学习。

(3)输液环境使患儿缺乏安全感:患儿在输液环境中,满眼是悬挂的输液瓶、输液管;充斥着其他小孩的哭声、人来人往的嘈杂与不安定;刺鼻的药味、消毒味;灯光甚至 24 h 不灭等,这与家中熟悉的环境都产生巨大的反差,缺乏安全感,产生心理压力。

(4)与陌生人接触:患儿来到医院,除了陌生的环境,每天还必须面对许多陌生的面孔,在家里可以从父母等熟悉的面孔去辨认互动线索与行为模式,而在医院他们不能预测陌生人的反应,加上疼痛的治疗措施,增加了对父母的需要程度,如果父母暂时离开,较小的患儿不能理解父母不能陪伴的理由,会有哭泣、尖叫、抗议、拒绝或退缩等行为表现。

2.儿科患者常见应激反应

(1)直接表达情绪:如哭泣、生气、焦虑。由于孩童的语言表达能力有限,8 岁左右的孩童才有类似成人的说话方式出现,因此当年龄较小的孩童受到挫折时,大多以非语言的方式来表达。如害怕的表情、躲避。语言的反应,包括尖声叫喊、哭泣等,是很普遍的现象。

(2)出现攻击性行为:是对失去控制及所承受的种种压力情境所表达的一种抗议行为。如踢、打、吐唾沫等,以发泄心中的愤怒。

(3)退行性行为:孩童出现过去发展阶段的行为,如尿床、吸奶嘴及过度依赖等,是儿童逃避压力情境常用的一种行为方式。

(4)出现身体的症状:如头痛、肚子痛等症状。

3.患儿实施静脉输液操作的心理护理特点

（1）为父母和患儿提供信息和准备：提供有关操作的各个步骤信息。告诉患儿将有什么样的感觉，包括将会看到、听到和感到什么；运用患儿听得懂的语言方式，避免使用医学术语；避免可能引起高度焦虑的词语，如痛苦、伤害、切开、注射；不要暗示操作将会很痛；关注患儿关心的问题（如患儿说"抽走了我所有的血液"）等。

（2）父母参与：教育父母不要恐吓孩子（如打一针），教育父母使用积极的应对行为（如转移注意力）和避免加重痛苦的行为（如保证），指导父母扮演好教练的角色。

（3）医护人员的行为：沉着，自信，有控制力，避免保证、道歉、批评。避免在患儿面前和其他保健人员或父母交谈，那样可能使患儿紧张（如谈论可能的不良后果），尽量不要在病房内执行操作，尽量不在患儿面前讨论病情。

（4）医疗环境：保持一个安静的环境，避免紧张性刺激，比如突然手机响，在通知操作和执行操作之间避免长时间的间隔，避免患儿看到或听到其他患儿的操作过程。

（5）操作过程中：允许带一些令人舒适的物品，如患儿喜欢的毛绒玩具或毛毯；对一些喜欢吸吮手指的患儿做静脉穿刺或静脉留置针的时候，尽量避免在孩子惯用的一只手操作；如果患儿不喜欢平躺，而且也不是一定需要的时候，不要强迫；可以考虑给患儿一个"任务"（如拿着纱布）；给患儿更多的选择权以增加患儿的控制感（如用左手还是右手）；允许患儿在时间较短的操作之前倒计时从 10 数到 1。

（6）操作后：患儿完成操作后，要倾听他们的感受，并赞美任何一种成功的应对方式，即使整个操作过程并不是很好。与患儿讨论在操作中有成就感可以更容易地改善后续的操作表现。讨论是哪种应对更好，可以帮助患儿增加经验，提高他们的应对技巧。

（二）静脉输液中患儿家长的心理特点

1.患儿家长常见的应激源

（1）疾病对家庭生活的改变：如治疗要求增加、娱乐活动减少、患儿依赖性增强、家庭矛盾激化等。由于家长需在医院陪伴照顾孩子，家长的一些基本需要不能满足，如饮食、睡眠、休息等。进食不定时，食物质量差等因素，令家长食欲下降，进食量少，医院环境影响家长的休息、睡眠，造成睡眠不足，精神差等。

（2）疾病对夫妻关系的影响：与疾病相关的矛盾激化（如事务分工、对治疗的分歧、责备配偶）。

（3）职业功能的影响：为孩子的就诊、住院或其他治疗而导致工作缺勤，从而影响家长在单位的工作业绩、经济收入等，可能会造成晋升受阻、经济收入下降，使家长的压力增大。

（4）经济问题：治疗的负担增加（如丧失收入、交通、儿童照料、特殊住宿需要和医疗花费等）。

2.患儿家长常见的应激反应

儿童生病住院打破了一个家庭日常生活模式。家长面对患儿由于疾病所致的种种不适，医院各种侵入性检查，治疗带给患儿的痛苦，深感焦虑担忧，特别是有的家长平时工作忙，疏于对患儿的关心照顾，此时变为自责、内疚。对这个生活事件，家长在儿童生病期间，可出现以下反应。

（1）生理反应：失眠、食欲下降、血压升高、免疫功能下降等。

（2）情绪反应：常见的应激情绪反应包括焦虑、恐惧、愤怒、抑郁等，受挫感、力不从心、内疚、负性情绪反应还可与其他心理行为活动产生相互影响，使自我意识变狭窄、注意力下降，判断能力和社会适应能力下降等。

（3）认知反应：轻度应激时唤起注意和认知过程，以适应和应对应激，应激强度较大时，认知能力下降是非常普遍的现象,表现如视野狭窄,思维偏激,容易"钻牛角尖""灾难化"等常见的认知性应激反应。

(4)行为反应。①敌对与攻击:特别是静脉穿刺中,对护士穿刺要求"一针见血",如护士达不到,则成为患儿家长攻击的诱因,出现争吵、毁物、冲动伤人,影响护患关系,造成纠纷;②物质滥用:吸烟、酗酒等方式缓解焦虑;③逃避与回避:家长面对重大决策如患儿病危、手术时,有的家长推托,甚至拖延,以逃避应激。

3.小儿家长的心理调适

(1)针对应激事件的管理:儿童生病是一系列的生活事件之一,不仅影响患儿身心健康,而且对患儿家长生活、工作等各方面均有影响。所以要正确评估应激的强度、程度,需要对患儿家长的生活现状有全面系统的了解。

(2)改变家长的认知策略:一个有效适应压力的方法是改变对应激源的评价。指导家长换一种方式来考虑目前的处境、在家庭中的角色。通过医护人员实施健康教育,使家长正确理解、认识患儿生病的机制,与医师护士讨论患儿疾病的特点。儿童免疫功能不健全,易生病,身体各系统功能不完善,生病后进展快,易致生命危险,但只要及时、有效救治,见效也快,治疗效果好,医护人员指导家长关注患儿疾病进展的积极方面,防止钻牛角尖、灾难化。

(3)社会支持:是他人提供的一种资源,告知某人他是被爱、被关心、被尊重的,他生活在一个彼此联系且相互帮助的社会网络当中。除了社会情感支持的形式外,他人还可以提供有形的支持(如金钱、运输、住房)和信息支持(如建议、个人反馈、资讯)。当人们有他人可以去依靠时,他们能够更好地处理儿童生病带来的各方面的影响。如父母的陪伴对患儿是非常重要的社会支持,能使患儿更有效适应,应对生病所带来的压力,亲朋好友的支持对患儿的父母是很好的支持,如经济、情感支持等,医护人员提供的患儿健康信息的支持能减少家长的焦虑,避免家长认知的灾难化。

四、健康教育

(一)小儿静脉输液前的健康教育内容

(1)向患儿家长说明输液的原因、目的、输注药物的名称、剂量、作用、不良反应及注意事项等。

(2)护士态度要亲切和蔼,使用安慰性语言。向家长询问患儿病情、过敏史和特殊的要求,告知家长穿刺前不要喂奶、喂水或口含食物,以免在穿刺过程中因患儿哭闹引起恶心、呕吐或误吸,造成窒息。

(3)嘱家长给患儿穿宽松衣裤,操作前排空大小便。

(4)通过哄抱、握手或抚摸患儿等动作对其进行鼓励、表扬或安抚,一边交谈,一边选择静脉血管,分散其注意力,消除患儿恐惧心理。

(5)对操作不合作的患儿向家长示范如何协助约束患儿。

(6)强调擅自调节输液速度所造成的危害,取得患儿和家长的理解与配合。

(7)告知家长病区外空气悬浮物及强光易引起输液反应,应在指定区域输液,严禁家长私自带孩子外出,避免发生意外。

(二)小儿静脉输液过程中的健康教育内容

(1)告知患儿及家长可能出现的输液反应,且切勿擅自离开护士的观察区域,以免发生输液反应时贻误抢救时机。

(2)根据输注药物的性质,向患儿及家长介绍可能出现的不良反应,如胃肠道反应,告知患儿及家长当出现不良反应时不必惊慌,应立即告知医护人员,酌情处理。

(3)嘱家长注意观察患儿有无面色、神志变化,皮肤有无瘙痒及皮疹,穿刺部位有无肿胀,各连接处有无松动漏液等情况,如出现上述情况应立即告知护士。

(4)告知患儿及家长输注液体总量及输液时间,勿擅自调节输液速度。因为输液速度是根据患儿的年龄、病情、药物性质调整的,擅自调节滴速可能会发生输液反应,甚至危及患儿生命。

(5)告知患儿及家长输液过程中勿倒置墨菲氏滴管,以防空气进入血管。如果液体输完,应立即告知护士。

(6)输液中嘱家长看护好患儿,防止患儿搔抓穿刺局部,以避免针头移位或脱落;对于不合作的患儿,嘱家长协助适当约束患儿肢体以免拔针;嘱家长留意输液管,以避免输液管打折、扭曲;指导患儿减少活动,更换舒适体位。

(三)小儿静脉输液后的健康教育内容

(1)穿刺针拔除后,沿静脉走向按压穿刺点 5 min 以上,至穿刺点局部无渗血为止。也可按压穿刺点并将输液侧肢体上举 2~3 min。切忌反复揉搓穿刺局部,以免引起皮下淤血。

(2)拔针后家长应注意观察患儿穿刺局部有无红肿热痛等感染征象,如发现异常情况,应及时告知医护人员。

(3)对于输入抗菌药物的患儿,拔针后必须在病室观察 10~20 min 方可离开。

(4)穿刺针拔除后 24 h 内穿刺处不沾水,以防感染。

(5)部分药物可发生迟发型药物反应,输液后嘱家长应继续观察患儿有无皮疹等不适,如有应及时告知医护人员。

(6)嘱家长看护好携带留置针或 PICC 的患儿,穿刺侧肢体不宜用力活动,避免长时间下垂;穿刺部位应避免浸水,敷料松脱或潮湿应及时告知护士。

(林子颜)

参考文献

[1] 孙爱针.现代内科护理与检验[M].汕头:汕头大学出版社,2021.

[2] 王秀兰.外科护理与风险防范[M].哈尔滨:黑龙江科学技术出版社,2021.

[3] 王美芝,孙永叶,隋青梅.内科护理[M].济南:山东人民出版社,2021.

[4] 高淑平.专科护理技术操作规范[M].北京:中国纺织出版社,2021.

[5] 张士青,侯黎莉,奚庆红.现代护理科研选题导论[M].上海:上海交通大学出版社,2021.

[6] 孙立军,孙海欧,赵平平,等.现代常见病护理实践[M].哈尔滨:黑龙江科学技术出版社,2021.

[7] 吴雯婷.实用临床护理技术与护理管理[M].北京:中国纺织出版社,2021.

[8] 姜鑫.现代临床常见疾病诊疗与护理[M].北京:中国纺织出版社,2021.

[9] 周霞.护理教学与临床实践[M].北京:中国纺织出版社,2021.

[10] 冉健,李金英,陈明.现代急危重症与护理实践[M].汕头:汕头大学出版社,2021.

[11] 董桂银,卢唤鸽.临床常见急危重症护理研究[M].北京:中国纺织出版社,2021.

[12] 刘国成,罗毅平.产科危重症临床与护理实践[M].广州:暨南大学出版社,2021.

[13] 龚仁蓉,许瑞华.肝胆胰脾外科护理新进展[M].成都:四川大学出版社,2021.

[14] 魏利,林圣纳,刘蓓.妇产科临床疾病诊疗与护理[M].北京/西安:世界图书出版公司,2021.

[15] 窦超.临床护理规范与护理管理[M].北京:科学技术文献出版社,2020.

[16] 方莉娜,赵越.静脉治疗护理技术[M].上海:复旦大学出版社,2020.

[17] 李和军.急诊护理实用手册[M].哈尔滨:黑龙江科学技术出版社,2020.

[18] 万霞.现代专科护理及护理实践[M].开封:河南大学出版社,2020.

[19] 陈荣珠,朱荣荣.妇产科手术护理常规[M].合肥:中国科学技术大学出版社,2020.

[20] 叶丹.临床护理常用技术与规范[M].上海:上海交通大学出版社,2020.

[21] 王林霞.临床常见病的防治与护理[M].北京:中国纺织出版社,2020.

[22] 王庆秀.内科临床诊疗及护理技术[M].天津:天津科学技术出版社,2020.

[23] 任潇勤.临床实用护理技术与常见病护理[M].昆明:云南科技出版社,2020.

[24] 雷颖.基础护理技术与专科护理实践[M].开封:河南大学出版社,2020.

[25] 王婷,王美灵,董红岩,等.实用临床护理技术与护理管理[M].北京:科学技术文献出版社,2020.

[26] 屈庆兰.临床常见疾病护理与现代护理管理[M].北京:中国纺织出版社,2020.

[27] 刘涛.临床常见病护理基础实践[M].哈尔滨:黑龙江科学技术出版社,2020.

[28] 李秋华.实用专科护理常规[M].哈尔滨:黑龙江科学技术出版社,2020.

[29] 豆欣蔓.基础护理操作技能[M].兰州:兰州大学出版社,2020.

[30] 王艳.常见病护理实践与操作常规[M].长春:吉林科学技术出版社,2020.

[31] 刘新静,刘红燕,程玲.临床护理健康教育[M].厦门:厦门大学出版社,2020.

[32] 陈佩仪,陈偶英.中医护理技能[M].北京:中国中医药出版社,2020.

[33] 刘玉春,牛晓琳,何兴莉.临床护理技术及管理[M].北京:华龄出版社,2020.

[34] 张苹蓉,卢东英.护理基本技能[M].西安:陕西科学技术出版社,2020.

[35] 吴福荣,郑娜,宋乐芹.护理理论与实践[M].北京:中医古籍出版社,2020.

[36] 饶柳妹,张文兵,叶诗萍,等.闭环护理管理模式在神经内科中的应用[J].全科护理,2021,19(3):394-397.

[37] 柯盈盈,陈燕璇,周小冰.标准化患者在护理人文课程教学中应用的质性研究[J].护士进修杂志,2021,36(2):185-188.

[38] 熊倩,朱华蓉,何琳,等.产房护理质量敏感指标体系构建[J].中国卫生质量管理,2021,28(7):58-62.

[39] 任玉珍,高超,杨学娟,等.中医延续性护理服务研究进展[J].循证护理,2021,7(6):753-756.

[40] 任文青,王楚佳,刘霞.人性化护理管理在临床护理工作中的应用效果及可行性分析[J].中国药物与临床,2021,21(12):2199-2200.